Doenças Endócrinas & Gravidez

Doenças Endócrinas & Gravidez

Lucio Vilar

Professor Adjunto e Coordenador da Disciplina de Endocrinologia,
Departamento de Medicina Clínica,
Universidade Federal de Pernambuco (UFPE), Recife-PE

Chefe do Serviço de Endocrinologia do Hospital das Clínicas, UFPE

Doutor em Ciências da Saúde,
Universidade de Brasília (UnB), Brasília, DF

Fellowship em Diabetes e Endocrinologia no Radcliffe Infirmary,
Oxford, Inglaterra

EDITORA CIENTÍFICA LTDA.

DOENÇAS ENDÓCRINAS & GRAVIDEZ
Direitos exclusivos para a língua portuguesa
Copyright © 2011 by
MEDBOOK Editora Científica Ltda.

NOTA DA EDITORA: O autor desta obra verificou cuidadosamente os nomes genéricos e comerciais dos medicamentos mencionados; também conferiu os dados referentes à posologia, objetivando informações acuradas e de acordo com os padrões atualmente aceitos. Entretanto, em função do dinamismo da área de saúde, os leitores devem prestar atenção às informações fornecidas pelos fabricantes, a fim de se certificarem de que as doses preconizadas ou as contraindicações não sofreram modificações, principalmente em relação a substâncias novas ou prescritas com pouca frequência. O autor e a editora não podem ser responsabilizados pelo uso impróprio nem pela aplicação incorreta de produto apresentado nesta obra.

Apesar de terem envidados o máximo de esforço para localizar os detentores dos direitos autorais de qualquer material utilizado, o autor e o editor desta obra estão dispostos a acertos posteriores caso, inadvertidamente, a identificação de algum deles tenha sido omitida.

Editoração Eletrônica: REDB – Produções Gráficas e Editorial Ltda.

CIP-BRASIL. CATALOGAÇÃO NA FONTE
SINDICATO NACIONAL DOS EDITORES DE LIVROS, RJ

V747d

Vilar, Lucio
   Doenças endócrinas & gravidez / Lucio Vilar - Rio de Janeiro: MedBook, 2011.
   368p.

   Inclui bibliografia
   ISBN 978-85-99977-51-4

   1. Endocrinologia. 2. Glândulas endócrinas - Doenças. 3. Gravidez. I. Título.

10-3937.   CDD: 616.4
                                              CDU: 616.4

11.08.10   17.08.10   020857

Reservados todos os direitos. É proibida a duplicação ou reprodução deste volume, no todo ou em parte, sob quaisquer formas ou por quaisquer meios (eletrônico, mecânico, gravação, fotocópia, distribuição na Web, ou outros), sem permissão expressa da Editora.

Rua Mariz e Barros, 711 – Maracanã – 20270-004
Rio de Janeiro – RJ – Telefones: (21) 2502-4438 e 2569-2524
contato@medbookeditora.com.br – medbook@superig.com.br
www.medbookeditora.com.br

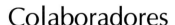

Colaboradores

INTERNACIONAIS

Donald R. Coustan
Professor de Obstetrícia e Ginecologia da Escola de Medicina Warren Alpert, Universidade Brown, Providence. Especialista em Medicina Materno-Infantil no Hospital Women & Infants de Rhode Island, Providence, Estados Unidos.

Gilberto J. Paz-Filho
Professor e Pesquisador da Escola de Pesquisa Médica John Curtin, Universidade Nacional Australiana, Camberra, Austrália.

Graciela Alcaraz
Médica Especialista em Endocrinologia. Coordenadora da Carreira de Médico Especialista em Endocrinologia e Metabolismo da Sociedade Argentina de Endocrinologia e Metabolismo. Médica da Divisão de Endocrinologia do Hospital Carlos G. Durand, Buenos Aires, Argentina.

Lois Jovanovic
Professora Clínica de Medicina, Universidade do Sul da Califórnia – Escola de Medicina, e Professora Adjunta de Ciência Biomolecular e Engenharia e Engenharia Química, Universidade da Califórnia-Santa Bárbara. Diretora Científica do Instituto de Pesquisa Sansum Diabetes, Centro de Diabetes Sansum, Santa Bárbara, Califórnia, Estados Unidos.

Marcos Sergio Abalovic
Doutor em Medicina. Especialista em Endocrinologia. Docente autorizado da Universidade de Buenos Aires. Professor Associado em Medicina Interna da Universidade Favaloro, Buenos Aires. Membro do Comitê Internacional da Endocrine Society e da American Thyroid Association para a elaboração de diretrizes sobre o Manuseio de Doenças Tireoidianas na Gravidez e no Pós-Parto. Médico da Divisão de Endocrinologia do Hospital Carlos G. Durand, Buenos Aires, Argentina.

Michael J. Paglia
Professor Assistente Clínico de Obstetrícia e Ginecologia da Escola de Medicina Warren Alpert, Universidade Brown, Providence (Rhode Islands), Estados Unidos.

Oscar Domingo Bruno
Professor Titular de Medicina e Consultor do Serviço de Endocrinologia, Hospital de Clínicas, Faculdade de Medicina, Universidade de Buenos Aires, Argentina.

Silvia Gutierrez
Médica Especialista em Endocrinologia. Docente da Carreira de Médico Especialista em Endocrinologia da Faculdade de Medicina da Universidade de Buenos Aires. Coordenadora do Comitê de Recertificação em Endocrinologia e Metabologia (CREM), pertencente à Sociedade Argentina de Endocrinologia e Metabolismo e Associação Médica Argentina. Coordenadora do Grupo de Trabalho de Tireoide da Divisão de Endocrinologia do Hospital Carlos G. Durand, Buenos Aires, Argentina.

Sonia Ananthakrishnan
Professora Assistente de Medicina, Serviço de Endocrinologia, Diabetes e Nutrição, Escola de Medicina da Universidade de Boston/Centro Médico de Boston, Boston, Estados Unidos.

NACIONAIS

Airton Golbert
Mestre em Clínica Médica pela Universidade Federal do Rio Grande do Sul (UFRGS). Professor da Disciplina de Endocrinologia da Universidade Federal de Ciências da Saúde de Porto Alegre. Endocrinologista do Serviço de Endocrinologia do Hospital N. Sra. da Conceição, Porto Alegre-RS.

Alberto Ramos
Professor de Endocrinologia do Curso de Medicina da Universidade Federal de Campina Grande. Preceptor de Pós-Graduação em Endocrinologia do Hospital Universitário Alcides Carneiro, Campina Grande-PB. Mestre em Medicina pela Universidade Federal da Bahia. Doutorando em Saúde Pública pelo CPqAM-Fiocruz.

Amaro Gusmão
Médico Assistente do Serviço de Endocrinologia do Hospital das Clínicas da UFPE, Recife-PE.

Ana Paula Abreu Martins Sales
Assistente do Serviço de Endocrinologia e Diabetes do Hospital Universitário Walter Cantídio da Universidade Federal do Ceará (UFC) e da Secretaria Municipal de Saúde de Fortaleza. Mestre em Saúde Pública pela Faculdade de Medicina da Universidade Federal do Ceará. Doutoranda em Ciências Médicas pela UFC. Preceptora do Núcleo EM DIA/UFC, Fortaleza-CE.

Ana Rosa Pinto Quidute
Assistente do Serviço de Endocrinologia e Diabetes do Hospital Universitário Walter Cantídio da Universidade Federal do Ceará (UFC). Mestre em Ciências Médicas (Endocrinologia) pela Faculdade de Medicina de Ribeirão Preto–USP. Doutoranda em Farmacologia pela UFC. Preceptora do Núcleo EM DIA/UFC.

Carlos Antônio Negrato
Endocrinologista. Coordenador do Departamento de Diabetes Gestacional da Sociedade Brasileira de Diabetes. Doutor em Ciências Médicas pela Escola de Medicina de Botucatu, Universidade Estadual Paulista–UNESP, Botucatu-SP.

Cláudia Braga Monteiro A. Cardoso
Mestre e Doutora em Endocrinologia pela UFRJ. Título de Especialista em Endocrinologia e Endocrinologia Pediátrica Médica do Núcleo de Estudos da Saúde do Adolescente–NESA/UERJ. Coordenadora Técnica do Serviço de Referência em Triagem Neonatal, APAE-Rio, Rio de Janeiro-RJ.

Claudio E. Kater
Professor Associado de Medicina, Disciplina de Endocrinologia, Departamento de Medicina, Universidade Federal de São Paulo/Escola Paulista de Medicina (UNIFESP/EPM), São Paulo-SP.

Daniel Damiani
Biomédico. Aluno do Curso de Medicina da Universidade Nove de Julho, São Paulo-SP.

Daniel Duarte Gadelha
Assistente Colaborador do Serviço de Endocrinologia e Diabetes do Hospital Universitário Walter Cantídio, da Universidade Federal do Ceará (UFC). Preceptor do Núcleo EM DIA/UFC, Fortaleza-CE.

Denise Sandrelly Cavalcanti de Lima
Mestre em Nutrição pela UFPE. Especialização em Nutrição pela UFPE. Residência em Nutrição na área de Cirurgia Geral no Hospital das Clínicas (HC)/UFPE. Nutricionista do HC/UFPE. Preceptora do Programa de Residência em Nutrição da UFPE.

Dolores P. Pardini
Médica Assistente-Doutora, Disciplina de Endocrinologia, Departamento de Medicina, Universidade Federal de São Paulo/Escola Paulista de Medicina (UNIFESP/EPM), São Paulo-SP.

Douglas Kawashima Hisano
Médico Estagiário da Disciplina de Endocrinologia da Irmandade de Misericórdia da Santa Casa de São Paulo, São Paulo-SP.

Durval Damiani
Professor Livre-Docente, Chefe da Unidade de Endocrinologia Pediátrica do Instituto da Criança, Hospital das Clínicas da FMUSP, São Paulo-SP.

Fabiano Marcel Serfaty
Médico Assistente do IEDE, Rio de Janeiro. Mestrando em Endocrinologia, UFRJ. Especialista em Clínica Médica.

Flávia Amanda Costa Barbosa
Doutora em Endocrinologia e Metabologia pela Universidade Federal de São Paulo (UNIFESP). Médica Assistente do Serviço de Endocrinologia do Hospital do Servidor Público Estadual de São Paulo.

Flávia Regina Pinho Barbosa
Especialista em Endocrinologia. Mestre em Endocrinologia pela UFRJ. Doutoranda em Endocrinologia pela UFRJ. Endocrinologista da UNIRIO, Rio de Janeiro-RJ.

George Robson Ibiapina
Pós-Graduando do Serviço de Endocrinologia do Hospital das Clínicas da UFPE, Recife-PE.

Hans Graf
Chefe da Unidade de Tireoide da UFPR, Professor Adjunto do Serviço de Endocrinologia da UFPR, Curitiba-PR. Presidente da Sociedade Latino-Americana de Tireoide (LATS).

Hermelinda Cordeiro Pedrosa
Endocrinologista titulada pela Sociedade Brasileira de Endocrinologia e Metabologia. *Fellowship* Diabetes, Oxford, Inglaterra (Suporte do CPNq, SES-DF). Representante no Brasil do International Working Group on the Diabetic Foot (IWGDF) e Grupo de Estudo Latino-Americano para Neuropatia (NeurALAD). Consultora Internacional do Grupo de Estudo Latino-Americano sobre Pé Diabético (GLEPED). Diretora do Departamento de Pé Diabético da Sociedade Brasileira de Diabetes. Coordenadora do Programa de Educação e Controle de Diabetes – SES-DF.

João Eduardo Nunes Salles
Professor Assistente da Disciplina de Endocrinologia da Faculdade de Ciências Médicas da Santa Casa de São Paulo, São Paulo-SP.

José Luciano Albuquerque
Especialista em Endocrinologia. Mestrando do Curso de Pós-Graduação em Neuropsiquiatria da UFPE, Recife-PE.

José Viana Lima Jr.
Pós-Graduando do Programa de PG em Endocrinologia e Metabologia, Disciplina de Endocrinologia, Departamento de Medicina, Universidade Federal de São Paulo/Escola Paulista de Medicina (UNIFESP/EPM). Médico Segundo-Assistente do Departamento de Medicina e da Disciplina de Endocrinologia da Santa Casa de Misericórdia de São Paulo.

Josivan Gomes de Lima
Professor da Disciplina de Endocrinologia, Universidade Federal do Rio Grande do Norte (UFRN), Natal-RN. Especialização em Endocrinologia, City Hospital, Nottingham, Inglaterra.

Larissa Montenegro
Pós-Graduanda do Serviço de Endocrinologia, Hospital das Clínicas da UFPE, Recife-PE.

Lenita Zajdenverg
Endocrinologista. Professora Adjunta de Medicina da Universidade Federal do Rio de Janeiro. Doutora em Medicina Interna pela Universidade Federal do Rio de Janeiro/Harvard Medical School-Joslin Diabetes Center, Estados Unidos.

Liana Simone Araújo de Andrade V. Oliveira
Médica endocrinologista do Centro de Endocrinologia de Natal, Natal-RN.

Lisete Pontes
Pós-Graduanda do Serviço de Endocrinologia do Hospital das Clínicas da UFPE, Recife-PE.

Lúcia Helena Coelho Nóbrega
Médica endocrinologista do Hospital Universitário Onofre Lopes, UFRN, Natal-RN. Especialização em Endocrinologia, City Hospital, Nottingham, Inglaterra.

Lucia Helena Corrêa Lima
Endocrinologista do Hospital Getúlio Vargas, Recife-PE. Preceptora da Residência em Clínica Médica, Hospital Getúlio Vargas, Recife-PE.

Luciana Ansaneli Naves
Professora Adjunta-Doutora de Endocrinologia da Faculdade de Medicina da UnB. Chefe do Serviço de Endocrinologia do Hospital Universitário de Brasília, Brasília-DF.

Lucio Vilar

Coordenador e Professor Adjunto-Doutor da Disciplina de Endocrinologia do Departamento de Medicina Clínica da UFPE, Recife-PE. Chefe do Serviço de Endocrinologia do Hospital das Clínicas da UFPE, Recife-PE. *Fellowship* em Diabetes e Endocrinologia no Radcliffe Infirmary, Oxford, Inglaterra.

Manuel S. Faria

Professor Associado-Doutor da Disciplina de Endocrinologia da Universidade Federal do Maranhão, São Luís-MA.

Manuela Montenegro Dias de Carvalho

Endocrinologista. Assistente Colaboradora do Serviço de Endocrinologia e Diabetes do Hospital Universitário Walter Cantídio, da Universidade Federal do Ceará (UFC). Preceptora do Núcleo EM DIA/UFC.

Marcello Delano Bronstein

Professor Livre-Docente da FMUSP. Chefe da Unidade de Neuroendocrinologia, Disciplina de Endocrinologia e Metabologia, Hospital das Clínicas da FMUSP, São Paulo-SP.

Marcio S. Neres

Pós-Graduando do Programa de PG em Endocrinologia e Metabologia, Disciplina de Endocrinologia, Departamento de Medicina, Universidade Federal de São Paulo/Escola Paulista de Medicina (UNIFESP/EPM), São Paulo-SP.

Maria da Conceição Freitas

Endocrinologista do Hospital Getúlio Vargas, Recife-PE. Preceptora da Residência em Clínica Médica, Hospital Getúlio Vargas, Recife-PE.

Maria Goretti P. de A. Burgos

Doutora em Nutrição pela UFPE, Recife-PE. Nutricionista do Serviço de Diabetes do Hospital das Clínicas da UFPE, Recife-PE. Especialista em Terapia de Nutrição Enteral e Parenteral – SBNPE.

Marilia Brito Gomes

Endocrinologista. Professora Adjunta de Medicina da Unidade de Endocrinologia e Diabetes, Universidade Estadual do Rio de Janeiro. Doutora em Medicina pela Universidade Federal de São Paulo.

Monalisa Ferreira Azevedo

Médica Assistente da Unidade de Endocrinologia do Hospital Universitário de Brasília (HUB/UnB). Doutora em Patologia Molecular pela Universidade de Brasília (UnB).

Paulo Augusto Carvalho Miranda

Mestre em Clínica Médica pela UFMG. Coordenador do setor ambulatorial da Clínica de Endocrinologia e Metabologia da Santa Casa de Belo Horizonte-MG.

Paulo Ferrez Collett-Solberg

Doutor em Endocrinologia pela UFRJ. Título de Especialista em Pediatria e Endocrinologia Pediátrica. Médico do Instituto Estadual de Diabetes e Endocrinologia Luiz Capriglione (IEDE). Membro do Comitê de Endocrinologia Pediátrica da SOPERJ, Rio de Janeiro-RJ.

Pedro Weslley Souza do Rosário

Doutor em Medicina pela Santa Casa de Belo Horizonte. Docente Permanente do Curso de Pós-Graduação da Santa Casa de Belo Horizonte. Coordenador do Ambulatório de Câncer de Tireoide do Centro de Especialidades Médicas de Minas Gerais, Belo Horizonte-MG.

Colaboradores

Regina do Carmo Silva
Médica Assistente Doutora, Disciplina de Endocrinologia, Departamento de Medicina, Universidade Federal de São Paulo/Escola Paulista de Medicina (UNIFESP/EPM), São Paulo-SP.

Renan Magalhães Montenegro
Professor Adjunto da Faculdade de Medicina da Universidade Federal do Ceará (UFC). Fundador do Serviço de Endocrinologia e Diabetes do Hospital Universitário Walter Cantídio/UFC. Coordenador Geral do ACRONOR/UFC. Fortaleza-CE.

Renan Magalhães Montenegro Jr.
Professor Adjunto da Faculdade de Medicina da Universidade Federal do Ceará (UFC). Doutor em Ciências Médicas (Endocrinologia) pela Faculdade de Medicina de Ribeirão Preto-USP. Coordenador Geral do Núcleo EM DIA/UFC. Fortaleza-CE.

Renata de Oliveira Campos
Médica Assistente do Serviço de Endocrinologia do Hospital das Clínicas da UFPE, Recife-PE.

Soraya Pontes
Pós-Graduanda do Serviço de Endocrinologia do Hospital das Clínicas da UFPE, Recife-PE.

Vera Maria Santos Ferreira
Professora Assistente-Mestre da Disciplina de Endocrinologia do Departamento de Medicina Clínica da UFPE, Recife-PE.

Virgínia Oliveira Fernandes
Assistente Colaboradora do Serviço de Endocrinologia e Diabetes do Hospital Universitário Walter Cantídio da Universidade Federal do Ceará (UFC) e da Secretaria Municipal de Saúde de Fortaleza. Mestre em Saúde Pública pela Faculdade de Medicina da Universidade Federal do Ceará. Doutoranda em Ciências Médicas pela UFC. Preceptora do Núcleo EM DIA/UFC.

Viviane Canadas
Médica Assistente do Serviço de Endocrinologia do Hospital das Clínicas-UFPE, Recife-PE. Mestre em Medicina Interna pela UFPE, Recife-PE.

Prefácio

A gravidez afeta amplamente os diversos sistemas endócrinos, principalmente em função da ativa produção de hormônios pela placenta, entre eles, estrogênio, somatomamotrofina coriônica, CRH, ACTH, GH e gonadotrofina coriônica. Essas modificações hormonais podem dificultar o diagnóstico de muitas doenças endócrinas, como hipotireoidismo, hipertireoidismo, insuficiência adrenal, síndrome de Cushing e acromegalia. Existem também patologias que podem surgir em consequência da gravidez, como diabetes melito gestacional, tireoidite pós-parto, necrose hipofisária pós-parto, diabetes insípido e osteoporose. O tratamento das doenças endócrinas e metabólicas durante a gestação também apresenta peculiaridades e dificuldades, tendo em vista que habitualmente exige abordagens e cuidados diferentes dos empregados em não gestantes. Nesse contexto, o manuseio do diabetes melito durante a gestação tem importância primordial e exige profissionais com larga experiência para que sejam minimizados os riscos de complicações materno-fetais. Todos esses aspectos estão contemplados neste livro.

Doenças Endócrinas & Gravidez tem como objetivo maior oferecer aos jovens endocrinologistas, clínicos gerais, ginecologistas e obstetras uma obra de cunho prático, concisa e bastante atualizada, que os auxilie no diagnóstico e tratamento das doenças endócrinas mais relevantes relacionadas à gestação.

Para a elaboração deste livro contamos com a competente e inestimável colaboração de vários colegas de serviços brasileiros e de nove colegas do exterior, que escreveram sobre temas com os quais têm muita experiência. A todos, nossos sinceros agradecimentos. Somos também muito gratos a todas as pessoas que, direta ou indiretamente, contribuíram para levarmos adiante nosso projeto e à MEDBOOK Editora, pelo apoio fundamental.

Lucio Vilar

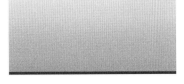
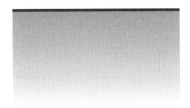

Conteúdo

PARTE I • NEUROENDOCRINOLOGIA E DOENÇAS ADRENAIS, 1

1. **Efeito da Gravidez sobre a Secreção dos Hormônios Hipofisários, 3**
   Flávia Regina Pinho Barbosa, Fabiano Marcel Serfaty & Lucio Vilar

2. **Prolactinomas e Gravidez, 15**
   Marcello D. Bronstein

3. **Manuseio da Acromegalia na Gravidez, 25**
   Lucio Vilar, Luciana A. Naves, George Robson Ibiapina & Manuel S. Faria

4. **Síndrome de Sheehan – Uma Visão Geral, 39**
   Monalisa Ferreira Azevedo & Lucio Vilar

5. **Diabetes Insípido na Gravidez: Etiologia, Avaliação e Manuseio, 47**
   Sonia Ananthakrishnan

6. **Efeitos da Gravidez sobre o Eixo Hipotálamo-Hipófise-Adrenal, 59**
   Lucio Vilar, Fabiano Marcel Serfaty, Viviane Canadas, José Luciano Albuquerque & Oscar D. Bruno

7. **Síndrome de Cushing na Gravidez – Uma Visão Geral, 77**
   Lucio Vilar, Maria da Conceição Freitas, Luiz Augusto Casulari, Amaro Gusmão & Oscar D. Bruno

8. **Manuseio da Insuficiência Adrenal na Gravidez, 95**
   Regina do Carmo Silva & Claudio E. Kater

9. **Hiperplasia Adrenal Congênita e Gravidez, 111**
   Flavia Amanda Costa Barbosa, Dolores P. Pardini & Claudio E. Kater

10. **Hiperaldosteronismo Primário e Gravidez, 119**
    Marcos S. Neres & Claudio E. Kater

11. **Feocromocitoma/Paraganglioma e Gravidez, 127**
    José Viana Lima Jr. & Claudio E. Kater

PARTE II • DOENÇAS TIREOIDIANAS, 137

12. **Alterações na Função Tireoidiana Durante a Gravidez, 139**
    Gilberto Paz-Filho & Hans Graf

13. **Manuseio dos Nódulos Tireoidianos e Câncer de Tireoide, 155**
    Pedro Weslley Souza do Rosário

14. **Manuseio do Hipertireoidismo e do Hipotireoidismo Durante a Gravidez, 161**
    Marcos Sergio Abalovich, Graciela Alcaraz & Silvia Gutierrez

15. **Tireoidite Pós-Parto, 179**
    Renan Magalhães Montenegro Jr., Manuela Montenegro Dias de Carvalho, Ana Rosa Pinto Quidute & Renan Magalhães Montenegro

16. **Manuseio do Hipotireoidismo Congênito, 189**
    Durval Damiani & Daniel Damiani

PARTE III • PÂNCREAS ENDÓCRINO, 201

17. **Diabetes e Gestação: uma Visão Geral, 203**
    Carlos Antônio Negrato, Renan Magalhães Montenegro Jr., Lenita Zajdenverg, Airton Golbert, Marília Brito Gomes & Lois Jovanovic

18. **Uso de Medicações Antidiabéticas Orais no Diabetes Melito Gestacional, 227**
    Michael J. Paglia & Donald R. Coustan

19. **Insulinoterapia na Gestação, 241**
    João Eduardo Nunes Salles & Douglas Kawashima Hisano

20. **Recomendações Dietéticas para Gestantes Diabéticas, 249**
    Maria Goretti Burgos & Denise Sandrelly Cavalcanti de Lima

21. **Neuropatia Diabética e Gravidez, 257**
    Hermelinda Cordeiro Pedrosa & Lucio Vilar

22. **Retinopatia Diabética e Gravidez, 275**
    Paulo Augusto Carvalho Miranda

23. **Nefropatia Diabética e Gravidez, 283**
    Renan Magalhães Montenegro Jr., Daniel Duarte Gadelha, Virgínia Oliveira Fernandes & Ana Paula Abreu Martins Sales

PARTE IV • MISCELÂNEA, 295

24. Manuseio da Dislipidemia Durante a Gravidez, 297
Josivan Gomes de Lima, Lúcia Helena Coelho Nóbrega & Liana Simone Araújo de Andrade V. Oliveira

25. Osteoporose Associada à Gravidez, 307
Renata de Oliveira Campos, Lisete Pontes, Larissa Montenegro, Soraya Pontes, Lucia Helena Corrêa Lima & Vera Maria Santos Ferreira

26. Androgênios e Gestação, 317
Alberto Ramos

27. Triagem Neonatal de Endocrinopatias, 331
Paulo Ferrez Collet-Solberg & Cláudia Braga Monteiro A. Cardoso

Índice Remissivo, 343

Doenças Endócrinas & Gravidez

PARTE I

NEUROENDOCRINOLOGIA E DOENÇAS ADRENAIS

CAPÍTULO 1

Flávia Regina Pinho Barbosa
Fabiano Marcel Serfaty
Lucio Vilar

Efeito da Gravidez sobre a Secreção dos Hormônios Hipofisários

INTRODUÇÃO

A gravidez interfere amplamente sobre a secreção dos hormônios da hipófise anterior (adeno-hipófise) e da hipófise posterior (neuro-hipófise), como será mostrado neste capítulo. Essas alterações decorrem, principalmente, da produção placentária de diversos hormônios que, por mecanismos distintos, vão alterar a secreção e o metabolismo dos hormônios hipofisários.

EFEITOS DA GRAVIDEZ SOBRE A ADENO-HIPÓFISE

Dimensões glandulares

Ao longo da gestação, o tamanho da glândula hipofisária anterior (adeno-hipófise) pode duplicar, enquanto seu volume pode aumentar em até 120% a 136%.[1,2] Essas mudanças se devem, principalmente, a hiperplasia e hipertrofia das células lactotróficas, estimuladas pelo estrogênio placentário.[3] Na gravidez, as células somatotróficas e gonadotróficas encontram-se em número reduzido, ao passo que a quantidade de células corticotróficas e tirotróficas permanece constante.[3,4] O pico do tamanho hipofisário é observado nos primeiros dias pós-parto, quando a altura da glândula pode chegar a 10 a 12mm na ressonância magnética (RM).[1,5] A hipófise involui rapidamente após o parto, independentemente do *status* do aleitamento materno, e atinge o tamanho normal dentro de 6 meses pós-parto.[1,5]

Hormônios hipofisários

Prolactina

O aumento importante nos níveis de estrogênio durante a gestação acarreta maiores síntese e secreção de prolactina (PRL) por estímulo do gene da PRL. Os níveis maternos de prolactina se elevam em 10 a 20 vezes, paralelamente ao aumento dos lactotrofos, atingindo uma concentração média de 207 µg/L.[6,7]

A PRL também pode estar presente no líquido amniótico e parece ser produzida primariamente pela decídua placentária de maneira ativa. No líquido amniótico, a concentração de PRL é até 100 vezes maior do que a encontrada nas circulações materna e fetal (Figura 1.1).[6] A ingestão de bromocriptina não reduz a concentração de prolactina no líquido amniótico, mas reduz as concentrações séricas fetal e materna.[8]

A secreção de PRL durante a gravidez é importante para a preparação do tecido mamário para a lactação, porém o papel do PRL no líquido amniótico é desconhecido.[7,8]

Os níveis de prolactina retornam aos níveis pré-gestacionais cerca de 7 dias após o parto, na ausência de amamentação. Sob o estímulo da amamentação, os níveis basais de PRL se mantêm elevados por vários meses, apresentando queda gradual. Contudo, após a sucção, ocorre elevação súbita da prolactina dentro de 30 minutos.[7]

Hormônio do crescimento (GH) – Fator insulina-símile tipo I (IGF-I)

Os níveis do GH materno durante a gestação, em geral, se mantêm inalterados. A relaxina, secretada pelo corpo lúteo na ges-

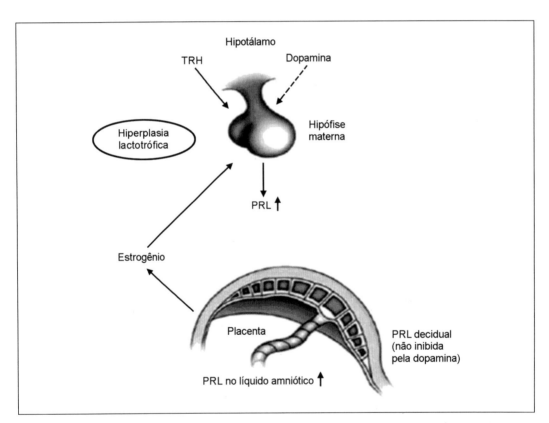

Figura 1.1 Eixo da prolactina (PRL) durante a gestação. A PRL materna é maior durante a gravidez em função da hiperplasia lactotrófica estimulada pelo estrogênio com pequenas contribuições da PRL decidual. A decídua materna é responsável pelo aumento da PRL no líquido amniótico. Ao contrário da PRL pituitária, a PRL decidual não é influenciada pela TRH nem pela dopamina. (→: Estimulação; – – –: inibição; TRH: hormônio liberador da tirotrofina; PRL: prolactina.) (Adaptada da Ref. 23.)

tação, e os estrogênios estimulam a secreção de GH no início da gestação.[9] A partir da 25ª semana de gestação, a secreção hipofisária de GH diminui, entretanto, em torno do início do quarto mês de gestação, o sinciciotrofoblasto placentário secreta, em um padrão não pulsátil, uma variante do GH (Figura 1.2). Como existem diferentes fontes de GH durante a primeira e a segunda metade da gestação, a resposta do GH aos testes de estímulo difere em cada metade da gestação. Os estímulos à hipoglicemia com insulina e à administração de arginina resultam uma resposta aumentada do GH durante a primeira metade da gestação; por outro lado, ocorre resposta reduzida do GH durante a segunda metade de gestação, quando comparada à resposta em mulheres não grávidas.[7]

Os níveis maternos do fator de crescimento similar à insulina-símile tipo I (*insulin-like growth factor type-I* – IGF-I) estão elevados na segunda metade da gestação, provavelmente em razão do combinado da variante do GH produzida pela placenta e do hormônio lactogênico placentário

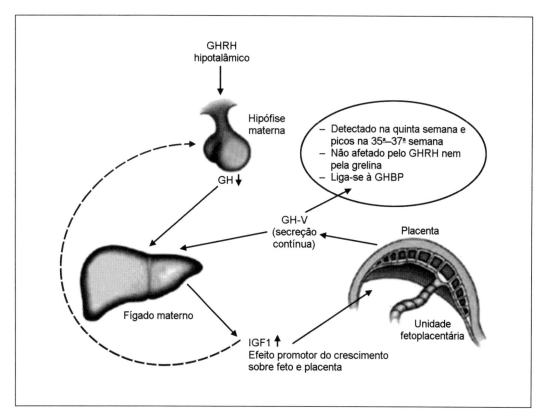

Figura 1.2 Eixo GH-IGF-I durante a gravidez. A placenta secreta uma variante do GH, que substitui o GH da hipófise para estimular a produção de IGF-I no fígado. O aumento do IGF-I inibe a secreção do GH hipofisário. (→: Estimulação; – – –: inibição; GH: hormônio do crescimento; GHRH: hormônio liberador do hormônio do crescimento; GH-V: variante do GH (placentária); IGF-I: fator de crescimento semelhante à insulina tipo I; GHBP: proteína de ligação do GH.) (Adaptada da Ref. 23.)

(HLP). O HLP apresenta atividade biológica somatotrófica, e sua concentração sérica aumenta durante a gravidez, similarmente ao aumento do IGF-I.[10-12] Assim, parece que a supressão da síntese e secreção hipofisária de GH é secundária às elevadas concentrações do IGF-I que, no final da gestação, se encontram cinco vezes maiores do que em mulheres não grávidas (Figura 1.2).[11]

Gonadotrofinas

Embora a placenta produza e secrete o hormônio liberador de gonadotrofinas (*gonadotropin-releasing hormone* – GnRH) biologicamente ativo, a produção de gonodotrofinas hipofisárias diminui ao longo da gestação. Ocorre redução significativa da imunorreatividade às gonadotrofinas nos gonadotrofos, que se inicia na décima semana de gestação, assim como uma diminuição dos níveis propriamente ditos do hormônio luteinizante (LH) e do hormônio folículo-estimulante (FSH).[7] Essa supressão é mediada, provavelmente, pela elevação dos hormônios esteroides produzidos pelos ovários e pela placenta, associada a maior produção de inibina A e de inibina B pela placenta e por membranas fetais.[13] Entretanto, a supressão gonadotrófica é incompleta, e a resposta reduzida nas gestantes das gonadotrofinas ao estímulo com GnRH exógeno não retorna ao normal até o primeiro mês após o nascimento.[7]

Tireotrofina (TSH)

A concentração média de TSH durante o primeiro trimestre de gestação é menor do que nos dois trimestres subsequentes, além de ser menor do que nas pacientes não grávidas. Parte dessa diminuição da concentração do TSH deve-se à atividade intrínseca tirotrófica da gonadotrofina coriônica humana (hCG).[14] A atividade tirotrófica máxima no soro materno corresponde ao pico de concentração do hCG, aproximadamente 10 a 12 semanas após a data da última menstruação, quando existe uma relação recíproca entre o aumento dos níveis de hCG e a diminuição da concentração de TSH. O único momento durante a gestação em que os níveis de tiroxina livre estão elevados no sangue materno corresponde ao pico do hCG associado ao menor nível de TSH.[7]

Em contraste, as concentrações séricas de TSH podem estar moderadamente elevadas ao termo em virtude do aumento do *clearance* renal de iodo e da degradação placentária dos hormônios tireoidianos (Figura 1.3).[14,15]

Embora as concentrações do TSH variem ao longo do período gestacional, existe uma preservação do ritmo circadiano normal do TSH, indicando uma resposta intacta do eixo hipófise-tireoide.[3]

Hormônio adrenocorticotrófico (ACTH)

A gravidez parece estar relacionada com um estado de hiperatividade do eixo hipotálamo-hipófise-adrenal (HHA).[16] Assume-se que os níveis elevados de estrogênios circulantes a partir da placenta estimulem a produção hepática da globulina ligadora dos corticosteroides (CBG), que permanece elevada pelo menos até o 12º dia

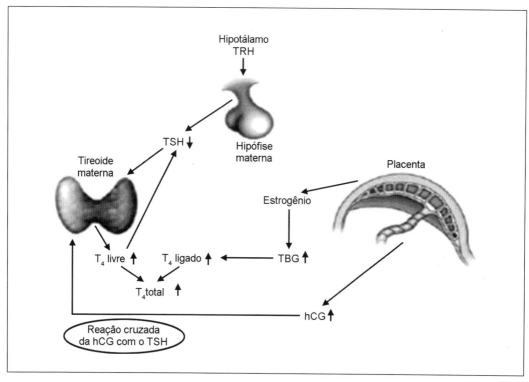

Figura 1.3 Eixo tirotrófico durante a gravidez. Em razão da semelhança do hCG com o TSH, este último é reduzido durante o primeiro trimestre da gravidez associado a ligeiro aumento do T4 livre. Entretanto, após o primeiro trimestre, os hormônios tireoidianos livres permanecem geralmente dentro da normalidade. Os níveis de estrogênio aumentam a TBG, o que acarreta elevação nos níveis de T4 total. (→: Estimulação; – – –: a inibição; TRH: hormônio liberador da tirotrofina; T4: tiroxina; TBG: globulina ligadora de tiroxina; hCG: gonadotrofina coriônica humana; PRL: prolactina.) (Adaptada da Ref. 23.)

após o parto.[16] Presumivelmente, os níveis de cortisol livre caem transitoriamente, à medida que a CBG aumenta, reduzindo o *feedback* negativo e aumentando o estímulo do ACTH, de modo que a produção de cortisol se eleva para manter níveis normais de cortisol livre. Entretanto, níveis de cortisol livre também encontram-se elevados, particularmente no segundo e terceiro trimestres de gestação.[16-20]

Concentrações de cortisol livre e total plasmáticos e cortisol livre urinário aumentam progressivamente com a gestação,[20,21] em geral duas a três vezes maiores, quando comparadas a controles não grávidas.[17,22] O aumento do cortisol plasmático é observado desde a 11ª semana de gestação.[16] O ritmo circadiano do cortisol está preservado, embora possa estar parcialmente bloqueado.[16,17,23] Além da unidade fetoplacentária, o estímulo das adrenais maternas e o aumento da CBG estimulado por estrogênios contribuem para o hipercortisolismo na gravidez.[16,24]

Os níveis plasmáticos do ACTH aumentam durante a gestação paralelamente aos níveis de cortisol, aumentando quatro vezes sua concentração em relação a mulheres não grávidas entre a sétima e a décima semana de gestação. Ocorre aumento adicional do ACTH, alcançando níveis máximos entre a 33ª e a 37ª semana, quando podem ser encontrados valores cinco vezes maiores do que os de antes da gestação.[25]

Ocorre queda de 50% dos valores de ACTH imediatamente antes do parto, com aumento significativo (15 vezes maior) durante o estresse do parto. As concentrações de ACTH retornam aos valores pré-gestacionais 24 horas após o parto.[25]

As causas do aumento do ACTH ainda não estão bem esclarecidas, porém estas parecem incluir uma síntese e liberação placentária do ACTH e do hormônio liberador de corticotrofina (CRH) biologicamente ativos,[26] uma dessensibilização hipofisária do *feedback* do cortisol,[27] ou uma resposta hipofisária aumentada a fatores estimuladores, como CRH e arginina-vasopressina (AVP).[28] Tanto a hipófise como a placenta são fontes de ACTH circulante durante a gestação, e o estímulo com CRH libera ACTH em ambos os tecidos de maneira dose-dependente. O CRH biologicamente ativo é secretado e sintetizado pela placenta e em menor quantidade pelas membranas deciduais e fetais (Figura 1.4).[25,29]

Curiosamente, parece haver uma desconexão entre o ACTH e o CRH durante a gestação. Isso ocorre porque os padrões qualitativos de produção do CRH, que apresenta aumento exponencial durante o sexto mês de gestação, e do ACTH, que aumenta gradativamente durante a gestação, são diferentes. A falta de correlação entre o ACTH e o CRH maternos durante a gestação sugere que fatores como os níveis elevados de cortisol livre no soro materno possam modular a resposta exacerbada ao CRH placentário.[30,31]

O ritmo circadiano e a capacidade de responder ao estresse se mantêm preservados durante a gestação. Entretanto, a resposta do ACTH ao estímulo exógeno de CRH durante o terceiro trimestre está reduzida, enquanto a resposta à AVP se mantém, sugerindo que a elevação do CRH no soro materno promove um efeito de *down-regulation* na responsividade ao CRH hipotalâmico (Tabela 1.1).[30,31]

Somatostatina

A somatostatina (SRIF) é um neuropeptídeo originalmente produzido no hipotálamo que tem como função principal inibir a secreção do GH.[6] No entanto, o GH também é produzido pela placenta.[6] As concentrações séricas da SRIF diminuem progressivamente com o avançar da gestação. A SRIF placentária parece inibir a produção de somatomamotrofina coriônica humana (hCS), um hormônio relacionado com resistência insulínica. Desse modo, a secreção reduzida de SRIF placentária na segunda metade da gestação parece representar um fator de insulinorresistência observado nessa época da gravidez.[32]

Hormônio estimulador de melanócitos (MSH)

O lobo intermediário da hipófise também aumenta de volume durante a gestação. Esse aumento está correlacionado com níveis do hormônio estimulador de melanó-

Capítulo 1   Efeito da Gravidez sobre a Secreção dos Hormônios Hipofisários

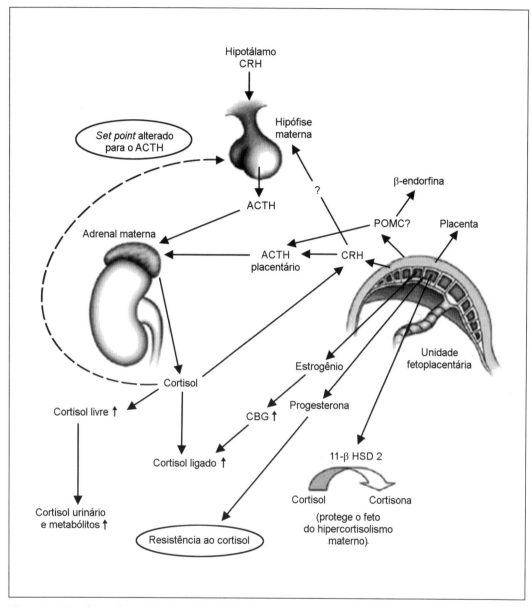

Figura 1.4 Eixo hipotálamo-hipófise-adrenal durante a gravidez. O CRH do hipotálamo estimula a secreção de ACTH materna, que por sua vez estimula a secreção de cortisol adrenal. O CRH placentário é importante estimulador do ACTH da unidade fetoplacentária e contribui para o aumento da secreção adrenal de cortisol. O efeito do CRH placentário na hipófise materna não está claro. O estrogênio aumenta a CBG, elevando o cortisol total; além disso, a secreção de cortisol livre também está aumentada durante a gravidez. A progesterona tem efeito antiglicocorticoide na mãe e a enzima 11β-HSD 2 protege o feto de um hipercortisolismo materno.
(→: estimulação; – – –: inibição; CRH: hormônio liberador da corticotropina; ACTH: hormônio adrenocorticotrófico; POMC: proopiomelanocortina; CBG: globulina de ligação dos corticosteroides; 11β-HSD 2: 11β-hidroxiesteroide desidrogenase tipo 2.)
(Adaptada da Ref. 23.)

Parte I Neuroendocrinologia e Doenças Adrenais

Tabela 1.1 Resumo das alterações hormonais da hipófise anterior durante a gravidez

Número de células hipofisárias	Hormônios hipofisários	Origem de secreção dos hormônios	Fatores hipotalâmicos e placentários que interferem na hipófise	Hormônio-alvo	Proteínas ligadoras/ metabólitos
Lactotrofos↑	PRL↑	Hipófise/decídua placentária	Dopamina hipotalâmica (inibe PRL hipofisária, sem efeito na PRL decidual)		
Somatotrofos↓	GH↓	GH hipofisário suprimido/ GH-V↑	GHRH hipotalâmico/ GHRH placentário (estimula GH hipofisário, sem efeito no GH-V)	IGF-I moderadamente ↑, também produzido pela placenta	GHBP↑
Tireotrofos inalterados	TSH↓ no primeiro trimestre	↓ devido à similaridade do TSH com hCG	TRH (resposta preservada)	FT4 e TT4↑ no primeiro trimestre da gestação	TBG↑
Gonadotrofos↓	FSH, LH↓	↓ por aumento dos esteroides sexuais	GnRH (resposta gonadotrófica ao GnRH↓)	E, P (da placenta) ↑	SHBG↑
Corticotrofos inalterados	ACTH↑	Hipófise/ unidade fetoplacentária	CRH hipotalâmico CRH placentário (estimula ACTH hipofisário/ ACTH unidade fetoplacentária)	Cortisol livre e total ↑	CBG↑ Cortisol urinário↑

↑: Aumento; ↓: diminuição; TRH: hormônio liberador da tirotrofina; TT4: tiroxina total; FT4: tiroxina livre; TBG: globulina ligadora da tiroxina; hCG: gonadotrofina coriônica humana; PRL: prolactina; GH: hormônio do crescimento; GHRH: hormônio liberador do crescimento; GH-V: variante de GH (placentário); IGF-I: fator de crescimento semelhante à insulina tipo I; GHBP: proteína ligadora do GH; CRH: hormônio liberador da corticotropina; ACTH: hormônio adrenocorticotrófico; CBG: globulina de ligação dos corticosteroides; E: estrogênio; P: progesterona; FSH: hormônio folículo-estimulante; LH: hormônio luteinizante; GnRH: hormônio liberador de gonadotrofinas. SHBG: globulina de ligação dos hormônios sexuais.
Adaptada da Ref. 23.

citos (*melanocyte stimulating hormone* – MSH), cuja secreção aumenta no primeiro trimestre. O feto parece ser uma fonte possível de secreção de alfamelanotrofina, ao contrário da placenta.[33] A hiperpigmentação (linha *nigra*, cloasma, melasma) normalmente presente na maioria das gestantes está relacionada com níveis elevados do MSH.[34]

EFEITOS DA GRAVIDEZ SOBRE A NEURO-HIPÓFISE

O lobo posterior da hipófise (neuro-hipófise) é responsável pelo armazenamento terminal de ocitocina e da arginina-vasopressina (AVP) ou hormônio antidiurético (ADH) e, por sua vez, diminui de tamanho durante a gravidez.[7,23]

Hormônio antidiurético (ADH)

A concentração de sódio plasmático cai cerca de 5mEq/L precocemente na gestação, em virtude de um reajuste do *set point* dos osmorreceptores para liberação do ADH e para sede.[35] Apesar da diminuição no limiar osmótico da sede, a resposta do ADH à desidratação e à ingestão de água permanece normal.[35] Esse efeito parece ser mediado pelo aumento da hCG.[36]

A concentração do ADH nas gestantes é similar àquela em não gestantes. Entretanto, durante a gestação, ocorre aumento na síntese de ADH, o qual é compensado pelo aumento do *clearance* metabólico desse hormônio. O aumento do *clearance* metabólico do ADH ocorre entre a décima semana e a metade da gestação, mediante sua destruição pela enzima vasopressinase (produzida pela placenta), cujos níveis se elevam durante a gestação paralelamente ao aumento da massa trofoblástica.[37] Na maioria das gestantes, a concentração final de ADH permanece normal,[38] porém algumas mulheres podem desenvolver poliúria por diabetes insípido transitório.[37] Ao menos algumas dessas mulheres parecem apresentar baixa reserva secretória de ADH.[23,38]

Ocitocina

Os níveis de ocitocina aumentam progressiva e paralelamente ao aumento dos níveis maternos de estrogênio e progesterona na gestação.[39] Esses níveis aumentam ainda mais durante o trabalho de parto, com a dilatação cervical e a distensão vaginal, estimulando a contração dos músculos lisos do útero e facilitando a expulsão do feto.[39] Os receptores de ocitocina uterinos também aumentam durante a gestação, resultando em aumento de 100 vezes na ligação da ocitocina ao miométrio durante o termo.[40]

REFERÊNCIAS

1. Dinc H, Esen F, Demirci A, et al. Pituitary dimensions and volume measurements in pregnancy and post partum. MR assessment. Acta Radiol 1998; 39:64-9.
2. Gonzalez JG, Elizondo G, Saldivar D et al. Pituitary gland growth during normal pregnancy: an in vivo study using magnetic resonance imaging. Am J Med 1988; 85:217-20.
3. Foyouzi N, Yr Frisbaek BA, Norwitz ER. Pituitary gland and pregnancy. Obstet Gynecol Clin North Am 2004; 31:873-92.
4. Scheithauer BW, Sano T, Kovacs KT et al. The pituitary gland in pregnancy: a clinicopathologic and immunohistochemical study of 69 cases. Mayo Clin Proc 1990; 65:461-74.

5. Elster AD, Sanders TG, Vines FS, Chen, MYM. Size and shape of the pituitary gland during pregnancy and postpartum: measurement with MR imaging. Radiology 1991; 181:531-5.
6. Melmed S, Kleinberg D. Anterior pituitary. In: Larsen PR, Kronenberg HM, Melmed S, Polonsky KS (eds.) Williams textbook of endocrinology. 11 ed. Philadelphia: W.B. Saunders Co., 2008:155-262.
7. Lehtovirta P, Ranta T. Effect of short-term bromocriptine treatment on amniotic fluid prolactin concentration in the first half of pregnancy. Acta Endocrinol 1981; 97:559-61.
8. Foyouzi N, Yr Frisbaek BA, Norwitz ER. Pituitary gland and pregnancy. Obstet Gynecol Clin North Am 2004; 31:873-92.
9. Emmi AM, Skurnick J, Goldsmith LT et al. Ovarian control of pituitary hormone secretion in early human pregnancy. J Clin Endocrinol Metab 1991; 72:1359-63.
10. Handwerger S, Brar A. Placental lactogen, placental growth hormone, and decidual prolactin. Semin Reprod Endocrinol 1992; 10:106-15.
11. Alsat E, Guibourdenche J, Luton D et al. Human placental growth hormone. Am J Obstet Gynecol 1997; 177:1526-34.
12. Zimkeller W. Current topic: the role of growth hormone and insulin-like growth factors for placental growth and development. Placenta 2000; 21:351-67.
13. Florio P, Luisi S, Ciarmela P et al. Inhibins and activins in pregnancy. Mol Cell Endocrinol 2004; 225:93-100.
14. Glinoer D. What happens to the normal thyroid during pregnancy? Thyroid 1999; 9:631-5.
15. Brent GA. Maternal thyroid function: interpretation of thyroid function tests in pregnancy. Clin Obstet Gynecol 1997; 40:3-15.
16. Scott EM, Mc Garrigle HH, Lachelin GC. The increase in plasma and saliva cortisol levels in pregnancy is not due to the increase in corticosteroid-binding globulin levels. J Clin Endocrinol Metab 1997; 71:639-44.
17. Nolten WE, Lindheimer MD, Rueckert PA et al. Diurnal patterns and regulation of cortisol secretion in pregnancy. J Clin Endocrinol Metab 1980; 51:466-72.
18. Nolten WE, Rueckert PA. Elevated free cortisol index in pregnancy. Am J Obstet Gynecol 1981; 139:492-8.
19. Wilson EA, Finn AE, Rayburn W, Jaward MJ. Corticosteroid-binding globulin and estrogens in maternal and cord blood. Am J Obstet Gynecol 1979; 135:215-8.
20. Meulenberg PM, Hofman JA. The effect of oral contraceptive use and pregnancy on the daily rhythm of cortisol and cortisone. Clin Chim Acta 1990; 190:211-21.
21. Demey-Ponsart E, Foidart JM, Sulon J, Sodoyez JC. Serum CBG, free and total cortisol and circadian patterns of adrenal function in normal pregnancy. J Steroid Biochem 1982; 16:165-9.
22. Odagiri E, Ishowatari N, Abe Y et al. Hypercortisolism and the resistance to dexamethasone supression during gestation. Endocrinol Jpn 1988; 35:685-90.
23. Magiakou MA, Mastorakos G, Rabin D et al. The maternal hypothalamic-pituitary-adrenal axis in the third trimester of human pregnancy. Clin Endocrinol (Oxf) 1996; 44:419-28.
24. Dorr HG, Heller A, Versmold HT et al. Longitudinal study of progestins, mineralocorticoids, and glucocorticoids throughout human pregnancy. J Clin Endocrinol Metab 1989; 68:863-8.
25. Lindsay JR, Nieman LK. The hypothalamic-pituitary-adrenal axis in pregnancy: challenge in disease detection and treatment. Endocr Rev 2005; 26:775-99.
26. Mulder GH, Maas R, Arts NF. In vitro secretion of peptide hormones by the human placenta. I. ACTH. Placenta 1986; 7:143-53.
27. Schuttle HM, Weisner D, Allolio B. The corticotrophin releasing hormone test in late pregnancy: lack of adrenocorticotrophin and cortisol response. Clin Endocrinol (Oxf) 1990; 33:99-106.

28. Karaca Z, Tanriverdi F, Unluhizarci K, Kelestimur F. Pregnancy and pituitary disorders. Eur J Endocrinol 2010; 162:453-75.
29. Jones SA, Brooks AN, Challis JR. Steroids modulate corticotropin releasing hormone production in human fetal membranes and placenta. J Clin Endocrinol Metab 1989; 68:825-30.
30. Robinsoson BG, Emanuel RL, Frim DM, Majzoub JA. Glucocorticoid stimulates expression of corticotropin-releasing hormone gene in human human placenta. Proc Natl Acad Sci USA 1988; 85:5244-48.
31. Blumenfeld Z, Jaffe RB. Hypophysiotropic and neuromodulatory regulation of adrenocorticotropin in the human fetal pituitary gland. J Clin Invest 1986; 78:288-94.
32. Mazlan M, Spence-Jones C, Chard T et al. Circulating levels of GH-releasing hormone and GH during human pregnancy. J Endocrinol 1990; 125:161-7.
33. Wilson JF. Levels of alpha-melanotrophin in the human fetal pituitary gland throughout gestation, in adult pituitary gland and in human placenta. Clin Endocrinol (Oxf) 1982; 17:233-9.
34. Vaughan Jones SA, Black MM. Pregnancy dermatoses. J Am Acad Dermatol 1999; 40:233-41.
35. Lindheimer MD, Barron WM, Davison JM. Osmotic volume control of vasopressin release in pregnancy. Am J Kidney Dis 1991; 17:105-11.
36. Davison JM, Shiells EA, Philips PR, Lindheimer MD. Serial evaluation of vasopressin release and thirst in human pregnancy. Role of human chorionic gonadotropin in the osmoregulatory changes of gestation. J Clin Invest 1988; 81:798-806.
37. Davison JM, Sheills EA, Philips PR et al. Metabolic clearance of vasopressin and an analogue resistant to vasopressinase in human pregnancy. Am J Physiol 1993; 264:F348-53.
38. DeVane GW. Vasopressin levels during pregnancy and labor. J Reprod Med 1985; 30:324-7.
39. Leake RD, Weitzman RE, Glatz TH, Fisher DA. Plasma oxytocin concentrations in men, nonpregnant women, and pregnant women before and during spontaneous labor. J Clin Endocrinol Metab 1981; 53:730-3.
40. 40.Zeeman GG, Khan-Dawood FS, Dawood MY. Oxytocin and its receptors in pregnancy and parturition: currents concepts and clinical implications. Obstet Gynecol 1997; 89:873-83.

CAPÍTULO 2

Prolactinomas e Gravidez

Marcello D. Bronstein

INTRODUÇÃO

Os tumores hipofisários, adenomas em sua quase totalidade, correspondem de 10% a 15% de todos os tumores intracranianos. Adenomas hipofisários produtores de prolactina (micro e macroprolactinomas) são os mais comuns entre os tumores secretores da hipófise, sendo sua prevalência estimada em 500 casos/1.000.000 de habitantes.[1] Em mulheres, a relação microprolactinoma:macroprolactinoma é de cerca de 3:1. Levando-se em conta que a hiperprolactinemia é frequentemente associada com anovulação, e que o pico de incidência dos prolactinomas ocorre na terceira e quarta décadas de vida, esses tumores constituem importante causa endócrina de infertilidade.[2]

Durante a gravidez, o tamanho de uma hipófise normal aumenta em até 136%, de acordo com estudos de ressonância magnética (RM).[3-5] Seu aumento é máximo imediatamente após o parto, atingindo uma altura média de 11,8mm. O aumento hipofisário ocorre em virtude da hiperplasia lactotrófica,[6] levando a aumento progressivo dos níveis de prolactina (PRL),[7] que alcançam valores médios de 250ng/mL no final da gravidez, e até 450ng/mL em alguns casos (Figura 2.1).[8] Os níveis séricos de PRL declinam rapidamente após o parto, mas mantêm-se com ligeiro aumento em mulheres amamentando, mesmo após vários meses.[9,10]

Uma vez que o tratamento do prolactinoma frequentemente normaliza o eixo hipotálamo-hipófise-ovário, a probabilidade de gestação é elevada. Como a gravidez, mesmo em mulheres normais, é potencialmente ligada a aumento hipofisário, é natural que tocoginecologistas e endocrinologistas se preocupem com complicações materno-fetais nas gestações de mulheres portadoras de prolactinomas. Como lidar com essa situação?

Da mesma maneira, por ser o tratamento clínico com agentes agonistas dopaminérgicos a primeira opção tanto para micro como para macroprolactinomas, qual seria o impacto da gravidez nesses tumores não operados, mesmo que tenham apresentado redução de volume durante a terapia?

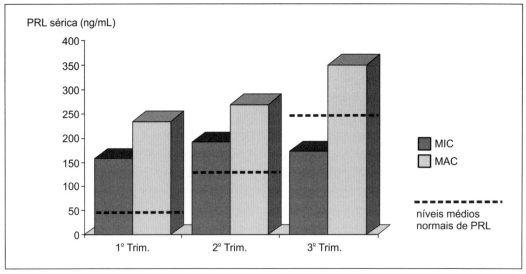

Figura 2.1 Níveis médios de prolactina (PRL) durante os 3 trimestres da gravidez em pacientes com prolactinomas, em comparação com os níveis de PRL na gravidez normal. (MIC: microprolactinomas; MAC: macroprolactinomas; linhas pontilhadas: níveis médios de PRL na gravidez normal; Trim: trimestre.)
(Adaptada da Ref. 13.)

MICROPROLACTINOMAS

Gemzell e Wang[11] acompanharam 91 gestações em mulheres com microprolactinomas e verificaram crescimento tumoral sintomático em 5,5% dos casos. Molitch,[12] em trabalho de revisão compreendendo 246 mulheres portadoras de microprolactinomas não submetidas a cirurgia ou radioterapia, mostrou que apenas 1,6% das pacientes apresentaram sintomas ligados a crescimento tumoral, sendo verificado aumento assintomático dos adenomas em 4,5% das gestações. Nesses dois estudos, nenhuma paciente necessitou de tratamento no curso da gestação. Nossa experiência no seguimento de 80 gestações em 56 pacientes com microprolactinomas mostrou resultados similares.[13] Quarenta e uma gestações ocorreram em mulheres que utilizaram bromocriptina como tratamento único, e apenas uma paciente (2,4%) apresentou cefaleia no terceiro mês de gravidez, que foi eficazmente tratada com a reintrodução do medicamento. Adicionalmente, em duas pacientes assintomáticas (5%), a imagem pós-gestação acusou aumento. Já o curso da gravidez nas 22 mulheres previamente operadas foi livre de sintomas relacionados ao tumor hipofisário, embora a imagem pós-parto revelasse aumento discreto.[13] Portanto, em razão do baixo risco de crescimento dos microprolactinomas durante a gestação, sugerimos a retirada do agente agonista dopaminérgico assim que a gravidez for confirmada. Uma vez realizados exame de imagem (preferencialmente RM) e neuro-oftalmológico antes da gravidez, não há necessidade de efetuá-los rotinei-

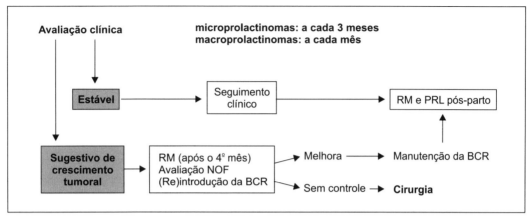

Figura 2.2 Algoritmo sugerido para o seguimento de pacientes com micro e macroprolactinomas durante a gravidez. (RM: ressonância magnética; NOF: neuro-oftalmológica; BCR: bromocriptina; PRL: prolactina.)
(Adaptada da Ref. 13.)

ramente no curso da gestação, a não ser que ocorram queixas que possam ser relacionadas ao crescimento tumoral, como cefaleia e alterações visuais (Figura 2.2).[13]

MACROPROLACTINOMAS

Sendo os macroprolactinomas tumores de maiores dimensões e frequentemente localizados perto de estruturas nervosas, como o quiasma óptico e os nervos oculomotores, a possibilidade de complicações é bem maior do que nos microprolactinomas. Desse modo, Gemzell e Wang[11] relataram complicações relacionadas ao crescimento intragestacional do tumor em 41,3% das pacientes portadoras de macroadenomas, não submetidas a cirurgia ou radioterapia hipofisárias, que engravidaram, em sua maioria, após tratamento com bromocriptina. Já naquelas previamente operadas e/ou irradiadas, as complicações ocorreram em apenas 7,1% dos casos. Em sua revisão, Molitch[12] mostrou que 15,5% de 45 pacientes com macroprolactinomas tratadas apenas com bromocriptina apresentaram sintomas ligados ao crescimento tumoral e, adicionalmente, 8,9% tiveram aumento assintomático, revelado por imagem pós-gestação. Já naquelas pacientes previamente submetidas a cirurgia ou radioterapia, o percentual de complicações caiu para 4,3% (Tabela 2.1).[12]

Em nossa experiência, 11 de 30 pacientes (37%) com macroprolactinomas em tratamento exclusivo com bromocriptina manifestaram sintomatologia de crescimento tumoral, ao passo que, adicionalmente, 17% tiveram crescimento assintomático. Por outro lado, nenhuma das 21 gestações em mulheres previamente submetidas à cirurgia hipofisária apresentou complicações.[13] Embora esses dados sugiram que pacientes portadoras de macroprolactinomas que planejem engravidar devam ser submetidas a cirurgia ou radioterapia prévias, não se pode esquecer que esses dois procedimentos podem levar a

Tabela 2.1 Efeitos da gravidez sobre prolactinomas

Tipo de Tumor	Terapia prévia	Nº de pacientes	Crescimento sintomático	Crescimento assintomático
Microadenomas	Não	246	4 (1,6%)	11 (4,5%)
Macroadenomas	Não	45	7 (15,5%)	4 (9,0%)
Microadenomas	Sim	46	2 (4,3%)	0

Adaptada da Ref. 12.

hipopituitarismo. Por outro lado, se redução tumoral importante for documentada durante o tratamento clínico exclusivo, e a massa residual não estiver localizada próxima de estruturas nervosas nobres, a gravidez poderá ser autorizada. Adicionalmente, existem evidências de que o tempo de tratamento prévio à gestação também influi no crescimento tumoral durante a gravidez. Holmgren e cols.[14] mostraram evidências de expansão tumoral em 7 de 37 gestações em 32 pacientes não tratadas por cirurgia ou radioterapia. Em todas as pacientes com complicações, o tratamento com bromocriptina antes da gestação durou menos de 12 meses, enquanto não houve evidências de aumento tumoral em 14 pacientes tratadas com o agonista dopaminérgico por mais de 1 ano antes da gravidez e em seis pacientes submetidas a cirurgia ou radioterapia.[14] Assim sendo, cabe ao especialista decidir quanto à manutenção do agonista dopaminérgico durante todo o curso da gestação ou retirá-lo com a confirmação da gravidez, reintroduzindo caso ocorra sintomatologia de reexpansão tumoral. Pacientes que responderam adequadamente ao tratamento medicamentoso com redução tumoral frequentemente voltam a responder durante a gestação caso ocorra a reexpansão (Figura 2.3).

Deve ser lembrado que, embora não existam evidências de efeito teratogênico da bromocriptina mantida por toda a gravidez, a casuística com essa estratégia é bem mais limitada do que aquela com a retirada precoce do agonista dopaminérgico.[14,16-18] Desse modo, como norma geral, deve-se evitar o uso desnecessário de medicamentos no curso da gestação, principalmente durante o primeiro trimestre. Com esse procedimento, raramente a cirurgia de urgência intragestacional será necessária. Caso seja indicada, o procedimento cirúrgico deverá, preferencialmente, ser realizado a partir do segundo trimestre, de modo a minimizar o risco de abortos.[19] Diferentemente dos microprolactinomas, devem ser efetuados exames clínico e neuro-ocular de rotina, de preferência no meio de cada trimestre. Em caso de clínica de crescimento tumoral, estarão indicadas a realização de RM (sem uso de gadolínio, preferivelmente após o primeiro trimestre) e, como referido anteriormente, a reintrodução do medicamento dopaminérgico.[14]

Convém salientar também que os níveis de PRL não são úteis, em casos de micro e macroprolactinomas, para avaliação da ocorrência de crescimento tumoral durante a gestação.[12,13]

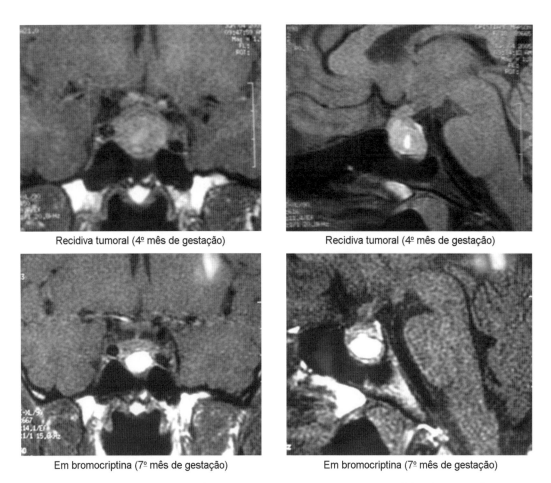

Figura 2.3 Ressonâncias magnéticas (cortes coronais e sagitais em T1 sem gadolínio) mostrando reexpansão tumoral no quarto mês de gestação e redução do tumor em imagens no sétimo mês, após a reintrodução do agonista dopaminérgico. Observam-se áreas de hipersinal sugestivas de coleção sanguínea.

CABERGOLINA E GRAVIDEZ

A cabergolina, agonista dopaminérgico de ação prolongada e baixos índices de efeitos colaterais, tem sido muito utilizada no tratamento da hiperprolactinemia.[2] No entanto, ainda existem controvérsias quanto a seu emprego na indução da ovulação em mulheres que desejam engravidar. Os que têm restrição postulam que, em virtude de sua longa meia-vida, o fármaco permaneceria atuando por, pelo menos, 2 semanas após a suspensão quando da confirmação da gravidez. Esse argumento esbarra nas muitas evidências de que a bromocriptina não é teratogênica, mesmo quando mantida por longos períodos, ou até mesmo durante toda a gestação.[13,16,18] Com efeito, embora a experiência em termos de número de gestações com bromocriptina já em 1988[15] seja ainda muito maior do que com a cabergolina, vão se avolumando os da-

Tabela 2.2 Número de gestações e partos em mulheres hiperprolactinêmicas que engravidaram em uso de cabergolina

Autores	Gestações/partos (n)
Robert e cols.	226/148
Cannavo e cols.	5/5
Verhelst e cols.	27/25
Ricci e cols.	61/49
Bronstein e cols.	6/6
Colao e cols.	380/258
Ono e cols.	93/83
Total	798/586

dos da literatura que apontam para a segurança do uso desse agonista dopaminérgico na indução da ovulação/gravidez, tendo em vista que as complicações materno-fetais não foram superiores às da população geral (Tabela 2.2).[13,20] Dessa maneira, embora a bromocriptina ainda seja o agonista dopaminérgico mais indicado para a indução da ovulação em mulheres hiperprolactinêmicas, não há motivos para preocupação caso a gravidez tenha ocorrido sob o uso da cabergolina.

QUINAGOLIDA E GRAVIDEZ

Quinagolida é um agonista dopaminérgico não ergótico que tem sido utilizado na Europa com bons resultados no tratamento dos prolactinomas.[21] Seu emprego na gravidez, menos documentado do que o da cabergolina, não parece ser seguro. Em uma revisão, Webster e cols.[22] recolheram dados de 176 gestações nas quais a quinagolida foi utilizada por um tempo médio de 37 dias. Ocorreram abortos espontâneos em 14% dos casos, uma gravidez ectópica e um parto prematuro. Foram também descritos nove casos de malformações, em três dos quais outros fármacos foram usados simultaneamente.[22] Desse modo, além de não ser disponível em nosso meio, a quinagolida deve ser evitada na paciente hiperprolactinêmica que deseje engravidar.

AMAMENTAÇÃO

Uma vez que a parturiente atravessou o impacto estrogênico da gestação sem complicações, não há problemas na amamentação, mesmo que prolongada, tanto em micro como em macroprolactinomas, embora seja recomendada, nesses últimos, RM de controle. Exceção deve ser feita para pacientes que apresentaram sinais de aumento tumoral na gestação e que necessitem de alguma intervenção, como a reintrodução imediata de agonista dopaminérgico.[14,23,24]

SEGUIMENTO DAS CRIANÇAS

Krupp e Monka[25] relataram um seguimento de até 9 anos de 988 crianças expostas intrauterinamente à bromocriptina e concluíram que não ocorreu comprometimento de seu desenvolvimento físico. Nós seguimos, durante 12 a 240 meses (mediana de 67 meses), 70 crianças concebidas durante o tratamento com bromocriptina.[13] O desenvolvimento psicomotor foi normal em todas, exceto em dois casos: uma criança apresentou hidrocefalia idiopática e a outra, com convulsões desde os

8 anos de idade, teve diagnóstico de esclerose tuberosa. Essas condições não haviam sido relatadas em associação com o uso de bromocriptina. Ambas as pacientes suspenderam o uso do agonista dopaminérgico assim que a gravidez foi diagnosticada; no segundo caso, a mãe havia sido tratada com bromocriptina injetável, cujos efeitos são mantidos por 30 dias após a injeção. Quinze das crianças de nossa série já haviam iniciado a puberdade, uma delas de maneira precoce. O seguimento de crianças concebidas durante o uso de outros agonistas dopaminérgicos é mais limitado. Em nossa série,[13] o seguimento de cinco crianças cuja gestação foi induzida por cabergolina foi realizado por até 42 meses, não sendo verificadas anormalidades. De acordo com o relato de Robert e cols.,[19] o seguimento inicial de 107 casos mostrou desenvolvimento físico e mental normal.

EVOLUÇÃO DAS PACIENTES PORTADORAS DE PROLACTINOMAS APÓS A GESTAÇÃO

Os níveis séricos de PRL em mulheres grávidas com prolactinomas são comparáveis aos de mulheres gestantes normais no terceiro trimestre de gestação, quando atingem níveis médios de 207ng/mL.[26] Por outro lado, a redução ou mesmo a normalização da PRL sérica após a gestação em mulheres portadoras de prolactinomas é evento bem descrito. Em nossa casuística,[13] 60% das pacientes com microprolactinomas e 72% daquelas com macroprolactinomas tiveram redução dos valores de PRL após o parto, quando comparados com os níveis pré-gestacionais. A prolactinemia reduziu-se de 336 ± 105ng/mL para 133 ± 20ng/mL (média ± DP, $p < 0{,}05$) em 62 pacientes avaliadas antes e após a gestação. Adicionalmente, 11% de nossas pacientes alcançaram níveis normais de PRL, com ciclos menstruais ovulatórios sem a reintrodução do agonista dopaminérgico, e oito engravidaram novamente, sem complicações ou recidiva da hiperprolactinemia.[13] Dados similares foram relatados por Crosignani e cols.,[27] que mostraram normalização da PRL em 29% de 176 mulheres, 78 portadoras de microprolactinomas, nove de macroprolactinomas e as restantes de hiperprolactinemia idiopática, grupo este que foi o que mais contribuiu para a normalização da prolactinemia.

Quanto à redução tumoral pós-gestacional, avaliada em 23 pacientes, observou-se uma ocorrência em oito delas, com sinais radiológicos de apoplexia em dois casos.[13] Badawy e cols.[28] compararam imagens pré e pós-gestacionais e demonstraram que 27% das pacientes tiveram redução ou mesmo ausência de tumor visualizável.

O mecanismo desse efeito "curativo" da gestação sobre os prolactinomas ainda não tem explicação clara, mas pode ser parcialmente relacionado a modificações na vascularização do adenoma em consequência do estímulo estrogênico da gestação, resultando em necrose ou microinfartos do tecido adenomatoso. Peillon e cols.[29] observaram zonas hemorrágicas em tumores de pacientes com prolactinomas tratados com estrogênios. Essa explicação é corroborada por evidências clínicas e por imagens indicativas de apoplexia. Do ponto de vista prático, esse fenômeno, aparentemente paradoxal, sugere influência favorável da gestação na resolução do prolactinoma em muitas pacientes.

REFERÊNCIAS

1. Miyai K, Ichibara K, Kondo L et al. Asymptomatic hyperprolactinemia and prolactinoma in the general population mass screening by paired assays of serum prolactin. Clin Endocrinol (Oxf) 1986; 25:549-4.
2. Bronstein MD. Disorders of prolactin secretion and prolactinomas. In: DeGroot L, Lameson JL, Melmed S (eds.) Endocrinology. Elsevier/Saunders, 2006:485-10.
3. Elster AD, Sanders TG, Vines FS, Chen MY. Size and shape of the pituitary gland during pregnancy and post partum: measurement with MR imaging. Radiology 1991; 181:531-5.
4. Dinc H, Esen F, Demirci A et al. Pituitary dimensions and volume measurements in pregnancy and post partum MR assessment. Acta Radiol 1998; 39:64-9.
5. Gonzalez JG, Elizondo G, Saldriar D et al. Pituitary gland growth during normal pregnancy: 2dAn in vivo study using magnetic resonance imaging. Am J Med 1988; 85:217-20.
6. Scheithauer BW, Sano T, Kovacs KT et al. The pituitary gland in pregnancy: a clinicopathologic and immunohistochemical study of 69 cases. Mayo Clin Proc 1990; 65:461-74.
7. Rigg LA, Lein A, Yen SSC. Pattern of increase in circulating prolactin levels during human gestation. Am J Obstet Gynecol 1977; 129:454-6.
8. Ferriani RA, Silva de Sá MF, Lima Filho EC. A comparative study of longitudinal and cross-sectional changes in plasma levels of prolactin and estriol during normal pregnancy. Brazilian J Med Biol Res 1986; 19:183-8.
9. Zegher F, Spitz B, Van der Berghe G et al. Postpartum hyperprolactinemia and hyporesponsiveness of growth hormone to GH-releasing peptide. J Clin Endocrinol Metab 1998; 83:103-6.
10. Delvoye P, Delogne-Desnoeck J, Robyn C. Hyperprolactinaemia during prolonged lactation: evidence for anovulatory cycles and inadequate corpus luteum. Clin Endocrinol (Oxf) 1980; 13:243-7.
11. Gemzell, C, Wang CF. Outcome of pregnancy in women with pituitary adenoma. Fertil Steril 1979; 31:363-72.
12. Molitch, ME. Pregnancy and the hiperprolactinemic woman. N Engl J Med 1985; 312:1364-70.
13. Bronstein MD. Prolactinomas and pregnancy. Pituitary 2005; 8:31-8.
14. Holmgren U, Bergstrand G, Hagenfeldt K, Werner S. Women with prolactinoma – effect of pregnancy and lactation on serum prolactin and on tumour growth. Acta Endocrinol (Copenh) 1986; 111:452-9.
15. Krupp P, Monka C, Richter K. The safety aspects of infertility treatments. Program of the Second Word Congress of Gynecology and Obstetrics, Rio de Janeiro, Brazil, 1988.
16. Molitch ME. Pituitary disorders during pregnancy. Endocrinol Metab Clin North Am 2006; 35:99-116.
17. Chiodini I, Liuzzi A. PRL-secreting adenomas in pregnancy. J Endocrinol Invest 2003; 26:96-9.
18. Brodsky JB, Cohen EN, Brown BW Jr et al. Surgery during pregnancy and fetal outcome. Am J Obstet Gynecol 1980; 138:1165-7.
19. Robert E, Musatti L, Piscitelli G, Ferrari CI. Pregnancy outcome after treatment with the ergot derivative, cabergoline. Reprod Toxicol 1996; 10:333-7.
20. Cannavo S, Curto L, Squadrito S et al. Cabergoline: a first-choice treatment in patients with previously untreated prolactin-secreting pituitary adenoma. J Endocrinol Invest 1999; 22:354-9.

21. Vilar L, Burke CW. Quinagolide efficacy and tolerability in hyperprolactinaemic patients who are resistant to or intolerant of bromocriptine. Clin Endocrinol (Oxf) 1994; 41:821-6.
22. Webster J. A comparative review of the tolerability profiles of dopamine agonists in the treatment of hyperprolactinaemia. Drug Saf 1996; 14:228-38.
23. Zárate A, Canales ES, Alger M, Forsbach G. The effect of pregnancy and lactation on pituitary prolactin-secreting tumours. Acta Endocrinol (Copenh) 1979; 92:407-12.
24. Bronstein MD, Musolino NR, Cardim CS, Marino R Jr. Outcome of 52 pregnancies in hyperprolactinemic women. Rev Bras Ginecol Obstet 1988; 10:175-8.
25. Krupp P, Monka C. Bromocriptine in pregnancy: safety aspects. Klin Wochenschr 1987; 65:823-7.
26. Morris LF, Braunstein GD. Impact of pregnancy on normal pituitary function. In: Bronstein MD (ed.) Pituitary tumors in pregnancy. Kluwer Academic Publishers: Massachusetts, USA, 2001:1-32.
27. Crosignani PG, Mattei AM, Severini V et al. Long-term effects of time, medical treatment and pregnancy in 176 hyperprolactinemic women. Eur J Obstet Gynecol Reprod Biol 1992; 44:175-80.
28. Badawy SZ, Marziale JC, Rosenbaum AE et al. The long-term effects of pregnancy and bromocriptine treatment on prolactinomas – the value of radiologic studies. Early Pregnancy 1997; 3:306-11.
29. Peillon F, Racadot J, Moussy D et al. Prolactin-secreting adenomas. A correlative study of morphological and clinical data. In: Fahlbusch R, Von Werder K (ed.) Treatment of pituitary adenomas. Stuttgart: Thiemi, 1978:114.
30. Verhelst J, Abs R, Maiter D et al. Cabergoline in the treatment of hyperprolactinemia: a study in 455 patients. J Clin Endocrinol Metab 1999; 84:2518-22.
31. Ricci E, Parazzini F, Motta T et al. Pregnancy outcome after cabergoline treatment in early weeks of gestation. Reprod Toxicol 2002; 16:791-3.
32. Colao A, Abs R, Bárcena DG et al. Pregnancy outcomes following cabergoline treatment: extended results from a 12-year observational study. Clin Endocrinol (Oxf) 2008; 68:66-71.
33. Ono M, Miki N, Amano K et al. Individualized high-dose cabergoline therapy for hyperprolactinemic infertility in women with micro- and macroprolactinomas. J Clin Endocrinol Metab, 2010 Mar 31. [Epub ahead of print]
34. Zárate A, Canales ES, Alger M, Forsbach G. The effect of pregnancy and lactation on pituitary prolactin-secreting tumours. Acta Endocrinol (Copenh) 1979; 92:407-12.
35. Bronstein MD, Musolino NR, Cardim CS, Marino R Jr. Outcome of 52 pregnancies in hyperprolactinemic women. Rev Bras Ginecol Obstet 1988; 10:175-8.
36. Krupp P, Monka C. Bromocriptine in pregnancy: safety aspects. Klin Wochenschr 1987; 65:823-7.
37. Morris LF, Braunstein GD. Impact of pregnancy on normal pituitary function. In: Bronstein MD (editor). Pituitary tumors in pregnancy. Kluwer Academic Publishers: Massachusetts, USA, 2001:1-32.

CAPÍTULO 3

Lucio Vilar
Luciana A. Naves
George Robson Ibiapina
Manuel S. Faria

Manuseio da Acromegalia na Gravidez

INTRODUÇÃO

Acromegalia é uma desordem debilitante crônica causada por excesso circulante do hormônio de crescimento (GH), resultando em deformidades, incapacidade e redução da expectativa de vida em virtude da doença multissistêmica. Mais de 95% dos casos decorrem de um adenoma hipofisário secretor de GH, também denominado somatotropinoma.[1,2]

Quando a secreção excessiva de GH se inicia antes do fechamento das cartilagens de crescimento, acontecem crescimento linear excessivo e gigantismo, enquanto excesso de GH após a fusão epifisária causa apenas acromegalia.[1,2]

A acromegalia é doença relativamente rara, mas certamente subdiagnosticada.[1] Ela afeta homens e mulheres com igual frequência, podendo acontecer em qualquer idade, porém é mais comum na quarta e na quinta década.[1-3] No Brasil, sua prevalência é desconhecida. Estudos epidemiológicos realizados na Europa revelaram prevalência de 38 a 69 casos/milhão e incidência anual de 3 a 4 casos/milhão.[3,4] Com base nessas análises, é possível afirmar que 650 novos casos de acromegalia são diagnosticados a cada ano no Brasil.[1] Além disso, foi demonstrado que a acromegalia ativa está associada a taxa de mortalidade excessiva (cerca de duas vezes superior à da população geral), a qual pode ser revertida a cifras normais pela obtenção de níveis seguros de GH (isto é, < 2,5ng/mL)[5,6] ou normalização do IGF-I,[7,8] a despeito da abordagem terapêutica utilizada.

Em virtude da evolução insidiosa da acromegalia, seu diagnóstico é frequentemente feito em torno de 8 a 10 anos, após o aparecimento dos primeiros sinais e sintomas.[9] Isso é extremamente relevante, uma vez que diagnóstico e tratamento mais precoces poderiam evitar ou minimizar o surgimento das complicações cardiovasculares, respiratórias e neoplásicas, principais responsáveis pelo aumento de mortalidade na acromegalia.[10,11]

Relatos de gravidez em pacientes acromegálicas são incomuns. Irregularidades menstruais são achado frequente e precoce na acromegalia.[1,2] Vários mecanismos podem contribuir para amenorreia e infertilidade na acromegalia. De fato, hipopituitarismo e reserva diminuída de gonadotrofinas podem ser causados pela expansão da massa tumoral.[1,2] Além disso, hiperprolactinemia ocorre em 30% a 40% dos pacientes acromegálicos[12] e resulta na disfunção do eixo hipotálamo-hipófise-ovário, em vários níveis, incluindo redução na secreção pulsátil do GnRH e hipoestrogenismo.[1,2,13] Normalização da hiperprolactinemia frequentemente restaura a menstruação e a fertilidade. O GH e o IGF-I também regulam a função ovariana. O GH aumenta a capacidade de resposta ovariana às gonadotrofinas,[14] sensibilizando assim o ovário ao efeito estimulante das gonadotrofinas. O GH também estimula a produção local de IGF-I no folículo ovariano.[15] Se o GH age diretamente sobre o ovário ou se seu efeito estimulante é mediado pelo IGF-I, ainda não está claro.[1,2]

FISIOLOGIA DO GH DURANTE A GRAVIDEZ NORMAL E NA ACROMEGALIA

Em mulheres não grávidas, o GH é secretado pelas células somatotróficas, sob controle principal de dois peptídeos hipotalâmicos: o hormônio liberador do hormônio do crescimento (GHRH), que estimula a secreção do hormônio pela hipófise anterior, e a somatostatina (SRIF), que inibe tal secreção. O GH, por sua vez, estimula a geração hepática de IGF-I. Tanto o GH como o IGF-I exercem retroalimentação (*feedback*) negativa sobre o hipotálamo e a hipófise.[1,2]

Durante a gravidez, os níveis circulantes maternos de GH são provenientes de fontes diferentes, dependendo do trimestre. Durante o primeiro trimestre, o GH tem origem hipofisária e é secretado em padrão pulsátil.[16,17] Posteriormente, o GH secretado pela placenta passa a contribuir como o componente principal do GH circulante.[16] O GH placentário (GH-P) é detectável em torno da quinta semana de gestação. Seus níveis aumentam exponencialmente e atingem um pico na 35ª/37ª semana. Os níveis individuais de GH-P variam muito, com níveis máximos situados entre 4,6 e 69,2ng/mL.[18] Essa variante do GH é secretada continuamente, e não em um padrão pulsátil, e não é regulada nem pelo GHRH nem pela grelina. Ele se liga ao receptor de GH hepático com uma afinidade similar à afinidade com a qual o receptor se liga ao GH hipofisário.[19] O GH-P estimula a produção hepática de IGF-I, que por sua vez inibe a secreção do GH hipofisário.[20,21] Tanto o GH-P como o IGF-I têm efeitos de promoção do crescimento sobre o feto e a placenta.[22] A maior parte do GH-P é eliminada do plasma 30 minutos após o parto e não é detectável na circulação fetal.[23]

O GH-P não é detectado pelos ensaios imunorradiométricos ou radioimunoensaios (RIA) rotineiros. No entanto, RIA usando anticorpos que reconheçam epítopos específicos sobre a variante placentária do GH distinguem o GH hipofisário do GH placentário.[16] Esses ensaios utilizam dois anticorpos monoclonais, um dos quais reconhece GH hipofisário e placentário, enquanto o outro detecta apenas o GH hipofisário. Assim, para o diagnóstico de acromegalia durante a gravidez, RIA ou imunoensaios específicos para a variante placentária são necessários para determinar se os níveis elevados de GH têm origem hipofisária ou placentária.[24]

A alta homologia do GH hipofisário com o GH-P e o hormônio lactogênio placentário humano (hPL), também chamado somatomamotrofina coriônica humana, pode levar à detecção, pelos ensaios de GH, de valores falsamente elevados desse hormônio durante a gravidez.[16-18] Em contrapartida, recentemente foi mostrado que mesmo com o uso de um ensaio imunométrico altamente sensível e específico para o GH hipofisário, pode haver supressão dos níveis do GH, por interferência negativa do GH-P, em acromegálicas grávidas.[25] A explicação mais provável é que o GH-P se ligaria ao primeiro, mas não ao segundo anticorpo, prevenindo a formação do "sanduíche" durante o teste.[25]

Os valores de IGF-I são menos úteis no diagnóstico da acromegalia na gravidez, uma vez que eles estão elevados durante a gravidez normal.[26] A placenta também secreta GHRH, cujo papel fisiológico é desconhecido.[27] Em pacientes acromegálicas, a secreção de GH hipofisário persiste durante toda a gravidez, e os níveis circulantes de GH hipofisário não são significativamente diferentes durante a gravidez. Assim, os somatotrofos adenomatosos autônomos são resistentes aos fatores que normalmente inibem a secreção hipofisária de GH durante o segundo trimestre da gravidez (Figura 3.1). O IGF-I sérico aumenta na segunda metade da gravidez, em

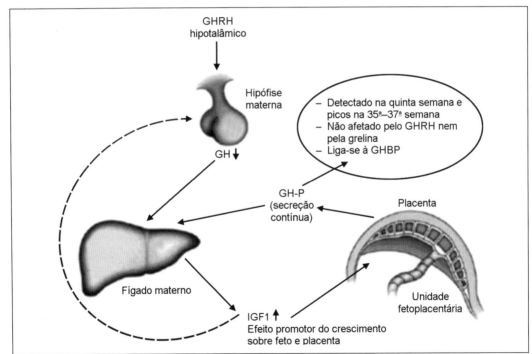

Figura 3.1 Eixo GH-IGF-I durante a gravidez: a placenta secreta uma variante do GH, que substitui o GH hipofisário no estímulo para a produção hepática de IGF-I. O IGF-I aumentado inibe a secreção hipofisária de GH. (→: Estímulo; - - -: inibição; GH ↑: aumento; GH-P: GH placentário; GHBP: proteína de ligação do GH.)

condições normais, bem como em gestações com acromegalia.[28] Esse aumento na secreção de IGF-I ocorre apesar da secreção estável de GH hipofisário, sugerindo que o aumento dos níveis de IGF-I no final da gestação não é dependente do GH hipofisário. Liberação paradoxal do GH após TRH ocorre em grávidas acromegálicas, mas não é observada durante a gravidez normal.[26]

COMO A ACROMEGALIA INFLUENCIA A GRAVIDEZ?

Complicações metabólicas e cardiovasculares da acromegalia podem potencialmente causar complicações clínicas para a mãe e o feto durante a gravidez. O GH antagoniza-se com a ação da insulina, resultando em intolerância aos carboidratos em 60% e diabetes melito em 13% a 32% das acromegálicas.[2,29] Como a própria gravidez consiste em um estado de resistência à insulina, grávidas com acromegalia apresentam risco maior de desenvolver hiperglicemia e/ou diabetes gestacional. Há também aumento na incidência de hipertensão arterial e doença arterial coronariana em pacientes com acromegalia,[2,29] o que impõe riscos potenciais adicionais para o feto.

A GRAVIDEZ AGRAVA A ACROMEGALIA?

A hipófise cresce durante a gravidez normal e seu volume pode aumentar 45% durante o primeiro trimestre.[30] O crescimento hipofisário resulta de hiperplasia dos lactotrofos maduros, com concomitante redução no número de células gonadotróficas.[31] Teoricamente, o efeito estimulador dos picos dos hormônios periféricos durante a gravidez pode causar crescimento do adenoma, devido a crescimento ou hemorragia tumoral, ou infarto do tumor em pacientes com adenomas secretores de GH. O aumento normal do tamanho da hipófise durante a gravidez também contribui para o efeito de pressão de massa sobre o nervo óptico. Um estudo recente mostrou que o risco de perda visual é reduzido em pacientes grávidas portadoras de microadenomas hipofisários não funcionantes e funcionantes.[31] Entretanto, pacientes com adenomas com mais que 1,2cm estão sob risco maior de desenvolver perda da visão durante a gravidez.[32]

Uma revisão da literatura constatou que a gravidez exacerbou a acromegalia em quatro das 24 (17%) pacientes, sendo necessário abortamento terapêutico em uma paciente na décima semana de gestação por causa de doença ativa.[24] Recorrência da hipersecreção de GH e retorno dos sinais clínicos da acromegalia (incluindo dor de cabeça, aumento do tamanho das luvas e sapatos e piora ou surgimento de características faciais) foram relatados em paciente cujo tratamento com bromocriptina foi interrompido no início da gravidez.[33] Em outro relato,[34] a paciente desenvolveu sinais de aumento da pressão intracraniana com 39 semanas de gestação. O parto cesáreo foi realizado em virtude de sofrimento fetal e a paciente foi submetida à ressecção transesfenoidal em função da reexpansão do adenoma.[34]

Por outro lado, a gravidez pode também levar à melhora da acromegalia, como relatado em três gravidezes de uma acromegálica com doença não controlada, provavelmente em razão dos efeitos bloqueadores do estrogênio na produção hepática de IGF-I. Apesar do GH placentário aumentado, os níveis de IGF-I eram inferiores aos observados no próximo estado não gravídico e próximos ao intervalo normal.[35]

DIAGNÓSTICO DE ACROMEGALIA DURANTE A GRAVIDEZ

Em pacientes grávidas com acromegalia, a secreção de GH hipofisário não está diminuída, e o IGF-I aumenta no segundo trimestre, como na gravidez normal. Para o diagnóstico de acromegalia na gravidez é necessária a utilização de RIA específicos para GH-P, com o intuito de diferenciar GH-P do GH de secreção hipofisária,[24] como já comentado. Os níveis de IGF-I são menos úteis no diagnóstico e seguimento da acromegalia durante a gravidez, uma vez que se encontram elevados na gravidez normal, em função do estímulo pelo GH-P.[36] Assim, se a acromegalia é suspeitada durante a gestação, o diagnóstico definitivo é difícil, e o tratamento pode ser adiado para o período pós-parto. A utilização de um teste oral de tolerância à glicose para a supressão de GH durante a gravidez não está bem estabelecida, embora tenha sido empregada em alguns relatos.[24,37,38] Resposta aumentada do GH em resposta ao estímulo com TRH pode também ser observada durante o curso da gestação em pacientes com acromegalia, enquanto o GH placentário não responde ao TRH.[36,39] Níveis aumentados de GH altamente pulsáteis podem ser uma pista para o diagnóstico da acromegalia durante a gravidez.[35,40] Existem dados limitados disponíveis sobre a gravidez na acromegalia, os quais se encontram resumidos na Tabela 3.1.

TRATAMENTO DA ACROMEGALIA DURANTE A GRAVIDEZ

O manejo efetivo da acromegalia visa não somente ao controle dos efeitos de massa locais, mas também à reversão da desregulação do crescimento e dos distúrbios metabólicos causados pela secreção excessiva de GH. Além disso, o funcionamento normal da hipófise deve ser restaurado ou preservado.[1,2]

A principal preocupação com a acromegalia durante a gravidez consiste na potencial expansão do tumor, o que pode levar a complicações neurológicas e/ou visuais, provavelmente em razão do efeito promotor de crescimento dos estrogênios.[41]

As opções de tratamento para a acromegalia incluem a cirurgia (de preferência, por via transesfenoidal), a radioterapia (usada como tratamento complementar da cirurgia) e o tratamento medicamentoso (agonistas dopaminérgicos, análogos somatostatínicos e antagonistas do receptor do GH).[1,2]

Cirurgia transesfenoidal (TSA)

O sucesso da TSA depende da experiência e da habilidade do neurocirurgião, do tamanho e da extensão do tumor e do nível pré-operatório do GH. Até 91% das

Tabela 3.1 Resumo das séries relatadas na literatura sobre a acromegalia durante a gravidez

Séries	Nº de pacientes/ gestações	Época do diagnóstico	Tratamento durante a gravidez	Curso da acromegalia durante a gravidez	Desfecho gestacional	Desfecho fetal
Colao e cols. (1997)[72]	Seis pacientes em 10 gestações	Quatro de seis pacientes diagnosticadas durante a gravidez	Duas pacientes interromperam OCT após a confirmação da gravidez. Em uma delas, OCT foi mantido durante toda a gestação. As outras não receberam nenhum tratamento durante a gravidez	GH e IGF-I foram normalizados apenas na paciente em que se continuou OCT durante a gravidez inteira. Nenhuma das pacientes teve crescimento tumoral	Um abortamento	Sete crianças tinham sobrepeso. Uma criança a termo, normal, cuja mãe estava em uso de OCT
Herman-Bonert e cols. (1998)[24]	Quatro pacientes, sete gestações	Todas as pacientes diagnosticadas antes da gravidez	Uma paciente descontinuou OCT após a confirmação da gravidez. As outras não receberam nenhum tratamento durante a gravidez	Crescimento tumoral foi notado em uma paciente previamente submetida a duas cirurgias e à *gamma-knife*	Uma concepção ocorreu durante a indução da ovulação	Seis crianças a termo, normais

Cozzi e cols. (2006)[73]	Seis pacientes, seis gestações	Todas as pacientes diagnosticadas antes da gravidez	Duas pacientes interromperam OCT após a confirmação da gravidez. Em uma delas, OCT foi mantido durante toda a gestação. As outras não receberam nenhum tratamento durante a gravidez	GH aumentou em quatro pacientes e se manteve estável em três. IGF-I se manteve estável, próximo aos limites da normalidade, em todas as pacientes. Crescimento do tumor foi observado em uma paciente que recusara cirurgia antes da gravidez e foi tratada com OCT, mas sinais de compressão não foram observados. Uma das pacientes foi diagnosticada na 33ª semana de gestação, com perda visual, e foi operada devido à apoplexia hipofisária	Nenhum problema relacionado à gravidez foi notado	Sete crianças a termo, normais
Atmaca e cols. (2006)[74]	Sete pacientes, nove gestações	Uma das pacientes foi diagnosticada na 29ª semana de gestação	Duas pacientes interromperam BCR após a confirmação da gravidez. Uma pacientes foi submetida a cirurgia. As outras não receberam nenhum tratamento durante a gravidez		Duas perdas fetais intrauterinas com 8 e 8,5 meses. Um aborto eletivo (desejo da paciente) e um aborto terapêutico em pacientes em uso de OCT. Dois casos de diabetes gestacional	Quatro crianças a termo, normais. Uma icterícia neonatal transitória

Modificada da Ref. 41.

pacientes que albergam um microadenoma (< 10mm) intrasselar serão curadas pela TSA realizada por um cirurgião experiente. Entretanto, como 60% a 70% das pacientes têm macroadenomas com extensão para o seio cavernoso e o espaço suprasselar, por ocasião do diagnóstico, a maioria está propensa a não ser curada pela cirurgia.[1,42] Uma análise de séries cirúrgicas em diferentes serviços mostra que níveis basais de GH menores do que 2,5µg/L e/ou do que 2µg/L durante o teste oral de tolerância à glicose (TOTG) foram conseguidos em 40% a 91% dos microadenomas e 23% a 53% dos macroadenomas.[2] Os piores resultados são observados em casos de macroadenomas invasivos.[2] Sheaves e cols.,[43] avaliando 100 acromegálicas submetidas à TSA, mostraram que GH médio menor do que 2,5ng/mL ocorreu em 65%, 43% e 18% das pacientes com GH pré-operatório menor do que 10 ng/mL, entre 10 e 50ng/mL e maior do que 50ng/mL, respectivamente.

Fora da gravidez, a TSA é considerada o tratamento de escolha para a acromegalia. Entretanto, não existem dados especificamente referentes ao impacto da cirurgia transesfenoidal durante a gravidez. Embora não existam relatos de aumento na incidência de anomalias congênitas, a cirurgia durante a gravidez precoce pode estar associada a aumento da incidência de aborto espontâneo, provavelmente em virtude dos efeitos da anestesia.[44] No entanto, outros pesquisadores não relatam nenhuma diferença significativa na frequência de aborto e na taxa de mortalidade perinatal, mas encontraram uma diferença significativa na prematuridade (8% vs. 37%) em pacientes grávidas com tumores hipofisários tratadas cirurgicamente.[45] Durante a gravidez, para que sejam minimizados os riscos fetais, a época ideal para realização da TSA parece ser o segundo semestre.

Um recente consenso sobre os critérios para "cura" da acromegalia propõe como "doença controlada" após a cirurgia valores normais de IGF-I e nadir do GH no TOTG menor do que 0,4µg/L.[46] A doença ativa se caracterizaria por elevação do IGF-I e nadir do GH no TOTG maior do que 0,4µg/L.[46]

Tratamento medicamentoso
Agonistas dopaminérgicos (DA)

DA podem normalizar os níveis de IGF-I em até 35% das pacientes com acromegalia, sendo maior a eficácia desses medicamentos em casos de tumores cossecretores de GH e prolactina.[1,2] A eficácia e a tolerabilidade da cabergolina (CAB) mostraram-se superiores às da bromocriptina (BCR) em casos de acromegalia.[47-49] Tanto BCR como CAB revelaram-se seguras quando usadas em gestantes com prolactinomas, sem implicar risco aumentado de malformações congênitas fetais.[24,50-52] BCR foi utilizada em pacientes acromegálicas durante a gravidez, como terapia primária ou complementar.[53-55] Não existem dados sobre o uso da CAB em pacientes com acromegalia durante a gravidez, pelo menos segundo nosso conhecimento.

Análogos somatostatínicos

Fora da gestação, o uso do octreotide LAR (20 a 30mg IM, a cada 28 dias) propicia normalização do IGF-I em 55% a 65% das pacientes com acromegalia, seja como terapia primária ou adjunta.[1,2,56] Até recentemente, havia apenas o relato na literatura de cinco pacientes acromegálicas que foram tratadas com octreotide durante a gravidez precoce.[24,33,57] As gravidezes e os partos aconteceram sem intercorrências, e as crianças eram normais. No entanto, recomenda-se que o octreotide seja interrompida durante a gravidez, até que mais dados de segurança sejam obtidos.

O tratamento com octreotide usado durante a gravidez para diversos problemas, como nesidioblastose, adenoma hipofisário secretor de TSH (TSH-oma) ou acromegalia, parece ser viável e seguro.[58-61] Contudo, o octreotide não está registrada para ser utilizada durante a gravidez. Embora possa atravessar a placenta, os receptores demonstrados nas membranas placentárias exibiam baixa afinidade pelo octreotide, o que pode explicar a falta de mudanças nas concentrações do GH-P e IGF-I durante o tratamento com esse agente.[62] O octreotide tem sido utilizado com sucesso em pacientes grávidas acromegálicas até a confirmação da gravidez, sem qualquer efeito deletério sobre o feto.[36,63] Transferência materno-fetal do octreotide tem sido detectada em pacientes com acromegalia ou TSH-oma, sem qualquer efeito sobre o TSH, os hormônios tireoidianos ou o IGF-I no recém-nascido.[60,64] O lanreotide foi também utilizado em uma mulher grávida sem nenhum efeito colateral, mas o medicamento foi interrompido depois de confirmação da gravidez.[65]

Na experiência dos autores, duas pacientes engravidaram em uso de octreotide LAR (Sandostatin LAR®, Novartis), uma das quais havia sido previamente tratada com TSA e radiocirurgia. Nos dois casos, a medicação foi suspensa logo após a detecção da gravidez (nos primeiros 60 dias de gestação). Uma das pacientes desenvolveu diabetes gestacional e hipertensão e o octreotide LAR foi reintroduzido no sétimo mês de gestação. Os bebês nasceram bem.

Antagonistas do receptor do GH

O representante desse grupo é o *pegvisomant* (Somavert®, Pfizer), que é um antagonista seletivo do receptor do GH (GH-R). Trata-se de um análogo mutado da molécula de GH que difere do GH 22kDa por alterações em dois sítios de ligação. A modificação de oito aminoácidos no primeiro sítio de ligação confere afinidade pelo receptor de GH 30 vezes maior do que a do GH endógeno. A modificação de um aminoácido no segundo sítio de ligação impede a dimerização do receptor de GH, bloqueando a ação pós-receptor do GH e, desse modo, a produção hepática de IGF-I.[1,2,66]

Pegvisomant (PEG) é o fármaco mais eficiente em normalizar os níveis de IGF-I, enquanto os do GH tendem a se elevar, provavelmente pela perda do *feedback* negativo em virtude da diminuição do IGF-I.[1,66] Em estudos diferentes, o uso de PEG na dose de 10 a 40mg/dia por via subcutânea propiciou normalização em 75% a 97% dos pacientes acromegálicos.[67-71]

Pegvisomant foi utilizado em duas pacientes grávidas com acromegalia, em uma delas com manutenção da medicação na gravidez, sem efeitos adversos. O IGF-I materno foi bem controlado e a passagem transplacentária do medicamento mostrou-se ausente ou mínima. Assim, o efeito do PEG sobre o eixo GH fetal é improvável, e não há nenhuma evidência de secreção substancial no leite materno.[71,72]

PROGNÓSTICO

O seguimento de pacientes com acromegalia após o parto foi relatado por alguns autores. Seis pacientes apresentavam recidiva logo após o parto, e duas delas foram tratadas com octreotide e radioterapia, três delas com octreotide, e uma apenas com cabergolina.[24,73] Estudos de imagem da hipófise realizados após o parto não revelaram qualquer crescimento tumoral.[72-74]

CONSIDERAÇÕES FINAIS

A gravidez deve ser considerada em pacientes acromegálicas com amenorreia, antes de ser iniciado qualquer tipo de tratamento. Se a concepção é planejada, a acromegalia deve ser tratada em primeiro lugar para que seja evitado o crescimento potencial do tumor. Se a acromegalia é diagnosticada durante a gravidez, o octreotide LAR pode ser utilizada em pacientes com sinais de compressão. Outra alternativa seria representada pelos agonistas dopaminérgicos (de preferência, a cabergolina), cuja maior eficácia ocorre em casos de tumores cossecretores de GH e prolactina.[24,41,75]

Amamentação não está contraindicada para acromegálicas com gestações sem intercorrências.[41]

REFERÊNCIAS

1. Melmed S, Melmed S, Bonert VS, Vilar L, Mercado M. Diagnóstico e tratamento da acromegalia. In: Vilar L et al. (ed.) Endocrinologia Clínica. Rio de Janeiro: Guanabara Koogan, 2009:61-86.
2. Ben-Shlomo A, Melmed S. Acromegaly. Endocrinol Metab Clin North Am 2008; 37:101-22.
3. Alexander L, Appleton D, Hall R et al. Epidemiology of acromegaly in Newcastle region. Clin Endocrinol (Oxf) 1980; 12:71-9.
4. Etxabe J, Gaztambide P, Latorre P, Vasquez JA. Acromegaly: an epidemiological study. J Endocrinol Invest 1993; 16:181-7.
5. Bates AS, vant'Hoff W, Jones JM, Clayton R. An audit of outcome of treatment in acromegaly. Quarter J Med 1993; 86:293-9.
6. Rajasoorya C, Holdaway IM, Wrightson P et al. Determinants of clinical outcome and survival in acromegaly. Clin Endocrinol (Oxf) 1994; 41:95-102.
7. Swearing B, Barker FG, Katznelson L et al. Long-term mortality after transsphenoidal surgery and adjunctive therapy for acromegaly. J Clin Endocrinol Metab 1998; 83:3419-26.
8. Biermasz NR, Dekker FW, Pereira AM et al. Determinants of survival in treated acromegaly in a single center: predictive value of serial insulin-like growth factor I measurements. J Clin Endocrinol Metab 2004; 89:2789-96.
9. Dekkers OM, Biermasz NR, Pereira AM et al. Mortality in acromegaly: a metaanalysis. J Clin Endocrinol Metab. 2008; 93:61-7.
10. Bengtsson B-A, Edén S, Ernest I et al. Epidemiology and long-term survival in acromegaly. A study of 166 cases diagnosed between 1955 and 1984. Acta Med Scand 1988; 223:327-35.
11. Wright AD, Hill DM, Lowy C, Fraser TR. Mortality in acromegaly. Q J Med 1970; 39:1-16.
12. Molitch ME. Pregnancy and hyperprolactinemic women. N Engl J Med 1985; 312:1364-70.
13. Sauder SE, Frager M, Case GD et al. Abnormal patterns of pulsatile luteinizing

hormone secretion in women with hyperprolactinemia and amenorrhea: resonses to bromocriptine. J Clin Endocrinol Metab 1984; 59:941-8.
14. Advis JP, White SS, Ojeda SR. Activation of growth hormone short loop negative feedbak delays puberty in the female rat. Endocrinology 1981; 108:1343-52.
15. Hsu CJ, Hammond JM. Concomitant effects of growth hormone on secretion of insulin-like growth factor I and progesterone by cultured porcine gramulosa cells. Endocrinology 1987; 121:1343-8.
16. Frankenne F, Closset J, Gomez F et al. The physiology of growth hormones (GHs) in pregnancy women and partial characterization of the placental GH variant. J Clin Endocrinol Metab 1988; 66:1171-80.
17. Eriksson L, Frankenne F, Eden S et al. Growth hormone 24 hour serum profiles during pregnancy – lack of pulsatility for the secretion of the placental variant. Br J Obstet Gynecol 1989; 96:949-53.
18. Chellakooty M, Vangsgaard K, Larsen T et al. A longitudinal study of intrauterine growth and the placental growth hormone (GH)-insulin-like growth factor 1 axis in maternal circulation: association between placental GH and fetal growth. J Clin Endocrinol Metab 2004; 89:384-91.
19. Igout A, Frankenne F, L'Hermite-Baleriaux M et al. Somatogenic and lactogenic activity of the recombinant 22 kDa isoform of human placental growth hormone. Growth Reg 1995; 5:60-5.
20. Eriksson L. Growth hormone in human pregnancy. Maternal 24-hour serum profiles and experimental effects of continuous GH secretion. Acta Obstet Gynecol Scand Suppl 1989; 147:1-38.
21. Frankenne F, Closset J, Gomez F et al. The physiology of growth hormones (GHs) in pregnant women and partial characterization of the placental GH variant. J Clin Endocrinol Metab 1988; 66:1171-80.
22. Verhaeghe J. Does the physiological acromegaly of pregnancy benefit the fetus? Gynecol Obstet Invest 2008; 66;217-26.
23. Zegher F, Vanderschueren-Lodeweyckx M, Spitz B et al. Perinatal growth hormone (GH) physiology: effect of GH-releasing factor on maternal and fetal secretion of pituitary and placental GH. J Clin Endocrinol Metab 1990; 71:520-2.
24. Herman-Bonert V, Seliverstov M, Melmed S. Pregnancy in acromegaly: successful therapeutic outcome. J Clin Endocrinol Metab 1998; 83:727-31.
25. Dias ML, Obara LH, Vieira JGH, Abucham J. Interference of pregnant serum in a highly and specific assay immunometric GH assay results in falsely suppressed GH concentrations during late pregnancy in acromegaly. Arq Brasil Endocrinol Metab 2010; 54 (Suppl.1):S10.
26. Beckers A, Stevenaert A, Foidart J-M et al. Placental and pituitary growth hormone secretion during pregnancy in acromegalic women. J Clin Endocrinol Metab 1990; 71:725-31.
27. Margioris AN, Brockman G, Bohler HCL et al. Expression and localization of growth hormone-releasing hormone messenger RNA in rat placenta: in vitro secretion and regulation of its peptide product. Endocrinology 1990; 126:151-8.
28. Wilson DM, Bennett A, Adamson GD et al. Somatomedins in pregnancy: a cross-sectional study of insulin-like growth factors I and II and somatomedin peptide content in normal human pregnancies. J Clin Endocrinol Metab 1982; 55:858-69.
29. Colao A, Ferone D, Marzullo P, Lombardi G. Systemic complications of acromegaly: epidemiology, pathogenesis, and management. Endocr Rev 2004; 25:102-52.
30. Gonzalez J, Elizondo G, Saldivar D et al. Pituitary gland growth during normal pregnancy: an in vivo study using magnetic resonance imaging. Am J Med 1988; 85:217-20.

31. Scheithauer BW, Sano T, Kovacs KT et al. The pituitary gland in pregnancy: a clinicopathologic and immunohistochemical study of 69 cases. Mayo Clin Proc 1990; 65:461-74.
32. Kupersmith MJ, Rosenburg C, Kleinberg D. Visual loss in pregnant women with pituitary adenomas. Ann Intern Med 1994; 121:473-7.
33. O'Herlihy C. Pregnancy in an acromegalic after bromocriptine therapy. Ir J Med Sci 1980; 149:281-2.
34. Montini M, Pagani G, Gianola D et al. Acromegaly and primary amenorrhea: Ovaluation and pregnancy induced by SMS 201–995 and bromocriptine [Letter]. J Endocrinol Invest 1990; 13:193.
35. Lau SL, McGrath S, Evain-Brion D, Smith R. Clinical and biochemical improvement in acromegaly during pregnancy. J Endocrinol Invest 2008; 31:255-61.
36. Beckers A, Stevenaert A, Foidart JM et al. Placental and pituitary growth hormone secretion during pregnancy in acromegalic women. J Clin Endocrinol Metab 1990; 71;725-31.
37. Hisano M, Sakata M, Watanabe N et al. An acromegalic woman first diagnosed in pregnancy. Arch Gynecol Obstet 2006; 274;171-3.
38. Mozas J, Ocon E, de La Torre ML et al. Successful pregnancy in a woman with acromegaly treated with somatostatin analog (octreotide) prior to surgical resection. Intern J Gynaecol Obstet 1999; 65;71-3.
39. Chang-DeMoranville BM, Jackson IM. Diagnosis and endocrine testing in acromegaly. Endocrinol Metab Clin N Am 1992; 21;649-68.
40. Barkan AL, Stred SE, Reno K et al. Increased growth hormone pulse frequency in acromegaly. J Clin Endocrinol Metab 1989; 69;1225-33.
41. Karaca Z, Tanriverdi F, Unluhizarci K, Kelestimur F. Pregnancy and pituitary disorders. Eur J Endocrinol 2010; 162:453-75.
42. Laws ER, Vance ML, Thapar K. Pituitary surgery for the management of acromegaly. Horm Res 2000; 53(Suppl. 3):71-5.
43. Sheaves R, Jenkins D, Blackburn P et al. Outcome of transsphenoidal surgery for acromegaly using strict criteria for surgical cure. Clin Endocrinol (Oxf) 1996; 45:407-13.
44. Brodsky JB, Cohen EN, Brown Jr BW et al. Surgery during pregnancy and fetal outcome. Am J Obstet Gynecol 1980; 138:1165.
45. Magyar DM, Marshall JR. Pituitary tumors and pregnancy. Am J Obstet Gynecol 1978; 132:739-51.
46. Giustina A, Chanson P, Bronstein MD et al. A consensus on criteria for cure of acromegaly. J Clin Endocrinol Metab. 2010 Apr 21. [Epub ahead of print]
47. Jaffe CA, Barkan AL. Treatment of acromegaly with dopamine agonists. Endocrinol Metab Clin North Am 1992; 21:713-25.
48. Abs R, Verhelst J, Maiter AD et al. Cabergoline in the treatment of acromegaly: a study of 64 patients. J Clin Endocrinol Metab 1998; 83:374-8.
49. Vilar L, Naves L, Oliveira S, Lyra R. Efficacy of cabergoline in the treatment of acromegaly. Arq Brasil Endocrinol Metab 2002; 46:269-74.
50. Bigazzi M, Ronga R, Lacranjan I et al. A pregnancy in an acromegalic woman during bromocriptine treatment: effects on growth hormone and prolactin in the maternal, fetal and amniotic compartments. J Clin Endocrinol Metab 1979; 48:9-12.
51. Espersen T, Ditzel J. Pregnancy and delivery under bromocriptine therapy. Lancet 1977; 2:985-6.
52. Colao A, Abs R, Bárcena DG et al. Pregnancy outcomes following cabergoline treatment: extended results from a 12-year observational study. Clin Endocrinol (Oxf) 2008; 68:66-71.
53. Jaspers C, Haase R, Pfingsten H et al. Long-term treatment of acromegalic patients with repeatable parenteral depot-bromocriptine. Clin Invest 1993; 71;547-51.
54. Miyakawa I, Taniyama K, Koike H et al. Successful pregnancy in an acromegalic patient

during 2-Br-alpha-ergocryptine (CB-154) therapy. Acta Endocrinol 1982; 101;333-8.
55. Yap AS, Clouston WM, Mortimer RH, Drake RF. Acromegaly first diagnosed in pregnancy: the role of bromocriptine therapy. Am J Obst Gynecol 1990; 163:477-8.
56. Freda PU, Katznelson L, van der Lely AJ et al. Long-acting somatostatin analog therapy of acromegaly: A meta-analysis. J Clin Endocrinol Metab 2005; 90:4465-73.
57. Landolt AM, Schmid J, Wimpfheimer C et al. Successful pregnancy in a previously infertile woman treated with SMS201–995 for acromegaly [Letter]. N Engl J Med 1989; 320:671-2.
58. Blackhurst G, Strachan MW, Collie D et al. The treatment of a thyrotropin-secreting pituitary macroadenoma with octreotide in twin pregnancy. Clin Endocrinol (Oxf) 2002; 57:401-4.
59. Boulanger C, Vezzosi D, Bennet A et al. Normal pregnancy in a woman with nesidioblastosis treated with somatostatin analog octreotide. J Endocrinol Invest 2004; 27:465-70.
60. Fassnacht M, Capeller B, Arlt W et al. Octreotide LAR treatment throughout pregnancy in an acromegalic woman. Clin Endocrinol (Oxf) 2001; 55:411-5.
61. Neal JM. Successful pregnancy in a woman with acromegaly treated with octreotide. Endocr Pract 2000; 6:148-50.
62. Caron P, Buscail L, Beckers A et al. Expression of somatostatin receptor SST4 in human placenta and absence of octreotide effect on human placental growth hormone concentration during pregnancy. J Clin Endocrinol Metab 1997; 82:3771-6.
63. Takano T, Saito J, Soyama A et al. Normal delivery following an uneventful pregnancy in a Japanese acromegalic patient after discontinuation of octreotide long acting release formulation at an early phase of pregnancy. Endocr J 2006; 53:209-12.
64. Caron P, Gerbeau C, Pradayrol L. Maternal-fetal transfer of octreotide. N Engl J Med 1995; 333:601-2.

65. de Menis E, Billeci D, Marton E, Gussoni G. Uneventful pregnancy in an acromegalic patient treated with slow-release lanreotide a case report. J Clin Endocrinol Metab 1999; 84:1489.
66. Colao A, Arnaldi G, Beck-Peccoz P et al. Pegvisomant in acromegaly: why, when, how. J Endocrinol Invest 2007; 30:693-9.
67. Van Der Lely AJ, Hutson KR, Trainer PJ et al. Long-term treatment of acromegaly with pegvisomant, a growth hormone receptor antagonist. Lancet 2001; 358:1754-9.
68. Colao A, Pivonello R, Auriemma RS et al. Efficacy of 12-month treatment with the GH receptor antagonist pegvisomant in patients with acromegaly resistant to long-term, high-dose somatostatin analog treatment: effect on IGF-I levels, tumor mass, hypertension and glucose tolerance. Eur J Endocrinol 2006; 154:467-77.
69. Schreiber I, Buchfelder M, Droste M et al. Treatment of acromegaly with the GH receptor antagonist pegvisomant in clinical practice: safety and efficacy evaluation from the German Pegvisomant Observational Study. Eur J Endocrinol 2007; 156:75-82.
70. Brue T. ACROSTUDY: Status update on 469 patients. Horm Res 2009; 71 (Suppl) 1:34-8.
71. Brian SR, Bidlingmaier M, Wajnrajch MP et al. Treatment of acromegaly with pegvisomant during pregnancy: maternal and fetal effects. J Clin Endocrinol Metab 2007; 92:3374-7.
72. Qureshi A, Kalu E, Ramanathan G et al. IVF/ICSI in a woman with active acromegaly: successful outcome following treatment with pegvisomant. J Assist Reprod Gen 2006; 23:439-42.
73. Colao A, Merola B, Ferone D, Lombardi G. Acromegaly. J Clin Endocrinol Metab 1997; 82:2777-81.
74. Cozzi R, Attanasio R, Barausse M. Pregnancy in acromegaly: a one-center experience. Eur J Endocrinol 2006; 155;279-84.
75. Atmaca A, Dagdelen S, Erbas T. Follow-up of pregnancy in acromegalic women: different presentations and outcomes. Exp Clin Endocrinol Diabetes 2006; 114:135-9.

CAPÍTULO 4

Monalisa Ferreira Azevedo
Lucio Vilar

Síndrome de Sheehan – Uma Visão Geral

INTRODUÇÃO

A síndrome de Sheehan, originalmente descrita em 1937 por Sheehan,[1] caracteriza-se pelo quadro clínico de hipopituitarismo secundário à necrose hipofisária decorrente de hipotensão ou choque, em virtude de hemorragia maciça, durante ou logo após o parto. A apresentação clínica é normalmente insidiosa e, na maioria das vezes, o diagnóstico é atrasado em anos. Assim, muitas pacientes permanecem não tratadas ou recebem tratamento inadequado por longos períodos de tempo.[2] Pacientes com hipopituitarismo apresentam taxa de mortalidade aumentada, principalmente em razão da doença cardiovascular, quando comparadas à população geral, o que ressalta a importância do diagnóstico precoce e do tratamento adequado da síndrome de Sheehan.[3-6]

A prevalência da doença tem se reduzido em todo o mundo, em razão da melhora nos cuidados obstétricos, especialmente o tratamento das complicações hemodinâmicas com reposição de líquidos e hemotransfusão.[7] Atualmente, nos países desenvolvidos, a síndrome de Sheehan é considerada uma causa bastante rara de doença hipofisária[8] e, por essa razão, a doença é pouco lembrada e não tem recebido atenção suficiente, inclusive nos livros-texto internacionais de endocrinologia.[2] No entanto, nos países em desenvolvimento, a síndrome ainda é importante causa de hipopituitarismo. Em estudo que envolveu 1.037 pacientes, a síndrome de Sheehan foi a sexta causa mais frequente de deficiência do hormônio do crescimento (GH),[9] e a doença ainda é bastante comum em regiões pobres ao redor do mundo, onde os cuidados periparto são precários.[10]

PATOGÊNESE

Embora a síndrome de Sheehan tenha sido descrita há mais de 70 anos, sua patogênese ainda não está completamente esclarecida.[11] O mecanismo básico é a necrose secundária ao baixo fluxo sanguíneo ao lobo anterior da glândula hipofisária, que pode ocorrer em consequência de vasoespasmo, trombose ou compressão vascular. Ao longo da gravidez, a hipófise aumenta significativamente de volume em função da hiperplasia dos lactotrofos por estímulo pelo estrogênio. Esse aumento de volume poderia comprimir os vasos sanguíneos, em especial a artéria hipofisária superior, provocando isquemia. Além disso, as células hipofisárias da mulher gestante poderiam, de algum modo, estar mais suscetíveis à isquemia que o normal. Por outro lado, a trombose primária também é uma forte possibilidade para explicar a necrose hipofisária, e poderia ocorrer em decorrência de agregação plaquetária ou sequestro ao longo das células endoteliais previamente lesadas. Ademais, as súbitas alterações na pressão arterial, que ocorrem durante um trabalho de parto complicado por hipotensão grave ou choque após sangramento maciço, poderiam causar espasmo arterial e, consequentemente, apoplexia.[12] A presença ou ausência de vasoespasmo não pode ser investigada pela microscopia e, portanto, não pode ser descartada como um terceiro possível mecanismo para a necrose hipofisária.[11]

O papel da autoimunidade na patogênese da síndrome de Sheehan é controverso e precisa ser estabelecido. A doença não parece estar associada a doenças autoimunes, e a positividade para anticorpos antitireoidianos é similar à observada na população geral.[13] Entretanto, a prevalência de autoanticorpos anti-hipofisários em alguns estudos,[14-17] mas não em outros,[18] mostrou-se maior na síndrome de Sheehan do que em indivíduos-controle. Recentemente, anticorpos anti-hipotalâmicos e anti-hipofisários foram encontrados em 40% e 35% das pacientes com síndrome de Sheehan, respectivamente.[19] Ainda não se sabe se a presença de autoanticorpos estaria envolvida no surgimento da necrose hipofisária ou se ocorreria apenas em consequência do estímulo antigênico pelo tecido hipofisário necrótico.[2]

Na Figura 4.1 estão resumidos os mecanismos envolvidos na patogênese da síndrome de Sheehan.

APRESENTAÇÃO CLÍNICA

O espectro da apresentação clínica na síndrome de Sheehan é muito amplo e inclui desde algumas queixas inespecíficas, como astenia, fraqueza e anemia,[20] até sintomas consequentes à insuficiência hipofisária grave, como coma e morte. A grande maioria das pacientes apresenta um quadro clínico brando e permanece sem diagnóstico por longos períodos de tempo. Usualmente, as pacientes apresentam incapacidade de amamentar (agalactia) e não restabelecimento dos ciclos menstruais, após um parto laborioso.[21] Outros sintomas de hipopituitarismo, quando presentes, são vagos e inespecíficos, e costumam passar despercebidos pela própria paciente.

A duração média entre o episódio de hemorragia pós-parto e a subsequente manifestação clínica varia entre 1 e 33 anos.[22] Agalactia, em virtude da deficiência de prolactina, é um dos sintomas mais frequentemente observados, embora não seja condição *sine qua non* para o diagnóstico. De fato, há raros relatos de pacientes com a síndrome que apresentam galactorreia com hiperprolactinemia.[23,24] Amenorreia pós-parto também é achado muito

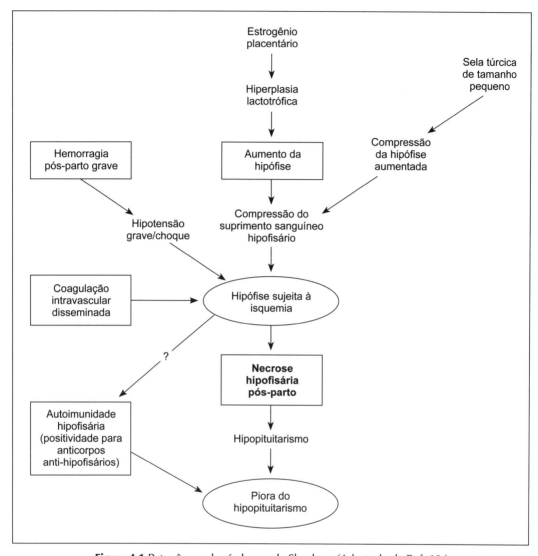

Figura 4.1 Patogênese da síndrome de Sheehan. (Adaptada da Ref. 13.)

frequente, no entanto, em raras ocasiões, a função gonadotrófica pode estar preservada, e algumas pacientes podem manter ciclos menstruais regulares[17] e até mesmo engravidar espontaneamente.[25]

As manifestações das deficiências dos demais hormônios hipofisários são muito variáveis de paciente para paciente. Pan-hipopituitarismo é a apresentação mais comum, enquanto a deficiência seletiva de um ou mais hormônios hipofisários é menos frequente.[26] Deficiência de GH foi relatada em 100% dos casos em diferentes séries da literatura,[27-29] o que não é surpreendente, considerando-se que as células secretoras de GH estão localizadas nas porções mais inferiores e laterais da hipófise, regiões que seriam as primeiras a sofrer as consequências de um episódio isquêmico. A deficiência de GH na síndrome de Sheehan é mais grave do que a observada em pacientes com adenoma hipofisário clinicamente não funcionante[7] e pode ser responsável por alguns sintomas, como mal-estar, fraqueza e fadiga.

Insuficiência adrenocortical é uma das consequências mais importantes da síndrome e pode cursar com hipotensão, hipotensão ortostática, hipoglicemia, fadiga, hipopigmentação e, em algumas circunstâncias de estresse, como na presença de um quadro infeccioso, crise adrenal.[2] Hipotireoidismo secundário é outra apresentação importante, relacionada à síndrome de Sheehan. O quadro clínico de hipotireoidismo é, em geral, menos grave na síndrome, em comparação com o observado no hipotireoidismo primário. É interessante ressaltar que pacientes com síndrome de Sheehan e hipotireoidismo central podem apresentar níveis séricos de TSH normais ou discretamente elevados (geralmente < 10mU/L).[30] Essa elevação paradoxal é atribuída a uma bioatividade reduzida do TSH, em virtude de alterações na glicosilação/sialização da molécula.[31]

Um achado marcante na síndrome é a presença de rugas finas ao redor dos olhos e da boca, secundária à deficiência crônica de estradiol e de GH.[2] Ao contrário do que se observa no hipotireoidismo primário, edema facial não costuma ser notado. Já a pele é seca e hipopigmentada, diferentemente do que acontece na insuficiência adrenal primária, que cursa com hiperpigmentação cutânea. Sinais de envelhecimento precoce, atrofia das mamas e rarefação dos pelos axilares e pubianos são outras manifestações típicas da síndrome.[10]

Embora atrofia do lobo posterior da hipófise seja altamente prevalente entre as pacientes portadoras da doença, diabetes insípido é bastante raro.[32,33] Mais recentemente, tem sido sugerido que a forma parcial da deficiência do hormônio antidiurético (ADH) seria bem mais prevalente do que se pensava.[34]

A hiponatremia é o distúrbio eletrolítico mais comum, podendo estar presente por mais de 30 anos após o início da doença.[35] Os mecanismos possivelmente implicados são depleção de volume, deficiência de cortisol, hipotireoidismo e síndrome da secreção inapropriada de ADH.[10]

Raramente, a instalação da doença pode ser aguda e a manifestação clínica, exuberante.[36,37] Nesses casos, as pacientes apresentam sinais e sintomas de insuficiência adrenal aguda, com hipotensão grave e choque, logo após o parto.[10]

Alterações hematológicas (p. ex., anemia, leucopenia e trombocitopenia) mostraram-se mais comuns em pacientes com síndrome de Sheehan do que no grupo-controle.[37,38]

Na Tabela 4.1 estão especificadas as manifestações agudas e crônicas da síndrome de Sheehan.

DIAGNÓSTICO

O primeiro aspecto fundamental para o diagnóstico da síndrome de Sheehan é o médico estar atento a essa possibilidade. História obstétrica de parto laborioso seguido de agalactia e amenorreia, aliada à presença de sinais clínicos de hipopituita-

Tabela 4.1 Aspectos clínicos da síndrome de Sheehan

Apresentação aguda	Apresentação crônica
Hipotensão e choque	Astenia, fadiga, redução da força muscular
Taquicardia	Pele seca, enrugada e hipopigmentada
Hipoglicemia	Constipação, intolerância ao frio, náuseas, vômitos, hiponatremia
Hiponatremia	Rarefação dos pelos axilares e pubianos, amenorreia, infertilidade, agalactia
Fadiga extrema	Libido diminuída, atrofia das mamas, redução da secreção vaginal
Náuseas	Lentidão mental, apatia
Vômitos	Distúrbios psiquiátricos

Adaptada da Ref. 10.

rismo, é suficiente para o diagnóstico nas pacientes com quadro clínico exuberante.

Dosagens hormonais basais (prolactina, TSH, T_4 livre, ACTH, cortisol, FSH, LH, estradiol e IGF-I) são úteis para complementação diagnóstica na maioria das pacientes. Em alguns casos em que o quadro clínico é mais brando, podem ser necessários testes dinâmicos de avaliação da função hipofisária.[2]

O achado radiológico característico da síndrome de Sheehan é a imagem de sela vazia (observada em até 70% das pacientes) ou sela parcialmente vazia (em até 30%).[39] Nos casos de manifestação clínica aguda pós-parto, o exame de imagem irá revelar uma glândula hipofisária aumentada de volume, não hemorrágica. Com o passar do tempo, a hipófise sofre atrofia e a imagem de sela vazia se estabelece.[40,41] Entre 20 pacientes com síndrome de Sheehan, a ressonância magnética revelou em todas uma sela total ou parcialmente vazia.[42]

DIAGNÓSTICO DIFERENCIAL

O diagnóstico diferencial da síndrome de Sheehan deve ser feito com a hipofisite linfocítica, outro distúrbio hipofisário associado à gestação que pode resultar em hipopituitarismo. A hipofisite linfocítica é uma desordem inflamatória rara que cursa com infiltração linfocitária e destruição do tecido hipofisário normal. Algumas características ajudam na distinção entre as duas doenças (Tabela 4.2). História de hemorragia no período periparto é condição fundamental na síndrome de Sheehan e não ocorre na hipofisite linfocítica. Por outro lado, a presença de outras doenças autoimunes sugere o diagnóstico de hipofisite. Deficiências hormonais isoladas são mais comuns na hipofisite, que costuma cursar com falência precoce dos eixos corticotrófico e tirotrófico. O envolvimento da haste hipofisária e do infundíbulo na hipofisite pode causar diabetes insípido, que pode ser o sintoma de apresentação, o que não é comum na síndrome de Sheehan. Em exames de imagem, há aumento difuso da glândula e espessamento da haste hipofisária, com extensão supraselar em 60% a 80% dos casos, na hipofisite linfocítica. Entretanto, após a melhora do processo inflamatório pode ocorrer regressão da lesão, resultando em sela vazia parcial ou total.[40-45]

Tabela 4.2 Diagnóstico diferencial entre síndrome de Sheehan e hipofisite linfocítica

	Síndrome de Sheehan	Hipofisite linfocítica
História de hemorragia obstétrica	Presente	Ausente
Incapacidade de amamentar	Comum	Ausente
Recuperação da função hipofisária	Possível	Possível
Sexo	Feminino	Feminino e masculino
Hiperprolactinemia	Rara	Comum
Exame de imagem	Sela vazia ou parcialmente vazia	Aumento difuso simétrico da hipófise ou espessamento da haste hipofisária
Autoimunidade	?	Presente
Outras desordens autoimunes	Ausentes	Presentes
Diabetes insípido	Muito raro	Comum
Apoplexia	Presente	?

Adaptada da Ref. 3.

TRATAMENTO

Os princípios gerais do tratamento do hipopituitarismo se aplicam às pacientes com síndrome de Sheehan, e o objetivo é a reposição dos hormônios deficientes. A reposição hormonal é essencial não apenas para correção das alterações endócrinas, mas, principalmente, pelo impacto positivo do tratamento sobre a morbimortalidade no hipopituitarismo.[5]

A deficiência de ACTH, que pode exigir tratamento de urgência, deve ser tratada com glicocorticoides orais em doses fisiológicas. Reposição com fludrocortisona não é necessária, uma vez que as pacientes com a síndrome não desenvolvem deficiência de mineralocorticoides.[2] O hipotireoidismo deve ser tratado com levotiroxina, e a monitoração do tratamento deve ser feita com dosagens periódicas de T_4 livre sérico, objetivando-se manter os níveis na metade superior dos valores de referência para a normalidade. Nas pacientes que apresentam hipocortisolismo e hipotireoidismo, a reposição com glicocorticoides deve ser iniciada alguns dias antes do início do tratamento com levotiroxina, para evitar o surgimento de insuficiência adrenal aguda.[2]

Estudos têm demonstrado que a reposição de GH promove efeitos favoráveis sobre o perfil lipídico e melhora a qualidade de vida das pacientes.[7,46,47] Entretanto, esse tratamento ainda não é realizado rotineiramente. A reposição com esteroides sexuais é recomendada no período da menacme, para melhora dos sintomas de hipogonadismo e prevenção de osteoporose.[48] Para pacientes com diabetes insípido, o tratamento de escolha é o DDAVP (desmopressina).[32]

REFERÊNCIAS

1. Sheehan H. Postpartum necrosis of anterior pituitary. J Pathol Bact 1937; 45:189-214.
2. Kelestimur F. Sheehan's syndrome. Pituitary 2003; 6:181-8.
3. Bates AS, Van't Hoff W, Jones PJ, Clayton RN. The effect of hypopituitarism on life expectancy. J Clin Endocrinol Metab 1996; 81:1169-72.
4. Bulow B, Hagmar L, Mikoczy Z et al. Increased cerebrovascular mortality in patients with hypopituitarism. Clin Endocrinol (Oxf) 1997; 46:75-81.
5. Rosen T, Bengtsson BA. Premature mortality due to cardiovascular disease in hypopituitarism. Lancet 1990; 336:285-8.
6. Elhadd TA, Abdu TA, Clayton R. Hypopituitarism and atherosclerosis. Ann Med 2001; 33:477-85.
7. Kelestimur F, Jonsson P, Molvalilar S et al. Sheehan's syndrome: baseline characteristics and effect of 2 years of growth hormone replacement therapy in 91 patients in KIMS – Pfizer International Metabolic Database. Eur J Endocrinol 2005; 152:581-7.
8. Regal M, Paramo C, Sierra SM, Garcia-Mayor RV. Prevalence and incidence of hypopituitarism in an adult Caucasian population in northwestern Spain. Clin Endocrinol (Oxf) 2001; 55:735-40.
9. Abs R, Bengtsson BA, Hernberg-Stahl E et al. GH replacement in 1034 growth hormone deficient hypopituitary adults: demographic and clinical characteristics, dosing and safety. Clin Endocrinol (Oxf) 1999; 50:703-13.
10. Soares DV, Conceição FL, Vaisman M. Clinical, laboratory and therapeutics aspects of Sheehan's syndrome. Arq Bras Endocrinol Metabol 2008; 52:872-8.
11. Kovacs K. Sheehan syndrome. Lancet 2003; 361:520-2.
12. Dejager S, Gerber S, Foubert L, Turpin G. Sheehan's syndrome: differential diagnosis in the acute phase. J Intern Med 1998; 244:261-6.
13. Karaca Z, Tanriverdi F, Unluhizarci K, Kelestimur F. Pregnancy and pituitary disorders. Eur J Endocrinol 2010; 162:453-75.
14. Goswami R, Kochupillai N, Crock PA et al. Pituitary autoimmunity in patients with Sheehan's syndrome. J Clin Endocrinol Metab 2002; 87:4137-1.
15. Nishiyama S, Takano T, Hidaka Y et al. A case of postpartum hypopituitarism associated with empty sella: possible relation to postpartum autoimmune hypophysitis. Endocrine J 1993; 40:431-8.
16. De Bellis A, Kelestimur F, Sinisi AA et al. Anti-hypothalamus and anti-pituitary antibodies may contribute to perpetuate the hypopituitarism in patients with Sheehan's syndrome. Eur J Endocrinol 2008; 158:147-52.
17. Patel MC, Guneratne N, Haq N et al. Peripartum hypopituitarism and lymphocytic hypophysitis. Q J Med 1995; 88:571-80.
18. Otsuka F, Kageyama J, Ogura T et al. Sheehan's syndrome of more than 30 years' duration: an endocrine and MRI study of 6 cases. Endocrine J 1998; 45;451-8.
19. De Bellis A, Kelestimur F, Sinisi AA et al. Anti-hypothalamus and anti-pituitary antibodies may contribute to perpetuate the hypopituitarism in patients with Sheehan's syndrome. Eur J Endocrinol 2008; 158:147-52.
20. Gokalp D, Tuzcu A, Bahceci M et al. Sheehan's syndrome as a rare cause of anaemia secondary to hypopituitarism. Ann Hematol 2009; 88:405-10.
21. Roberts DM. Sheehan's syndrome. Am Fam Physician 1988; 37:223-7.
22. Huang YY, Ting MK, Hsu BR, Tsai JS. Demonstration of reserved anterior pituitary function among patients with amenorrhea after postpartum hemorrhage. Gynecol Endocrinol 2000; 14:99-104.
23. Kelestimur F. Hyperprolactinemia in a patient with Sheehan's syndrome. South Med J 1992; 85:1008-10.
24. Stacpoole PW, Kandell TW, Fisher WR. Primary empty sella, hyperprolactinemia, and isolated ACTH deficiency after postpartum hemorrhage. Am J Med 1983; 74:905-8.

25. Grimes HG, Brooks MH. Pregnancy in Sheehan's syndrome. Report of a case and review. Obstet Gynecol Surv 1980; 35:481-8.
26. Haddock L, Vega LA, Aguilo F, Rodriguez O. Adrenocortical, thyroidal and human growth hormone reserve in Sheehan's syndrome. Johns Hopkins Med J 1972; 131:80-99.
27. Jialal I, Naidoo C, Norman RJ et al. Pituitary function in Sheehan's syndrome. Obstet Gynecol 1984; 63:15-9.
28. Kelestimur F. GH deficiency and the degree of hypopituitarism. Clin Endocrinol (Oxf) 1995; 42:443-4.
29. Shahmanesh M, Ali Z, Pourmand M, Nourmand I. Pituitary function tests in Sheehan's syndrome. Clin Endocrinol (Oxf) 1980; 12:303-11.
30. Abucham J, Castro V, Maccagnan P, Vieira JG. Increased thyrotrophin levels and loss of the nocturnal thyrotrophin surge in Sheehan's syndrome. Clin Endocrinol (Oxf) 1997; 47:515-22.
31. Oliveira JH, Persani L, Beck-Peccoz P, Abucham J. Investigating the paradox of hypothyroidism and increased serum thyrotropin (TSH) levels in Sheehan's syndrome: characterization of TSH carbohydrate content and bioactivity. J Clin Endocrinol Metab 2001; 86:1694-9.
32. Kan AK, Calligerous D. A case report of Sheehan syndrome presenting with diabetes insipidus. Aust N Z J Obstet Gynaecol 1998; 38:224-6.
33. Sheehan HL, Whitehead R. The neurohypophysis in post-partum hypopituitarism. J Pathol Bacteriol 1963; 85:145-69.
34. Arnaout MA, Ajlouni K. Plasma vasopressin responses in postpartum hypopituitarism: impaired response to osmotic stimuli. Acta Endocrinol (Copenh) 1992; 127:494-8.
35. Sert M, Tetiker T, Kirim S, Kocak M. Clinical report of 28 patients with Sheehan's syndrome. Endocrine J 2003; 50:297-301.
36. Molitch ME. Pituitary diseases in pregnancy. Semin Perinatol 1998; 22:457-70.
37. Anfuso S, Patrelli TS, Soncini E et al. A case report of Sheehan's syndrome with acute onset, hyponatremia and severe anemia. Acta Biomed 2009; 80:73-6.
38. Gokalp D, Tuzcu A, Bahceci M et al. Sheehan's syndrome as a rare cause of anaemia secondary to hypopituitarism. Ann Hematol 2009; 88:405-10.
39. Bakiri F, Bendib SE, Maoui R et al. The sella turcica in Sheehan's syndrome: computerized tomographic study in 54 patients. J Endocrinol Invest 1991; 14:193-6.
40. Lavallee G, Morcos R, Palardy J et al. MR of nonhemorrhagic postpartum pituitary apoplexy. AJNR Am J Neuroradiol 1995; 16:1939-41.
41. Vaphiades MS, Simmons D, Archer RL, Stringer W. Sheehan syndrome: a splinter of the mind. Surv Ophthalmol 2003; 48:230-3.
42. Dökmetaş HS, Kilicli F, Korkmaz S, Yonem O. Characteristic features of 20 patients with Sheehan's syndrome. Gynecol Endocrinol 2006; 22:279-83.
43. Cheung CC, Ezzat S, Smyth HS, Asa SL. The spectrum and significance of primary hypophysitis. J Clin Endocrinol Metab 2001; 86:1048-53.
44. Gutenberg A, Hans V, Puchner MJ et al. Primary hypophysitis: clinical-pathological correlations. Eur J Endocrinol 2006; 155:101-7.
45. Zak IT, Dulai HS, Kish KK. Imaging of neurologic disorders associated with pregnancy and the postpartum period. Radiographics 2007; 27:95-108.
46. Soares DV, Spina LD, de Lima Oliveira Brasil RR et al. Two years of growth hormone replacement therapy in a group of patients with Sheehan's syndrome. Pituitary 2006; 9:127-35.
47. Tanriverdi F, Unluhizarci K, Kula M et al. Effects of 18-month of growth hormone (GH) replacement therapy in patients with Sheehan's syndrome. Growth Horm IGF Res 2005; 15:231-7.
48. Gokalp D, Tuzcu A, Bahceci M et al. Sheehan's syndrome and its impact on bone mineral density. Gynecol Endocrinol 2009; 25:344-9.

CAPÍTULO 5

Sonia Ananthakrishnan

Diabetes Insípido na Gravidez: Etiologia, Avaliação e Manuseio

INTRODUÇÃO

Diabetes insípido (DI) consiste em uma síndrome patológica primária que resulta da ausência do efeito da arginina-vasopressina (AVP), também denominada vasopressina ou hormônio antidiurético (ADH). Clinicamente, caracteriza-se pela excreção de volume excessivo de urina diluída. Em adultos com ingestão irrestrita de líquidos, o volume urinário nas 24 horas tipicamemte supera 45 a 50mL/kg e a osmolalidade urinária (U_{osm}) é menor do que 300mOsm/kg.[1,2]

Em 1942, o DI foi descrito pela primeira vez no contexto da gravidez.[3] Atualmente, estima-se que cerca de 1 em cada 25.000 a 30.000 gravidezes será complicada pelo DI e que a incidência possa estar aumentando em virtude da crescente conscientização sobre essa condição.[4,5] A gravidez pode desmascarar ou exacerbar formas neurogênicas ou nefrogênicas do DI, bem como causar DI mediante um mecanismo que é exclusivo para a gravidez.[5,6]

Este capítulo vai rever a fisiopatologia do DI e focará sobre o processo da doença durante a gravidez. As causas de DI durante a gravidez, o qual pode preceder a gravidez ou iniciar no decurso da gestação, serão analisadas e o manuseio dessas causas será discutido.

VASOPRESSINA E CONTROLE DA HOMEOSTASE HÍDRICA

A homeostase hídrica é controlada por um equilíbrio entre o consumo de água, mediante o mecanismo da sede, e a saída de água livre, que é finamente regulada pela AVP. Esta última é um peptídeo sintetizado nas partes superior e lateral dos núcleos paraventriculares e os grandes corpos celulares dos neurônios dos núcleos supraópticos do hipotálamo. A AVP é transportada através dos axônios do trato supraóptico-hipofisário para a hipófise posterior, onde, juntamente com a oxitocina, é armazenada. A oxitocina desempenha um papel importante na reprodução feminina, quando é liberada em grandes quantidades durante o trabalho de parto para provocar contrações uterinas e dilatação do colo do útero, bem como controlar o reflexo de liberação do leite nas glândulas mamárias.[1,2,7-9]

A secreção de AVP pela hipófise posterior é estimulada por desidratação celular e extracelular. Em geral, a regulação da água consiste em uma interação entre os estímulos osmótico e de volume. Os osmorreceptores do hipotálamo detectam aumentos na concentração plasmática do sódio, e os barorreceptores dos átrios cardíacos e dos vasos são ativados na presença de hipovolemia. Essas alterações resultam na exocitose de grânulos secretórios contendo AVP para a circulação sanguínea. Enquanto o volume exerce controle menos eficaz sobre a AVP, a osmolalidade plasmática (P_{osm}) e a liberação de AVP estão intimamente ligadas. De fato, com mudanças tão pequenas quanto um aumento de 1% da P_{osm} acima de 280mOsm/kg, os osmorreceptores vão sinalizar a liberação de AVP.[4] Outros fatores que influenciam a AVP são a angiotensina II (via sede e estímulos de volume), a colecistocinina (via mecanismos desconhecidos) e as náuseas.[1,2,7-9]

A AVP age diretamente sobre os ductos coletores renais via receptores V_2 (também chamados receptores 2 da AVP – AVPR2), estimulando canais de água proteicos, conhecidos como aquaporinas e situados na membrana celular luminal. A aquaporina-2 (AQP_2) é especialmente sensível ao aumento da AVP, resultando em aumento da permeabilidade à água nos túbulos renais e maior reabsorção hídrica. A AVP adicionalmente modula a excreção renal de água, aumentando a reabsorção de sódio e a excreção de potássio nos túbulos coletores corticais. Outros efeitos da AVP incluem vasoconstrição através do receptor V_1 por concentrações muito elevadas de AVP, potencialização do hormônio liberador de corticotrofina (CRH), resultando na liberação do ACTH através do receptor V_3, e liberação do fator VIII e do fator de von Willebrand do endotélio vascular.[1,2,7,10]

AJUSTES FISIOLÓGICOS OSMÓTICOS DA GRAVIDEZ

A função normal do *osmostat* fisiológico está alterada durante a gravidez. As alterações da homeostase da água na gravidez resultam de uma variedade de fatores. Além da expansão do volume intravascular e de aumento na taxa de filtração glomerular, comumente descritos, a sensibilidade dos osmorreceptores plasmáticos se modifica, e há um limiar reduzido tanto para a liberação de AVP como para a sede. As alterações bioquímicas observadas com 2 a 4 semanas de gestação incluem um sódio sérico médio menor (cerca de 5mEq/L mais baixo) e diminuição da osmolalidade sérica (para aproximadamente 280mOsm/L). A mulher grávida pode apresentar sede na presença de valores mais baixos de osmolalidade e sódio séricos do que o normal. A gonadotrofina coriônica humana (hCG) tem sido apontada como possível causa dessas alterações fisiológicas osmóticas da gravidez.[1,2,7,9,11]

Uma característica única da gravidez é o aparecimento de vasopressinases, que são aminopeptidases produzidas pela placenta humana. Essas enzimas podem impactar significativamente a osmorregulação na mulher grávida mediante a degradação da AVP endógena.[5] As vasopressinases placentárias surgem em torno da décima semana de gestação e aumentam até o terceiro trimestre em relação ao peso da placenta. Como elas aumentam em até 300 vezes apenas após 22 a 24 semanas de gestação, a AVP endógena simultaneamente diminui quatro vezes e pode ser imensurável nesse período.[5,6] Enquanto a administração exógena de AVP não se tem mostrado resistente à degradação por esses fatores placentários, seu análogo sintético, a deamino-D-arginina vasopressina (DDAVP – também chamada desmopressina) o é, provando ser um tratamento útil para pacientes que sofrem dos efeitos do aumento da atividade das vasopressinases placentárias.[12,13] Após a retirada do feto e da placenta, os níveis séricos dessas enzimas caem rapidamente.[5,14]

A fim de preservar normais as osmolalidades sérica e urinária, a grávida compensa o aumento da degradação do AVP com incremento de quatro vezes na secreção de AVP pela hipófise posterior.[5] Embora frequência urinária seja uma queixa comum, especialmente no primeiro trimestre, não há nenhuma mudança significativa no volume urinário de aquarese no início da gravidez, em parte porque a mulher grávida normal pode provavelmente aumentar a liberação hipofisária de AVP.[15]

DIABETES INSÍPIDO

O diabetes insípido (DI) consiste na síndrome endócrina caracterizada pela perda do efeito da AVP nos túbulos renais. Os sintomas clássicos incluem nictúria, poliúria e polidipsia, em virtude da aquarese resultante da falha em concentrar a urina. O DI, de acordo com sua origem, pode ser classificado como central ou nefrogênico. DI central é caracterizado por uma *deficiência* parcial ou completa da secreção de AVP a partir da hipófise posterior. Em contraste, o DI nefrogênico envolve secreção normal de AVP pela hipófise, com *resistência* no nível dos rins aos efeitos reabsortivos da água gerados pela AVP. Em qualquer situação de ações ausentes da AVP, encontram-se diminuídas a mobilização de aquaporinas, a permeabilidade dos ductos coletores e a reabsorção renal de água. Isso resulta em aumento da osmolalidade plasmática, diminuição da osmolalidade urinária e sede aumentada.[1,2,8,16]

O DI, seja central, seja nefrogênico, deve ser diferenciado de uma variedade de diferentes causas de poliúria e polidipsia. Um importante diagnóstico a se excluir é o de polidipsia primária (PP), também denominada polidipsia psicogênica. A PP caracteriza-se por ingestão excessiva de água, predomina no sexo feminino e é frequentemente vista em pacientes com história de: (1) doenças psiquiátricas, como esquizofrenia, (2) uso de medicamentos psicotrópicos que levam à xerostomia (p. ex., fenotiazinas), (3) lesões do sistema nervoso central (SNC) ou infiltração do hipotálamo, ou (4) transtornos alimentares. Além disso, outras causas de diurese osmótica, como diabetes melito, devem ser investigadas.[1,2,5,16]

Para melhor avaliação dos sintomas típicos de apresentação do DI, os dados a serem pesquisados devem incluir a presença de nictúria, a taxa de início da poliúria e a história familiar de DI central ou nefrogênico. Os testes de laboratório podem ajudar a identificar o DI. Além de poliúria com volumes de urina superiores a 3 litros por dia, a osmolalidade urinária pode diminuir para menos de 250mOsm/kg, às vezes com níveis tão baixos quanto 100mOsm/kg, enquanto a urinálise mostrará densidade específica <1,010. O sódio sérico maior do que 142mEq/L aponta para DI e torna improvável doenças como a polidipsia primária, que tende a cursar com hiponatremia dilucional.[1,2,8,16]

O exame padrão para o diagnóstico do DI é o teste ou prova de restrição hídrica, que é realizado sob condições de monitoração. Em resumo, a meta é elevar a osmolalidade do plasma pela restrição de água ou, mais raramente, a administração de salina hipertônica. Uma vez que a P_{osm} se eleve acima de 295mOsm/kg, na presença de concentração de urina submáxima, a AVP ou o DDAVP exógenos podem ser administrados para diferenciação do DI central e do DI nefrogênico (DIN). Após a administração de AVP ou DDAVP, o incremento da osmolalidade urinária é desprezível (< 9%) em indivíduos normais, com PP ou DIN. Em contraste, ele usualmente excede 50% em casos DI central completo.[1,2,16,17]

SUBTIPOS CLÍNICOS DE DIABETES INSÍPIDO DA GRAVIDEZ

A abordagem para o diagnóstico e a avaliação do DI durante a gravidez é semelhante à empregada no estado não gravídico, com poucas exceções. Durante a gravidez, uma variedade de diferentes etiologias pode causar DI ou desmascarar um DI que antecedeu a gravidez. Completa ausência de efeito AVP não é necessária para a ocorrência de um DI sintomático, especialmente durante a gravidez. Independentemente do mecanismo, o efeito final do DI durante a gravidez consiste em um incremento da perda de água associado a aumento do sódio sérico e diminuição do sódio urinário.[1,17]

Na Tabela 5.1 estão resumidas as principais características dos três subtipos de DI na gravidez, as quais são comentadas a seguir.

DI central da gravidez

Considerando que o esperado é que durante a gravidez ocorra aumento da liberação de AVP pela hipófise, o DI pode surgir ou ser desmascarado durante a gestação, se a reserva secretória do hormônio estiver prejudicada ou diante da existência de um DI subclínico preexistente.[5,6,16] DI central ocorre a partir de uma variedade de causas, incluindo infarto hipofisário (p. ex., síndrome de Sheehan), doença autossômica dominante familiar, neurocirurgia, trauma, doenças infiltrativas (p. ex., histiocitose de células de Langerhans ou sarcoidose), hipofisite linfocítica e a etiologia mais comum, a idiopática, que provavelmente tem natureza autoimune (Tabela 5.1).[2,8,16] Ele pode ser descoberto durante a gestação, em razão dos efeitos das vasopressinases placentárias que degradam a pouca quantidade de AVP endógena que a paciente é capaz de produzir. No entanto, visto que as vasopressinases aumentam significativamente apenas no final do segundo trimestre, uma etiologia central do DI também pode ser suspeitada se os sintomas se apresentarem no

Tabela 5.1 Características dos três subtipos definidos de diabetes insípido (DI) na gravidez

Subtipo de DI	Fisiopatologia	Causas ou associações subjacentes	Época de surgimento	Tratamento
DI transitório	Aumento do *clearance* da AVP, mediado pela vasopressinase placentária	Pode estar associado com pré-eclâmpsia ou anormalidades hepáticas (fígado *gorduroso agudo* da gravidez e síndrome HELLP)	Tipicamente surge no terceiro trimestre	Responde ao DDAVP e à AVP. O primeiro é a opção de escolha, tendo em vista que a AVP pode ser destruída pela vasopressinase placentária
DI central	Diminuição da reserva secretória de AVP a partir da hipófise	Processsos infiltrativos (infecciosos ou granulomatosos), doenças familiares (síndrome de Wolfram), trauma, infarto (síndrome de Sheehan), hipofisite linfocítica, iatrogenia (neurocirurgia ou radioterapia), idiopático (autoimune), anorexia nervosa	Pode estar presente em qualquer trimestre; pode ser recorrente	Responde ao DDAVP e à AVP. O primeiro é a opção de escolha, tendo em vista que a AVP pode ser destruída pela vasopressinase placentária
DI nefrogênico	Resistência renal à AVP	Mutações genéticas hereditárias, toxicidade por lítio, doença medular, rim policístico, hipocalemia, hipercalcemia	Pode estar presente em qualquer trimestre; pode ser recorrente	Resistente tanto à AVP como ao DDAVP, em virtude da resistência dos túbulos renais

Abreviações: DI, diabetes insípido; AVP, arginina-vasopressina; DDAVP, acetato de desmopressina.
Adaptada da Ref. 5.

primeiro trimestre.[5] Não foi mostrado que o DI central isolado afete a fertilidade nem o tipo de parto, e as pacientes têm gravidezes bem-sucedidas, seguidas por partos vaginais espontâneos.[5,6]

O tratamento dessas pacientes é semelhante ao da paciente não grávida com DI central, e existe uma boa resposta ao DDAVP. Observou-se também que a terapia com essa medicação tem efeitos adversos mínimos durante a gravidez (ver *Tratamento do diabetes insípido na gravidez*). Pacientes com DI central que antecede a gravidez tratadas com DDAVP podem necessitar de doses maiores durante a gestação porque as vasopressinases destroem a AVP endógena residual.[4-6]

DI nefrogênico (DIN) da gravidez

Há relatos de casos de DI ocorrendo em pacientes com resistência renal à AVP preexistente, subclínica ou evidente. Essa forma de DI, de origem nefrogênica, pode ser causada por mutações genéticas hereditárias ou, mais comumente, por doenças renais medulares crônicas (p. ex., doença do rim policístico), hipocalemia crônica, hipercalcemia crônica e uma variedade de medicamentos, como lítio e demeclociclina (Tabela 5.1).[2,8,16,18-20]

DIN congênito é um raro distúrbio genético que se caracteriza por insensibilidade parcial ou completa do túbulo distal do néfron ao efeito antidiurético da AVP. Assim, os níveis do hormônio estão normais ou elevados. A grande maioria (> 90%) dos pacientes com DIN congênito carreia mutação no gene que codifica o receptor V_2 da AVP, localizado na região Xq27-q28 do braço longo do cromossomo X. O restante dos casos representa formas autossômicas recessivas ou dominantes (mais raras) de DIN, causadas por mutações no gene da AQP_2 ou, mais raramente (< 2%), em outros genes. Mais de 155 mutações no gene do receptor V_2 e 20 no gene AQP_2 já foram relatadas na literatura. O gene AQP_2 está localizado na região cromossômica 12q13.[20-24]

O DIN induzido por medicamentos ou distúrbios metabólicos geralmente é reversível com a retirada ou correção do fator causal.[25] Diversos medicamentos têm sido incriminados na gênese do DIN. O principal é o carbonato de lítio, que constitui o fator etiológico mais comum para o DIN.[26,27] Em alguns estudos, cerca de 10% dos pacientes tratados cronicamente desenvolveram franco DI.[27] Este último tende a reverter com a retirada do lítio, mas vários meses podem ser necessários para a restauração plena da capacidade de concentração urinária.[25] Houve casos em que a poliúria persistia 10 anos após a interrupção da medicação.[28]

Relatos de casos descreveram pacientes que, apesar de sua resistência à AVP, são capazes de compensar com aumento do consumo de água, até que a gravidez altere seu equilíbrio osmótico fino.[6]

DI nefrogênico é único em seu tratamento em razão da resistência renal à terapia com DDAVP (ver *Tratamento do diabetes insípido na gravidez*). As pacientes geralmente podem recuperar seu equilíbrio pré-gravidez após o parto.

DI transitório da gravidez

Também denominado *DI gestacional* (DIG), esse subtipo de DI é exclusivo da gravidez e deve ser particularmente considerado quando a paciente não apresenta história de DI antes da gravidez. Forma mais comum de DI durante a gravidez, normalmente surge no último trimestre. O processo fisiopatológico consiste em níveis significativamente elevados de vasopressinases placentárias, que podem atingir até 300 vezes os valores encontrados na mulher grávida saudável.[5,29] Um fator que pode contribuir para o aumento do nível de atividade da vasopressinase é a massa da placenta vista, por exemplo, em gestações com mais de um feto. Assim, o risco é maior em gravidezes gemelares.[5] O DIG geralmente se resolve rapidamente, como comprovado pelos testes de restrição normal de água normais logo após o parto,[5,30] e apenas excepcionalmente têm sido descritas recorrências em gestações subsequentes.[31]

Convém notar que, enquanto o DI de qualquer causa não implica aumento global de complicações maternas e fetais em relação à população geral, existem relatos de casos descrevendo alguns resultados adversos. Por exemplo, pré-eclâmpsia pode estar associada com DI transitório da gravidez.[32,33] Além disso, a esteatose hepática aguda da gravidez[34,35] e a síndrome HELLP,[36,37] que consiste em hemólise, elevação de enzimas hepáticas e trombocitopenia, também são descritas em casos de DIG e podem ser parte do espectro da pré-eclâmpsia vista nessa doença.[5] Raros casos de oligoidrâmnio e hipernatremia têm sido descritos imediatamente após o parto de mulheres com DI transitório da gravidez.[38] Outro relato descreveu melhora do oligoidrâmnio após o início do tratamento medicamentoso em uma paciente com DIG.[5] Um caso de DI transitório durante a gravidez resultou em natimorto,[39] enquanto em outro foi relatada a morte intrauterina de dois gêmeos monocoriônicos.[40]

Note-se que DI por deficiência de AVP diretamente relacionada à gravidez pode surgir em sua forma transitória (por excesso de vasopressinase placentária) ou durante partos complicados por hemorragia, resultando em necrose hipofisária (síndrome de Sheehan), DI e hipopituitarismo.[4-6]

AVALIAÇÃO DO DIABETES INSÍPIDO NA GRAVIDEZ

Como mencionado anteriormente, a investigação de uma gestante com DI deve incluir a avaliação do volume urinário (> 3L/dia) e das osmolalidades plasmática e urinária (> 280mOsm/kg e <300mOsm/kg, respectivamente). A ingestão de líquidos e o débito do volume urinário devem ser cuidadosamente observados. Os exames bioquímicos podem mostrar que o sódio sérico está elevado (> 140mEq/L), embora o grau de hipernatremia seja menor do que nas pacientes não grávidas em função dos limiares osmóticos reduzidos durante a gravidez, como já comentado.

A determinação da concentração sérica da AVP pode não ser útil, uma vez que a presença de vasopressinase placentária degradará AVP endógena na amostra medida, podendo causar valores falso-positivos se fragmentos de AVP forem dosados por radioimunoensaio. A dosagem dos níveis séricos de AVP pode ser útil nos raros casos em que DI nefrogênico (que habitualmente cursa com AVP normal ou discretamente elevada) é suspeitado, para diferenciar essa condição do DI central (AVP baixa). No entanto, isso nem sempre é prático por causa do atraso na obtenção dos resultados e em virtude da degradação da AVP pela vasopressinase, o que dificulta a interpretação dos resultados.[4-6]

O teste de restrição hídrica deve ser realizado muito criteriosamente na população de gestantes, uma vez que implica riscos maternos e fetais aumentados, incluindo hipernatremia e sequelas neurológicas. Nas raras situações em que esse teste se mostrar apropriado, uma falha em aumentar a U$_{osm}$ acima 500mOsm/kg, na presença de osmolalidade sérica maior do que 295mOsm/kg, confirma o diagnóstico de diabetes insípido (Tabela 5.2).[5] Do mesmo modo, o DI transitório da gravidez pode ser confirmado pelo aumento da U$_{osm}$ após a administração de DDAVP (que é resistente à degradação por vasopressinase placentária), mas não de vasopressina.[5]

Os testes das funções hepática e renal podem fornecer evidência de pré-eclâmpsia ou doença hepática gordurosa aguda da gravidez.[5]

Nos casos em que o diagnóstico não for claro, a ressonância magnética (RM) pode ajudar a avaliar a causa do DI. O Comitê de Segurança da Sociedade de Ressonância Magnética afirma que a RM pode ser utilizada em pacientes grávidas quando outros métodos de imagem não ionizantes, como a ultrassonografia, não forem diagnósticos.[41] A RM pode revelar uma causa central para o DI, como infiltração, infarto ou tumor da região selar (raramente, adenomas hipofisários), ou pode mostrar, em cerca de 80% dos casos, desaparecimento do ponto brilhante da hipófise posterior na imagem em T1, consistente com a perda da secreção de AVP.[42] Além disso, espessamento da haste hipofisária à RM é encontrado em pacientes com hipofisite linfocítica, germinoma, doenças granulomatosas ou até mesmo no DI central idiopático.[2,42]

TRATAMENTO DO DI NA GRAVIDEZ

DI gestacional e DI central

Na gravidez, o tratamento de DI exige consideração especial, particularmente em virtude dos riscos de hiper e hiponatremia para a mãe e para o feto e da presença de vasopressinase placentária. No manejo das gestantes com evidência sinto-

Tabela 5.2 Achados laboratoriais típicos no diabetes insípido na gravidez

Parâmetro	Valor laboratorial
Volume urinário de 24h	> 2,5L/24h
Sódio sérico	≥ 140mEq/L
Osmolalidade sérica	≥ 280mOsm/kg
Osmolalidade urinária	< 300mOsm/kg
Prova de restrição hídrica*	
Osmolalidade sérica	> 295mOsm/kg
Osmolalidade urinária	< 500mOsm/kg

*Na gravidez, a prova de restrição hídrica deve ser realizada com bastante cuidado e com monitoração em virtude de riscos materno-fetais aumentados.

mática e bioquímica de DI central ou DI transitório da gravidez, a administração de AVP exógena está sujeita à degradação por vasopressinases. No entanto, as pacientes são tipicamente responsivas ao DDAVP.[3-6] Este último, um análogo da vasopressina com versão modificada N-terminal, é classificado como classe B na gravidez e tem efeitos similares aos da AVP, via receptor AVPR2, sem ações vasoconstritoras ou oxitocínicas (indução de contração uterina). Alívio da nictúria deve ser a meta inicial da terapia com DDAVP, utilizando-se a menor dose possível.[43-45]

A desmopressina ou DDAVP apresenta efeito pressor mínimo e meia-vida relativamente prolongada, perdurando sua ação 12 horas.[43-46] Está disponível na forma de solução intranasal (10μg/mL), *spray* nasal (10μg/*puff*), comprimidos (0,1 e 0,2mg) e ampolas (4μg/mL).

DDAVP intranasal (IN)

As doses necessárias são geralmente maiores do que as requeridas por não gestantes em razão da degradação da AVP endógena residual por vasopressinases. A substância deve ser suspensa tão logo cesse o DI, o que geralmente ocorre na primeira ou segunda semana após o parto em casos de DI transitório da gravidez. O uso do DDAVP não contraindica a amamentação.[43-45]

O DDAVP IN ainda representa a formulação mais utilizada na maioria dos países. Deve-se iniciar o tratamento à noite, ao deitar, na dose de 5μg, para que se consiga controlar a nictúria com a menor dose efetiva. A frequência de administração e a dose final variam de acordo com a resposta clínica do paciente. Pacientes com DI leve a moderado necessitam uma a duas doses de 10μg nas 24 horas, enquanto 10 a 20μg, duas a três vezes ao dia, podem ser necessários nos casos mais graves. A absorção do *spray* nasal de DDAVP pode ser errática, diminuindo na presença de alterações da mucosa nasal, como atrofia, fibrose ou congestão e rinite.[45,47]

DDAVP oral

Mostra-se tão eficaz quanto o DDAVP IN, tanto em crianças como em adultos. A dose inicial recomendada para crianças e adultos é de 0,1mg duas vezes ao dia. A dose é então ajustada de acordo com a resposta do paciente. De acordo com a experiência clínica, a dose diária varia entre 0,2 e 1,2mg. Para a maioria dos pacientes, 0,1 a 0,2mg e duas a três vezes ao dia, consiste no regime de dose ideal. O DDAVP oral é muito bem tolerado, mas pode, ocasionalmente, causar cefaleia, epigastralgia e náuseas.[47-49]

Em comparação ao DDAVP IN, o DDAVP oral apresenta uma nítida vantagem para pacientes com dificuldades para terapia inalatória, como aqueles nos extremos da idade, com deficiência física ou mental, rinite crônica ou tampão nasal após cirurgia transesfenoidal. Além disso, os comprimidos são estáveis à temperatura ambiente, enquanto o DDAVP IN necessita de refrigeração. Em alguns estudos, a adesão ao tratamento foi maior com o DDAVP oral do que com a preparação IN.[45,47] Uma importante limitação ao uso do DDAVP, em qualquer apresentação, é seu custo elevado.

Os dados atualmente disponíveis que avaliaram a segurança do DDAVP sobre os desfechos materno e fetal são ainda limitados, mas sugerem que essa medicação é segura para ser usada na gestação. Contudo, maiores estudos controlados e randomizados seriam mais confiáveis para a confirmação disso. Complicações maternas e fetais relatadas com o uso de DDDVP incluem pré-eclâmpsia, síndrome de Down, déficit de crescimento, baixo peso ao nascimento e morte. Contudo, elas foram reportadas com uma frequência não superior à observada na população geral. Tampouco houve relação dessas complicações com a dose, e mulheres que usaram doses maiores de DDAVP não se mostraram mais propensas a desenvolver as citadas complicações.[5,29,43,44]

DI nefrogênico

O DI nefrogênico é mais difícil de ser tratado durante a gravidez, em virtude da resistência dos túbulos renais à administração exógena de AVP e DDAVP. Em adição à restrição hídrica e à abordagem das causas subjacentes da doença, medicamentos que têm sido sugeridos como terapia para o DI nefrogênico incluem hidroclorotiazida (HCT), um diurético tiazídico, que diminui o volume urinário em até 50%.[50] Embora seja considerado agente de classe B na gravidez, em razão do potencial risco materno e fetal de hipovolemia e distúrbios eletrolíticos, a HCT é raramente empregada na gravidez.[5]

REFERÊNCIAS

1. Loh JA, Verbalis JG. Disorders of water and salt metabolism associated with pituitary disease. Endocrinol Metab Clin North Am 2008; 37:213-34.
2. Reeves WB, Bichet DG, Andreolli TE. The posterior pituitary and water metabolism. In: Wilson JD et al. (eds.) Williams textbook of endocrinology. 9 ed. Philadelphia: W.B. Saunders Co., 2003:341-79.
3. Blotner H, Kunkel P. Diabetes Insipidus and pregnancy: report of two cases. N Engl J Med 1942; 227:287-92.
4. Hime MC, Richardson JA. Diabetes insipidus and pregnancy. Case report, incidence and review of the literature. Obstet Gynecol Surv 1978; 33:375-9.
5. Ananthakrishnan S. Diabetes insipidus in pregnancy: etiology, evaluation and management. Endocr Pract 2009; 15:377-82.
6. Durr JA, Lindheimer MD. Diagnosis and management of diabetes insipidus during pregnancy. Endocr Pract 1996; 2:353-61.
7. Robertson GL. Physiology of ADH secretion. Kidney Int Suppl 1987; 21:S20-6.
8. Bichet DG. The posterior pituitary. In: Melmed S. The pituitary. Cambrigde: Blackwell Science, 1995:277-306.
9. Schrier RW. Body water homeostasis: clinical disorders of urinary dilution and concentration. J Am Soc Nephrol 2006; 17:1820-32.
10. Kwon TH, Nielsen J, Møller HB et al. Aquaporins in the kidney. Handb Exp Pharmacol 2009; 190:95-132.
11. Davison JM, Gilmore EA, Durr J et al. Altered osmotic thresholds for vasopressin secretion and thirst in human pregnancy. Am J Physiol 1984; 246:F105-F109.
12. Davison JM, Sheills EA, Philips PR et al. Metabolic clearance of vasopressin and an analogue resistant to vasopressinase in human pregnancy. Am J Physiol 1993; 264:F348-53.
13. Durr, JA, Hoggard, JG, Hunt, JM, Schrier, RW. Diabetes insipidus in pregnancy associated with abnormally high circulating vasopressinase activity. N Engl J Med 1987; 316:1070-4.

14. Barron WM, Cohen LH, Ulland LA et al. Transient vasopressin-resistant diabetes insipidus of pregnancy. N Engl J Med 1984; 310:442-4.
15. Lindheimer MD. Polyuria and pregnancy: its cause, its danger. Obstet Gynecol 2005; 105:1171-2.
16. Verbalis JG. Diabetes insipidus. Rev Endocr Metab Disord 2003; 4:177-85.
16a. Arai Y, Nabe K, Ikeda H et al. A case of lymphocytic panhypophysitis (LPH) during pregnancy. Endocrine 2007; 32:117-21.
17. Moses AM, Notman DD. Diabetes insipidus and syndrome of inappropriate antidiuretic hormone secretion (SIADH). Adv Intern Med 1973; 27:73-100.
18. Ferrara JM, Malatesta R, Kemmann E. Transient nephrogenic diabetes insipidus during toxemia in pregnancy. Diagn Gynecol Obstet 1980; 2:227-30.
19. Moses AM, Sangani G, Miller JL. Proposed cause of marked vasopressin resistance in a female with an X-linked recessive V2 receptor abnormality. J Clin Endocrinol Metab 1995; 80:1184-6.
20. Bichet DG. Hereditary polyuric disorders: new concepts and differential diagnosis. Semin Nephrol 2006; 26:224-33.
21. Bichet DG. Vasopressin receptor mutations in nephrogenic diabetes insipidus. Semin Nephrol 2008; 28:245-51.
22. Linshaw MA. Back to basics: congenital nephrogenic diabetes insipidus. Pediatr Rev 2007; 28:372-80.
23. Faerch M, Christensen JH, Corydon TJ et al. Partial nephrogenic diabetes insipidus caused by a novel mutation in the AVPR2 gene. Clin Endocrinol (Oxf) 2008; 68:395-403.
24. Loonen AJ, Knoers NV, van Os CH, Deen PM. Aquaporin 2 mutations in nephrogenic diabetes insipidus. Semin Nephrol 2008; 28:252-65.
25. Garofeanu CG, Weir M, Rosas-Arellano MP. Causes of reversible nephrogenic diabetes insipidus: a systematic review. Am J Kidney Dis 2005; 45:626-37.
26. Stone KA. Lithium-induced nephrogenic diabetes insipidus. J Am Board Fam Pract 1999; 12:43-7.
27. Boton R, Gaviria M, Batlle DC. Prevalence, pathogenesis, and treatment of renal dysfunction associated with chronic lithium therapy. Am J Kidney Dis 1987; 10:329-45.
28. Thompson CJ, France AJ, Baylis PH. Persistent nephrogenic diabetes insipidus following lithium therapy. Scott Med J 1997; 42:16-7.
29. Bueno JAS, Ortiz PV, Amat JH et al. Transient diabetes insipidus during pregnancy: a clinical case and a review of the syndrome. Eur J Obstet Gynecol Reprod Biol 2005; 118:251-4.
30. Durr JA. Diabetes insipidus in pregnancy. Am J Kidney Dis 1987; 9:276-83.
31. Kalelioglu I, Kubat Uzum A, Yildirim A et al. Transient gestational diabetes insipidus diagnosed in successive pregnancies: review of pathophysiology, diagnosis, treatment, and management of delivery. Pituitary 2007; 10:87-93.
32. Katz VL, Bowes WA Jr. Transient diabetes insipidus and preeclampsia. South Med J 1987; 80:524-5.
33. Hadi HA, Mashini IS, Devoe LD. Diabetes insipidus during pregnancy complicated by preeclampsia. A case report. J Reprod Med 1985; 30:206-8.
34. Kennedy S, Hall PM, Seymour AE, Hague WM. Transient diabetes insipidus and acute fatty liver of pregnancy. Br J Obstet Gynaecol 1994; 101:387-91.
35. Lindheimer MD, Barron WM, Davison JM. Idiopathic acute fatty liver of pregnancy associated with transient diabetes insipidus. Case report. Br J Obstet Gynaecol 1987; 94:823-4.
36. Woelk JL, Dombroski RA, Brezina PR. Gestational diabetes insipidus, HELLP syndrome and eclampsia in a twin pregnancy: a case report. J Perinatol 2010; 30:144-5.

37. Ellidokuz E, Uslan I, Demir S et al. Transient postpartum diabetes insipidus associated with HELLP syndrome. J Obstet Gynaecol Res 2006; 32:602-4.
38. Sherer DM, Cutler J, Santoso P et al. Severe hypernatremia after cesarean delivery secondary to transient diabetes insipidus of pregnancy. Obstet Gynecol 2003; 102:1166-8.
39. Campbell JW. Diabetes Insipidus and complicated pregnancy. JAMA 1980; 243:1744-5.
40. Wiser A, Hershko-Klement A, Fishman A et al. Gestational diabetes insipidus and intrauterine fetal death of monochorionic twins. J Perinatol 2008; 28:712-4.
41. Fujisawa I. Magnetic resonance imaging of the hypothalamic-neurohypophyseal system. J Neuroendocrinol 2004; 16:297-302.
42. Kanal E, Shellock FG. Policies, guidelines, and recommendations for MR imaging safety and patient management. SMRI Safety Committee. J Magn Reson Imaging 1992; 2:247-8.
43. Kallen BAJ, Carlsson SS, Bengtsson BKA. Diabetes insipidus and use of desmopressin (Minitrin) during pregnancy. Eur J Endocrinol 1995; 132:144-6.
44. Ray JG. DDAVP use during pregnancy: an analysis of its safety for mother and child. Obstet Gynecol Surv 1998; 53:450-5.
45. Richardson DW, Robinson AG. Desmopressin. Ann Intern Med 1985; 103:228-39.
46. Lam KS, Wat MS, Choi KL et al. Pharmacokinetics, pharmacodynamics, long-term efficacy and safety of oral 1-deamino-8-D-arginine vasopressin in adults with central diabetes insipidus. Br J Clin Pharmacol 1996; 42:379-85.
47. Singer I, Oster JR, Fishman LM. The management of diabetes insipidus in adults. Arch Intern Med 1997; 157:1293-301.
48. Boulgourdjian EM, Martinez AS, Ropelato MG et al. Oral desmopressin treatment of central diabetes insipidus in children. Acta Paediatr 1997; 86:1261-2.
49. Fukuda I, Hizuka N, Takano K. Oral DDAVP is a good alternative therapy for patients with central diabetes insipidus: experience of five-year treatment. Endocr J 2003; 50:437-43.
50. Loffing J. Paradoxical antidiuretic effect of thiazides in diabetes insipidus: another piece in the puzzle. J Am Soc Nephrol 2004; 15:2948-50.

CAPÍTULO 6

Lucio Vilar
Fabiano Marcel Serfaty
Viviane Canadas
José Luciano Albuquerque
Oscar D. Bruno

Efeitos da Gravidez sobre o Eixo Hipotálamo-Hipófise-Adrenal

INTRODUÇÃO

A gestação humana normal afeta dramaticamente o eixo hipotálamo-hipófise-adrenal (HHA). O aumento da produção de estrogênio pela placenta estimula a produção hepática da globulina ligadora dos corticosteroides (CBG), estimulando assim a produção de cortisol e elevando os níveis circulantes de cortisol ligado. No entanto, os níveis do cortisol livre circulante e cortisol livre urinário também aumentam de modo constante durante a gestação, atingindo valores que estão na faixa dos observados na síndrome de Cushing (SC). Os níveis de ACTH plasmático acompanham o aumento do cortisol. A causa ou causas desse aumento do ACTH não são claras, mas podem incluir a síntese e liberação placentária de CRH e ACTH biologicamente ativos, dessensibilização da hipófise à retroalimentação do cortisol ou respostas aumentadas da hipófise a fatores de liberação do ACTH, como o CRH e a vasopressina.[1,2]

FISIOLOGIA DO EIXO HHA NA GRAVIDEZ NORMAL

Níveis de hormônios circulantes e suas origens

Glicocorticoides circulantes e urinários e CBG

A gravidez está associada a um estado de aumento da função do eixo HHA, como mostrado por elevações dos valores do cortisol livre urinário (UFC), cortisol plasmático livre e total e CBG durante a gravidez.[1-4] Supõe-se que o aumento de estrogênios circulantes da placenta estimule a produção hepática de CBG, que continua elevada até, pelo menos, o 12º dia pós-parto.[4] Presumivelmente, as concentrações de cortisol livre caem transitoriamente, à medida que a CBG aumenta, reduzindo o *feedback* negativo e aumentando o estímulo do ACTH, de modo que a produção de cortisol se eleva para manter um nível normal do cortisol livre. No entanto, como descrito adiante, os níveis de cortisol livre também estão elevados, sobretudo no segundo e terceiro trimestres.[1,5,6]

As concentrações de cortisol total e livre no plasma aumentam paralelamente em toda a gestação.[5,6] De fato, os níveis do cortisol plasmático são duas a três vezes mais elevados em comparação com os das não grávidas.[1] Os aumentos do cortisol no plasma são observados logo na 11ª semana de gestação.[1,6] Em uma série, houve incremento de quase cinco vezes entre o primeiro trimestre e o parto (Figura 6.1).[3] Como demonstrado por Mukherjee e Swyer,[7] existe uma ampla variação normal no cortisol plasmático, de 16,3 a 55µg/dL, durante o terceiro trimestre. O ritmo circadiano de cortisol permanece preservado, embora possa estar parcialmente embotado.[1-3]

Elevações de duas a quatro vezes no cortisol livre plasmático foram relatadas em vários estudos, sugerindo maior ex-

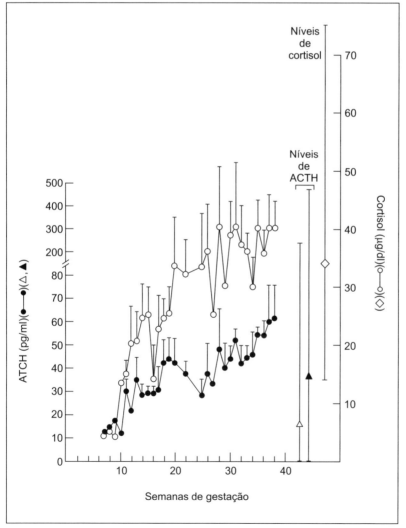

Figura 6.1 Aumento sérico do cortisol (o) e do ACTH (·) durante a gravidez em controles normais durante a gravidez. Este gráfico foi modificado a partir de um estudo com cinco gestantes normais realizado por Carr e cols. em 1981.[3] As barras adjacentes ao eixo da direita são um resumo dos dados provenientes de uma série mais recente para designar a variação do cortisol sérico observada na síndrome de Cushing (SC) durante a gravidez (mediana e intervalo; n = 52), bem como valores do ACTH na doença de Cushing (mediana e intervalo n = 18) e na SC de origem adrenal (mediana e intervalo; n = 17). (Adaptada da Ref. 1.)

posição do tecido aos glicocorticoides durante a gravidez.[1,4,8] O maior aumento no índice de cortisol livre aparece entre o primeiro e o segundo trimestre, atingindo um platô no terceiro trimestre.[1] O cortisol salivar, outra medida do cortisol livre no plasma, é mais de duas vezes maior em comparação com os controles não gestantes no terceiro trimestre.[1,4]

O cortisol urinário e seus metabólitos também se elevam paralelamente ao aumento do cortisol plasmático durante a gestação. Os níveis médios do UFC estão elevados em, pelos menos, 180% durante a gestação, em comparação aos valores observados em não grávidas.[1] Outros estudos mostraram que a excreção do UFC é normal no primeiro trimestre, mas aumenta em até três vezes o limite superior do normal durante o segundo e o terceiro trimestre.[1-3] As elevações supracitadas do cortisol e de seus metabólitos são consistentes com a hipótese de que as suprarrenais maternas e a unidade fetoplacentária, além da elevação da CBG estimulada pelo estrogênio, contribuem para hipercortisolismo na gravidez.[1,4,9]

Uma provável explicação para a elevação do cortisol livre é o fato de a gravidez poder representar um estado refratário à ação do cortisol.[1] Allolio e cols.[10] demonstraram correlações significativas entre progesterona e cortisol salivar durante a gravidez tardia. Eles sugeriram que níveis elevados de cortisol livre no plasma poderiam resultar de efeitos antiglicocorticoides de concentrações elevadas da progesterona na gravidez.[10] Outras teorias incluem um *set point* alterado no mecanismo de *feedback* negativo que controla a secreção de ACTH.[11] Uma hipótese alternativa é a de que o ACTH placentário representa uma fonte autônoma contínua que se superpõe à produção normal de ACTH pela hipófise.[11]

Na gestação precoce, o feto está protegido dos efeitos do hipercortisolismo materno pela 11-β hidroxiesteroide desidrogenase tipo 2 (11β-HSD2) placentária, que converte os glicocorticoides ativos, cortisol e corticosterona em seus metabólitos 11-ceto inativos.[12,13] A enzima está localizada nas células trofoblásticas sinciciais. A capacidade da 11β-HSD2 placentária é suficiente para garantir que os níveis de cortisol fetais sejam mais baixos do que os maternos.[12] Enquanto as concentrações de cortisol fetal são afetadas pela atividade da enzima 11β-HSD2, cerca de três quartos do cortisol fetal provêm da produção da glândula adrenal fetal em crianças nascidas a termo.[1,14] Dexametasona, em contraste, é um substrato pobre para 11β-HSD2 e pode atravessar a placenta facilmente.[13] Em mulheres não grávidas, a conversão de cortisol em cortisona predomina; no entanto, no final da gestação há uma inversão dessa reação no útero, o que favorece a produção do hormônio ativo.[15] Esses efeitos podem favorecer o desenvolvimento fetal tardio, incluindo a maturação pulmonar.[15] Uma atividade alterada da 11β-HSD2 tem sido implicada na programação fetal, e esse papel tem sido foco de pesquisa sobre a patogênese de doenças de adultos, incluindo a síndrome metabólica.[1,16] Uma atividade alterada da 11β-HSD2 e uma possível exposição fetal excessiva a glicocorticoides são observadas no retardo de crescimento intrauterino e na pré-eclâmpsia, os quais são comumente associados a recém-nascidos prematuros.[17]

ACTH plasmático

O ACTH é um peptídeo de 39 aminoácidos que deriva, nos corticotrofos hipofisários, de sucessivas clivagens de um peptídeo precursor maior, a proopiomelanocortina (POMC). Essa reação dá origem a uma série de peptídeos relacionados, incluindo a β-endorfina e o α-MSH.[1] Aumentos paralelos no ACTH, na β-endorfina e na β-lipotrofina plasmáticos são observados durante a gravidez, consistentes com suas origens a partir do POMC.[18] Uma fonte de ACTH placentário foi postulada por muitos anos antes da demonstração de ACTH, bem como β-endorfina e lipotrofina imunorreativas dentro da placenta, na década de 1970.[19] Posteriormente, o RNA mensageiro (mRNA) curto relacionado com o gene que codifica POMC foi detectado na placenta humana.[20] Se o POMC em si tem uma ação específica na gravidez, é desconhecido.[1,3]

Os níveis plasmáticos de ACTH aumentam durante a gravidez, atingindo níveis máximos durante o trabalho de parto e o parto (Figura 6.1). Em um estudo,[3] os níveis aumentaram quase três vezes entre o final do primeiro trimestre e o terceiro trimestre (23 a 59pg/mL, medidos por radioimunoensaio [RIA]). Em comparação com mulheres saudáveis não grávidas, os níveis plasmáticos basais de ACTH durante a gravidez, medidos por RIA, foram relatados como baixos[3,7] ou elevados.[21] Os níveis de ACTH elevados observados no final da gravidez sugerem a existência de uma fonte de ACTH não sujeita ao controle de *feedback* normal.[1,3] O ACTH derivado da placenta pode ter uma contribuição significativa para o hipercortisolismo na gravidez. Já foi demonstrado que o CRH modula a liberação do ACTH placentário.[22]

CRH plasmático e proteína de ligação do CRH (CRH-BP)

O CRH foi isolado da placenta humana por Sasaki e cols.[23] em 1988. Ele é idêntico ao CRH hipotalâmico em estrutura, imunorreatividade, bioatividade e sítios de transcrição.[24] Desde então, tem sido demonstrado em extratos de placenta, no plasma fetal e no líquido amniótico.[25-27] O mRNA do CRH placentário foi identificado entre a sétima e a 40ª semana de gestação; ele aumentou em mais de 20 vezes nas 5 semanas anteriores ao parto, em paralelo com o aumento das concentrações plasmáticas do CRH.[1,28] Os níveis do CRH plasmático aumentam exponencialmente em 1.000 vezes com a progressão da gestação, começando em torno da oitava semana da gravidez.[29,30] Após a 35ª semana, há aumento acentuado para atingir um pico de 4.000pg/mL na 40ª semana de gravidez (Figura 6.2),[31] com retorno aos valores pré-gravídicos dentro de 24 horas do parto.[1,32] Os níveis de CRH são significativamente mais baixos (20 vezes) no plasma do cordão umbilical do que na circulação materna e estão próximos da faixa de referência não gravídica.[33] Esses dados sugerem que a placenta é a fonte do CRH circulante elevado durante a gestação.[26,33,34]

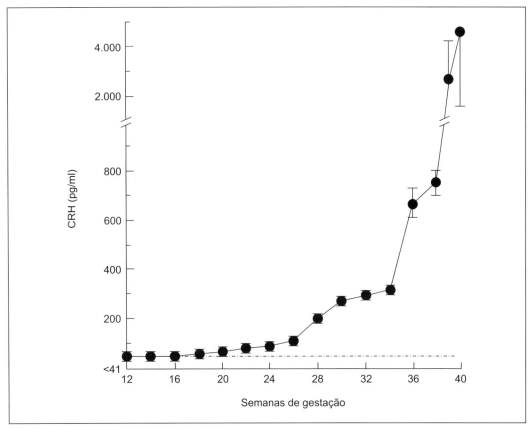

Figura 6.2 As concentrações plasmáticas de CRH em sete mulheres durante a gravidez. As amostras foram obtidas com 1 a 2 semanas de intervalo, iniciando-se a partir da 12ª semana de gestação. (Adaptada da Ref. 1.)

A regulação da produção de CRH placentário não é bem compreendida. Em um estudo, os valores circulantes não foram alterados pela administração de 12mg de betametasona,[35] enquanto em outros encontrou-se aumento das concentrações do CRH nos plasmas materno e fetal, bem como no líquido amniótico, após a administração de betametasona.[36]

Acredita-se que os efeitos maternos sistêmicos do CRH elevado na gravidez sejam limitados. Isso se deveria à ligação do CRH bioativo livre à CRH-BP, uma glicoproteína de 322 aminoácidos.[37] Embora a CRH-BP tenha sido demonstrada principalmente no cérebro de mamíferos, no ser humano ela também está presente no fígado e na placenta.[1]

A CRH-BP humana se liga ao CRH humano, mas não ao CRH ovino. Os níveis circulantes da CRH-BP no início e no meio da gestação são semelhantes aos valores não gravídicos, sugerindo que, em contraste com a CBG, a CRH-BP não é estimulada pelos níveis estrogênicos elevados durante a gravidez. Entre a 34ª e a 35ª semana de gestação, as concentrações da CRH-BP caem cerca de

60%, levando a elevações do CRH livre (Figura 6.3).[38]

Receptores do CRH (CRH-R) estão presentes em tecidos reprodutivos, como a placenta e o endométrio; ademais, estão amplamente distribuídos em todo o sistema nervoso central, coração, pulmão, músculo esquelético, pele e órgãos linfáticos.[39] CRH-R estão localizados no miométrio de não grávidas, e o CRH durante a gravidez pode regular a contratilidade miometrial mediante um efeito direto sobre as células do miométrio. Existem duas isoformas diferentes desses receptores, CRH-R1 e CRH-R2, que compartilham 70% de homologia de sequência.[39]

Não existe correlação entre o CRH e o ACTH plasmáticos ou o cortisol total ou livre, sugerindo que o CRH placentário não é o único regulador do eixo pituitário-adrenal materno, ou que a regulação ocorre de forma parácrina na placenta.[10,33] Esses resultados podem ser consistentes com o conceito de que a função do eixo HHA permanece intacta durante a gravidez normal, apesar das observações indicativas de dessensibilização dos corticotrofos hipofisários maternos. O principal estímulo para o aumento da atividade do eixo HHA no terceiro trimestre parece ser o CRH placentário.[1,3]

Embora o CRH seja um importante regulador dos eixos HPA materno e fetal durante a gravidez, ele também desempenha um papel mais amplo na reprodução feminina (Tabela 6.1).[32] Existem evidências de que o CRH facilita a decidualiza-

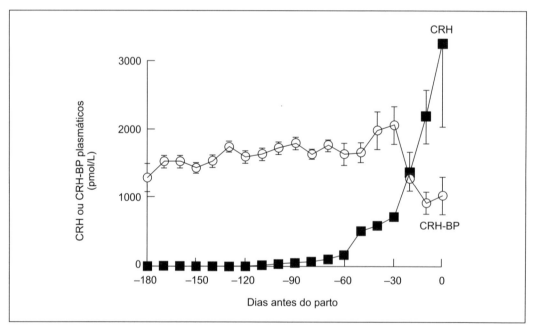

Figura 6.3 Comparação entre as concentrações molares de CRH (■) e CRH-BP (O) no plasma materno durante os 180 dias finais de gestação, terminando em trabalho de parto espontâneo a termo (37 a 42 semanas de gestação). Cada ponto representa a média (± SEM) das amostras agrupadas por intervalos de 10 dias, calculados retrospectivamente a partir da data do parto (média de 59 amostras em cada momento). As concentrações de CRH e CRH-BP são significativamente diferentes ($P < 0,002$) em todos os pontos, exceto no cruzamento das duas curvas, 20 dias antes do parto. (Adaptada da Ref. 1.)

Tabela 6.1 Papéis reprodutivos do CRH

CRH reprodutivo	Papéis potenciais
CRH uterino	Decidualização Implantação blastocística e tolerância materna precoce
CRH placentário	Manutenção da circulação fetoplacentária Esteroidogênese adrenal fetal Início da parturição
CRH ovariano	Inibição da produção de esteroides sexuais femininos Maturação folicular Ovulação Luteólise

Adaptada da Ref. 1.

ção, a implantação e a função ovariana.[32] O CRH materno funciona como um relógio biológico que determina a duração da gestação, e a ativação prematura ou acelerada do sistema do CRH placentário pode estar associada com início mais precoce do trabalho de parto e do parto.[40] O CRH placentário também pode ser um marcador de risco para parto prematuro. O CRH é geralmente mais elevado em mulheres com trabalho de parto espontâneo do que naquelas que requerem indução, o que é consistente com um papel central no início do parto.[41]

O possível papel das urocortinas 1 e 2 na reprodução humana foi recentemente revisto.[42] A Tabela 6.2 ilustra seus su-

Tabela 6.2 Urocortinas e expressão de peptídeos relacionados às urocortinas, funções estabelecidas e supostos efeitos sobre diferentes tecidos reprodutivos

	Peptídeos e receptores expressos	Funções
Ovário	Urocortina 1; CRH; receptores CRH1 e CRH2(a)	*Supostas*: esteroidogênese ovariana (regressão lútea)
Endométrio	Urocortina 1; CRH; receptores CRH1(a), CRH1(b) e CRH2(a)	*Supostas*: crescimento celular; decidualização; implantação; hormonogênese e fluxo sanguíneo local
Placenta	Urocortina 1; CRH; receptores CRH1(a), CRH-Rc e CRH2(b)	*Estabelecidas*: ACTH, PG e secreção de ativina A; relaxamento da vasculatura placentária *Supostas*: controle do trabalho de parto
Miométrio	Urocortina 1 e urocortin 2; CRH; receptores CRH1(a), CRH1(b), CRH2(a) e CRH2(b)	*Estabelecidas*: estimulação (urocortinas) e inibição (CRH) da contratilidade *Supostas*: controle do tônus vascular
Próstata	Urocortina 1; receptores do CRH (ratos)	*Supostas*: secreção de PG; influência sobre o transporte de espermatozoides; contratilidade miometrial; fluxo sanguíneo local

CRH-RC: variante emendada do receptor C do CRH; CRH1: receptor tipo 1 do CRH; CRH2(a): receptor tipo 2a do CRH; CRH1(a): receptor tipo 1a do CRH; CRH 1(b): receptor tipo 1b do CRH; CRH 2(b): receptor tipo 2b do CRH; PG: prostaglandinas.
Adaptada das Refs. 1 e 42.

postos efeitos principais. Urocortinas são membros da família do peptídeo CRH e compartilham entre 35% e 43% de homologia de sequência com CRH. Na gravidez tardia de ovinos, o cortisol estimula o mRNA da urocortina hipofisária, sugerindo que a urocortina pode ser parcialmente responsável pelo mecanismo de ativação sustentada do eixo HHA.[43] Em ratos, a urocortina estimula o aumento do ACTH em culturas de células da hipófise e no plasma, com potência similar ou superior à do CRH.[42,44] A hipófise é o sítio com maior imunorreatividade para urocortina em humanos.[45] Expressão de urocortina 1 também ocorre na placenta humana, no córion e no âmnio.[42] No entanto, os níveis plasmáticos de urocortina não se alteram durante a gestação até o trabalho de parto, quando então aumentam.[1,42] Recentes estudos *ex vivo* são consistentes com um papel de promoção da contratilidade miometrial.[46] Urocortina 1 causa relaxamento da vascularização placentária, que estimula a liberação de prostaglandina E2 *in vitro* e pode, assim, aumentar a liberação de prostaglandina *in vivo*.[1,47] Urocortina tem efeito estimulante sobre a secreção equimolar de ACTH pelo CRH e pode maximizar a liberação do ACTH placentário.[1,46] Estudos recentes demonstram que a urocortina 2 interage com o CRH-miometrial R2S para estimular a contratilidade miometrial.[48] Enquanto as urocortinas provavelmente estimulam a contratilidade do miométrio, o CRH atua de maneira inibitória mediante seus efeitos sobre uma via dependente de uma sintase do óxido nítrico.[1,42] O CRH e as urocortinas se ligam à CRH-BP com avidez semelhante, e sua atividade biológica é significativamente dependente da disponibilidade do hormônio livre.[1,42]

Mineralocorticoides

A gravidez normal é caracterizada pela adaptação do sistema renina-angiotensina (SRA) a demandas aumentadas sobre a circulação materna. A gestação normal está associada a distensibilidade vascular aumentada e diminuição da resistência vascular periférica.[1] Enquanto o volume intravascular em pacientes grávidas aumenta em cerca de 45%, a pressão arterial cai, apesar de um aumento de 25% a 50% do débito cardíaco.[1,49] A gravidez está associada a aumentos na taxa de filtração glomerular em 50% e a aumento de 5.000 a 20.000mEq na carga filtrada de sódio. Gestantes normais retêm 200 a 300mEq de sódio; além disso, há aumento de 4 a 6 litros no líquido extracelular.[1,49]

As concentrações plasmáticas de progesterona aumentam progressivamente durante a gravidez para valores entre 100 e 300ng/mL, em paralelo com o aumento nos níveis plasmáticos de estradiol.[1,49] Agindo como antagonista dos receptores mineralocorticoides, a progesterona reduz a reabsorção de sódio; ela também contribui para a redução da resistência vascular sistêmica, causando relaxamento do músculo liso.[50] Por outro lado, níveis aumentados de estradiol e estriol durante a gravidez estão associados a elevadas concentrações de renina e aumento da regulação do SRA.[1,49]

Contra esse pano de fundo de alterações fisiológicas normais que ocorrem na gravidez, elevações nos níveis de mineralocorticoides parecem necessárias para manter o equilíbrio normal de sódio e a homeostase de volume. Embora o SRA esteja marcadamente estimulado durante a gravidez, tanto a renina como a aldosterona respondem fisiologicamente, ainda que com um *set point* alterado. Bloqueio do receptor do mineralocorticoide em modelos animais demonstram que a aldosterona e o SRA são de importância crucial para o crescimento e desenvolvimento fetais.[1]

Sistema renina-angiotensina

O SRA envolve uma cascata de eventos que precede a clivagem do decapeptídeo angiotensinogênio em angiotensina I, mediada pela renina. Angiotensina I pode então ser clivada pela enzima conversora de angiotensina para o octapeptídeo angiotensina II, que promove a síntese e a secreção de aldosterona. Enquanto a renina é produzida principalmente nos rins, o SRA está regulado para cima durante a gravidez, e a unidade fetoplacentária é um importante local de atividade adicional do SRA.[51,52]

A atividade da renina plasmática aumenta no início do primeiro trimestre da gestação normal, atingindo valores quase três a sete vezes maiores do que o normal para o terceiro trimestre (Figura 6.4).[1,49,52] Aproximadamente 50% desse aumento é atribuído a aumento do substrato da renina plasmática, e as mudanças observadas na gravidez são independentes do sódio ou potássio.[49] Uma correlação positiva existe entre o substrato da renina plasmática e estriol e estradiol plasmáticos, apoiando a visão de que os aumentos são mediados por estrogênios elevados durante a gesta-

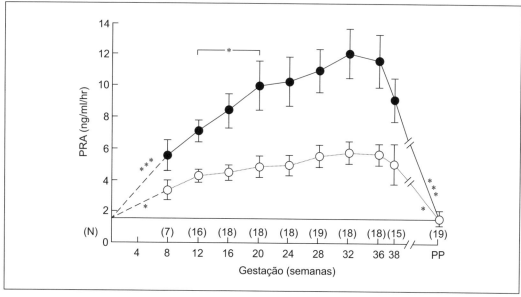

Figura 6.4 Mudanças sequenciais na atividade da renina plasmática (PRA) (·) e na PRA normalizada para valores do substrato pós-parto *post-partum* (PP) (O) (média ± DP) durante a gravidez (*: $P < 0,05$; ***: $P < 0,001$). (Adaptada da Ref. 1.)

ção.[49] Concentrações aumentadas de renina foram também demonstradas no útero, na placenta e no líquido amniótico.[51,53]

O ovário produz renina e pró-renina.[54] No entanto, outros fatores influenciam a concentração plasmática de renina, incluindo alterações na ingestão de sal, a pressão arterial, efeitos da progesterona, o aumento da concentração do substrato da renina e a unidade fetoplacentária.[1,49,51,54] A resposta da renina plasmática à postura ou à sobrecarga salina na gravidez é semelhante, em direção e magnitude, ao observado em mulheres não grávidas, consistente com a regulação fisiológica intacta.[55] No entanto, a excreção urinária de sódio antes e após a infusão de soro fisiológico é mais baixa na gravidez, em virtude de uma necessidade aumentada de sódio para a homeostase.[55]

O angiotensinogênio é o substrato para renina que libera angiotensina I. Aumentos no angiotensinogênio plasmático são semelhantes aos da renina, atingindo um platô em torno da 20ª semana de gestação; eles também, supostamente, estão relacionados com a exposição estrogênica.[1,52]

Regulação da aldosterona

Na gravidez normal, a aldosterona plasmática e a urinária se elevam, em associação com o aumento da zona *fasciculada*.[1,56] As concentrações plasmáticas da aldosterona estão elevadas em cinco a sete vezes durante o primeiro trimestre e continuarão a aumentar até a 38ª semana de gestação, quando elevações de 10 a 20 vezes serão alcançadas.[1,56] Em contraste com a deoxicorticosterona (DOC) e o cortisol, a aldosterona não está substancialmente ligada às proteínas plasmáticas.[56] Existe aumento desproporcional das concentrações plasmáticas de aldosterona em comparação com a magnitude da secreção de renina, sugerindo um possível aumento de algum outro fator desconhecido associado à gravidez que contribua para as concentrações plasmáticas de aldosterona na gestação.[1,57]

Outros mineralocorticoides

Corticosterona, desoxicortisol e cortisona acompanham o aumento do cortisol de duas a três vezes o visto durante a gestação.[9] DOC plasmático, um potente mineralocorticoide, aumenta em duas vezes durante o primeiro trimestre, atingindo níveis máximos de 60 a 100ng/100mL no terceiro trimestre, e pode contribuir para a retenção de sódio na gravidez.[58]

Regulação do eixo HPA

Estímulo da secreção de cortisol pelo ACTH

Há aproximadamente cinco décadas foi demonstrado que, no final da gestação, as glândulas suprarrenais têm responsividade aumentada ao ACTH, em comparação com mulheres não grávidas.[59] Estudos posteriores mostraram elevação uma a duas vezes maior do cortisol plasmático após estímulo com ACTH sintético quando grávidas e não grávidas foram comparadas.[60] Havia especulação de que essa aparente resposta aumentada poderia ser devida, em parte, a atraso na depuração do cortisol.[59] Há também maior aumento absoluto na resposta do cortisol não ligado, que aumenta à medida que avança a gravidez.[1]

McKenna e cols.[61] avaliaram as respostas de seis mulheres saudáveis a 1μg de ACTH entre a 24ª e a 34ª semana de gestação. A resposta média do pico de cortisol foi de 44μg/dL, que foi atingido em uma média de 27 minutos após a cortrosina.

Estímulo da secreção de ACTH pelo CRH e pela vasopressina

O CRH exógeno humano, na dose de 1μg/kg, não conseguiu aumentar a concentração plasmática de cortisol ou ACTH em sete mulheres grávidas, 1 semana antes da data prevista do parto.[62] Apesar de duas mulheres apresentarem vermelhidão transitória, outros efeitos colaterais materno-fetais não foram anotados.[62] Em contrapartida, nas mesmas mulheres estudadas 4 a 5 semanas após o parto, houve rápida resposta do ACTH ao CRH administrado. Outros pesquisadores, utilizando dose mais elevada (2μg/kg) durante o terceiro trimestre de gravidez, demonstraram que os incrementos no ACTH e no cortisol foram semelhantes aos de mulheres não grávidas.[63] Enquanto a resposta do CRH pode estar diminuída em razão dos efeitos da CRH-BP, estudos *in vitro* de colunas hipofisárias continuamente perfundidas com CRH demonstraram respostas inicialmente rápidas da secreção de β-endorfina, a qual gradualmente declinou à linha de base após um período de horas.[64] Essas observações são consistentes com a hipótese proposta por Schulte e cols.[62] de que o embotamento da resposta do CRH pode surgir em virtude das altas concentrações do cortisol endógeno, resultando em dessensibilização dos corticotrofos hipofisários.

Como observado anteriormente, os níveis plasmáticos de CRH são relativamente estáveis durante o terceiro trimestre,[10] sugerindo que a secreção circadiana e pulsátil de ACTH a partir do corticotrofo pode ser conduzida por outro secretagogo.[65] A arginina-vasopressina tem sido postulada para preencher esse papel, já que é secretada de forma pulsátil, com aumento circadiano na amplitude.[66] Goland e cols.[66] sugeriram que a estimulação crônica do CRH placentário sobre o eixo hipofisário-adrenal durante a gravidez leva a uma resposta aumentada à vasopressina e a uma *downregulation* da resposta ao CRH exógeno.

A resposta ao estresse

A capacidade de um indivíduo estabelecer uma resposta adequada ao estresse durante o período pré-natal está preservada na gestação normal.[1] Os níveis de ACTH e cortisol estarão posteriormente aumentados durante o estresse do trabalho de parto (ver adiante).

Supressão do eixo HHA pelos glicocorticoides

A resposta do eixo HHA aos glicocorticoides exógenos durante a gravidez está embotada. Os primeiros estudos de casos de gravidez humana mostraram supressão nos 17-OHCS urinários de aproximadamente 55% após a administração de 4 a 6mg de dexametasona.[1] Mulheres no terceiro trimestre tratadas com altas doses de glicocorticoides (dexametasona, 24mg) antes do parto apresentam níveis suprimidos de ACTH dentro das primeiras 24 horas pós-parto, em comparação com controles sem tratamento, mas esses efeitos são de curta duração.[1,67] Após a administração endovenosa de 4mg de dexametasona a mulheres no segundo trimestre com hiperplasia adrenal congênita, supressão de aproximadamente 60% no cortisol plasmático foi observada dentro de 2 horas, continuando por até 8 horas. Até 90% de supressão foi alcançada após a administração de 12mg de dexametasona em doses divididas.[68,69]

Odagiri e cols.[70] demonstraram supressão de 40% *vs.* 87% no cortisol no plasma e efeitos semelhantes no UFC depois da administração de 1mg de dexametasona no segundo e terceiro trimestres da gravidez normal, em comparação com controles não grávidas (Figura 6.5). Enquanto a maioria das mulheres não grávidas mostrou evidente supressão do cortisol plasmático, houve ampla gama de variação nas respostas em mulheres grávidas. Gestação avançada associou-se à perda crescente da supressibilidade após 1mg de dexametasona.[71] Essa diminuição na ação supressora da dexametasona tem sido atribuída aos efeitos da CBG sobre o cortisol, à refratariedade tissular aos glicocorticoides ou à redefinição do mecanismo de *feedback* do HHA materno.[71] Outras teorias postulam

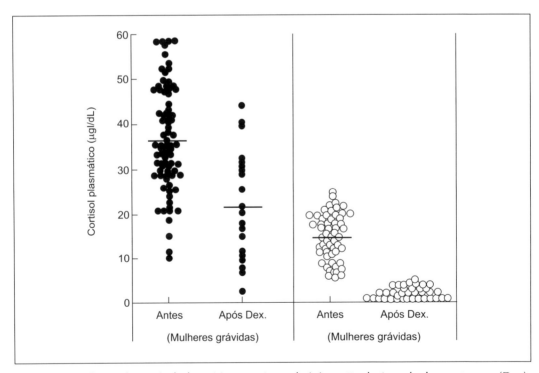

Figura 6.5 Mudança do cortisol plasmático e após a administração de 1mg de dexametasona (Dex) em mulheres grávidas (·). O sangue foi coletado às 8h. Uma única dose de dexametasona foi administrada por via oral às 23h, e o sangue foi retirado às 8h do dia seguinte. (Adaptada da Ref. 1.)

que efeitos da progesterona podem contribuir para a resistência dos tecidos.[1,71] Outros fatores de confusão, como fontes extra-hipofisárias de ACTH e CRH, provavelmente também contribuem. Embora a gravidez possa alterar a absorção de dexametasona, há relatos contraditórios examinando sua biodisponibilidade. Em uma série, a biodisponibilidade por via oral representou 72% daquela por via IM.[72] Em outra série, a biodisponibilidade de uma dose oral de 8mg foi semelhante à da dose de 6mg IM.[73]

O eixo HHA durante a parturição e o pós-parto

As concentrações plasmáticas de CRH, ACTH e cortisol aumentam várias vezes com o início do trabalho de parto e o parto.[3,33] Os níveis máximos de CRH ocorrem dentro de 48 horas antes do parto e caem durante o trabalho de parto, o que está de acordo com um papel preponderante do CRH na parturição. Enquanto os níveis de CRH caem durante o parto, a secreção de ACTH atinge o máximo durante o trabalho de parto e o parto, demonstrando que o eixo não é completamente suprimido.[41] Trabalho de parto e nascimento são situações de estresse agudo, e os níveis periféricos de ACTH plasmático materno estão 10 vezes elevados durante o trabalho de parto, em comparação com o observado em não gestantes.[74] O ACTH não atravessa a placenta, e há um gradiente de duas vezes no ACTH plasmático no sangue do cordão em comparação com os níveis mais elevados no sangue materno durante o parto.[1,74] Em estudo inicial, o parto vaginal foi associado a valores de cortisol plasmático mais elevados do que durante cesarianas.[7] Estudo posterior demonstrou que os níveis de ACTH, β-endorfina, e β-lipotrofina eram mais altos logo após o parto vaginal do que após cesariana; embora em ambos os grupos caíssem rapidamente para valores normais, os níveis de ACTH foram mais elevados no grupo da cesariana aos 30 minutos pós-parto, refletindo o estresse cirúrgico.[18]

No período pós-parto imediato, os níveis plasmáticos de CRH, ACTH e cortisol caem rapidamente em direção aos valores não gravídicos, de acordo com sua meia-vida biológica.[8,74] Tanto o CRH como o ACTH normalizam dentro de 2 horas após o parto, enquanto a normalização dos níveis do cortisol no plasma é mais demorada.[1] Em uma série, os níveis médios do cortisol plasmático 24 horas após o parto foram de 5,4μg/dL, em comparação com o segundo (18,8μg/dL) e terceiro trimestres da gestação (20,3μg/dL).[11] Padrões diurnos de ACTH estão presentes no período pós-parto.[1,7,10]

Em uma série, no período pós-parto imediato, 82% das mulheres não tiveram supressão normal do cortisol após a administração de 1mg de dexametasona.[75] Essa anormalidade pode persistir por até 2 a 3 semanas em uma proporção significativa de mulheres, mas geralmente reverte a partir da quinta semana pós-parto.[76]

CONSIDERAÇÕES FINAIS

O eixo HHA desempenha importante papel fisiológico na gravidez normal, contribuindo para regulação da fertilidade materna, parturição, controle da pressão arterial e equilíbrio do sódio. Do mesmo modo, a gestação humana normal afeta dramaticamente o eixo HHA. De fato, o aumento da produção de estrogênios pela placenta estimula a produção hepática da CBG, cujas concentrações permanecem elevadas até o 12º dia pós-parto, resultando em aumento dos níveis do cortisol sérico. O cortisol livre urinário e o ACTH plasmático também se elevam por mecanismos distintos.

REFERÊNCIAS

1. Lindsay JR, Nieman LK. The hypothalamic-pituitary-adrenal axis in pregnancy: challenges in disease detection and treatment. Endocr Rev 2005; 26:775-9.
2. Vilar L, Freitas MC, Lima LH et al. Cushing's syndrome in pregnancy: an overview. Arq Bras Endocr Metab 2007; 51:1293-302.
3. Carr BR, Parker Jr CR, Madden JD et al. Maternal plasma adrenocorticotropin and cortisol relationships throughout human pregnancy. Am J Obstet Gynecol 1981; 139:416-22.
4. Scott EM, McGarrigle HH, Lachelin GC. The increase in plasma and saliva cortisol levels in pregnancy is not due to the increase in corticosteroid-binding globulin levels. J Clin Endocrinol Metab 1990; 71:639-44.
5. Meulenberg PM, Hofman JA. The effect of oral contraceptive use and pregnancy on the daily rhythm of cortisol and cortisone. Clin Chim Acta 1990; 190:211-21.
6. Demey-Ponsart E, Foidart JM, Sulon J, Sodoyez JC. Serum CBG, free and total cortisol and circadian patterns of adrenal function in normal pregnancy. J Steroid Biochem 1982; 16:165-9.
7. Mukherjee K, Swyer GI. Plasma cortisol and adrenocorticotrophic hormone in normal men and non-pregnant women, normal pregnant women and women with pre-eclampsia. J Obstet Gynaecol Br Commonw 1972; 79:504-12.
8. Burke CW, Roulet F. Increased exposure of tissues to cortisol in late pregnancy. Br Med J 1970; 1:657-9.
9. Dorr HG, Heller A, Versmold HT et al. Longitudinal study of progestins, mineralocorticoids, and glucocorticoids throughout human pregnancy. J Clin Endocrinol Metab 1989; 68:863-8.
10. Allolio B, Hoffmann J, Linton EA et al. Diurnal salivary cortisol patterns during pregnancy and after delivery: relationship to plasma corticotrophin-releasing-hormone. Clin Endocrinol (Oxf) 1990; 33:279-89.
11. Cousins L, Rigg L, Hollingsworth D et al. Qualitative and quantitative assessment of the circadian rhythm of cortisol in pregnancy. Am J Obstet Gynecol 1983; 145:411-6.
12. Fowden AL, Forhead AJ. Endocrine mechanisms of intrauterine programming. Reproduction 2004; 127:515-26.
13. Seckl JR, Cleasby M, Nyirenda MJ Glucocorticoids, 11β-hydroxysteroid dehydrogenase, and fetal programming. Kidney Int 2000; 57:1412-7.
14. Quinkler M, Oelkers W, Diederich S. Clinical implications of glucocorticoid metabolism by 11β-hydroxysteroid dehydrogenases in target tissues. Eur J Endocrinol 2001; 144:87-97.
15. Murphy BE. Conversion of cortisol to cortisone by the human uterus and its reversal in pregnancy. J Clin Endocrinol Metab 1977; 44:1214-7.
16. Phillips DI, Barker DJ, Fall CH et al. Elevated plasma cortisol concentrations: a link between low birth weight and the insulin resistance syndrome? J Clin Endocrinol Metab 1998; 83:757-60.
17. Kajantie E, Dunkel L, Turpeinen U et al. Placental 11β-hydroxysteroid dehydrogenase-2 and fetal cortisol/cortisone shuttle in small preterm infants. J Clin Endocrinol Metab 2003; 88:493-500.

18. Raisanen I. Plasma levels and diurnal variation of β-endorphin, β-lipotropin and corticotropin during pregnancy and early puerperium. Eur J Obstet Gynecol Reprod Biol 1988; 27:13-20.
19. Odagiri E, Sherrell BJ, Mount CD et al. Human placental immunoreactive corticotropin, lipotropin, and β-endorphin: evidence for a common precursor. Proc Natl Acad Sci USA 1979; 76:2027-31.
20. Chen CL, Chang CC, Krieger DT, Bardin CW. Expression and regulation of proopiomelanocortin-like gene in the ovary and placenta: comparison with the testis. Endocrinology 1986; 118:2382-9.
21. Genazzani AR, Petraglia F, Parrini D et al. Lack of correlation between amniotic fluid and maternal plasma contents of β-endorphin, β-lipotropin, and adrenocorticotropic hormone in normal and pathologic pregnancies. Am J Obstet Gynecol 1984; 148:198-203.
22. Petraglia F, Sawchenko PE, Rivier J, Vale W. Evidence for local stimulation of ACTH secretion by corticotropin-releasing factor in human placenta. Nature 1987; 328:717-9.
23. Sasaki A, Tempst P, Liotta AS et al. Isolation and characterization of a corticotropin-releasing hormone-like peptide from human placenta. J Clin Endocrinol Metab 1988; 67:768-73.
24. Magiakou MA, Mastorakos G, Webster E, Chrousos GP. The hypothalamic-pituitary-adrenal axis and the female reproductive system. Ann NY Acad Sci 1997; 816:42-56.
25. Sasaki A, Liotta AS, Luckey MM et al. Immunoreactive corticotropin-releasing factor is present in human maternal plasma during the third trimester of pregnancy. J Clin Endocrinol Metab 1984; 59:812-4.
26. Goland RS, Wardlaw SL, Stark RI et al. High levels of corticotropin-releasing hormone immunoactivity in maternal and fetal plasma during pregnancy. J Clin Endocrinol Metab 1986; 63:1199-203.
27. Sasaki A, Shinkawa O, Yoshinaga K. Immunoreactive corticotropin-releasing hormone in amniotic fluid. Am J Obstet Gynecol 1990; 162:194-8.
28. Petraglia F, Tabanelli S, Galassi MC et al. Human decidua and in vitro decidualized endometrial stromal cells at term contain immunoreactive corticotropin-releasing factor (CRF) and CRF messenger ribonucleic acid. J Clin Endocrinol Metab 1992; 74:1427-31.
29. Hillhouse EW, Grammatopoulos DK. Role of stress peptides during human pregnancy and labour. Reproduction 2002; 124:323-9.
30. Sorem KA, Smikle CB, Spencer DK et al. Circulating maternal corticotropin-releasing hormone and gonadotropin-releasing hormone in normal and abnormal pregnancies. Am J Obstet Gynecol 1996; 175:912-6.
31. Goland RS, Wardlaw SL, Blum M et al. Biologically active corticotropin-releasing hormone in maternal and fetal plasma during pregnancy. Am J Obstet Gynecol 1988; 159:884-90.
32. Kalantaridou SN, Makrigiannakis A, Mastorakos G, Chrousos GP. Roles of reproductive corticotropin-releasing hormone. Ann NY Acad Sci 2003; 997:129-35.
33. Campbell EA, Linton EA, Wolfe CD et al. Plasma corticotropin-releasing hormone concentrations during pregnancy and parturition. J Clin Endocrinol Metab 1987; 64:1054-9.
34. Fadalti M, Pezzani I, Cobellis L et al. Placental corticotropin-releasing factor. An update. Ann NY Acad Sci 2000; 900:89-94.
35. Tropper PJ, Goland RS, Wardlaw SL et al. Effects of betamethasone on maternal plasma corticotropin releasing factor, ACTH and cortisol during pregnancy. J PeriNat Med 1987; 15:221-5.
36. Marinoni E, Korebrits C, Di Iorio R et al. Effect of betamethasone in vivo on placental corticotropin-releasing hormone in human pregnancy. Am J Obstet Gynecol 1998; 178:770-8.

37. Potter E, Behan DP, Fischer WH et al. Cloning and characterization of the cDNAs for human and rat corticotropin releasing factor-binding proteins. Nature 1991; 349:423-6.
38. Linton EA, Perkins AV, Woods RJ et al. Corticotropin releasing hormone-binding protein (CRH-BP): plasma levels decrease during the third trimester of normal human pregnancy. J Clin Endocrinol Metab 1993; 76:260-2.
39. Sehringer B, Zahradnik HP, Simon M et al. mRNA expression profiles for corticotrophin-releasing hormone, urocortin, CRH-binding protein and CRH receptors in human term gestational tissues determined by real-time quantitative RT-PCR. J Mol Endocrinol 2004; 32:339-48.
40. Wadhwa PD, Porto M, Garite TJ et al. Maternal corticotropin-releasing hormone levels in the early third trimester predict length of gestation in human pregnancy. Am J Obstet Gynecol 1998; 179:1079-85.
41. Ochedalski T, Zylinska K, Laudanski T, Lachowicz A. Corticotrophin-releasing hormone and ACTH levels in maternal and fetal blood during spontaneous and oxytocin-induced labour. Eur J Endocrinol 2001; 144:117-21.
42. Florio P, Vale W, Petraglia F. Urocortins in human reproduction. Peptides 2004; 25:1751-7.
43. Holloway AC, Howe DC, Chan G et al. Urocortin: a mechanism for the sustained activation of the HPA axis in the late-gestation ovine fetus? Am J Physiol Endocrinol Metab 2002; 283:E165-E171.
44. Asaba K, Makino S, Hashimoto K. Effect of urocortin on ACTH secretion from rat anterior pituitary in vitro and in vivo: comparison with corticotropin-releasing hormone. Brain Res 1998; 806:95-103.
45. Iino K, Sasano H, Oki Y et al. Urocortin expression in human pituitary gland and pituitary adenoma. J Clin Endocrinol Metab 1997; 82:3842-50.
46. Petraglia F, Florio P, Benedetto C et al. Urocortin stimulates placental adrenocorticotropin and prostaglandin release and myometrial contractility in vitro. J Clin Endocrinol Metab 1999; 84:1420-3.
47. Muramatsu Y, Sugino N, Suzuki T et al. Urocortin and corticotropin-releasing factor receptor expression in normal cycling human ovaries. J Clin Endocrinol Metab 2001; 86:1362-9.
48. Karteris E, Hillhouse EW, Grammatopoulos D. Urocortin II is expressed in human pregnant myometrial cells and regulates myosin light chain phosphorylation: potential role of the type-2 corticotropin-releasing hormone receptor in the control of myometrial contractility. Endocrinology 2004; 145:890-900.
49. Wilson M, Morganti AA, Zervoudakis I et al. Blood pressure, the renin-aldosterone system and sex steroids throughout normal pregnancy. Am J Med 1980; 68:97-104.
50. Quinkler M, Meyer B, Oelkers W, Diederich S. Renal inactivation, mineralocorticoid generation, and 11β-hydroxysteroid dehydrogenase inhibition ameliorate the antimineralocorticoid effect of progesterone in vivo. J Clin Endocrinol Metab 2003; 88:3767-72.
51. Nielsen AH, Schauser KH, Poulsen K. Current topic: the uteroplacental renin-angiotensin system. Placenta 2000; 21:468-77.
52. Brown MA, Wang J, Whitworth JA. The renin-angiotensin-aldosterone system in pre-eclampsia. Clin Exp Hypertens 1997; 19:713-26.
53. Hagemann A, Nielsen AH, Poulsen K. The uteroplacental renin-angiotensin system: a review. Exp Clin Endocrinol 1994; 102:252-61.
54. Itskovitz J, Sealey JE. Ovarian prorenin-renin-angiotensin system. Obstet Gynecol Surv 1987; 42:545-51.
55. Weinberger MH, Kramer NJ, Grim CE, Petersen LP. The effect of posture and saline loading on plasma renin activity and aldosterone concentration in pregnant, non-pregnant and estrogen-treated women. J Clin Endocrinol Metab 1977; 44:69-77.

56. Nolten WE, Ehrlich EN. Sodium and mineralocorticoids in normal pregnancy. Kidney Int 1980; 18:162-72.
57. Brown MA, Broughton Pipkin F, Symonds EM. The effects of intravenous angiotensin II upon blood pressure and sodium and urate excretion in human pregnancy. J Hypertens 1988; 6:457-64.
58. Nolten WE, Lindheimer MD, Oparil S, Ehrlich EN. Desoxycorticosterone in normal pregnancy. I. Sequential studies of the secretory patterns of desoxycorticosterone, aldosterone, and cortisol. Am J Obstet Gynecol 1978; 132:414-20.
59. Jailer JW, Christy NP, Longson D et al. Further observations on adrenal cortical function during pregnancy. Am J Obstet Gynecol 1959; 78:1-10.
60. Maeyama M, Nakagawa T. Effects of ACTH, metopirone and dexamethasone on maternal urinary steroid excretion in late pregnancy. Steroids 1970; 15:267-73.
61. McKenna DS, Wittber GM, Nagaraja HN, Samuels P. The effects of repeat doses of antenatal corticosteroids on maternal adrenal function. Am J Obstet Gynecol 2000; 183:669-73.
62. Schulte HM, Weisner D, Allolio B. The corticotrophin releasing hormone test in late pregnancy: lack of adrenocorticotrophin and cortisol response. Clin Endocrinol (Oxf) 1990; 33:99-106.
63. Suda T, Iwashita M, Ushiyama T et al. Responses to corticotropin-releasing hormone and its bound and free forms in pregnant and nonpregnant women. J Clin Endocrinol Metab 1989; 69:38-42.
64. Thomson M, Chan E-C, Falconer J et al. Desensitization of superfused isolated ovine anterior pituitary cells to human corticotropin-releasing factor. J Neuro Endocrinol 1990; 2:181-7.
65. Magiakou MA, Mastorakos G, Rabin D et al. The maternal hypothalamic-pituitary-adrenal axis in the third trimester of human pregnancy. Clin Endocrinol (Oxf) 1996; 44:419-28.
66. Goland RS, Wardlaw SL, MacCarter G et al. Adrenocorticotropin and cortisol responses to vasopressin during pregnancy. J Clin Endocrinol Metab 1991; 73:257-61.
67. Raisanen I, Salminen K, Laatikainen T. Response of plasma immunoreactive β-endorphin and corticotropin to isometric exercise in uncomplicated pregnancy and in pregnancy-induced hypertension. Eur J Obstet Gynecol Reprod Biol 1990; 35:119-24.
68. Kauppila A, Jouppila P, Karvonen P et al. Effect of dexamethasone on blood levels of ACTH, cortisol, progesterone, estradiol and estriol during late pregnancy. Int J Gynaecol Obstet 1976; 14:177-81.
69. Charnvises S, Fencl MD, Osathanondh R et al. Adrenal steroids in maternal and cord blood after dexamethasone administration at midterm. J Clin Endocrinol Metab 1985; 61:1220-2.
70. Odagiri E, Ishiwatari N, Abe Y et al. Hypercortisolism and the resistance to dexamethasone suppression during gestation. Endocrinol Jpn 1988; 35:685-90.
71. Elliott CL, Read GF, Wallace EM. The pharmacokinetics of oral and intramuscular administration of dexamethasone in late pregnancy. Acta Obstet Gynecol Scand 1996; 75:213-6.
72. Egerman RS, Pierce IV WF, Andersen RN et al. A comparison of the bioavailability of oral and intramuscular dexamethasone in women in late pregnancy. Obstet Gynecol 1997; 89:276-80.
73. Costa A, De Filippis V, Voglino M et al. Adrenocorticotropic hormone and catecholamines in maternal, umbilical and neonatal plasma in relation to vaginal delivery. J Endocrinol Invest 1988; 11:703-9.
74. Allen JP, Cook DM, Kendall JW, McGilvra R. Maternal-fetal ACTH relationship in man. J Clin Endocrinol Metab 1973; 37:230-4.
75. Greenwood J, Parker G. The dexamethasone suppression test in the puerperium. Aust NZ J Psychiatry 1984; 18:282-4.
76. Owens PC, Smith R, Brinsmead MW et al. Postnatal disappearance of the pregnancy-associated reduced sensitivity of plasma cortisol to feedback inhibition. Life Sci 1987; 41:1745-50.

CAPÍTULO 7

Síndrome de Cushing na Gravidez – Uma Visão Geral

Lucio Vilar
Maria da Conceição Freitas
Luiz Augusto Casulari
Amaro Gusmão
Oscar D. Bruno

INTRODUÇÃO

A gravidez é rara em mulheres com síndrome de Cushing (SC), com cerca de 150 casos relatados na literatura mundial, uma vez que o hiperandrogenismo e o hipercortisolismo suprimem a secreção hipofisária de gonadotrofinas. No entanto, como a SC resulta em aumento de complicações maternas e fetais, seu diagnóstico e tratamento precoces são fundamentais.[1,2]

O eixo hipotálamo-hipófise-adrenal (HHA) exerce profundos efeitos, principalmente inibitórios, sobre o eixo reprodutivo. De fato, enquanto o hormônio liberador da corticotrofina (CRH) inibe a secreção hipotalâmica do hormônio liberador das gonadotrofinas (GnRH), os glicocorticoides inibem a produção hipofisária do hormônio luteinizante (LH) e a secreção ovariana de estrogênio e progesterona, além de tornar tecidos-alvo do estrogênio, como o endométrio, resistentes aos esteroides gonadais.[3,4] Esses efeitos no eixo HHA são responsáveis pela "amenorreia hipotalâmica" do estresse, da depressão e dos distúrbios alimentares, bem como pelo hipogonadismo da SC.[5,6] Além disso, o CRH, principal regulador do eixo HHA, foi identificado na maioria dos tecidos reprodutivos do sexo feminino, incluindo o útero, a placenta e o ovário. O CRH placentário pode participar na fisiologia da gravidez, nas complicações do final da gravidez, como parto prematuro e pré-eclâmpsia, e também no início do parto. Níveis aumentados de CRH placentário desacoplado podem ser responsáveis pelo hipercortisolismo da segunda metade da gravidez. O hipercortisolismo é seguido por supressão transitória da secreção hipotalâmica de CRH no período pós-parto. Isso poderia explicar os estados depressivos frequentemente observados no período pós-parto.[3-6]

O diagnóstico clínico da SC durante a gravidez pode ser perdido em razão de manifestações que também ocorrem na gestação normal, como ganho de peso, hipertensão, fadiga, hiperglicemia e alterações emocionais. O diagnóstico bioquímico é difícil de ser estabelecido em virtude do hipercortisolismo normal de gestação.[2,7] Na verdade, a gravidez está associada a um estado de atividade aumentada do eixo HHA, evidenciada por elevações de cortisol livre urinário (UFC), cortisol plasmático total e livre e globulina ligadora dos corticosteroides (CBG).[7] Além disso, durante o final da gravidez, as glândulas suprarrenais demonstram resposta aumentada ao ACTH, em comparação a mulheres não grávidas.[7]

ALTERAÇÕES HORMONAIS NO EIXO HHA DURANTE A GRAVIDEZ E NO PÓS-PARTO

A gestação afeta intensamente o eixo HHA materno. O aumento da secreção de estrogênio placentário estimula a produção de CBG pelo fígado, estimulando assim a produção de cortisol e aumentando os níveis circulantes de cortisol ligado.[7] Entretanto, os valores de cortisol livre circulante e urinário também aumentam de maneira constante durante a gestação, atingindo valores semelhantes aos encontrados na SC.[1,7,8] O aumento do cortisol plasmático ocorre logo na 11ª semana de gestação,[9] atingindo um pico entre o primeiro e o segundo trimestre e um platô no terceiro trimestre.[10] A produção hepática elevada de CBG permanece pelo menos até o 12º dia pós-parto.[1,7] Cortisol salivar, outra medida de cortisol livre plasmático, é mais de duas vezes maior em comparação com controles não grávidas no terceiro trimestre.[7,11] O ritmo circadiano de cortisol é preservado, mas pode se mostrar parcialmente embotado.[7,11] A excreção do UFC aumenta paralelamente ao cortisol sérico no decorrer da gestação.[2,7] Em comparação a não grávidas, os níveis médios de UFC nas 24 horas encontram-se elevados em pelo menos 180% durante a gestação.[12,13]

Também foi demonstrado, no final da gestação e no pós-parto, que a dexametasona não suprime o cortisol plasmático e urinário com a mesma intensidade que no estado não gravídico.[2,14] Esse fenômeno tem sido atribuído aos efeitos da CBG sobre o cortisol, à refratariedade tecidual aos glicocorticoides e à alteração do mecanismo de *feedback* do HHA materno.[7,15]

Os níveis de ACTH plasmático se elevam ao longo da gestação, atingindo um pico durante o trabalho de parto e o parto.[7] A causa do aumento do ACTH durante a gravidez não está clara, mas pode incluir a síntese e liberação placentária de CRH e ACTH biologicamente ativos, a dessensibilização da hipófise ao *feedback* do cortisol ou a resposta aumentada da hipófise a fatores de liberação, como a vasopressina e o CRH.[7,8]

O CRH placentário é idêntico ao CRH hipotalâmico em estrutura, imunorreatividade e bioatividade.[3] Os níveis plasmáticos de CRH aumentam exponencialmente em 1.000 vezes com a progressão da gestação,[3] começando em torno da oitava semana de gestação[16] para atingir um pico máximo na 40ª semana.[17] Resposta embotada do ACTH e do cortisol ao CRH exógeno também pode ocorrer.[1,7]

No *pós-parto imediato*, os níveis plasmáticos de CRH, ACTH e cortisol diminuem rapidamente em direção ao intervalo não gravídico.[7] Tanto o CRH como o ACTH normalizam dentro de 2 horas após o parto, ao passo que a normalização do cortisol é mais demorada.[7,18] Falta de supressão normal do cortisol após a administração de 1mg de dexametasona é muito comum no pós-parto imediato, podendo persistir por até 2 a 3 semanas em proporção significativa das mulheres, mas essa anormalidade geralmente reverte a partir da quinta semana pós-parto.[19,20]

FREQUÊNCIA

A SC está raramente associada à gravidez, provavelmente porque o hipercortisolismo impede o desenvolvimento folicular normal e a ovulação.[2,7] A primeira descrição do SC na gravidez foi relatada por Hunt e McConahey, em 1953.[21] Desde então, cerca de 150 casos foram descritos na literatura.[1,2,7,8,22,23] Gravidezes múltiplas ocorreram em cerca de 10% dos pacientes.[7,9,24] A idade gestacional média no diagnóstico é de aproximadamente 18 semanas.[7,8]

ETIOLOGIA

A etiologia da SC difere em grávidas e não grávidas. Na verdade, os tumores adrenocorticais (sobretudo os adenomas) respondem por uma porcentagem desproporcionalmente elevada de casos de SC na gravidez (cerca de 55%),[7,8,25-27] em comparação com 17% a 29% na população não gestante (Tabela 7.1).[28-30] Inversamente, a doença de Cushing parece ser menos comum na gravidez, com taxas de 63% a 72% na população geral,[28-30] em comparação com 33% em 122 mulheres grávidas.[7,25,27,31,32] Secreção ectópica de ACTH (SEA) foi relatada como causa de SC em quatro pacientes, duas das quais tinham o diagnóstico de feocromocitoma.[33] Feocromocitoma também foi associado a um caso de aparente hipercortisolismo ACTH-independente na gravidez.[34] O aumento da incidência de SC suprarrenal durante a gravidez não é compreendido.[7] É possível que as mulheres com doença de Cushing sejam menos ovulatórias do que aquelas com doença adrenal primária, talvez porque elas sejam mais hiperandrogênicas.[7,35] Outra explicação provável é que expressão não identificada de receptor ilícito de LH/hCG tenha sido considerada como adenoma adrenal.[36,37]

Tabela 7.1 Comparação da etiologia da síndrome de Cushing em grávidas e na população adulta não grávida

Etiologia	Grávidas (n = 122)*	Não Grávidas (n = 499)**
Doença de Cushing	33%	63% a 68%
Tumores adrenocorticais	56%	17% a 29%
Secreção ectópica de ACTH	3,3%	6% a 8%
Outras/não identificada	8,1%	1% a 6,5%

SEA: secreção ectópica de ACTH; LSN: limite superior da normalidade.
* Adaptada da Ref. 8.
** Adaptada das Refs. 28-30.
Observação: em grávidas, cerca de 50% dos tumores adrenais secretores de cortisol cursam com valores de ACTH não suprimidos (> 10pg/mL).

A maioria das pacientes com secreção ectópica de ACTH tem hipercortisolismo grave e amenorreia, o que provavelmente explica a baixa prevalência dessa condição na gravidez.[7,32,33]

Houve alguns relatos de SC recorrente durante a gravidez que cursou com remissão espontânea após o parto ou aborto.[14,38,39] A SC induzida pela gravidez parece ser causada por uma ou mais substâncias produzidas pela unidade fetoplacentária. Tal ou tais compostos poderiam atuar por: (1) estímulo da hipófise materna a produzir ACTH que, por sua vez, estimularia as glândulas suprarrenais; (2) estimulação direta das glândulas adrenais maternas, ou (3) ativação de uma fonte ectópica de um estimulador da hipófise ou adrenal. A estimulação direta das adrenais maternas pode ser o resultado de níveis anormalmente altos de um produto da unidade fetoplacentária com ação estimuladora sobre as suprarrenais ou resposta anormal das suprarrenais a níveis gravídicos normais de um estimulador adrenal. Vários peptídeos placentários podem ser considerados possíveis candidatos, como CRF placentário, ACTH placentário ou um composto ainda não identificado.[14] A expressão ectópica de receptores para LH/hCG nas glândulas adrenais foi também sugerida como fator etiológico em alguns casos.[24]

MORBIDADE E MORTALIDADE MATERNA E FETAL

A SC está associada com morbidade e mortalidade significativas em aproximadamente 70% dos casos. As complicações mais comuns na gravidez são hipertensão e diabetes ou tolerância diminuída à glicose.[7,26,34] Em menor número de casos, as gravidezes foram associadas com má cicatrização, osteoporose, fratura, complicações psiquiátricas graves, insuficiência cardíaca materna e morte (Tabela 7.2).[7,40-42] A mortalidade materna é rara, e uma morte foi reportada no mês após o parto, como resultado de doença vascular cerebral e coagulação intravascular disseminada, causadas por um feocromocitoma.[33] Outra mulher morreu em decorrência de complicações da adrenalectomia e cesariana.[43]

Em revisão de 65 gestações em pacientes com SC, Buescher e cols.[26] encontraram hipertensão arterial em dois terços dos casos, intolerância à glicose em um terço e pré-eclâmpsia em cerca de 10%; além disso, três mortes maternas foram relatadas. A morbidade materna foi aparentemente mais grave em pacientes com neoplasias adrenais do que naquelas com doença hipofisária. Os desfechos maternos podem, porém, ser melhorados mediante a reversão do hipercortisolismo.[24]

Hemorragia intraventricular causou outra morte infantil.[44] Viardot e cols.[45] relataram dois casos de gravidez em pacientes com SC que desenvolveram uma grave, súbita e precoce síndrome HELLP (anemia hemolítica, elevação das enzimas hepáticas e baixa contagem de plaquetas), as quais evoluíram para o óbito fetal. Insuficiência adrenal fetal ocorre raramente e os sinais de excesso de glicocorticoides não foram relatados, sugerindo que a degradação do cortisol pela placenta protege o feto.[7,46] Malformações congênitas

Tabela 7.2 Frequência de complicações maternas e fetais observadas em casos de síndrome de Cushing durante a gravidez

Morbidade materna	Morbidade fetal
Hipertensão (68%)	Prematuridade (43%)
Diabetes ou tolerância alterada à glicose (25%)	Natimortos (6%)
Pré-eclâmpsia (14%)	Aborto espontâneo/morte intraútero (5%)
Osteoporose e fratura (5%)	Morte neonatal em dois casos (hepatite aguda; sepse e gastroenterite)
Insuficiência cardíaca (3%)	Retardo do crescimento intrauterino (21%)
Distúrbios psiquiátricos (4%)	Hipoadrenalismo (2%)
Infecção de ferida (2%)	Relatos isolados de fenda palatina, ducto arterioso patente e coarctação da aorta
Morte materna (2%)	Hemorragia intraventricular pós-parto (em dois casos)

Adaptada da Ref. 7.

também são raras.[7] Por exemplo, Fayol e cols.[47] apresentaram um caso de cardiomiopatia hipertrófica obstrutiva transitória em um recém-nascido cuja mãe teve hipercortisolismo em razão de uma lesão adrenal primária.

RASTREAMENTO E DIAGNÓSTICO

Características clínicas

Não há diferenças significativas nas características clínicas das mulheres grávidas e não grávidas com SC. Em ambas as situações, ganho de peso, hipertensão, equimoses de fácil aparecimento e hirsutismo geralmente estão presentes. Infelizmente, a SC com frequência não é detectada até 12 a 26 semanas de gestação, em parte porque as mudanças na aparência física são atribuídas à gravidez, e não à SC.[7,26]

Por outro lado, algumas das manifestações da SC podem ser atribuídas a complicações da gravidez (p. ex., diabetes gestacional, pré-eclâmpsia etc.), contribuindo para atraso no diagnóstico da SC.[1,2,8]

Exames de rastreamento

Em mulheres não grávidas, os exames de rastreamento para SC visam investigar maior produção de cortisol ou ritmo diurno alterado, ou documentar a ausência de supressão do cortisol após a administração de dexametasona. As mudanças gestacionais normais sobre o eixo HHA, como mencionado, alteram esses parâmetros e complicam o processo de rastreamento para SC.[1,7,10] Como comentado anteriormente, essas mudanças incluem aumento estrogênio-dependente da CBG, elevações na concentração plasmática de cortisol e ACTH, e um incremento de 2 a 3 vezes no cortisol livre plasmático e no UFC.[8,15] As três ferramentas mais úteis para o diagnóstico da SC são a medição dos níveis de UFC nas 24 horas, os testes de supressão com doses baixas de dexametasona (LD-DST) e a determinação do cortisol (salivar ou sérico) à meia-noite ou no final da noite (entre 23 horas e meia-noite).[28,48-50] No entanto, nenhum desses testes é perfeito, cada um tem diferentes sensibilidades e especificidades, e vários testes são geralmente necessários para se obter maior acurácia diagnóstica.[50,51]

Não existem alterações significativas quando os níveis médios de cortisol plasmático matinal são comparados em mulheres grávidas com SC e na gravidez normal.[1] Assim, como em não grávidas, as concentrações matinais de cortisol plasmático geralmente não estabelecem o diagnóstico de SC durante a gestação.[7]

O nadir noturno do cortisol plasmático é perdido na SC, mas fica preservado durante a gravidez normal, embora com valor absoluto maior.[7] Elevação de cortisol sérico à meia-noite ou no final da noite é encontrada em praticamente todas as mulheres não grávidas com SC. Assim, níveis elevados do cortisol salivar nesses mesmos horários têm sensibilidade de 90% a 96% e especificidade de 96% a 100%.[52,53] Como já mencionado, aumento do cortisol salivar no final da noite pode ocorrer no final da gravidez.[52] Há apenas um relato de caso que documentou a utilidade potencial do cortisol salivar.[54] Elevação do cortisol sérico à meia-noite ou no final da noite também ajudou a confirmar o hipercortisolismo em algumas gestantes.[53,54] No entanto, ainda não foi estabelecido um limiar de diagnóstico para a interpretação desses testes em pacientes grávidas.[7]

A dosagem do cortisol urinário reflete uma avaliação direta da circulação de cortisol livre (biologicamente ativo). Tem sido muitas vezes considerada o teste padrão-ouro para a detecção do hipercortisolismo. De fato, em alguns estudos evidenciou-se que a medição do UFC teve sensibilidade e especificidade de 95% a 100% e 98%, respectivamente, na diferenciação entre SC e obesidade.[49-51] No entanto, foi observado que 11% dos pacientes tiveram pelo menos uma de quatro coleções de 24 horas, com valores dentro da normalidade.[28] Em mulheres não grávidas, aumento do UFC acima de quatro vezes o valor normal é virtualmente diagnóstico da SC.[30,50] Durante a gravidez, a excreção do UFC é normal no primeiro trimestre, mas aumenta em até três vezes o limite superior do normal durante o segundo e terceiro trimestres.[12-14] Em recente revisão, aumento médio de oito vezes (variação de duas a 22 vezes) dos níveis do UFC foi encontrado em grávidas com SC.[8] Essa sobreposição de valores do UFC em mulheres grávidas com e sem SC sugere que somente valores do UFC no segundo e terceiro trimestres que excedam em três vezes o limite superior da normalidade devem ser considerados como indicativos de SC.[7,8]

Dois LD-DST são amplamente utilizados: o teste noturno e o teste de 48 horas. No primeiro, 1mg de dexametasona (DMS) é administrado às 23h e a concentração sérica do cortisol é medida no dia seguinte às 8h-9h. No teste de 48 horas, a DMS é dada na dose de 0,5mg a cada

6 horas, durante 2 dias, às 9h, 15h, 21h e 3h, com dosagens do cortisol sérico às 9h na início e no final do teste.[28,49] Para exclusão de SC, o valor do cortisol sérico deve ser de 1,8µg/dL (50nmol/L) ou menos em ambos os testes.[28,55] Em algumas séries, esse ponto de corte teve sensibilidade de 98% a 100%.[50,55] No entanto, em outras séries, cerca de 3% a 8% dos pacientes com doença de Cushing mantiveram a sensibilidade à DMS e houve supressão do cortisol sérico para menos de 1,8µg/dL nos LD-DST.[56,57] Como comentado anteriormente, a supressão do cortisol plasmático e do UFC pela DMS está embotada na gravidez.[7,14] Portanto, os LD-DST têm utilidade mais limitada na gravidez do que na população geral em virtude do aumento no risco de resultados falso-positivos.[7] No entanto, a gravidez não prejudica a sensibilidade desses testes. Entre 17 mulheres grávidas com SC, os níveis do cortisol plasmático após LD-DST variaram de 5,5 a 54,3µg/dL (152 a 1.499nmol/L).[8]

Em resumo, é recomendável a combinação da dosagem do UFC com a mensuração do cortisol salivar à meia-noite para o rastreamento da SC na gravidez. Valores do UFC mais de três a quatro vezes o limite superior da normalidade, associados à elevação do cortisol salivar no final da noite, são altamente sugestivos da SC.

Exames para o diagnóstico diferencial

As principais ferramentas para o diagnóstico diferencial são a determinação dos níveis plasmáticos de ACTH, testes dinâmicos não invasivos (testes de estímulo com CRH ou desmopressina e teste de supressão com dose alta de DMS [HD-DST]), cateterismo bilateral do seio petroso inferior e estudos de imagem.[28,30,49,50] A medição do ACTH plasmático é o primeiro passo a ser executado, a fim de determinar a etiologia da SC.[28] Hipercortisolismo, independentemente da causa, inibe a secreção de ACTH pelos corticotrofos normais. Em mulheres não grávidas com SC, os níveis de ACTH estão tipicamente reduzidos (<10pg/mL) em pacientes com distúrbios adrenais autônomos e inapropriadamente normais ou aumentados nos indivíduos com produção tumoral de ACTH (doença de Cushing ou SEA).[28,30]

Oito das 16 pacientes (50%) gestantes com SC causada por adenomas adrenais ou hiperplasia adrenal ACTH-independente tinham valores de ACTH superiores a 10pg/mL.[8] Portanto, pacientes grávidas com causas adrenais de SC nem sempre têm valores suprimidos de ACTH, provavelmente refletindo os efeitos do CRH placentário, o qual não é suprimido pelo hipercortisolismo.[7] Como consequência, os limiares diagnósticos recomendados para o ACTH na SC de origem adrenal na população geral não são válidos na gravidez e podem levar a um diagnóstico equivocado.[1,58]

Diante da suspeita de SC de origem adrenal, deve ser solicitada ressonância magnética (RM) abdominal (sem contraste). Como comentado, a maioria dos casos de SC na gravidez tem como causa um adenoma suprarrenal (Figura 7.1).

O racional para o HD-DST se baseia no fato de que, na maioria das situações, as células corticotróficas tumorais na do-

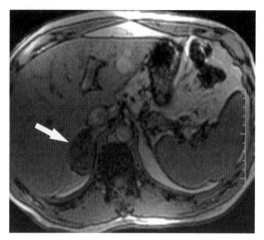

Figura 7.1 Adenoma adrenal de 2,6cm na adrenal direita, na imagem em T1 à ressonância magnética (seta).

ença de Cushing mantêm alguma capacidade de resposta aos efeitos de *feedback* negativo dos glicocorticoides, ao passo que os tumores ectópicos secretores de ACTH e as doenças adrenais autônomas, não.[28,50] O teste padrão ou clássico consiste na determinação do cortisol sérico ou UFC após a administração de DMS oral na dose de 2mg a cada 6 horas por 48 horas. Como esse teste é complicado e incômodo para os pacientes, uma alternativa preferível é o teste noturno, que consiste na administração de 8mg de dexametasona por via oral, às 23h, com a medida do cortisol sérico às 8h, antes e após a administração da DMS.[28,49] Classicamente, supressão do cortisol maior do que 50% é indicativa de doença de Cushing.[50] Esse ponto de corte proporciona sensibilidade de 60% a 100% e especificidade de 65% a 100% no teste padrão, enquanto os valores correspondentes no teste noturno são 60% a 100% e 59% a 92%, respectivamente.[28,59] Em nossa série, supressão do cortisol sérico superior a 50% após HD-DST foi observada em 78% dos pacientes com doença de Cushing, em um terço dos pacientes com SEA e em nenhum daqueles com doença autônoma adrenal.[30] No entanto, supressão do cortisol maior do que 80% só ocorreu em pacientes com doença de Cushing. No estudo multicêntrico italiano,[29] supressão do cortisol superior a 80% também teve 100% de especificidade para a doença de Cushing. Uma resposta similar raramente pode ser encontrada em pacientes com secreção ectópica de ACTH (SEA).[51,60]

Alguns autores têm defendido o abandono do HD-DST em virtude de sua limitada acurácia diagnóstica.[6,61] Nós acreditamos que esse teste pode ser útil quando analisado em conjunto com outros testes dinâmicos não invasivos (CRH ou desmopressina) ou quando a supressão do cortisol for maior do que 80%. Além disso, em gestantes, o teste pode ajudar a discriminar a forma adrenal da SC da doença de Cushing, o que pode ser útil em função das dificuldades na interpretação do ACTH plasmático e da prevalência aumentada de doenças adrenais na gravidez.[7] Em recente revisão sistemática, em nenhuma paciente com causa primária adrenal de SC houve supressão, enquanto quatro dos sete pacientes (57%) com doença de Cushing tiveram.[8]

A base para o *teste de estímulo com CRH* é o fato de que os corticotrofos tumorais permanecem responsivos ao CRH, enquanto os tumores adrenais e a grande maioria dos tumores ectópicos secretores de ACTH não respondem.[28,51] O teste envolve a coleta de amostras basais de cortisol e ACTH, após a administração endovenosa de 1µg/kg ou, com frequência maior, 100µg de CRH. A maior série individual definiu como critérios para a doença de Cushing aumentos de 35% no ACTH e 20% no cortisol após o CRH.[62] Nesse estudo, o teste de CRH teve sensibilidade e especificidade de 91% e 88%, respectivamente, utilizando os critérios do cortisol, enquanto os valores correspondentes com os critérios do ACTH foram 93% e 100%, respectivamente.[62]

O CRH ovino é substância classificada na categoria C do FDA (*Food and Drug Administration*), recomendada, portanto, para uso durante a gravidez apenas quando absolutamente indicado clinicamente. Em estudos em animais, nenhum efeito teratogênico ou reações adversas comportamentais foram encontrados após a administração de 100µg de CRH humano durante a organogênese.[58] Também foi mostrado que as respostas do ACTH plasmático ao CRH humano (1µg/kg) estavam reduzidas no terceiro trimestre das gestações normais.[63] Embora o teste de estímulo com CRH não tenha sido sistematicamente estudado na SC durante a gravidez, na literatura há relatos de aumento significativo do cortisol plasmático (44% a 130%), consistente com doença de Cushing cirurgicamente confirmada, e nenhum efeito adverso foi observado.[7,41,64,64a]

Uma alternativa ao teste do CRH é o *teste de estímulo com desmopressina (DDAVP)*, que envolve a administração endovenosa de 10µg de desmopressina.[30,50] Nesse teste, em algumas séries, a resposta do cortisol teve sensibilidade de 84% e especificidade de 83%, enquanto a resposta do ACTH revelou-se com pior desempenho (sensibilidade de 77% e especificidade de 73%).[28] No entanto, na nossa experiência, a acurácia dos dois testes não se mostrou significativamente diferente.[65] Além disso, a desmopressina é mais barata e mais facilmente disponível. Não encontramos nenhum relato sobre a utilização do teste da desmopressina durante a gravidez. Contudo, a terapia com desmopressina mostrou-se segura para a mãe e o feto no tratamento do diabetes insípido gestacional.[66]

Quanto aos estudos de imagem, a tomografia computadorizada está contraindicada durante a gravidez em virtude do risco de radiações ionizantes.[64] Portanto, uma avaliação adrenal por RM está indicada em pacientes com níveis de ACTH suprimidos ou normais/baixos. RM hipofisária deve ser realizada em todas as pacientes com aparente SC ACTH-dependente, enquanto RM torácica e abdominal devem ser consideradas para aquelas com suspeita de SEA. Uma declaração de consenso recente concluiu que a RM da hipófise pode fornecer um diagnóstico definitivo na presença de respostas do teste do CRH e do HD-DST compatíveis com doença de Cushing quando um adenoma pituitário com mais de 6mm for identificado.[48] Entretanto, por causa dos potenciais (mas não comprovados) efeitos teratogênicos da RM no primeiro trimestre, durante a organogênese, ela seria contraindicada nessa época, mas é considerada segura após a 32ª semana de gestação. Entre a 12ª e a 32ª semana, os potenciais riscos da RM devem ser pesados com seus potenciais benefícios.[7] Além disso, o uso do contraste gadolínio deve ser evitado durante a gravidez, porque se trata de agente classificado na categoria C do FDA.[7] Em uma série de indivíduos não grávidos, a sensibilidade da RM para a detecção da doença de Cushing diminuiu de 52% com contraste para 38% sem ele.[67] Vale a pena salientar, também, que a RM hipofisária vai detectar um tumor incidental (<6mm) em até 10% dos indivíduos saudáveis.[68] Além disso, como a hipófise aumenta de tamanho em até duas vezes no terceiro trimestre, pode haver aumento do número de incidentalomas identificados na gravidez com esses critérios.[7]

Para as mulheres grávidas com respostas ao CRH e ao HD-DST consistentes com a doença de Cushing, bem como lesões hipofisárias com mais de 6mm, geralmente nenhum teste adicional é necessário.[7] Para os outros casos, um procedimento invasivo, como o *cateterismo bilateral do seio petroso inferior* (CBSPI), pode ser necessário. O teste envolve o cateterismo dos seios petrosos, que fazem a drenagem venosa da glândula pituitária, e a obtenção de amostras simultâneas neles e em uma veia periférica para dosagem do ACTH, antes e depois da administração de CRH ou desmopressina. Um gradiente de ACTH central:periferia maior do que 2 (basal) ou 3 (após a administração de CRH ou desmopressina) é compatível com o diagnóstico de doença de Cushing (sensibilidade e especificidade de 94%).[69] Valores de gradientes menores são indicativos de SEA.[69] A percepção do risco de radiações ionizantes, provavelmente, tem limitado a realização do CBSPI na gravidez, e até recentemente havia apenas três casos na literatura em que esse procedimento foi realizado em grávidas.[8,64a] Precauções específicas, incluindo abordagem direta da jugular para inserção do cateter e a utilização de proteção adicional de uma barreira de chumbo, são necessárias durante a gravidez. Tem sido defendido que o CBSPI só deve ser considerado durante a gravidez após a conclusão de uma avaliação não invasiva cuidadosa e apenas em centros com experiência específica com a técnica. Também, como não se sabe se as pacientes grávidas com doença adrenal têm supressão completa da hipófise, os critérios usuais de interpretação do CBSPI não podem excluir esses casos.[7,8]

Em resumo, em pacientes com SC confirmada, um nível baixo de ACTH plasmático deve levar à realização de RM abdominal para estudo das adrenais. No entanto, em casos com ACTH elevado ou limítrofe, uma combinação de RM hipofisária, HD-DST e teste de estímulo com CRH ou desmopressina é sugerida para estabelecer a presença e a distinção entre as formas de SC ACTH-dependentes. CBSPI pode ser necessário em pacientes nos quais a combinação de testes dinâmicos não invasivos e RM não possibilitar uma definição diagnóstica.[1,8]

Na Tabela 7.3 encontra-se a comparação dos comportamentos de testes diagnósticos na gravidez normal e em pacientes com SC confirmada. Na Figura 7.2 consta o algoritmo sugerido pelos autores na investigação da SC durante a gravidez.

Tabela 7.3 Comparação do comportamento de testes diagnósticos na distinção entre síndrome de Cushing e gravidez

Parâmetro	Gravidez	Síndrome de Cushing
ACTH plasmático	Elevado	Normal ou elevado na doença de Cushing e na SEA; baixo, nos tumores adrenais*
Cortisol sérico basal	Aumentado	Aumentado
Cortisol salivar à meia-noite	Normal ou discretamente elevado (*no final da gestação*)	Elevado
Cortisol livre urinário	Aumentado (*em até três vezes o LSN*)	Aumentado (*em duas a 22 vezes o LSN*)
Supressão do cortisol sérico com doses baixas de dexametasona	Ausente	Ausente
Resposta do cortisol ao CRH	Normal ou diminuída	Aumentada (*na doença de Cushing*)
Resposta do ACTH ao CRH	Normal ou diminuída (*no terceiro trimestre*)	Aumentada (*na doença de Cushing*)

SEA: secreção ectópica de ACTH; LSN: limite superior da normalidade.
*Em grávidas, cerca de 50% dos tumores adrenais secretores de cortisol cursam com valores de ACTH não suprimidos (> 10pg/mL).

TRATAMENTO

Como já mencionado, a SC não tratada está associada com morbidade materna significativa, incluindo diabetes, hipertensão, insuficiência cardíaca e pré-eclâmpsia, além de desfechos fetais adversos, como nascimentos prematuros, abortos espontâneos, natimortos, morte perinatal e retardo de crescimento intrauterino.[1,7,14,26,27] Supõe-se que esses desfechos poderiam ser evitados mediante a redução da excreção UFC para a parte superior do intervalo observado na gravidez normal.[1,7,13] No entanto, o tratamento para pacientes grávidas com SC tem sido implementado apenas esporadicamente, em geral no final do curso da gravidez. Como resultado, a capacidade de tratamento para evitar desfechos adversos não está bem estabelecida. Os resultados do tratamento em 136 mulheres grávidas com SC foram recentemente revistos.[8] Quando nenhum tratamento ativo foi dado, houve 59 nascimentos vivos (76%) em comparação com 50 natimortos (89%) em mulheres nas quais o tratamento foi instituído em uma idade gestacional média de 20 ± 1 semanas.[8] Em uma paciente com aparente pós-remissão cirúrgica, ocorreram progressão para a eclâmpsia e parto prematuro, sugerindo que um tratamento bem-sucedido não previne necessariamente desfechos adversos.[8]

Adrenalectomia em pacientes com tumores adrenais parece ser benéfica, e a taxa de natalidade após a cirurgia é de

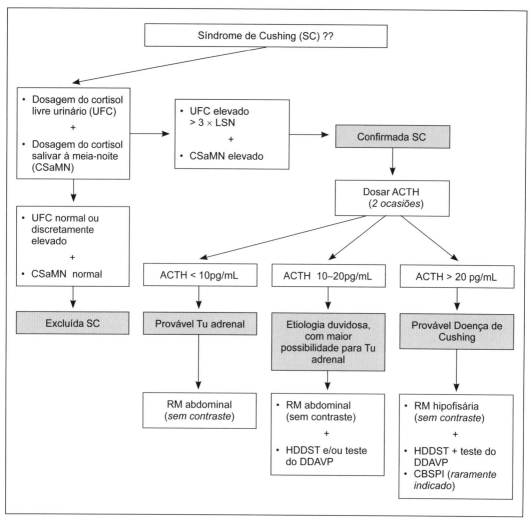

Figura 7.2 Algoritmo sugerido pelos autores na investigação da SC durante a gravidez. (LSN: limite superior da normalidade; HDDST: teste de supressão com dose alta de dexametasona; CBSPI: cateterismo bilateral do seio petroso inferior; Tu: tumor; RM: ressonância magnética.)

aproximadamente 87%.[7,20,25,70] A abordagem por via laparoscópica é a preferível. Entre 40 mulheres com doença de Cushing, cerca de 20% se submeteram à cirurgia transesfenoidal,[24] enquanto o restante recebeu terapia medicamentosa e/ou foi submetido à adrenalectomia; uma mulher com gravidez não reconhecida foi submetida à irradiação hipofisária externa.[7,8,25] Para maior segurança fetal, o segundo trimestre é a época ideal para a cirurgia. Contudo, há relatos em que ela foi realizada sem complicações no terceiro trimestre.[71]

Com relação à terapia medicamentosa, metirapona tem sido utilizada com maior frequência e não teve efeitos adversos sobre a função hepática materna ou fetal, nem no desenvolvimento fetal, em um pequeno número de casos notificados até recentemente.[7,44,72] No entanto, houve um relato de hipoadrenalismo fetal após metirapona.[14] Além disso, esse medicamento pode agravar a hipertensão arterial e favorecer a progressão para pré-eclâmpsia, o que pode limitar seu uso.[7,62,72] Cetoconazol foi usado com sucesso em três gestações sem eventos adversos,[73-75] incluindo uma paciente que tinha interrompido a contracepção durante o uso do cetoconazol (600 a 1.000mg/dia) para a doença de Cushing.[75] Apesar dos sabidos efeitos antiandrogênicos do cetoconazol mediante a inibição da atividade da aromatase, um bebê masculino normal foi parido na 37ª semana de gestação.[75] Deve-se ter em mente que o cetoconazol atravessa a placenta e é teratogênico e abortivo em ratos, sendo classificado na categoria C do FDA.[8] Ciproeptadina não é recomendada em razão da falta de eficácia.[76] Aminoglutetimida e mitotano são contraindicados;[7,8] o primeiro composto pode induzir a masculinização do feto,[77] enquanto o segundo tem efeitos teratogênicos.[78]

Finalmente, outra opção é o agonista dopaminérgico *cabergolina* (CAB), que já se mostrou seguro no tratamento de grávidas com prolactinomas.[79] Existem relatos isolados de terapia primária bem-sucedida da doença de Cushing com CAB.[80] Além disso, em casos de doença de Cushing não responsivos à cirurgia transesfenoidal, a terapia com CAB, em duas séries recentes,[81,82] propiciou normalização do UFC em 25% a 40% dos pacientes. Também foi constatado que a combinação de doses baixas de CAB e cetoconazol pode ser uma terapia bastante eficaz para a doença de Cushing.[82]

Em resumo, a cirurgia é o tratamento de escolha para a SC na gravidez, exceto, talvez, no final do terceiro trimestre; o tratamento medicamentoso representa a segunda escolha. Não parece haver uma justificativa para o tratamento de suporte isolado.[7,8]

RESUMO

A ocorrência de SC durante a gravidez é rara, com aproximadamente 150 casos relatados na literatura. Os adenomas adrenais parecem ser a causa mais comum, seguidos da doença de Cushing. A gestação afeta de maneira dramática o eixo HHA materno, resultando em aumento da produção hepática da CBG, aumento dos níveis séricos, salivares e livres urinários de cortisol, falta de supressão do cortisol após administração de dexametasona e produção placentária de CRH e ACTH. Além disso, pode também ocorrer bloqueio da resposta do ACTH e do cortisol ao CRH exógeno. Assim, o diagnóstico de SC durante a gravidez torna-se muito mais difícil. A falha em diagnosticar SC é também comum, já que a síndrome pode ser facilmente confundida com pré-eclâmpsia ou diabetes gestacional. Uma vez que a SC de ocorrência na gravidez é usualmente associada com graves complicações materno-fetais, seu diagnóstico e tratamento precoces tornam-se críticos. A cirurgia é o tratamento de escolha para a SC na gravidez, exceto, talvez, no final do terceiro trimestre, sendo o tratamento medicamentoso a segunda escolha. Não parece haver nenhum motivo para o tratamento de suporte isoladamente.

REFERÊNCIAS

1. Vilar L, Freitas MC, Lima LH et al. Cushing's syndrome in pregnancy: an overview. Arq Bras Endocr Metab 2007; 51:1293-302.
2. Sheeler LR. Cushing's syndrome and pregnancy. Endocrinol Metab Clin North Am 1994; 23:619-27.
3. Magiakou MA, Mastorakos G, Webster E, Chrousos GP. The hypothalamic-pituitary-adrenal axis and the female reproductive system. Ann NY Acad Sci 1997; 816:42-56.
4. Mastorakos G, Pavlatou MG, Mizamtsidi M. The hypothalamic-pituitary-adrenal and the hypothalamic-pituitary-gonadal axes interplay. Pediatr Endocrinol Rev 2006; (suppl 1):172-81.
5. Vitoratos N, Papatheodorou DC, Kalantaridou SN, Mastorakos G. "Reproductive" corticotropin-releasing hormone. Ann NY Acad Sci 2006; 1092:310-8.
6. Kalantaridou S, Makrigiannakis A, Zoumakis E, Chrousos GP. Peripheral corticotropin-releasing hormone is produced in the immune and reproductive systems: actions, potential roles and clinical implications. Front Biosci 2007; 12:572-80.
7. Lindsay JR, Nieman LK. The hypothalamic-pituitary-adrenal axis in pregnancy: challenges in disease detection and treatment. Endocr Rev 2005; 26:775-99.
8. Lindsay JR, Jonklaas J, Oldfield EH, Nieman LK. Cushing's syndrome during pregnancy: personal experience and review of the literature. J Clin Endocrinol Metab 2005; 90:3077-83.
9. Demey-Ponsart E, Foidart JM, Sulon J, Sodoyez JC. Serum CBG, free and total cortisol and circadian patterns of adrenal function in normal pregnancy. J Steroid Biochem 1982; 16:165-9.
10. Nolten WE, Rueckert PA. Elevated free cortisol index in pregnancy: possible regulatory mechanisms. Am J Obstet Gynecol 1981; 139:492-8.
11. Scott EM, McGarrigle HH, Lachelin GC. The increase in plasma and saliva cortisol levels in pregnancy is not due to the increase in corticosteroid-binding globulin levels. J Clin Endocrinol Metab 1990; 71:639-44.
12. Cousins L, Rigg L, Hollingsworth D et al. Qualitative and quantitative assessment of the circadian rhythm of cortisol in pregnancy. Am J Obstet Gynecol 1983; 145:411-6.
13. Lindholm J, Schultz-Moller N. Plasma and urinary cortisol in pregnancy and during estrogen-gestagen treatment. Stand J Clin Lab Invest 1972; 31:119-22.
14. Wallace C, Toth EL, Lewanczuk RZ, Siminoski K. Pregnancy-induced Cushing's syndrome in multiple pregnancies. J Clin Endocrinol Metab 1996; 81:15-21.
15. Odagiri E, Ishiwatari N, Abe Y et al. Hypercortisolism and the resistance to dexamethasone suppression during gestation. Endocrinol Jpn 1988; 35:685-90.
16. Magiakou MA, Mastorakos G, Webster E, Chrousos GP. The hypothalamic-pituitary-adrenal axis and the female reproductive system. Ann NY Acad Sci 1997; 816:42-56.
17. Goland RS, Wardlaw SL, Blum M et al. Biologically active corticotropin-releasing hormone in maternal and fetal plasma during pregnancy. Am J Obstet Gynecol 1988; 159:884-90.
18. Okamoto E, Takagi T, Makino T et al. Immunoreactive corticotropin-releasing hormone, adrenocorticotropin and cortisol in human plasma during pregnancy and delivery and postpartum. Horm Metab Res 1989; 21:566-72.
19. Greenwood J, Parker G. The dexamethasone suppression test in the puerperium. Aust NZ J Psychiatry 1984; 18:282-4.
20. Owens PC, Smith R, Brinsmead MW et al. Postnatal disappearance of the pregnancy-associated reduced sensitivity of plasma cortisol to feedback inhibition. Life Sci 1987; 41:1745-50.
21. Hunt AB, McConahey CW. Pregnancy associated with diseases of the adrenal glands. Am J Obstet Gynecol 1953; 66:970-87.

22. Chico A, Manzanares JM, Halperin I et al. Cushing's disease and pregnancy: report of six cases. Eur J Obstet Gynecol Reprod Biol 1996; 64:143-6.
23. Yawar A, Zuberi LM, Haque N. Cushing's disease and pregnancy: Case report and literature review. Endocr Pract 2007; 13:296-9.
24. Herman Chui M, Ozbey NC, Ezzat S et al. Case report: adrenal LH/hCG receptor overexpression and gene amplification causing pregnancy-induced Cushing's syndrome. Endocr Pathol 2009; 20:256-61.
25. Aron DC, Schnall AM, Sheeler LR. Cushing's syndrome and pregnancy. Am J Obstet Gynecol 1990; 162:244-52.
26. Buescher MA, McClamrock HD, Adashi EY. Cushing's syndrome in pregnancy. Obstet Gynecol 1992; 79:130-7.
27. Pickard J, Jochen AL, Sadur CN, Hofeldt FD. Cushing's syndrome in pregnancy. Obstet Gynecol Surv 1990; 45:87-93.
28. Newell-Price J, Trainer P, Besser GM, Grossman A. The diagnosis and differential diagnosis of Cushing's syndrome and pseudo-Cushing's states. Endocr Rev 1998; 19:647-72.
29. Invitti C, Giraldi FP, de Martin M, Cavagnini F. Diagnosis and management of Cushing's syndrome: results of an Italian multicentre study. Study group of the Italian Society of Endocrinology on the pathophysiology of the hypothalamic-pituitary-adrenal axis. J Clin Endocrinol Metab 1999; 84:440-8.
30. Vilar L, Naves LA, Freitas MC et al. Endogenous Cushing's syndrome: clinical and laboratorial features in 73 cases. Arq Bras Endocrinol Metab 2007; 51:566-74.
31. Casson IF, Davis JC, Jeffreys RV et al. Successful management of Cushing's disease during pregnancy by transsphenoidal adenectomy. Clin Endocrinol (Oxf) 1987; 27:423-8.
32. Guilhaume B, Sanson ML, Billaud L et al. Cushing's syndrome and pregnancy: aetiologies and prognosis in twenty-two patients. Eur J Med 1992; 1:83-9.
33. Oh HC, Koh JM, Kim MS et al. A case of ACTH-producing pheochromocytoma associated with pregnancy. Endocr J 2003; 50:739-44.
34. Finkenstedt G, Gasser RW, Hofle G et al. Pheochromocytoma and sub-clinical Cushing's syndrome during pregnancy: diagnosis, medical pre-treatment and cure by laparoscopic unilateral adrenalectomy. J Endocrinol Invest 1999; 22:551-7.
35. Lado-Abeal J, Rodriguez-Arnao J, Newell-Price JD et al. Menstrual abnormalities in women with Cushing's disease are correlated with hypercortisolemia rather than raised circulating androgen levels. J Clin Endocrinol Metab 1998; 83:3083-8.
36. Wy LA, Carlson HE, Kane P et al. Pregnancy-associated Cushing's syndrome secondary to a luteinizing hormone/human chorionic gonadotropin receptor-positive adrenal carcinoma. Gynecol Endocrinol 2002; 16:413-7.
37. Lacroix A, Hamet P, Boutin JM. Leuprolide acetate therapy in luteinizing hormone-dependent Cushing's syndrome. N Engl J Med 1999; 341:1577-81.
38. Hána V, Dokoupilová M, Marek J, Plavka R. Recurrent ACTH-independent Cushing's syndrome in multiple pregnancies and its treatment with metyrapone. Clin Endocrinol (Oxf) 2001; 54:277-81.
39. Kriplani A, Buckshee K, Ammini AC. Cushing's syndrome complicating pregnancy. Aust NZ J Obstet Gynaecol 1993; 33:428-30.
40. Tajika T, Shinozaki T, Watanabe H et al. Case report of a Cushing's syndrome patient with multiple pathologic fractures during pregnancy. J Orthop Sci 2002; 7:498-500.
41. Kamiya Y, Okada M, Yoneyama A et al. Surgical successful treatment of Cushing's syndrome in a pregnant patient complicated with severe cardiac involvement. Endocr J 1988; 45:499-504.
42. Bevan JS, Gough MH, Gillmer MD, Burke CW. Cushing's syndrome in pregnancy: the timing of definitive treatment. Clin Endocrinol (Oxf) 1987; 27:225-33.

43. Koerten JM, Morales WJ, Washington III SR, Castaldo TW. Cushing's syndrome in pregnancy: a case report and literature review. Am J Obstet Gynecol 1986; 154:626-8.
44. Connell JM, Cordiner J, Davies DL et al. Pregnancy complicated by Cushing's syndrome: Potential hazard of metyrapone therapy. Case report. Br J Obstet Gynaecol 1985; 92:1192-5.
45. Viardot A, Huber P, Puder JJ et al. Reproducibility of nighttime salivary cortisol and its use in the diagnosis of hypercortisolism compared with urinary free cortisol and overnight dexamethasone suppression test. J Clin Endocrinol Metab 2005; 90:5730-6.
46. Cabezon C, Bruno OD, Cohen M et al. Twin pregnancy in a patient with Cushing's disease. Fertil Steril 1999; 72:371-2.
47. Fayol L, Masson P, Millet V, Simeoni U. Cushing's syndrome in pregnancy and neonatal hypertrophic obstructive cardiomyopathy. Acta Paediatr 2004; 93:1400-2.
48. Arnaldi G, Angeli A, Atkinson AB et al. Diagnosis and complications of Cushing's syndrome: A consensus statement. J Clin Endocrinol Metab 2003; 88:5593-602.
49. Kaye TB, Crapo L. The Cushing's syndrome: an update on diagnostic tests. Ann Intern Med 1990; 112:434-44.
50. Vilar L, Freitas Mda C, Faria M et al. Pitfalls in the diagnosis of Cushing's syndrome. Arq Bras Endocrinol Metabol 2007; 51:1207-16.
51. Newell-Price J, Bertagna X, Grossman AB, Nieman LK. Cushing's syndrome. Lancet 2006; 367:1605-17.
52. Yaneva M, Mosnier-Pudar H, Dugue MA et al. Midnight salivary cortisol for the initial diagnosis of Cushing's syndrome of various causes. J Clin Endocrinol Metab 2004; 89:3345-51.
53. Castro M, Elias PC, Quidute AR et al. Outpatient screening for Cushing's syndrome: the sensitivity of the combination of circadian rhythm and overnight dexamethasone suppression salivary cortisol tests. J Clin Endocrinol Metab 1999; 84:878-82.
54. Billaud L, Sanson ML, Guilhaume B et al. Cushing's syndrome during pregnancy. New diagnostic methods used in 3 cases of adrenal cortex carcinoma. Presse Med 1992; 21:2041-5.
55. Wood PJ, Barth JH, Freedman DB et al. Evidence for the low dose dexamethasone suppression test to screen for Cushing's syndrome – Recommendations for a protocol for biochemistry laboratories. Ann Clin Biochem 1997; 34:222-9.
56. Findling JW, Raff H, Aron DC. The low-dose dexamethasone suppression test: a reevaluation in patients with Cushing's syndrome. J Clin Endocrinol Metab 2004; 89:1222-6.
57. Isidori AM, Kaltsas GA, Mohammed S et al. Discriminatory value of the low-dose dexamethasone suppression test in establishing the diagnosis and differential diagnosis of Cushing's syndrome. J Clin Endocrinol Metab 2003; 88:5299-306.
58. Iwase TI, Ohyama N, Umeshita C et al. Reproductive and developmental toxicity studies of hCRH [corticotrophin releasing hormone (human)] (II): study on intravenous administration of hCRH during the period of organogenesis in rats. Yakuri to Chiryo 1992; 20 (suppl 5):89-102.
59. Bruno OD, Rossi MA, Contreras LN et al. Nocturnal high-dose dexamethasone suppression test in the aetiological diagnosis of Cushing's syndrome. Acta Endocrinol (Copenh) 1985; 109:158-62.
60. Findling JW, Raff H. Cushing's syndrome: important issues in diagnosis and management. J Clin Endocrinol Metab 2006; 91:3746-53.
61. Aron DC, Raff H, Findling JW. Effectiveness versus efficacy: the limited value in clinical practice of high dose dexamethasone suppression testing in the differential diagnosis of ACTH-dependent Cushing's syndrome. J Clin Endocrinol Metab 1997; 82:1780-5.
62. Nieman LK, Oldfield EH, Wesley R et al. A simplified morning ovine corticotropin-

releasing hormone stimulation test for the differential diagnosis of adrenocorticotropin-dependent Cushing's syndrome. J Clin Endocrinol Metab 1993; 77:1308-12.
63. Campbell EA, Linton EA, Wolfe CD et al. Plasma corticotropin-releasing hormone concentrations during pregnancy and parturition. J Clin Endocrinol Metab 1987; 64:1054-9.
64. Doshi S, Bhat A, Lim KB. Cushing's syndrome in pregnancy. J Obstet Gynaecol 2003; 23:568-9.
64a.Pinette MG, Pan YQ, Oppenheim D et al. Bilateral inferior petrosal sinus corticotropin sampling with corticotropin-releasing hormone stimulation in a pregnant patient with Cushing's syndrome. Am J Obstet Gynecol 1994; 171:563-4.
65. Vilar L, Freitas MC, Naves LA et al. The role of non-invasive dynamic tests in the diagnosis of Cushing's syndrome. J Endocrinol Invest 2008; 31:1008-13.
66. Ray JG. DDAVP use during pregnancy: an analysis of its safety for mother and child. Obstet Gynecol Surv 1998; 53:450-5.
67. Tabarin A, Laurent F, Catargi B et al. Comparative evaluation of conventional and dynamic magnetic resonance imaging of the pituitary gland for the diagnosis of Cushing's disease. Clin Endocrinol (Oxf) 1998; 49:293-300.
68. Vilar L, Azevedo MF, Barisic G, Naves LA. Pituitary incidentalomas. Arq Bras Endocrinol Metab 2005; 49:651-6.
69. Lindsay JR, Nieman LK. Differential diagnosis and imaging in Cushing's syndrome. Endocrinol Metab Clin N Am 2005; 34:403-21.
70. Pricolo VE, Monchik JM, Prinz RA et al. Management of Cushing's syndrome secondary to adrenal adenoma during pregnancy. Surgery 1990; 108:1072-7; discussion 1077-8.
71. Pollack RP, Brett E. ACTH-independent Cushing's syndrome presenting during pregnancy. Endocr Pract 2010; 16:260-3.
72. Close CF, Mann MC, Watts JF, Taylor KG. ACTH-independent Cushing's syndrome in pregnancy with spontaneous resolution after delivery: control of the hypercortisolism with metyrapone. Clin Endocrinol (Oxf) 1993; 39:375-9.
73. Berwaerts J, Verhelst J, Mahler C, Abs R. Cushing's syndrome in pregnancy treated by ketoconazole: case report and review of the literature. Gynecol Endocrinol 1999; 13:175-82.
74. Amado JA, Pesquera C, Gonzalez EM et al. Successful treatment with ketoconazole of Cushing's syndrome in pregnancy. Postgrad Med J 1990; 66:221-3.
75. Prebtani AP, Donat D, Ezzat S. Worrisome striae in pregnancy. Lancet 2000; 355:1692.
76. Khir AS, How J, Bewsher PD. Successful pregnancy after cyproheptadine treatment for Cushing's disease. Eur J Obstet Gynecol Reprod Biol 1982; 13:343-7.
77. Hanson TJ, Ballonoff LB, Northcutt RC. Amino-glutethimide and pregnancy. JAMA 1974; 230:963-4.
78. Leiba S, Weinstein R, Shindel B et al. The protracted effect of o,p'-DDD in Cushing's disease and its impact on adrenal morphogenesis of young human embryo. Ann Endocrinol (Paris) 1989; 50:49-53.
79. Colao A, Abs R, Bárcena DG et al. Pregnancy outcomes following cabergoline treatment: extended results from a 12-year observational study. Clin Endocrinol (Oxf) 2008; 68:66-71.
80. Godbout A, Manavela M, Danilowicz K et al. Long-term therapy with cabergoline in Cushing's disease. P2-130. ENDO 2008.
81. Pivonello R, De Martino MC, Cappabianca P et al. The medical treatment of Cushing's disease: effectiveness of chronic treatment with the dopamine agonist cabergoline in patients unsuccessfully treated by surgery. J Clin Endocrinol Metab 2009; 94:223-30.
82. Vilar L, Naves L, Azevedo M et al. Effectiveness of cabergoline in monotherapy and combined with ketoconazole in the management of Cushing's disease. Pituitary 2010; 13:123-9.

CAPÍTULO 8

Regina do Carmo Silva
Claudio E. Kater

Manuseio da Insuficiência Adrenal na Gravidez

INTRODUÇÃO

Fisiologia do eixo hipotálamo-hipófise-adrenal (HHA) na gestação

A gestação normal afeta dramaticamente o eixo HHA materno e corresponde a um período de hipercortisolismo fisiológico transitório. O aumento da produção de estrogênios pela placenta estimula a produção hepática da globulina ligadora dos corticosteroides (CBG), cujas concentrações permanecem elevadas até o 12º dia pós-parto. Isso resulta em elevação de até três vezes nos níveis plasmáticos de cortisol total já na 11ª semana de gestação, com incremento maior entre o primeiro trimestre e o parto. A faixa de variação normal do cortisol plasmático no terceiro trimestre é ampla, variando de 16,3 a 55µg/dL, mas com ritmo circadiano preservado.[1,2]

Os níveis de cortisol livre também se elevam em duas a quatro vezes durante a gestação, particularmente no segundo e terceiro trimestres (quando atingem um platô), sendo esse aumento paralelo ao do cortisol total, sugerindo maior exposição tecidual aos glicocorticoides. Os valores de cortisol livre urinário e salivar encontrados durante a gestação mostram-se semelhantes aos observados na síndrome de Cushing.[1,2]

Postula-se que o aumento dos níveis de cortisol livre na gestação resulte da produção placentária contínua e autônoma de ACTH que se soma a sua produção aumentada pela hipófise materna. Além disso, ocorre alteração do limiar para os mecanismos de retroalimentação negativa que controlam a secreção de ACTH e maior responsividade do córtex adrenal ao estímulo pelo ACTH durante a gravidez. A ausência de estigmas do hipercortisolismo sugere que a gestação possa representar um estado de resistência à ação do cortisol, em virtude do efeito antiglicocorticoide das altas concentrações de progesterona.[1,2]

Na gravidez, os níveis de ACTH se elevam e atingem valores máximos durante o parto, retornando aos níveis pré-gestacionais dentro de 24 horas após o parto. Suas concentrações se correlacionam fortemente com as de cortisol. Os níveis elevados de ACTH observados no final da gestação decorrem do aumento tanto da síntese placentária como da hipofisária, ambas estimuladas por CRH de maneira dose-dependente. Além disso, ocorrem dessensibilização hipofisária ao *feedback* negativo pelo cortisol e aumento da resposta hipofisária aos hormônios liberadores de ACTH (CRH e vasopressina).[1,2]

Um CRH biologicamente ativo e idêntico ao hipotalâmico é sintetizado e secretado pela placenta. Diferentemente do CRH hipotalâmico, os glicocorticoides estimulam a expressão do CRH placentário, o qual não apresenta ritmo circadiano e, portanto, mantém o eixo HHA materno funcionando de maneira constitutiva, não circadiana e não pulsátil.[1]

Os níveis de CRH plasmático começam a se elevar exponencialmente na oitava semana de gestação, atingindo cerca de 1.000 vezes seus valores normais. Após a 35ª semana há aumento acentuado para atingir um pico de 4.000pg/mL na 40ª semana de gravidez, com retorno para valores pré-gestacionais 24 horas após o parto. Esse aumento antes do parto resulta do estímulo pelos níveis elevados de glicocorticoides fetais. A produção aumentada de CRH placentário estimula um aumento adicional dos glicocorticoides fetais via ACTH, levando a uma alça de *feedback* positivo.[1,2]

Os efeitos sistêmicos do CRH na gestação são limitados em razão da ligação do CRH livre bioativo a sua proteína ligadora (CRH-BP), a qual também é expressa na placenta, mas não é estimulada pelos níveis elevados de estrogênios. Entre a 34ª e a 35ª semana de gestação, as concentrações de CRH-BP caem cerca de 60%, levando ao aumento do CRH livre. A CRH-BP reduz a quantidade liberada de ACTH pela placenta, mas não pelos corticotrofos, potencializando a manutenção da resposta materna de estresse durante o terceiro trimestre da gestação.[1]

Os receptores de CRH (CRH-R) estão presentes nos tecidos reprodutivos, como a placenta (CRH-R2) e o endométrio, possibilitando ao CRH regular a contratilidade miometrial durante a gravidez por efeito direto. Além de ser importante regulador do eixo HHA materno e fetal, o CRH protege o feto do sistema imune materno, impedindo sua rejeição. Também age como "relógio biológico" que determina a duração da gestação, podendo a ativação prematura ou acelerada do sistema do CRH placentário se associar com o início antecipado do trabalho de parto. O CRH placentário também é importante para a manutenção da circulação fetoplacentária e pela esteroidogênese adrenal.[1]

No início da gestação, o feto é protegido dos efeitos do hipercortisolismo materno pela enzima 11-β-hidroxiesteroide-desidrogenase tipo 2 (11β-HSD2) placentária, que converte o cortisol em cortisona (metabólito inativo) e garante níveis de cortisol fetal muito menores do que os maternos. Entretanto, no final da gestação há reversão dessa reação, com produção do hormônio ativo, o que pode favorecer o desenvolvimento fetal tardio, incluindo a maturação pulmonar. A maior parte do cortisol presente na circulação fetal parece ser de origem materna, mas a adrenal fetal utiliza grande quantidade de progesterona fornecida pela placenta para produzir cortisol. Outra fonte de cortisol para o feto é o líquido amniótico, onde há conversão de cortisona a cortisol pela cório-decídua.[3] CRH e ACTH são detectados no plasma fetal na 12ª semana de gestação.[1,2]

Fisiologia do sistema renina-angiotensina-aldosterona (SRAA) na gestação

A gestação normal se caracteriza pela adaptação do SRAA às demandas aumentadas da circulação materna (aumento da distensibilidade vascular e redução da resistência vascular periférica). Enquanto o volume intravascular aumenta 45%, a pressão arterial cai, apesar do aumento de 25% a 50% no débito cardíaco. Há aumento de 50% na taxa de filtração glomerular e aumento na carga filtrada de sódio de 5.000 a 20.000mEq. A grávida normal retém 200 a 300mEq de sódio e há aumento de 4 a 6 litros no líquido extracelular.[1]

Embora o SRAA esteja marcadamente estimulado durante a gestação, tanto a renina como a aldosterona respondem fisiologicamente a alterações posturais, restrição e sobrecarga de sódio, embora com limiar alterado. Os níveis elevados de aldosterona não levam ao aumento do sódio nem à diminuição do potássio sérico ou ao aumento da pressão arterial em virtude das altas concentrações de progesterona, a qual desloca a aldosterona de seus receptores renais.[1]

A unidade fetoplacentária é um sítio importante adicional da atividade do SRAA. A atividade plasmática de renina (APR) aumenta precocemente no primeiro trimestre da gestação normal, atingindo valores cerca de sete vezes maiores do que o normal no terceiro trimestre. Aproximadamente 50% desse aumento se deve ao aumento do angiotensinogênio, cuja produção hepática está aumentada em virtude das elevadas concentrações de estrogênios. Entretanto, a excreção urinária de sódio, antes e após infusão salina, é menor na gestação, sugerindo necessidade aumentada de sódio para a homeostase.[1]

As concentrações plasmáticas de deoxicorticosterona (DOC) duplicam durante o primeiro trimestre da gestação até atingir níveis máximos de 60 a 100ng/dL no terceiro trimestre e podem contribuir para a retenção de sódio. A unidade fetoplacentária provavelmente contribui para os níveis circulantes de DOC, tendo sido especulado se a progesterona placentária poderia ser convertida a DOC pelas adrenais fetais mediante a 21-hidroxilação.[1]

Androgênios na Gestação

Os níveis de androstenediona e testosterona total se elevam em virtude do aumento (estrogênio-induzido) da síntese hepática da globulina ligadora de esteroides sexuais (SHBG). No entanto, o nível de androgênios livres permanece normal ou baixo. As taxas de produção adrenal de deidroepiandrosterona (DHEA) e seu sulfato (SDHEA) aumentam em duas vezes, mas a concentração materna de SDHEA está reduzida a um terço ou à metade dos níveis pré-gravidez em função do aumento da 16-hidroxilação e da utilização placentária do 16-hidroxi-SDHEA na formação do estrogênio.[1,2]

Regulação do eixo HHA na gravidez e resposta aos testes de estímulo

Durante o terceiro trimestre, as adrenais apresentam aumento da resposta ao estímulo com ACTH. Os níveis de cortisol após estímulo com ACTH se elevam duas vezes mais nas gestantes normais, em comparação com as não gestantes, possivelmente em razão de um retardo no *clearance* do cortisol e do aumento absoluto do cortisol livre. A resposta máxima do cortisol na gestação (após estímulo com ACTH) é 35μg/dL (comparada a 18,4μg/dL em controles não grávidas).[1]

A administração de CRH humano exógeno (1μg/kg) não aumenta as concentrações plasmáticas de ACTH e cortisol em grávidas, 1 semana antes da data provável do parto, diferentemente do observado 5 semanas após o parto. A ausência de resposta ao CRH se deve aos efeitos da CRH-BP e às altas concentrações endógenas de cortisol com dessensibilização dos corticotrofos hipofisários. O estímulo crônico do eixo HHA pelo CRH placentário durante a gestação leva a aumento da responsividade à vasopressina e *down-regulation* da resposta ao CRH exógeno.[1]

Eixo HHA durante o parto

A habilidade de responder apropriadamente ao estresse está preservada na gestação normal. O parto e o nascimento são situações de estresse agudo, e as concentrações plasmáticas de CRH, ACTH e cortisol aumentam várias vezes no início do trabalho de parto. O pico de CRH ocorre dentro de 48 horas antes do parto, enquanto a secreção de ACTH (que não atravessa a placenta) atinge o máximo durante o trabalho de parto. O parto via vaginal está associado a níveis mais elevados de cortisol do que o parto cesariano, mas níveis maiores de ACTH são observados 30 minutos após a cesariana em razão do estresse cirúrgico. Tanto os níveis de CRH como os de ACTH voltam ao normal 2 horas após o parto, mas a normalização dos níveis de cortisol é mais demorada. Ritmo circadiano de ACTH está presente no período pós-parto.[1]

ETIOLOGIA DA INSUFICIÊNCIA ADRENAL (IA) NA GRAVIDEZ

A IA primária (conhecida como *doença de Addison*) resulta da destruição do córtex adrenal, com consequente diminuição da secreção de cortisol e aldosterona. Os níveis plasmáticos e urinários de cortisol e aldosterona são baixos ou indetectáveis, enquanto os de ACTH e APR são elevados. Sua prevalência é estimada em 39 a 144 casos por milhão.[1,4] Embora cerca de 90% dos pacientes sejam do sexo feminino, a exata prevalência da IA na gravidez é desconhecida. No entanto, sabe-se que por meio da terapia de reposição hormonal essas mulheres podem tornar-se férteis e engravidar. Em uma das maiores séries já publicadas na Noruega, a prevalência estimada de gravidez em mulheres com IA foi de 1:3.000 nascimentos em um período de 12 anos.[5] Em 1968, Mason e cols.[6] estimaram um caso de IA na gravidez em cada 12.000 gestações. Embora a IA seja incomum na gestação, seu reconhecimento é importante para melhorar os desfechos fetal e materno.

A adrenalite autoimune é a principal causa de IA primária (embora tuberculose e paracoccidioidomicose ainda sejam etiologias comuns), com idade média no diagnóstico de 30 anos.[7,8] Sua associação com diabetes melito do tipo 1 (DM1) e doença autoimune da tireoide (síndrome poliglandular autoimune do tipo 2) também foi descrita na gestação.[1,8,9]

IA secundária ou terciária decorre de secreção alterada de ACTH ou CRH (em função de doença hipofisária ou hipotalâmica ou, mais comumente, como resultado da administração exógena de glicocorticoides), respectivamente, e não está associada à deficiência de mineralocorticoide. A real prevalência da IA após uso crônico de glicocorticoides, tanto em grávidas como em não grávidas, é desconhecida. Avaliação do eixo HHA é necessária para mulheres que recebem pelo menos 5mg de prednisona (ou equivalente) por dia, por mais de 3 semanas. Nesses casos, a reserva glicocorticoide deverá ser testada antes da descontinuação do tratamento e dose de estresse deverá ser administrada, se necessário, em virtude do maior risco durante a gestação. Embora o uso crônico por via oral (ou em altas doses) de glicocorticoides na gestação esteja associado com diabetes gestacional, parto prematuro, pré-eclâmpsia, retardo de crescimento fetal, supressão do eixo HHA fetal e alterações neurológicas no feto, há poucos relatos de crise adrenal na gravidez. Diferentemente, deve-se estar atento aos riscos potenciais da supressão adrenal materna em mulheres tratadas com dose padrão de betametasona, por curto período de tempo, para evitar o parto prematuro.[1]

Outras causas de IA secundária são: neoplasias hipofisárias ou intracranianas e seus tratamentos (cirurgia e radioterapia), necrose hipofisária pós-parto (*síndrome de Sheehan*) e hipofisite linfocítica. Noventa por cento dos casos de hipofisite se apresentam no terceiro trimestre ou no puerpério precoce, com hipoadrenalismo ou hipotireoidismo. Nos macroadenomas, a deficiência de ACTH geralmente é tardia, em associação com declínio progressivo de GH, gonadotrofinas e TSH, levando à diminuição da função reprodutiva.[1]

A taxa de mortalidade da IA na gravidez varia de 7% a 45%, sendo as menores taxas observadas após a disponibilidade da cortisona, na década de 1950, e o melhor cuidado obstétrico.[1,10,11] Pacientes com IA adequadamente tratada apresentam gestação sem intercorrências e casos não diagnosticados podem ser protegidos pela passagem transplacentária de cortisol do feto para a mãe. Contudo, crise adrenal ocorre comumente após o parto, mais uma vez implicando a contribuição da fonte fetal/placentária de cortisol para sua prevenção durante a gestação.[1,12]

Retardo do crescimento intrauterino, baixo peso ao nascer e óbito fetal são os efeitos adversos fetais mais comuns no caso de mães com IA tratadas de maneira inadequada ou pouco aderentes ao tratamento durante a gravidez. A verdadeira prevalência de mortalidade fetal na IA durante a gestação é desconhecida. Não há aumento da prevalência de defeitos congênitos resultantes da IA.[1,13-15]

DIAGNÓSTICO DA IA NA GRAVIDEZ

A maioria dos casos reportados de IA na gestação já havia sido diagnosticada previamente. Entretanto, algumas pacientes se apresentam no terceiro trimestre da gestação e a IA pode ser desmascarada durante o estresse do parto ou doença intercorrente. Náuseas e fadiga, comumente presentes durante a gestação normal, contribuem para a falta de reconhecimento da IA. Pesquisa de possíveis novos diagnósticos de IA na gestação deve ser feita na presença de sintomas clássicos, como fadiga excessiva, perda de peso, vômito persistente (que pode estar associado ou ser confundido com hiperêmese gravídica), hipoglicemia, hiponatremia, acidose metabólica e hipotensão postural, que não melhoram com tratamento usual ou persistem após o primeiro trimestre.[1,15]

A gravidez normal é associada com pequena redução do sódio sérico (≤ 5mEq), e IA primária deverá ser excluída se a hiponatremia for mais pronunciada. Hipercalemia pode estar ausente em casos de IA primária recém-diagnosticados. Dor abdominal importante associada à hiperpigmentação cutânea e de mucosas pode indicar hemorragia adrenal aguda. É recomendável alto índice de suspeição para IA primária em pacientes com história pessoal ou familiar de doença autoimune, principalmente DM1 ou vitiligo, na presença de sintomas típicos de IA.[1] Nas mulheres com DM1, hipoglicemia recorrente pode indicar a presença de IA.[1]

Mulheres com hipoglicemia devem ser submetidas à avaliação do eixo HHA. Cabe ressaltar que esse sintoma pode ser exacerbado pela deficiência de GH em pacientes com IA secundária, com presença de convulsões e confusão mental. IA secundária pode se caracterizar por efeitos de massa na região hipofisária, como cefaleia ou distúrbios do campo visual, além do hipopituitarismo. Sintomas como fadiga e intolerância ao frio, assim como alterações da pele e do cabelo, podem sugerir disfunção tireoidiana. Diabetes insípido (DI) pode indicar a presença de tumores grandes (p. ex., craniofaringiomas), metástases, lesões infiltrativas (p. ex., tuberculose ou sarcoidose) ou hipofisite linfocítica. Somente excepcionalmente, adenomas da adeno-hipófise cursam com DI.[1]

Níveis de cortisol inferiores a 3μg/dL no início da manhã confirmam o diagnóstico de IA na presença de quadro clínico típico. No primeiro e no início do segundo trimestre, o diagnóstico de IA pode ser excluído, se a paciente estiver clinicamente estável, quando o nível de cortisol plasmático for superior a 19μg/dL. No entanto, esse valor é insuficiente para excluir IA no terceiro trimestre de gestação, quando há aumento fisiológico de três vezes no nível de cortisol plasmático. Nas mulheres não grávidas, aumento do ACTH plasmático na presença de nível normal de cortisol é considerado evidência presuntiva de IA primária subclínica. Durante a gestação, a dosagem do ACTH pode ter mais utilidade diagnóstica, uma vez que seus níveis permanecem constantes e dentro da faixa de normalidade até o terceiro trimestre da gravidez.[1,14]

Pacientes com quadro clínico sugestivo de IA e nível de cortisol plasmático indeterminado (entre 3 e 30μg/dL) durante a gestação, particularmente durante o terceiro trimestre, necessitam de testes dinâmicos do eixo HHA, se o grau de suspeita clínica for alto (Figura 8.1). Entretanto, os testes de reserva adrenal e seus níveis de corte diagnósticos não foram validados durante a gestação.[1]

O teste mais comumente empregado para o diagnóstico da IA consiste na administração de dose suprafisiológica de ACTH$_{1-24}$ (250μg) por via endovenosa (EV), com dosagem de cortisol no plasma após 60 minutos. A sensibilidade desse teste é de 97% (com especificidade de 95%) para o diagnóstico da IA primária, embora ele seja menos sensível para detecção do hipopituitarismo precoce. Nível de cortisol inferior a 18μg/dL após estímulo tem sido usado para o diagnóstico da IA. Entretanto, esse critério provavelmente não é tão acurado na gestação, uma vez que as respostas do cortisol plasmático variam entre 60% e 80% acima das respostas das não grávidas no segundo e terceiro trimestres. Como não há dados sobre a resposta do cortisol ao teste rápido de estímulo com ACTH durante a gravidez, os limiares para a resposta do cortisol podem não ser mais úteis do que os níveis basais de cortisol usados isoladamente. Apesar de a cosintropina (ACTH$_{1-24}$) ser considerada agente de categoria C para administração durante a gestação, esse teste parece ser o mais seguro e eficaz teste dinâmico para o diagnóstico de IA. Há pouca informação para recomendar níveis de corte específicos durante a gravidez, mas pode-se excluir IA se o cortisol basal e/ou após estímulo, no terceiro trimestre, for maior ou igual a 30μg/dL (Figura 8.1).[1]

O teste de estímulo com 1μg de ACTH via EV (com nível de corte para resposta do cortisol de 18 a 20μg/dL) tem sensibilidade de 93% para o diagnóstico da IA. A sensibilidade para o diagnóstico de IA secundária em pacientes não grávidas é de 61%, com especificidade de 95%.[1] McKenna e cols. avaliaram 18 gestantes de risco para trabalho de parto prematuro, as quais foram tratadas com betametasona, com o pico do cortisol não excedendo a resposta normal de 30μg/dL, diferentemente do observado com seis grávidas normais (pico do cortisol de 44μg/dL após a administração do ACTH).[16] Portanto, pode-se concluir que o diagnóstico de IA é confirmado mediante a utilização dos níveis de corte empregados para as não gestantes na maioria dos casos, embora a utilização do nível de corte de 30μg/dL para o cortisol após estímulo com 1μg de ACTH torne o teste mais sensível para o diagnóstico de IA. Na maioria dos casos, o diagnóstico poderia ser previsto pelo nível de cortisol plasmático às 8h, uma vez que apenas 17% das pacientes com resposta subnormal apresentavam cortisol plasmático basal superior a 3μg/dL.[1,16]

O teste de tolerância à insulina (administração EV de 0,1U/kg de insulina regular, com subsequentes dosagens de cortisol e glicemia) tem sido considerado o teste padrão-ouro para avaliação do eixo HHA e para diagnóstico da IA secundária. O nível de corte para resposta do cortisol em não grávidas é de 18μg/dL, na presença de hipoglicemia (glicemia < 40mg/dL). No entanto, a gestação representa contraindicação relativa a sua realização, em virtude dos riscos potenciais para o feto. Esse tes-

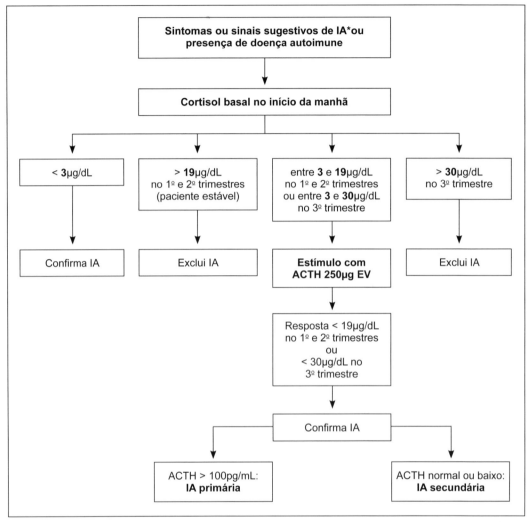

Figura 8.1. Fluxograma para diagnóstico da insuficiência adrenal (IA) na gravidez. (*Fadiga excessiva, perda de peso, vômito persistente, hipoglicemia, hiponatremia, hipotensão postural, hipercalemia, hiperpigmentação – em casos de IA primária.)

te, no entanto, pode ser útil para avaliação do eixo HHA no período pós-parto.[1]

O teste com metirapona consiste na administração de 30mg de metirapona VO à meia-noite, com dosagem de cortisol e 11-desoxicortisol às 8h da manhã seguinte. A metirapona bloqueia a 11β-hidroxilase, levando à diminuição dos níveis de cortisol e ao aumento dos níveis do seu precursor (11-desoxicortisol). IA é confirmada na população não gestante com níveis de 11-desoxicortisol inferiores a 7μg/dL, na presença de níveis de cortisol de 2 a 7,5μg/dL. No entanto, a metirapona não deve ser utilizada durante a gestação em função do risco de precipitar uma crise adrenal.[1]

Na mulher não gestante, o teste com CRH torna possível diferenciar IA secundária (pouca ou nenhuma resposta do ACTH) de IA terciária (resposta exagerada e prolongada do ACTH). Entretanto, na gestação, as respostas normais do cortisol e do ACTH estão tipicamente reduzidas e, portanto, esse teste tem utilidade limitada para o diagnóstico da IA.[1]

Quando o diagnóstico de IA for feito durante a gestação, reavaliação do eixo HHA deverá ser considerada 1 semana após o parto (principalmente nos casos de hemorragia adrenal, na qual a IA pode ser reversível), quando os valores bioquímicos retornam aos níveis pré-gestacionais.[1]

DIFERENCIAÇÃO ENTRE IA PRIMÁRIA E SECUNDÁRIA

Hiperpigmentação cutaneomucosa é o sinal mais específico da IA primária, que muitas vezes precisa ser distinguida da IA secundária, na qual ocorre deficiência de outros hormônios hipofisários. Os níveis plasmáticos elevados de ACTH diferenciam a IA primária da IA secundária (normais ou baixos) e podem ajudar a confirmar a presença de IA primária em pacientes não gestantes com níveis limítrofes de cortisol no plasma. Um nível de ACTH acima de 100pg/mL é consistente com IA primária, mesmo no final da gestação, quando têm sido descritos níveis de ACTH na faixa de 400 a 2.000pg/mL. No entanto, os níveis de ACTH flutuam bastante e um único valor isolado não pode ser considerado diagnóstico, sendo prudente sua medida em várias ocasiões a fim de melhorar a acurácia diagnóstica.[1]

Cerca de 90% das pacientes não grávidas com IA primária "idiopática" são positivas para anticorpos anti-21-hidroxilase, confirmando a etiologia autoimune da IA. Anticorpos anticolesterol desmolase e anti-17α-hidroxilase são encontrados em aproximadamente 30% delas.[1,17]

A presença de deficiência mineralocorticoide é altamente sugestiva de IA primária. A resposta subnormal da aldosterona (< 5ng/dL) 30 minutos após estímulo rápido com ACTH apoia o diagnóstico de IA primária em mulheres não grávidas. Enquanto os níveis de aldosterona e de APR estão elevados na gestação normal, não há dados sobre esses valores em pacientes gestantes com IA, e os valores de corte para IA na gravidez não foram estabelecidos.[1]

Em resumo, hiperpigmentação cutaneomucosa, hipercalemia, níveis elevados de ACTH e anticorpos anticórtex adrenal são os principais achados que ajudam na distinção entre IA e IA secundária (Tabela 8.1).[18-20] Na IA secundária não ocorre hipercalemia em razão da manutenção da integridade do SRAA, porém pode haver hiponatremia em virtude da redução no *clearance* de água livre.[20]

AVALIAÇÃO RADIOLÓGICA

Na gestação, ressonância magnética (RM) sem administração de gadolínio é preferível à tomografia computadorizada (TC). É recomendada principalmente no período pós-parto, assim que a paciente estiver clinicamente estável.[1] O encontro de adrenais aumentadas de tamanho está associado com tuberculose, infecção fúngica, metástases bilaterais ou hemorragia.

RM da hipófise sem administração do gadolínio deverá ser considerada precoce-

Tabela 8.1 Distinção clinicolaboratorial entre insuficiência adrenal (IA) primária e secundária

	IA primária	IA secundária
Astenia e perda de peso	Sim (100%)	Sim (100%)
Fadiga e fraqueza	Sim (100%)	Sim (100%)
Sintomas gastrointestinais	Sim (50%)	Sim (50%)
Dor articular, muscular, abdominal	Sim (10%)	Sim (10%)
Hiperpigmentação cutaneomucosa	Sim	Não
Hipotensão ortostática	Sim	Sim
Associação com doenças autoimunes	Sim	Não
Cortisol	Baixo ou normal	Baixo ou normal
ACTH	Elevado	Baixo ou normal-baixo
Anticorpos antiadrenais	Sim*	Não
Hiponatremia	Sim (80%)	Sim (60%)
Hipercalemia	Sim (60%)	Não
Deficiência associada de gonadotrofinas, TSH e/ou GH	Não	Sim (*quase sempre*)
Elevação de TSH e/ou prolactina**	Sim (*ocasionalmente*)	Não

*Sobretudo em casos de doença de Addison autoimune.
**Reversível após a introdução do glicocorticoide.
Adaptada das Refs. 18-20.

mente na avaliação da IA secundária para excluir macroadenoma hipofisário ou lesão que ocupa espaço. Em função de sua especificidade limitada para diferenciar hipofisite linfocítica de outras massas hipofisárias, biópsia pode ser necessária para o diagnóstico definitivo. TC deve ser postergada para o período pós-parto, a fim de reduzir a exposição à radiação.

TRATAMENTO DA IA

Acompanhamento multidisciplinar com endocrinologistas e obstetras e, se necessário, neurocirurgião especialista em cirurgia de hipófise, deve ser oferecido precocemente às pacientes. Cabe ao endocrinologista firmar o diagnóstico da IA, monitorar a adequação da terapia de reposição glico e/ou mineralocorticoide antes e durante o trabalho de parto, assim como a continuidade do tratamento durante o período pós-parto. A remoção de neoplasias intracranianas grandes poderá ser deixada para depois do parto em casos selecionados, mas o segundo trimestre da gestação é considerado o melhor período para intervenções cirúrgicas.[1]

O objetivo do tratamento na gravidez é atingir dose de reposição glicocorticoide fisiológica. Os períodos mais críticos da gestação são o primeiro trimestre (quando sintomas de crise adrenal podem ser confundidos com hiperêmese gravídica) e durante o trabalho de parto. Com a reposição adequada, há pronta resolução da hiperpigmentação na IA primária. Durante o primeiro e segundo trimestres, monitoração e titulação cuidadosa da dose são necessárias para evitar excesso de reposição glicocorticoide.[1]

A dose de reposição de hidrocortisona é 12 a 15mg/m² de superfície corpórea/dia, dividida em duas tomadas (dois terços [ou três quartos] da dose ao acordar e um terço [ou um quarto] à tarde, para mimetizar o ritmo circadiano normal). As doses de glicocorticoides raramente precisam ser aumentadas durante a gestação, mesmo no terceiro trimestre. Efeitos adversos incluem psicose e alteração da personalidade. Enquanto a hidrocortisona e o acetato de cortisona têm meias-vidas biológicas relativamente curtas (8 a 12 horas), a prednisona e a prednisolona apresentam meias-vidas de 24 horas. A hidrocortisona é considerada a reposição mais fisiológica e, além disso, o feto é relativamente protegido da exposição excessiva aos glicocorticoides que cruzam a placenta pela enzima 11β-HSD2. Diferentemente da hidrocortisona, a dexametasona não é degradada por essa enzima. Portanto, o uso da hidrocortisona é recomendado na gravidez em virtude de sua eficácia e seu perfil de segurança.[1]

A reposição mineralocorticoide é necessária apenas na IA primária. A dose diária de fludrocortisona é de 0,1mg, e pode variar de 0,05 a 0,2mg/dia. As doses de mineralocorticoides são usualmente estáveis durante a gestação; entretanto, algumas vezes pode ser necessária a redução da dose no terceiro trimestre para evitar edema ou piora da hipertensão. Dosagem da APR pode ser útil para a verificação da adequação da reposição mineralocorticoide.[1,20]

Tratamento com glicocorticoide e mineralocorticoide não está associado a teratogenicidade ou aumento da perda fetal. Em grande série que avaliou 260 gravidezes tratadas com doses farmacológicas de corticosteroides, houve oito natimortos, 15 recém-nascidos prematuros e sete anormalidades congênitas (sendo dois palatos fendidos).[21] Walsh e Clark[22] descreveram boa evolução de gestantes tratadas cronicamente com corticosteroides e submetidas ao parto via vaginal, com ausência de infecções maternas, má cicatrização da incisão cirúrgica, hemorragia e defeitos congênitos ao nascimento. As crianças de mães tratadas com doses farmacológicas de corticosteroides durante a gestação apresentaram desenvolvimento normal até a idade de 6 anos. Em virtude do potencial para hipoplasia adrenal fetal nos casos de tratamento materno com doses farmacológicas de corticosteroides, recomenda-se monitoração cuidadosa da mãe durante o período pré-parto e do recém-nascido no período pós-parto precoce.[1]

A paciente deve ser orientada sobre a importância da aderência ao tratamento para evitar crise adrenal, principalmente durante o primeiro trimestre, quando a frequência de náuseas e vômitos é elevada. Hidrocortisona (100mg, por via intramuscular [IM]) deverá ser utilizada na presença de náusea ou outro sintoma gastrointestinal que prejudique a efetiva absorção por via oral. As pacientes deverão ser orientadas a receber terapia parenteral em casos de vômitos incoercíveis, assim como a receber hidrocortisona EV precocemente na vigência de doença sistêmica. Todas as pacientes com IA deverão ser encorajadas a usar cartão de identificação contendo informações sobre seu diagnóstico, assim como seu tratamento e o manuseio de situações de emergência.[1]

TRATAMENTO DA IA DURANTE O TRABALHO DE PARTO E TRATAMENTO DA CRISE ADRENAL DURANTE A GESTAÇÃO

O parto deve ser preferencialmente por via vaginal, sendo as indicações de cesariana semelhantes às de pacientes sem IA.[14] Terapia de reposição de rotina pode ser continuada até o início do trabalho de parto. Durante o parto, a dose de reposição normal de hidrocortisona deverá ser duplicada, desde que a ingestão oral seja tolerada. Alternativamente, dose parenteral de 50mg de hidrocortisona pode ser administrada. Durante cesariana, deverá ser administrada dose de estresse de hidrocortisona (*bolus* de 100mg IM ou EV, seguido de 100mg a intervalos de 6 a 8 horas). As doses, então, poderão ser reduzidas gradualmente nas próximas 48 horas, até a dose de manutenção habitual. Reposição fisiológica de glicocorticoide pode continuar durante a amamentação, uma vez que menos de 0,5% da dose absorvida é excretada por litro de leite.[1]

Crise adrenal consiste em uma complicação potencialmente fatal que costuma ocorrer durante o trabalho de parto, mas também pode ser precipitada por infecção do trato urinário, hiperêmese, pré-eclâmpsia ou hemorragia significativa. O pós-parto imediato é um período crítico em razão da diminuição brusca dos níveis de cortisol para níveis prévios ao da gravidez.[14] A crise adrenal se caracteriza por hipotensão, hipoglicemia ou coma. Tratamento empírico com glicocorticoides é recomendado quando a suspeita clínica é alta, em função da morbimortalidade potencial associada. É importante coletar amostras para a dosagem de cortisol e ACTH plasmáticos e obter acesso venoso antes de iniciar o tratamento de emergência. Este inclui a rápida reposição de glicocorticoides (*bolus* de 100 a 200mg EV de hidrocortisona e, posteriormente, 50 a 100mg a cada 6 a 8 horas). Mulheres com hipoglicemia devem receber infusão de dextrose 5% e aquelas com hipotensão devem ser tratadas com solução salina normal. Fludrocortisona não é indicada no período agudo e tem sido associada a edema de pulmão em virtude da retenção hidrossalina. Tratamento com acetato de cortisona ou prednisona tem sido associado à má evolução materna, não sendo recomendado nos casos de crise adrenal, tendo em vista necessidade de metabolização hepática em formas ativas. Tratamento por via oral com dose de manutenção rotineira de glicocorticoide e/ou mineralocorticoide poderá ser reintroduzido quando os sintomas agudos passarem ou quando a paciente tolerar fluidos por via oral.[1]

HHA NO PERÍODO PÓS-PARTO

Durante o período pós-parto, o eixo HHA recupera-se gradualmente de seu estado ativado durante a gravidez. Testes provocativos mostram que a secreção hipotalâmica de CRH está transitoriamente suprimida 3 a 6 semanas após o parto, normalizando na 12ª semana. Já nas primeiras 24 a 48 horas após o parto, todas as mulheres deverão ser tratadas com doses de reposição (de glico e/ou mineralocorticoide) iguais às utilizadas previamente à gravidez. Em número limitado de casos, cobertura de estresse poderá ser necessária durante a recuperação de cirurgia ou doença intercorrente. A avaliação do eixo HHA dos recém-nascidos de mães com IA que receberam doses fisiológicas de reposição glicocorticoide não costuma ser necessária. Entretanto, os recém-nascidos de mães tratadas com doses farmacológicas de fármacos que cruzam a placenta (dexametasona) necessitam de avaliação a fim de excluir IA iatrogênica. A função reduzida do eixo HHA do recém-nascido parece se recuperar dentro de 2 semanas do pós-parto, mas ausência de reatividade à dor pode persistir até os primeiros 4 meses de vida, sendo a magnitude desses efeitos correlacionada com a quantidade total de glicocorticoides administrada.[23]

Em resumo, a IA durante a gravidez está associada a alta incidência de complicações maternas e fetais, como, por exemplo, morte fetal intrauterina e crise adrenal pós-parto, quando a doença não é reconhecida e adequadamente tratada. Daí a importância maior de seu diagnóstico e tratamento apropriados.[24]

CASO ILUSTRATIVO

O presente tema pode ser ilustrado com a apresentação e discussão do caso clínico de uma paciente atendida e acompanhada no Ambulatório de Adrenal e Hipertensão da Disciplina de Endocrinologia e pelo Serviço de Obstetrícia do Departamento de Obstetrícia e Ginecologia da UNIFESP/EPM, São Paulo.

Uma senhora de 30 anos, portadora de insuficiência adrenal primária de etiologia idiopática há 10 anos, em uso de prednisona 5mg/dia e fludrocortisona 0,1mg/dia, é encaminhada pelo obstetra ao endocrinologista, pois está gestante de 8 semanas. Estava bem, e já na primeira consulta a prednisona foi substituída por dose equivalente de hidrocortisona (20mg/dia). Entretanto, no evoluir do primeiro trimestre, por causa das náuseas e da astenia, a dose de hidrocortisona foi aumentada para 30mg/dia, com significativa melhora dos sintomas.

Com 33 semanas de gestação, houve necessidade de novo aumento da dose de hidrocortisona para 35mg/dia, em razão de hipoglicemias recorrentes. A dose de fludrocortisona permaneceu potencialmente estável até a 37ª semana, quando foi reduzida para 0,05mg/dia, em função de edema importante.

Com 40 semanas de gestação, a paciente foi submetida a cesariana, em decorrência da falha de indução. Na cirurgia, recebeu dose de estresse de hidrocortisona (*bolus* de 100mg EV, seguido de 100mg a intervalos de 6 horas). O recém-nascido do sexo masculino pesou 3.100g, com índice Apgar 9/10. Após a cesariana, as doses de hidrocortisona foram gradualmente reduzidas e a paciente teve alta 2 dias após o parto, com o mesmo esquema que mantinha antes da gravidez (prednisona 5mg/dia e fludrocortisona 0,1mg/dia).

CONSIDERAÇÕES FINAIS

A IA durante a gestação pode resultar em graves complicações materno-fetais. Portanto, quanto mais precoces seu diagnóstico e tratamento, melhor o desfecho para a mãe e o feto.

A Figura 8.1 apresenta um algoritmo para o diagnóstico laboratorial da insuficiência adrenal na gravidez em paciente clinicamente suspeita.

REFERÊNCIAS

1. Lindsay JR, Nieman LK. The hypothalamic-pituitary-adrenal axis in pregnancy: challenges in disease detection and treatment. Endocr Rev 2005; 26:775-99.
2. Braunstein GD. Endocrine changes in pregnancy. In: Kronenber HM, Melmed S, Polonski KS, Larsen PR, eds. Williams textbook of endocrinology. 11 ed. Philadelphia: Saunders Elsevier, 2008:741-54.
3. Mastorakos G, Ilias I. Maternal and fetal hypothalamic-pituitary-adrenal axes during pregnancy and postpartum. Ann NY Acad Sci 2003; 997:136-49.
4. Erichsen MM, Lovas K, Skinningsrud B et al. Clinical, immunological and genetic features of autoimmune primary adrenal insufficiency: observations from a Norwegian registry. J Clin Endocrinol Metab 2009; 94:4882-90.
5. Albert E, Dalaker K, Jorde R et al. Addison's disease and pregnancy. Acta Obstet Gynecol Scand 1989; 68:185-7.
6. Mason AS, Meade TW, Lee JA et al. Epidemiological and clinical picture of Addison's disease. Lancet 1968; 2:744-7.
7. Silva RC, Castro M, Kater CE et al. Insuficiência adrenal primária no adulto: 150 anos depois de Addison. Arq Bras Endocrinol Metab 2004; 48:724-38.
8. Betterle C, Dal Pra C, Mantero F et al. Autoimmune adrenal insufficiency and autoimmune polyendocrine syndromes: autoantibodies, autoantigens and their applicability in diagnosis and disease prediction. Endocr Rev 2002; 23:327-64.
9. Silva RC, Sallorenzo C, Kater CE et al. Autoantibodies against glutamic acid decarboxylase and 21-hydroxylase in Brazilian patients with type 1 diabetes or autoimmune thyroid diseases. Diab Nutr Metab 2003; 16:160-8.
10. Cohen M. Addison's disease complicated by toxemia of pregnancy. Arch Inter Med 1948; 81:879-87.
11. Hendon JR, Melick RA. Pregnancy in Addison's disease. J Ky State Med Assoc 1955; 53:141-43.
12. Ambrosi B, Barbetta L, Morricone L. Diagnosis and management of Addison's disease during pregnancy. J Endocrinol Invest 2003; 26:698-702.
13. O'Shaughnessy RW, Hackett KJ. Maternal Addison's disease and fetal growth retardation. A case report. J Reprod Med 1984; 29:752-6.
14. Mesquita MM, Silva C, Ferreira A. Doença de Addison e gravidez. Arq Medicina 2005; 19:35-37.
15. Fux-Otta C, Szafryk de Mereshian P, Iraci GS et al. Pregnancies associated with primary adrenal insufficiency. Fertil Steril 2008; 90:1199 (E17-20).
16. McKenna DS, Wittber GM, Nagaraja HN et al. The effects of repeated doses of antenatal corticosteroids on maternal adrenal function. Am J Obstet Gynecol 2000; 183:669-73.
17. Silva RC, Kater CE, Dib SA et al. Autoantibodies against recombinant human steroido-

genic enzymes 21-hidroxylase, side chain cleavage and 17α-hidroxylase in Addison's disease and autoimmune polyendocrine syndrome type III. Eur J Endocrinol 2000; 142:187-94.
18. Burke CW. Adrenocortical insufficiency. Baillières Clin Endocrinol Metab 1985; 14:947-76.
19. Arlt W, Allolio B. Adrenal insufficiency. Lancet 2003; 361:1881-93.
20. Vilar L, Freitas MC, Silva RC, Kater CE. Insuficiencia adrenal – Diagnóstico e tratamento. In: Vilar L et al. (Eds.) Endocrinologia clínica. 4 ed. Rio de Janeiro: Guanabara Koogan, 2009:389-404.
21. Bongiovanni AM, McPadden AJ. Steroids during pregnancy and possible fetal consequences. Fertil Steril 1960; 11:181-6.
22. Walsh SD, Clark FR. Pregnancy in patients on long-term corticosteroid therapy. Scott Med J 1967; 12:302-6.
23. Tegethoff M, Pryce C, Meinlschmidt G. Effects of intrauterine exposure to synthetic glucocorticoids on fetal, newborn and infant hypothalamic-pituitary-adrenal axis function in humans: a systematic review. Endocr Rev 2009; 30:753-89.
24. Fux Otta C, Szafryk de Mereshian P, Iraci GS, Ojeda de Pruneda MR. Pregnancies associated with primary adrenal insufficiency. Fertil Steril 2008; 90:1199.e17–20.

CAPÍTULO 9

Flavia Amanda Costa Barbosa
Dolores P. Pardini
Claudio E. Kater

Hiperplasia Adrenal Congênita e Gravidez

INTRODUÇÃO

Hiperplasia adrenal congênita (HAC) é um conjunto de desordens de padrão de herança autossômica recessiva, caracterizado por mutações em genes que codificam enzimas envolvidas na esteroidogênese adrenocortical (Figura 9.1).[1,2]

A deficiência da enzima 21-hidroxilase (D21OH) é forma mais frequente, correspondendo a mais de 90% dos casos.[2] O gene *CYP21A2*, que codifica a 21-hidroxilase, está localizado no braço curto do cromossomo 6, assim como seu pseudogene (*CYP21A1* ou *CYP21P*), com o qual é 98% homólogo. Ambos estão duplicados

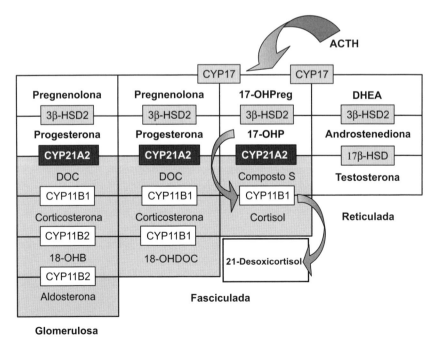

Figura 9.1 Esteroidogênese adrenocortical.

em sequência com o *locus* C4, adjacentes e alternando-se com os genes *C4A* e *C4B*. Essa região de genes duplicados apresenta grande grau de identidade de nucleotídeos, favorecendo o emparelhamento desigual dos cromossomos homólogos durante a meiose e predispondo ao aparecimento de mutações.[3]

A D21OH pode se apresentar sobre a forma clássica (mais grave) ou não clássica (tardia ou leve). Dos pacientes com a forma clássica, 75% mostram atividade da enzima virtualmente ausente, resultando em um quadro de perda de sódio, desidratação grave e óbito no recém-nascido não tratado; é a chamada forma perdedora de sal (PS). Os outros 25% associam-se a mutações que resultam em algum grau de funcionalidade da enzima, preservando a atividade mineralocorticoide de retenção de sal; essa forma é denominada virilizante simples (VS). Nos pacientes com as formas clássicas (PS e VS) ocorrem ambiguidade genital em recém-nascidos do sexo feminino e virilização pós-natal em ambos os sexos.[1-3] A forma não clássica manifesta-se mais tardiamente, com sinais e sintomas mais discretos de hiperandrogenismo, que se desenvolvem desde a infância até a vida adulta.[3]

EVOLUÇÃO PRÉ-NATAL

As adrenais derivam embriologicamente do mesoderma, sendo formadas na quarta semana de gestação, com início da síntese de esteroides entre a sexta e a sétima semana. A partir da sétima até a 12ª semana ocorre a diferenciação sexual da genitália externa.[1] Em fetos 46,XX acometidos com a forma clássica ocorre virilização variável da genitália externa ao nascimento, como resultado da exposição intraútero ao excesso de androgênicos (Figura 9.2). Como não há comprometimento da genitália interna feminina (útero, trompas e ovários), essas mulheres podem ser férteis, apesar da virilização da genitália externa.

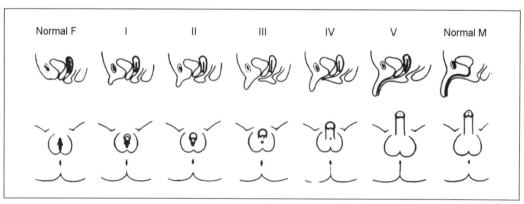

Figura 9.2 Graus de virilização da genitália externa feminina de acordo com Prader. Estágio I: clitoromegalia sem fusão labial; estágio II: clitoromegalia e fusão labial posterior; estágio III: grau acentuado de clitoromegalia, orifício urogenital perineal único e fusão labial quase completa; estágio IV: clitóris fálico, seio urogenital uretral na base do clitóris e fusão labial completa; estágio V: clitóris peniano, meato uretral, lábio escrotal sem gônadas palpáveis. (Adaptada de Helv Paediatr Acta 1955; 10:397-412.)

DIAGNÓSTICO PRÉ-NATAL

A presença de ambiguidade genital nas pacientes com a forma clássica resulta em prejuízos psicossociais importantes. Além disso, essas pacientes necessitam de reconstruções cirúrgicas da genitália externa, que podem levar a sequelas funcionais a curto e longo prazo e piora da qualidade de vida. Por isso, a realização do diagnóstico pré-natal e a terapêutica precoce tornam-se imperativas ainda no período intrauterino. Esse diagnóstico deve ser oferecido às famílias que já tiveram um filho afetado com a forma clássica (caso índex), ou seja, nas gestações com risco de a prole apresentar formas graves (PS ou VS).

Os avanços no diagnóstico pré-natal da D21OH ocorreram concomitantemente com o desenvolvimento da endocrinologia e da biologia molecular. Os parâmetros diagnósticos evoluíram desde a dosagem de metabólitos esteroides (17-cetoesteroides e pregnanetriol) no líquido amniótico,[4] seguidos da dosagem de 17-hidroxiprogesterna (17OHP)[2] e, atualmente, com a utilização da genotipagem das células fetais obtidas por biópsia do vilo coriônico (BVC) ou amniocentese.[5,6] A BVC pode ser feita após 9 semanas de gestação, enquanto a amniocentese é realizada mais tardiamente, após a 15ª semana.

Atualmente, a combinação de diversas técnicas de diagnóstico molecular (sequenciamento, alelo específico etc.) promove o diagnóstico de mutações no gene da *CYP21A2* em até 98% dos casos.[7,8] Já foram descritas mais de 160 mutações diferentes nesse gene, incluindo mutações pontuais, deleções, e grandes rearranjos (http/www.hmgd.cf.ac.uk).

A sexagem fetal (análise de células fetais no sangue materno), a partir de 7 semanas de gestação, com identificação de fetos do sexo masculino (SRY positivo), pode abolir a necessidade de tratamento materno-fetal específico.[2,9]

TRATAMENTO E SEGUIMENTO

A base do tratamento no período pré-natal fundamenta-se no fornecimento de quantidades suficientes de glicocorticoides que impeçam o hiperestímulo do eixo hipotálamo-hipófise-adrenal fetal, diminuindo, por consequência, a secreção excessiva de androgênios.[2] A dexametasona é o fármaco de escolha, pois não é inativada pela enzima 11β-hidroxiesteroide-desidrogenase do tipo 2 placentária.

Desde 1978, a terapia com dexametasona vem sendo aplicada nas famílias elegíveis ao tratamento (gestações com risco de a prole apresentar a forma clássica).[2] O grupo de New e cols.[5,6] reporta grande experiência no seguimento de cerca de 600 gestantes nos últimos 25 anos. A terapia deve ser iniciada no momento do diagnóstico da gravidez, com a dose de 20μg/kg/dia de dexametasona titulada em duas ou três doses diárias. A medicação poderá ser suspensa após identificação de fetos do sexo masculino pela sexagem fetal ou cariótipo, ou naqueles do sexo feminino sem a presença de mutações no gene *CYP21A2* (genotipagem do vilo coriônico). Em qualquer outra situação, recomenda-se que a

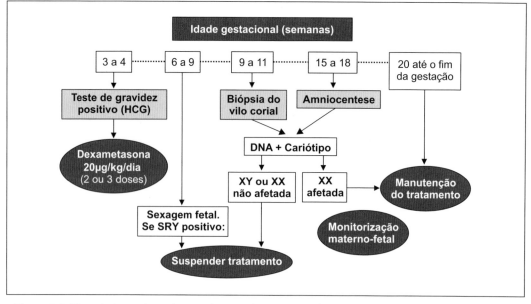

Figura 9.3 Diagnóstico pré-natal e seguimento de gestações de risco para forma clássica da D21OH.

medicação seja mantida até o final da gestação (Figura 9.3).

O tratamento pré-natal com dexametasona, além de ser efetivo na redução da virilização intraútero, encoraja as famílias a novas gestações, diminuindo a ansiedade dos pais.[2,5]

Entretanto, atenção deve ser dada em relação aos possíveis efeitos colaterais do uso da dexametasona: obesidade, hipertensão, edema, estrias, diabetes melito etc. Alguns estudos relataram maior incidência de efeitos colaterais leves (ganho de peso, edema, estrias) nas gestantes que usaram a medicação quando comparadas com as que não usaram.[6,10] Felizmente, há poucos relatos de complicações mais graves.[10] Diferente do observado em roedores,[11] não há descrição de teratogenicidade em recém-nascidos humanos que fizeram uso pré-natal de dexametasona. Adicionalmente, não foram observadas diferenças em relação a peso no nascimento, crescimento pós-natal e circunferência do crânio, nos recém-nascidos que fizeram tratamento pré-natal com dexametasona comparados a irmãos normais não tratados.[5,6,12]

A D21OH é um modelo de estudo comportamental de humanos expostos a grandes quantidades de androgênios no período pré-natal.[13] Apesar da possibilidade de o comportamento masculino em algumas meninas ser atribuído a exposição pré-natal de androgênios, há interferência importante do meio (especialmente da família) e dos níveis de androgênios no período pós-natal.[13] A despeito da pequena porcentagem que deseja viver como homens (3%),[14,15] a maioria das meninas e mulheres apresenta identidade sexual feminina.[16]

FERTILIDADE E SEGUIMENTO DE PACIENTES COM DEFICIÊNCIA DE 21-HIDROXILASE DURANTE A GESTAÇÃO

Pacientes com a forma clássica da D21OH apresentam fertilidade prejudicada, por motivos diversos: alterações anatômicas do genital externo, ovários policísticos, inibição do eixo hipotálamo-hipófise-gonadal decorrentes do hiperandrogenismo, além de dificuldades em relacionamento social e sexual e baixo sentimento materno.[2,17] As taxas de gestação em pacientes com a forma clássica são variáveis na literatura. Estudos clássicos referiam taxas de gestação de 0% a 10% em PS e 33% a 55% nas VS.[17,18] No entanto, dados recentes mostraram taxas mais otimistas (60% a 91%), próximas às da população geral (95%), naquelas pacientes que mantiveram tratamento apropriado durante a concepção e a gestação.

Durante a gestação, as doses de glico e mineralocorticoides devem ser corrigidas, levando-se em conta que durante o estado gravídico os níveis da proteína ligadora de cortisol (CBG), ou de glicocorticoides, elevam-se significativamente, sendo, algumas vezes, necessário um ajuste terapêutico. Em uma publicação prévia de nosso grupo, reportando casos de HAC na sua forma clássica, seguidos durante a gravidez, foi necessária a elevação da dose de glicocorticoide em virtude da hiperandrogenemia e da intensificação do quadro de hirsutismo ao redor da 28ª semana de gestação.[22]

Nas pacientes com a forma não clássica, a infertilidade pode estar relacionada, principalmente, a desbalanço hormonal causado pelo hiperandrogenismo de origem adrenal. A anovulação crônica e a fertilidade geralmente são corrigidas pelo emprego da corticoterapia.[19] Além disso, a manutenção do corticoide durante a gestação dessas pacientes parece estar correlacionada a menor taxa de abortamentos espontâneos.

Sempre que possível, é interessante saber se o parceiro da paciente é heterozigoto para a doença (apresenta um alelo mutante) (Figura 9.4). Além da 17OHP, a dosagem do 21-desoxicortisol após estímulo com ACTH tem se mostrado um marcador bioquímico importante na detecção de heterozigose.[2,20,21] Subsequentemente, a genotipagem do gene *CYP21A2* poderá confirmar o tipo de mutação eventualmente presente. Caso o parceiro seja normal (*wild-type*) ou heterozigoto para mutações leves, a prole não será afetada pela forma clássica da doença. Nessas condições, a terapia de escolha para manutenção do tratamento da gestante é a hidrocortisona, que sofre degradação pela enzima 11β-hidroxiesteroide-desidrogenase do tipo 2, não ultrapassando a barreira placentária e não comprometendo um feto potencialmente normal.

Entretanto, caso o parceiro seja heterozigoto para mutações graves e a paciente apresente pelo menos um dos alelos afetados com uma mutação grave, corre-se o risco de a prole apresentar a forma clássica. Nessa situação, deve-se recorrer ao esquema terapêutico de pacientes com gravidez de risco (para a forma clássica da doença), como mencionado anteriormente.[2]

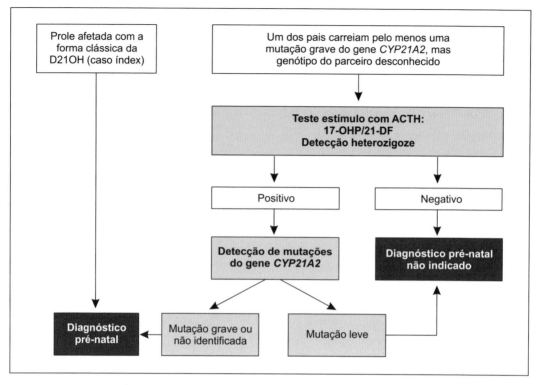

Figura 9.4 Aconselhamento genético de casal com D21OH.

OUTRAS CONSIDERAÇÕES

Entre outras deficiências enzimáticas menos frequentes, a deficiência de 11β-hidroxilase (respondendo por 5% a 8% dos casos) também apresenta risco de virilização dos fetos do sexo feminino. Por isso, a conduta nas gestações com risco de a prole apresentar formas clássicas dessa deficiência específica é similar ao que já foi citado para pacientes com D21OH.[22]

CASO ILUSTRATIVO

O presente tema pode ser ilustrado com a apresentação e discussão do caso clínico de uma paciente atendida e acompanhada no Ambulatório de Adrenal e Hipertensão da Disciplina de Endocrinologia e pelo Serviço de Obstetrícia do Departamento de Obstetrícia e Ginecologia da UNIFESP/EPM, São Paulo.

Uma paciente de 26 anos, portadora da forma virilizante simples da deficiência de 21-hidroxilase, vinha sendo acompanhada em nosso serviço com história de virilização e ambiguidade genital desde seu nascimento. O diagnóstico laboratorial foi estabelecido nos primeiros meses de vida (e posteriormente confirmado geneticamente), quando iniciou tratamento de reposição glicocorticoide, o qual manteve com ajustes ocasionais e boa aderência.

Aos 9 anos de idade foi submetida à correção da genitália externa com a realização de neovagina em decorrência da presença de seio urogenital. No desenvolvimento, apresentou puberdade verdadeira aos 11 anos com menarca aos 12 anos de idade, permanecendo eumenorreica desde então. Engravidou naturalmente aos 26 anos, após 12 meses sem anticoncepção mecânica, a qual fazia uso desde o início da vida sexual, havia 4 anos.

Por ocasião da concepção, a paciente fazia uso de prednisona oral, na dose de 7,5mg/dia, divididos em duas tomadas (5 + 2,5). Durante a gestação, a dose foi gradualmente elevada para 10 e, posteriormente, 12,5mg/dia, na sétima e 28ª semanas de gestação, respectivamente. A segunda elevação da dose deveu-se a queixas da paciente de aumento da pilificação no corpo. Em decorrência da perineoplastia prévia a que a paciente se submeteu, foi indicada a realização do parto por via alta na 38ª semana. O recém-nascido, do sexo masculino, nasceu com peso e estatura normais e em boas condições. Os níveis de 17-OHP dosados no sangue do cordão umbilical foram de 8.400ng/dL, reduzindo-se para 140ng/dL aos 30 dias de vida da criança.

CONSIDERAÇÕES FINAIS

Um dos principais benefícios da terapia pré-natal está na redução do risco de ambiguidade genital, em fetos do sexo feminino. Esse tratamento deve ser seguido por grupo especializado, para evitar efeitos colaterais a curto e longo prazo do uso de corticosteroides. Além disso, a prevenção da exposição intraútero de androgênios pode facilitar o manejo da terapia no período pós-natal.

REFERÊNCIAS

1. White PC, Speiser PW. Congenital adrenal hyperplasia due to 21-hydroxylase deficiency. Endocr Rev 2000; 21:245-91.
2. Forest MG. Recent advances in the diagnosis and management of congenital adrenal hyperplasia due to 21-hydroxylase deficiency. Hum Reprod Update 2004; 10:469-85.
3. Bachega TASS, Madureira G, Brenlha EML et al. Tratamento da hiperplasia supra-renal congênita por deficiência da 21-hidroxilase. Arq Bras Endocrinol Metab 2001; 45:64-72.
4. Jeffcoate TN, Fliegner JR, Russell SH et al. Diagnosis of the adrenogenital syndrome before birth. Lancet 1965; 2:553-5.
5. New M, Carlson A, Obeid J et al. Update: Prenatal diagnosis for congenital adrenal hyperplasia in 595 pregnancies. Endocrinologist 2003; 13:233-9.
6. Nimkarn S, New MI. Prenatal diagnosis and treatment of congenital adrenal hyperplasia due to 21-hydroxylase deficiency. Mol Cell Endocrinol 2009; 5:192-6.
7. Bachega TA, Billerbeck AE, Madureira G et al. Molecular genotyping in Brazilian patients with classical and nonclassical forms of 21-hydroxylase deficiency. J Clin Endocrinol Metab 2000; 83:4416-9.
8. Bachega TA, Billerbeck AE, Parente EB et al. Multicentric study of Brazilians with 21-hydroxylase deficiency: a genotype-phenotype correlation. *Arq Bras Endocrinol Metabol 2004;* 48:697-704.
9. Lo D, Corbetta N, Chamberlain PF et al. Presence of fetal DNA in maternal plasma and serum. Lancet 1997; 350:485-7.
10. Pang S, Clark AT, Freeman LO et al. Maternal side-effects of prenatal dexamethasone therapy for fetal congenital adrenal hyperplasia. J Clin Endocrinol Metab 1992; 76:249-53.
11. Goldman A, Sharpior B, Katsumata M. Human fetal palatal corticoid receptors and teratogens for cleft palate. Nature 1978; 272:464-6.

12. Lajic S, Wedell A, Bui T et al. Long-term somatic follow-up of prenatally treated children with congenital adrenal hyperplasia. J Clin Endocrinol Metab 1998; 83:3872-80.
13. Manson JE. Prenatal exposure to sex steroid hormones and behavioral/cognitive outcomes. Metab Clin Exp 2008; 57(Suppl 2):S16-21.
14. Hines M, Brook C, Conway GS. Androgen and psychosexual development: core gender identity, sexual orientation and recalled childhood gender role behavior in women and men with congenital adrenal hyperplasia (CAH). J Sex Res 2004; 41:75-81.
15. Dessens AB, Slijper FM, Drop SL. Gender dysphoria and gender change in chromosomal females with congenital adrenal hyperplasia. Arch Sex Behav 2005; 34:389-97.
16. Hines M. Prenatal testosterone and gender-related behaviour. Eur J Endocrinol 2006; 155 (Suppl 1):S115-21.
17. Bidet M, Bellanné-Chantelot C, Galand-Portier MB et al. Fertility in women with nonclassical congenital adrenal hyperplasia due to 21-hydroxylase deficiency. J Clin Endocrinol Metab 2010; 95:1182-90.
18. Nimkarn S, Lin-Su K, New MI. Steroid 21-hydroxylase deficiency congenital adrenal hyperplasia. Endocrinol Metab Clin North Am 2009; 38:699-718.
19. Moran C, Azziz R, Weintrob N et al. Reproductive outcome of women with 21-hydroxylase-deficient nonclassic adrenal hyperplasia. J Clin Endocrinol Metab 2006; 91:3451-6.
20. Costa-Barbosa FA, Tonetto-Fernandes VF, Carvalho V et al. ACTH-stimulated serum deoxycortisol is a better discriminatory test for screening and identification of classic and nonclassic 21-hydroxylase deficient carrier state. Program, 13th ICE/ ISE Congress. Rio de Janeiro, RJ. 2008 (abstract).
21. Bidet M, Bellanné-Chantelot C, Galand-Portier MB et al. Clinical and molecular characterization of a cohort of 161 unrelated women with nonclassical congenital adrenal hyperplasia due to 21-hydroxylase deficiency and 330 family members. J Clin Endocrinol Metab 2009; 94:1570-8.
22. Pardini DP, Kater CE, Vasserman J et al. Hiperplasia adrenal congênita e gravidez. Rev Paul Med 1989; 107:88-92.
23. Motaghedi R, Betensky BP, Slowinska B et al. Update on the prenatal diagnosis and treatment of congenital adrenal hyperplasia due to 11beta-hydroxylase deficiency. J Pediatric Endocrinol Metab 2005; 18:133-42.

CAPÍTULO 10

Marcos S. Neres
Claudio E. Kater

Hiperaldosteronismo Primário e Gravidez

INTRODUÇÃO

Aldosteronismo primário não é doença rara, sendo responsável por cerca de 5% a 15% dos casos de hipertensão arterial.[1] Entretanto, sua associação com a gravidez tem sido descrita apenas esporadicamente. Pouco mais de 30 casos foram relatados na literatura, após a primeira descrição por Crane e cols., em 1964.[2-25]

A aldosterona é o principal mineralocorticoide produzido no córtex adrenal; age nas células epiteliais das porções distais do néfron, promovendo reabsorção de sódio e água e facilitando a excreção de potássio e hidrogênio. Quando produzida autonomamente em grande quantidade, dá origem ao hiperaldosteronismo primário (HAP), síndrome caracterizada por retenção inapropriada de sódio, expansão de volume do líquido extracelular, supressão da liberação de renina e aumento da excreção renal de potássio (caliurese) e hidrogênio. O quadro clínico final é caracterizado por hipertensão arterial, hipocalemia e alcalose metabólica.[26]

O SISTEMA RENINA-ANGIOTENSINA-ALDOSTERONA NA GESTAÇÃO

Durante a gestação normal, todo o sistema renina-angiotensina-aldosterona (SRAA) encontra-se estimulado. Ocorrem, então, expansão volêmica e aumento do trabalho cardíaco, com início no primeiro trimestre e duração aproximada até a 34ª semana de gestação. Essas mudanças decorrem de adaptações fisiológicas necessárias para a adequada perfusão placentária.

Os níveis elevados de angiotensina I e renina, estimulados pela concentração elevada de estrogênios típica da gravidez, levam a uma elevação gradativa da angiotensina II e, consequentemente, da aldosterona, cujos valores podem se elevar de cinco a 20 vezes no terceiro trimestre. Mecanismos fisiológicos adaptativos ainda não totalmente esclarecidos (mas provavelmente mediados pela ação de prostaglandinas) promovem resistência vascular à ação da angiotensina II que, associada à ação antagonista da progesterona no receptor mineralocorticoide no túbulo renal, protege a grávida contra o desenvolvimento de hipertensão arterial persistente e grave.[24]

DESENVOLVIMENTO DE HIPERALDOSTERONISMO PRIMÁRIO NA GESTAÇÃO

Diferentemente da fisiologia normal da gestação, nos casos acompanhados de HAP, a produção excessiva de aldosterona supera a barreira protetora desses mecanismos e pode levar às manifestações da doença.[24,27] Entretanto, enquanto os níveis de aldosterona podem não ser discriminatórios da doença, a concentração de renina (direta ou atividade plasmática) tende a ser baixa ou suprimida, estando elevada na gestação normal.

A possibilidade de que substâncias produzidas pela placenta poderiam estimular adenomas adrenocorticais latentes ou de funcionamento intermitente é aventada. É possível, também, que estrogênios e ACTH possam participar, em gestantes, da proliferação e, eventualmente, da ativação da esteroidogênese em células de adenomas produtores de aldosterona.[5]

A comprovação da habilidade de produzir aldosterona por micronódulos adrenais subcapsulares, observada na hiperplasia adrenal uni e bilateral, apoia essa última teoria; assim, sob a influência daqueles estímulos, os micronódulos poderiam desenvolver-se, vindo a formar um adenoma produtor de aldosterona (APA).[5]

Histologicamente, os adenomas encontrados em grávidas apresentam as mesmas características daqueles encontrados em não grávidas. As células são predominantemente de padrão fascicular (*fasciculata-like cells*) ou híbrido, mas existe relato de adenoma em grávida com características histológicas e funcionais de células puramente glomerulosas, assemelhando-se aos casos esporádicos de adenoma produtor de aldosterona responsivo à angiotensina.[5]

ETIOLOGIA

As formas mais comuns de HAP são os APA e a hiperplasia adrenal bilateral (HAB, ou hiperaldosteronismo "idiopático" [HAI]), que correspondem, cada um, a aproximadamente 45% dos casos; os 10% restantes englobam: (1) casos de HA supressível por dexametasona (HASD, também chamado de remediável por glicocorticoides, ou ainda HAP familiar do tipo 1, distúrbio de origem genética transmitido por herança autossômica dominante), (2) casos esporádicos de "hiperplasia adrenal unilateral" (micro ou macronodular) e (3) de "adenomas bilaterais", além de (4) carcinomas adrenais e (5) tumores não adrenais – especialmente de ovário – secretores ectópicos de aldosterona (Tabela 10.1).[26] Convém comentar que, em algumas séries recentes,[27] a HAB respondeu por 50% a 89% dos casos de HAP na população geral.

A grande maioria dos casos relatados em pacientes gestantes está associada a adenomas adrenais,[2-11,13-17,19-25] mas existem referências de gestações com hiperplasia idiopática[18] e, mesmo, aldosteronismo remediável ou supressível por glicocorticoides.[12]

Tabela 10.1 Principais subtipos de hiperaldosteronismo primário

Subtipos	Frequência relativa (%)	Tratamento de escolha
Tumores adrenocorticais produtores de aldosterona	60	
1. Adenoma (APA)	49	Cirurgia
2. Adenoma responsivo à angiotensina (APA-RA)	8	Cirurgia
3. Carcinoma	3	Cirurgia
Hiperplasia adrenocortical bilateral	40	
1. Hiperaldosteronismo idiopático (HAI)	32	Espironolactona
2. Hiperplasia adrenal primária (HAPr)	6	Cirurgia
3. Hiperaldosteronismo supressível por dexametasona (HASD)	2	Dexametasona

Adaptada da Ref. 26.
Obs. 1: Em séries recentes, o HAI respondeu por 50% a 89% dos casos de HAP.[27]
Obs. 2: Muito raramente, HAP pode resultar da produção ectópica de aldosterona por neoplasias ovarianas, sobretudo o arrenoblastoma.[26]

DIAGNÓSTICO: ASPECTOS CLÍNICOS E LABORATORIAIS

Como nos quadros clássicos, que ocorrem em mulheres não gestantes, o HAP na gravidez cursa com hipertensão arterial de difícil controle, frequentemente associado com hipocalemia. No entanto, existe grande variabilidade clínica tanto no período pré-natal como no pós-parto. Há referência a um caso com melhora metabólica e da hipertensão no curso da gestação e piora no puerpério,[25] mas na maioria ocorre agravamento do quadro após início da gestação, muitas vezes com indicação de parto cesariano por hipertensão refratária e estresse fetal.[2-7,14,16,17,19,20,23]

Em gestações sem diagnóstico prévio de HAS, a elevação da pressão arterial nessa fase pode ser confundida com doença hipertensiva específica da gravidez e retardar o diagnóstico real.

Vários fatores complicam o diagnóstico de HAP durante a gravidez: hipertensão é uma complicação comum nesse estado que, além disso, é normalmente caracterizado por aumento ou ativação do SRAA. Os exames confirmatórios de HAP e de distinção de etiologia, como infusão salina, teste da fludrocortisona, teste da postura e cateterismo seletivo de veias adrenais, estão contraindicados por aumentar o risco de complicações materno-fetais.

Deve-se pensar na possibilidade do diagnóstico se há hipertensão na presença de proteinúria, renina inapropriadamente reduzida, ausência de edema e sintomas associados à hipocalemia (desânimo, fraqueza muscular, câimbras e alterações glicêmicas e eletrocardiográficas).

Os níveis plasmáticos ou urinários de aldosterona estão elevados, mesmos para a gravidez, enquanto os níveis de atividade plasmática de renina (APR) estão habitualmente reduzidos ou suprimidos, mas podem estar normais em algumas pacientes.[5]

No passado, HAP era apenas pesquisado em pacientes com hipertensão e hipocalemia, o que resultava em subdiagnóstico da doença. De fato, como mencionado, os estudos mais recentes têm mostrado que hipertensão normocalêmica representa a apresentação mais comum do HAP, com hipocalemia provavelmente se restringindo aos casos mais graves. Somente metade dos casos de APA e 17% daqueles com HAI cursam com níveis séricos de potássio menores do que 3,5 mEq/L.[26,28,29]

A medida da relação da concentração da aldosterona plasmática (CAP)/APR (*RAR*) é considerada o melhor parâmetro para rastreamento do HAP.[28,29] No HAP, a *RAR* tipicamente é maior do que 20, mas valores menores podem raramente ser vistos no HAI.[26] Diante de uma *RAR* menor do que 20, o diagnóstico de HAP é improvável e entre 25 e 30, suspeito. Valores de 30 a 40 tornam o diagnóstico provável e acima de 40, quase certo (Tabela 10.2).[26,28,29]

Nós recomendamos a utilização do valor da *RAR* acima de 27 para dar continuidade à investigação diagnóstica para o HAP (Figura 10.1). Em nossa experiência, os valores da *RAR* em casos de APA variaram de 43 a 3.380 (média de 373 ± 459); no HAI, os níveis foram bem mais baixos, situando-se entre 14,8 e 445 (média de 82,5 ± 81,5).[30]

As pacientes com RAR elevadas podem ser submetidas durante 3 dias, sob cuidadosa monitoração da PA, à dieta sem restrição de sódio para dosagem da aldosterona em amostra urinária de 24 horas. Nessa situação, valores de aldosterona superiores a 12-14µg/24h, na presença de excreção urinária

Tabela 10.2 Probabilidade do diagnóstico de hiperaldosteronismo primário de acordo com o parâmetro utilizado em seu rastreamento

Probabilidade	(%)	K+ sérico* (mEq/L)	APR (ng/mL/h)	RAR (ng/dL:ng/mL/h)
Improvável	< 5	> 4,5	> 2,5	< 20
Duvidoso	25 a 50	3,5 a 4,0	1,0 a 2,0	20 a 25
Suspeito	50 a 75	3,0 a 3,5	0,5 a 1,0	25 a 30
Provável	75 a 90	2,5 a 3,0	0,1 a 0,5	30 a 40
Quase certo	> 95	< 2,5	< 0,1	> 40

*Dados menos confiáveis do que os demais parâmetros em razão da elevada ocorrência de HAP normocalêmico.
APR: atividade plasmática de renina; RAR: relação aldosterona plasmática/atividade plasmática de renina.
Modificada da Ref. 4.

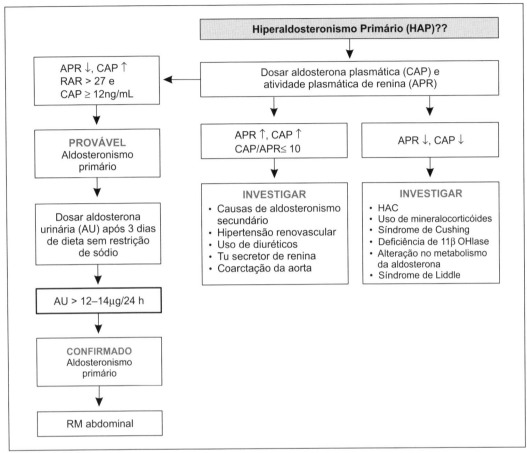

Figura 10.1 Algoritmo sugerido na investigação do HAP durante a gravidez. (RAR: relação aldosterona plasmática/atividade plasmática de renina; RM: ressonância magnética; HAC: hiperplasia adrenal congênita.)

de Na⁺ acima de 250mEq, são altamente consistentes com o diagnóstico de HAP.[26,29] Diante desse achado, deve ser solicitada ressonância magnética das adrenais, sem contraste. Em função da radiação ionizante, a realização de tomografia computadorizada (TC) está contraindicada na gravidez.[11]

TRATAMENTO

O tratamento conservador com anti-hipertensivos e eventual suplementação de potássio é o método de escolha em muitas pacientes, especialmente naquelas com hiperplasia adrenal. Contudo, as opções terapêuticas na grávida com HAP são limitadas.

O uso da *espironolactona* é contraindicado, por atravessar a barreira placentária e apresentar potente ação antiandrogênica, podendo resultar em genitália ambígua em fetos masculinos.[6,8,9] O outro antagonista do receptor da aldosterona é a *eplerenona*. Ela não tem ação antiandrogênica e é considerada medicamento de categoria B na gravidez.[31] Os inibidores da enzima conversora de angiotensina (IECA), por seu efeito sobre a perfusão da unidade fetoplacentária e hipotensão fetal, também são contraindicados. Já a amilorida, a metildopa, o labetalol e os bloqueadores de canais de cálcio parecem ser os anti-hipertensivos mais seguros, embora tenham efeitos limitados em alguns casos.[6,8,9]

Caso a cirurgia seja necessária, ela deverá ser postergada até o nascimento, se a hipertensão puder ser controlada com medicações seguras na gravidez; contudo, deverá ser considerada se houver presença de proteinúria e APR normal ou baixa.[9,14,20,32]

Nos tratamentos conservadores, a interrupção da gravidez pode ser ocasionalmente indicada, na tentativa de se prevenirem lesões em órgãos-alvo maternos.

Kosaka e cols.[7] relataram que, em 24 casos avaliados na literatura, apenas seis pacientes foram submetidas a tratamento cirúrgico. A via laparoscópica transperitoneal foi realizada na maioria dos casos e é a preferida pela maioria dos autores, mas a via retroperitoneal vem sendo citada com potenciais vantagens na grávida, que pode apresentar anatomia intra-abdominal distorcida e limitado espaço de trabalho.[3,5,7,10,16] Quando considerada, a cirurgia deve ser realizada no segundo trimestre de gestação, com as melhores condições de controle de pressão arterial e com monitoramento fetal.[32]

PROGNÓSTICO

O grande aumento tensional e os níveis elevados de aldosterona (indutores de fibrose vascular e miocárdica) em uma interface uteroplacentária defeituosa aumentam os casos de tendência de baixo peso nos filhos destas últimas.[12] A associação do HAP com proteinúria parece estar relacionada a maior mortalidade, podendo ser um fator preditivo de pior evolução para o feto.[9,24]

CASO ILUSTRATIVO

O presente tema pode ser ilustrado com a apresentação e discussão do caso clínico de uma paciente atendida e acompanhada no Ambulatório de Adrenal e Hipertensão da Disciplina de Endocrinologia da UNIFESP/EPM, São Paulo.

Uma paciente de 26 anos foi encaminhada para investigação de hipertensão arterial de início aparentemente recente e discreta hipocalemia (3,5mEq/L). Referia ter dado à luz uma criança sadia com 40 semanas de gestação, por parto vaginal, havia 4 meses.

O relato do serviço de Obstetrícia em que era acompanhada mencionava que sua pressão arterial fora normal durante toda a evolução da gestação, não tendo apresentado qualquer intercorrência cardiovascular.

A paciente, no entanto, mencionou que cerca de 18 meses antes de engravidar fora informada que sua "pressão estava um pouco alta" e que a avaliação feita na ocasião por um cardiologista mostrara níveis de potássio de 3,3 e 3,4mEq/L e uma APR baixa (0,4ng/mL/h). Como sua pressão encontrava-se normal durante o acompanhamento pré-natal, disse que nenhum exame específico lhe fora solicitado.

Na presente investigação, completada 5 meses após o parto, foi diagnosticado um HAP (aldosterona plasmática de 29 e 32ng/dL e APR de 0,2ng/mL/h – RAR de 58) decorrente de adenoma à direita, identificado por TC de adrenais e removido por via laparoscópica, com resolução do quadro clínico. O tratamento pré-cirúrgico incluiu doses baixas de espironolactona (25mg/dia VO), uma vez que a paciente optou por interromper a amamentação 6 meses depois do parto.

O presente relato ilustra um caso de HAP cujo diagnóstico preliminar parece ter sido sugerido pelos quadros clínico e laboratorial, que apresentaram provável remissão clínica durante a evolução da gestação em decorrência, provavelmente, de níveis elevados do antimineralocorticoide natural, a progesterona. A "recorrência" esperada aconteceu alguns meses após o parto, quando uma investigação detalhada confirmou o diagnóstico final de HAP por um APA.

CONSIDERAÇÕES FINAIS

A presença de HAP na gravidez, portanto, é condição grave e perigosa para a mãe e o feto. Seu diagnóstico deve ser sempre lembrado e investigado em casos suspeitos para que se institua tratamento adequado e precoce.

REFERÊNCIAS

1. Olivieri O, Ciacciarelli A, Signorelli D. Aldosterone to renin ratio in primary care setting: The Bussolengo study. J Clin Endocrinol Metab 2004; 89:4221-6.
2. Crane MG, Andes JP, Harris JJ et al. Primary aldosteronism in pregnancy. Obstet Gynecol 1964; 23:200-8.
3. Nursal TZ, Caliskan K, Ertorer E et al. Laparoscopic treatment of primary hyperaldosteronism in a pregnant patient. Can J Surg 2009; 52:E188-90.
4. Lu W, Zheng F, Li H et al. Primary aldosteronism and pregnancy: a case report. Aust NZ J Obstet Gynaecol 2009; 49:558.
5. Shigematsu K, Nishida N, Sakai H et al. Primary aldosteronism with aldosterone-producing adenoma consisting of pure zona glomerulosa-type cells in a pregnant woman. Endocr Pathol 2009; 20:66-72.
6. Al-Ali NA, El-Sandabesee D, Steel SA et al. Conn's syndrome in pregnancy successfully treated with amiloride. J Obstet Gynaecol 2007; 27:730-1.
7. Kosaka K, Onoda N, Ishikawa T et al. Laparoscopic adrenalectomy on a patient with primary aldosteronism during pregnancy. Endocr J 2006; 53:461-6.
8. Germain AM, Kottman C, Valdés G. Hiperaldosteronismo primario y embarazo: lecciones obtenidas de 2 casos clínicos/Primary aldosteronism and pregnancy: report of 2 cases. Rev Med Chile 2002; 130:1399-405.
9. Okawa T, Asano K, Hashimoto T et al. Diagnosis and management of primary aldosteronism in pregnancy: case report and review of the literature. Am J Perinatol 2002; 19:31-6.
10. Shalhav AL, Landman J, Afane J et al. Laparoscopic adrenalectomy for primary hyperaldosteronism during pregnancy. J Laparoendosc Adv Surg Tech A 2000; 10:169-71.
11. Matsumoto J, Miyake H, Isozaki T et al. Primary aldosteronism in pregnancy. J Nippon Med Sch 2000; 67:275-9.
12. Wyckoff JA, Seely EW, Hurwitz S et al. Glucocorticoid-remediable aldosteronism and pregnancy. Hypertension 2000; 35:668-72.
13. Fujiyama S, Mori Y, Matsubara H et al. Primary aldosteronism with aldosterone-producing adrenal adenoma in a pregnant woman. Intern Med 1999; 38:36-9.
14. Wang W, Long W, Li G et al. Primary aldosteronism in pregnancy: review of cases. Chin Med J (Engl) 1999; 112:574-5.

15. Webb JC, Bayliss P. Pregnancy complicated by primary aldosteronism. South Med J 1997; 90:243-5.
16. Baron F, Sprauve ME, Huddleston JF et al. Diagnosis and surgical treatment of primary aldosteronism in pregnancy: a case report. Obstet Gynecol 1995; 86:644-5.
17. Saas N, Somana N, Rocha M et al. Hiperaldosteronismo primário na gravidez/Primary hyperaldosteronism in pregnancy. Femina 1995; 23:683-5.
18. Neerhof MG, Shlossman PA, Poll DS et al. Idiopathic aldosteronism in pregnancy. Obstet Gynecol 1991; 78:489-91.
19. Elterman JJ, Hagen GA. Aldosteronism in pregnancy: association with virilization of female offspring. South Med J 1983; 76:514-6.
20. Shimizu A, Aoi W, Akahoshi M et al. Elevation of plasma renin activity during pregnancy and rupture of a dissecting aortic aneurysm in a patient with primary aldosteronism. Jpn Heart J 1983; 24:995-1006.
21. Hajek Z, Horky K, Pokorny A. Primary aldosteronism (Conn's syndrome) in pregnancy. Cesk Gynekol 1978; 43:380-1.
22. Aoi W, Doi Y, Tasaki S et al. Primary aldosteronism aggravated during peripartum period. Jpn Heart J 1978; 19:946-53.
23. Barkhatova TP, Gerasimenko PP. Pregnancy following surgical treatment of primary aldosteronism. Vopr Okhr Materin Det 1971; 16:81-3.
24. Gordon RD, Fishman LM, Liddle GW. Plasma renin activity and aldosterone secretion in a pregnant woman with primary aldosteronism. J Clin Endocrinol Metab 1967; 27:385-8.
25. Biglieri EG, Slaton PE. Pregnancy and primary aldosteronism. J Clin Endocrinol Metab 1967; 27:1628-32.
26. Vilar L, Caldato M, Kater CE. Manuseio do hiperaldosteronismo primário. In: Endocrinologia clínica. 4 ed. Rio de Janeiro: Guanabara Koogan, 2009:481-98.
27. Mulatero P, Stowasser M, Loh KC et al. Extensive personal experience. Increased diagnosis of primary aldosteronism, including surgically correctable forms, in centers from five continents. J Clin Endocrinol Metab 2004; 89:1045-50.
28. Kater CE. Rastreamento, comprovação e diferenciação laboratorial do hiperaldosteronismo primário. Arq Bras Endocrinol Metab 2002; 46:106-15.
29. Passos VQ, Martins LAL, Pereira MAA, Kater CE. Hiperaldosteronismo primário revisitado. Arq Bras Endocrinol Metab 2001; 45:285-301.
30. Kater CE, Biglieri EG. The syndromes of low-renin hypertension: "Separating the wheat from the chaff". Arq Bras Endocrinol Metab 2004; 48:674-81.
31. Muldowney JA 3rd, Schoenhard JA, Benge CD. The clinical pharmacology of eplerenone. Expert Opin Drug Metab Toxicol 2009; 5:425-32.
32. Sam S, Molitch ME. Timing and special concerns regarding endocrine surgery during pregnancy. Endocrinol Metab Clin North Am 2003; 32:337-54.

CAPÍTULO 11

José Viana Lima Jr.
Claudio E. Kater

Feocromocitoma/ Paraganglioma e Gravidez

INTRODUÇÃO

Feocromocitomas consistem em tumores das células cromafins que produzem, armazenam, metabolizam e secretam catecolaminas. Em 90% dos casos, esses tumores estão localizados na medula adrenal, mas 10% são extra-adrenais e classificados como paragangliomas, os quais podem estar localizados desde a base do crânio até a região inguinal (e nos testículos, no homem).[1,2]

Feocromocitoma é causa rara de hipertensão durante a gravidez, com incidência estimada de 1 em cada 50.000 gravidezes a termo.[3] Uma revisão de dados da Clínica Mayo (Rochester, Minnesota) para o período entre 1975 e 1996 mostrou incidência ligeiramente superior, de aproximadamente 1 em 15.000.[4] O mais provável, no entanto, é que essa incidência seja ainda maior porque muitos feocromocitomas passam despercebidos ou são incorretamente diagnosticados.[5]

Feocromocitoma é o tumor adrenal mais comumente relatado em pacientes grávidas.[4] Está associado a altas taxas de mortalidade fetal e materna, especialmente nos casos não diagnosticados. Contudo, tanto a mortalidade fetal como a materna podem ser reduzidas se o diagnóstico pré-parto é feito e é iniciado o manuseio adequado.[3,5] Feocromocitoma também implica elevadas taxas de partos prematuros. Em revisão recente,[5] esse percentual foi de 53% entre os casos com diagnóstico pré-natal. Desse modo, apesar de sua raridade, o feocromocitoma na gravidez merece atenção maior.

A similaridade entre as manifestações clínicas do feocromocitoma e a toxemia gravídica (pré-eclâmpsia/eclâmpsia) pode levar a erros diagnósticos.[5-7] Além disso, como a placenta tem a capacidade de produzir tirosina-hidroxilase, isso pode resultar em quadro clinicolaboratorial semelhante ao do feocromocitoma (reversível após o parto), o que dificultaria ainda mais o diagnóstico.[8]

A mortalidade, materna e fetal, é reduzida quando o diagnóstico é realizado e o tratamento é instituído no período pré-parto. Antes de 1969, a mortalidade materna era de 48%, tendo caído para 26% entre 1969 e 1979 e para 17%, entre 1980 e 1989. Atualmente, não ultrapassa 2%, quando o diagnóstico é estabelecido antes do parto.[7,9-11]

QUADRO CLÍNICO

Os sintomas clássicos, como cefaleia, palpitação, sudorese e hipertensão, são muito frequentes e, geralmente, mais evidentes no terceiro trimestre da gestação, em virtude dos efeitos mecânicos do útero gravídico e das contrações uterinas e dos movimentos fetais. Hipertensão, a manifestação mais comum, está presente em 88% a 98% dos casos, sendo descrita como paroxística em um terço deles. O próprio trabalho de parto pode resultar em compressão do feocromocitoma e induzir a liberação de catecolaminas pelo tumor. Em alguns casos, hipotensão ortostática também tem sido observada.[5-7,9-11]

Durante a gestação, o feocromocitoma pode ser facilmente confundido com pré-eclâmpsia, podendo levar a graves complicações materno-fetais, inclusive o óbito, se não adequadamente tratado.[12]

Se o feocromocitoma/paraganglioma não for descoberto durante o período gestacional, uma crise hipertensiva grave pode ser desencadeada pela anestesia geral e pelo esforço do parto vaginal.[1,9] Assim sendo, dada a gravidade das manifestações, com elevado risco de mortalidade, deve ser excluído o diagnóstico de feocromocitoma/paraganglioma em todas as gestantes com hipertensão grave ou intermitente que apresentem sintomas de paroxismos.[5-7]

QUANDO RASTREAR FEOCROMOCITOMA NA GRAVIDEZ?

A triagem de todas as gestantes com hipertensão arterial para feocromocitoma não é custo-efetiva. Keely[13] sugeriu restringir a seleção às pacientes que tenham características clínicas com índice elevado da suspeita, como:

1. Paroxismos de hipertensão, cefaleia, palpitações e sudorese.
2. Hipertensão arterial que não responde ao tratamento habitual.
3. Piora da pressão arterial com o uso de β-bloqueadores.
4. Piora da pressão arterial após anestesia ou trabalho de parto.
5. História familiar positiva de feocromocitoma, com ou sem outros sintomas de neoplasia endócrina múltipla tipo 2.
6. Evidência de neurofibromatose tipo 1 (p. ex., neurofibromas periféricos, manchas café com leite, sardas intertriginosas, gliomas ópticos etc.) ou presença de hemangiomatose retiniana.
7. Presença de diabetes melito.
8. Aparecimento da hipertensão durante o primeiro trimestre.
9. Súbito colapso cardiovascular.

DIAGNÓSTICO LABORATORIAL

A confirmação laboratorial é estabelecida pela dosagem urinária de catecolaminas livres e metanefrinas (de preferência durante ou imediatamente após episódio hipertensivo). Fora desses episódios, a excreção de catecolaminas e metanefrinas em urina de 24 horas tem elevada acurácia diagnóstica, e a combinação desses dois testes pode propiciar sensibilidade diagnóstica de 98%.[1,2,9,14] A dosagem das catecolaminas plasmáticas costuma ser reservada para os casos em que os testes urinários não são diagnósticos. Níveis superiores a 2.000pg/mL são patognomônicos do feocromocitoma, mas valores mais baixos são encontrados em diversas condições (p. ex., ansiedade, insuficiência cardíaca, hipoglicemia, retirada abrupta de clonidina etc.). Nos últimos anos, as metanefrinas plasmáticas têm sido consideradas por vários autores o teste de rastreamento em razão de sua elevada sensibilidade (97% a 100%) (Tabelas 11.1 e 11.2).[2,15,16] No entanto, elas ainda são pouco disponíveis na rotina dos laboratórios.

Tabela 11.1 Sensibilidade dos testes bioquímicos para diagnóstico do feocromocitoma durante o período pré-natal

Exames	Avaliadas	Com valores elevados	Sensibilidade (%)
Urinários			
Catecolaminas	27	25	93
Metanefrinas	17	17	100
VMA	18	13	72
Dopamina	10	7	70
Plasmáticos			
Catecolaminas	14	11	79
Metanefrinas	5	5	100

VMA: Ácido vanilmandélico.
Adaptada da Ref. 5.

Tabela 11.2 Sensibilidade e especificidade dos exames plasmáticos e urinários para diagnóstico do feocromocitoma*

Exame	Sensibilidade	Especificidade
Metanefrinas livres plasmáticas	99%	89%
Metanefrinas fracionadas urinárias	97%	69%
Catecolaminas urinárias	86%	88%
Catecolaminas plasmáticas	84%	81%
Metanefrinas totais urinárias	77%	93%
VMA	64%	95%

*A análise incluiu 214 pacientes com o diagnóstico confirmado de feocromocitoma e 644 sem o tumor.
VMA: ácido vanilmandélico.
Adaptada da Ref. 15.

Vários medicamentos anti-hipertensivos podem interferir com as dosagens de catecolaminas e seus metabólitos. Em particular, a metildopa deve ser obrigatoriamente descontinuada já que, além de interferir com as dosagens das catecolaminas urinárias, pode piorar o quadro clínico de paroxismos.[1,5,7-9]

DIAGNÓSTICO DIFERENCIAL

Na Tabela 11.3 estão listados vários sinais e sintomas e dados laboratoriais que se mostram valiosos na discriminação entre as possibilidades diagnósticas de feocromocitoma/paraganglioma e pré-eclâmpsia e eclâmpsia.

LOCALIZAÇÃO

A ressonância magnética (RM) é o exame de imagem de escolha para detecção e identificação de um feocromocitoma/paraganglioma, pois torna possível a localização precoce do tumor retrouterino, além de não ser necessária exposição à radiação ionizante.[5,7,14]

Tabela 11.3 Manifestações clínicas e laboratoriais de utilidade no diagnóstico diferencial entre feocromocitoma/paraganglioma e pré-eclâmpsia em gestante hipertensa

	Pré-eclâmpsia	Feocromocitoma/Paraganglioma
Sinais e sintomas		
Momento da descoberta	20 semanas de gestação	Em qualquer período da gestação
Hipertensão	Frequentemente mantida	Paroxística
Hipotensão ortostática	Ausente	Ocasionalmente presente
Edema	Pode estar presente	Ausente
Cefaleia	Mais intensa	Presente
Flushing	Ausente	Presente
Palpitações	Ausentes	Presentes
Ganho de peso	Presente	Ausente
Dor abdominal	Presente	Ausente
Achados laboratoriais		
Proteinúria	Presente	Frequentemente ausente
Glicemia	Normal	Elevada
Enzimas hepáticas	Elevadas	Normais
Catecolaminas	Normais	Elevadas
Trombocitopenia	Pode estar presente	Ausente

Adaptada da Ref. 14.

Tabela 11.4 Sensibilidade dos exames de imagem para detecção de feocromocitomas em gestantes

Exames	Global	Tumores adrenais	Bilateral adrenal	Extra-adrenal
Ultrassonografia	26/28 (54%)	27/43 (63%)	26/28 (71%)	26/28 (60%)
Ressonância magnética	26/28 (93%)	28/28 (100%)	10/10 (100%)	2/4 (50%)

Adaptada da Ref. 5.

Em aproximadamente 75% dos casos de feocromocitoma/paraganglioma pode ser encontrado o "sinal da lâmpada acesa" (hipersinal na sequência T2, indicando vascularização intensa do tumor) – (Figura 11.1). Esse sinal é particularmente importante para a localização de paragangliomas intracardíacos.[1,2,17] Em revisão recente de 60 casos,[5] a RM teve sensibilidade de 100% para tumores adrenais, mas somente de 50% para lesões extra-adrenais. Nesse mesmo estudo, os percentuais correspondentes à ultrassonografia foram 63% e 60%, respectivamente (Tabela 11.4).[5]

A cintilografia com metaiodo-benzilguanidina marcada (MIBG-I[131] ou MIBG-I[123]), classicamente empregada na detecção dessas massas, está contraindicada na gestação.[5,7,14]

TRATAMENTO

A cirurgia para exérese do feocromocitoma/paraganglioma deverá ser realizada antes da 24ª semana de gestação. Após esse período, o tratamento será obrigatoriamente medicamentoso, com avaliações cuidadosas da mãe e do feto e com programação de parto cesariano com ressecção tumoral no mesmo momento cirúrgico.[5,7,14]

A via cirúrgica laparoscópica é segura, excetuando-se os casos em que existe suspeita de malignidade e quando os tumores são maiores do que 8 a 10cm, quando então a laparotomia é a via de escolha.[5,8,14,18]

O tratamento medicamentoso é feito, inicialmente, com antagonistas específicos dos receptores α-adrenérgicos (bloquea-

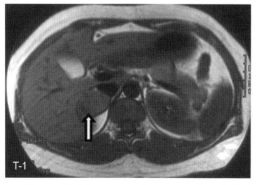 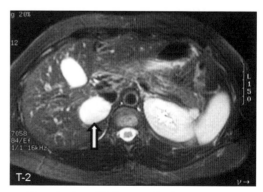

Figura 11.1 Feocromocitoma na adrenal direita, com hipersinal em T2 à ressonância magnética.

dores α1-adrenérgicos) e deve ser iniciado prontamente, assim que se estabeleça o diagnóstico, ou mesmo antes, se a suspeita for muito alta.[5,7,8,14]

A *fenoxibenzamina* (bloqueador α-adrenérgico não específico de ação prolongada) cruza a barreira placentária e pode resultar em depressão e hipotensão no recém-nascido. Por esse motivo, a *prazosina* é o agente de escolha, com dose inicial de 0,5mg/dia, podendo chegar à dose máxima de 20mg/dia. O emprego da prazosina deverá ser feito por um período mínimo de 15 dias antes da cirurgia (idealmente de 3 a 4 semanas). Entretanto, o uso prolongado aumenta o risco de morte fetal. Embora mais segura e com maior tempo de experiência em uso, a prazosina pode ser substituída por outros bloqueadores α1-adrenérgicos, como a *doxazosina* e a *terazosina*.[1,2,5,8,14]

Alternativamente, os bloqueadores de canal de cálcio (p. ex., *anlodipino*, *nifedipino* etc.) também podem ser utilizados para tratamento da hipertensão arterial do feocromocitoma/paraganglioma na gestação. Já os *β-bloqueadores* devem ser evitados quando possível, pois podem causar retardo do crescimento intrauterino, bradicardia, depressão respiratória e hipoglicemia neonatal. Seu uso deve ser reservado para o controle da taquicardia e de eventuais arritmias cardíacas.[1,2,5,8,14]

Nos casos em que o tumor não foi abordado antes das 24 semanas de gestação, deve-se dar preferência ao parto cesariano, uma vez que apresenta taxa de mortalidade de 19%, bem menor do que a do parto vaginal, de 31%.[5,11,14]

Outro importante agente hipotensor que poderá ser utilizado no período intraoperatório é o sulfato de magnésio, que tem a capacidade de inibir a liberação de catecolaminas pelo tumor e bloquear os receptores adrenérgicos periféricos, além de apresentar efeitos vasodilatadores diretos.[19]

A persistência de hipertensão arterial por mais de 2 a 6 semanas após a intervenção cirúrgica obriga-nos a pensar na presença de metástases ou de tecido tumoral residual, sendo necessária a reinvestigação do quadro.[1,2] No período pós-parto é conveniente a realização da cintilografia com MIBG-I^{131} ou MIBG-I^{123}, principalmente nos casos de paragangliomas, visto que podem ser múltiplos e ter maior potencial de malignidade. Para a indicação desse exame é ideal que a paciente não esteja amamentando.[5,11,14]

Episódios de hipoglicemia podem ocorrer dentro de várias horas após a cirurgia, visto que o excesso prévio de catecolaminas impede a degranulação da insulina. Entretanto, tende a ser transitória e pode ser evitada pela infusão de solução glicosada a 5% nas primeiras 24 a 48 horas do pós-operatório.[1,2]

CASO ILUSTRATIVO

O presente tema pode ser ilustrado com a apresentação e discussão do caso clínico de uma paciente atendida e acompanhada no Ambulatório de Adrenal e Hipertensão da Disciplina de Endocrinologia e pelo Serviço de Obstetrícia do Departamento de Obstetrícia e Ginecologia da UNIFESP/EPM, São Paulo.

Uma jovem paciente de 22 anos de idade, grávida de 18 semanas, procurou nosso serviço em 2009 por quadro de hipertensão arterial sistêmica acompanhada de paroxismos. Trazia uma ultrassonografia de abdome, realizada em outro hospital, que identificou uma "tumoração" em topografia de adrenal direita (D), de aproximadamente 8cm de diâmetro.

Ao exame físico da primeira consulta encontrava-se com pressão arterial (PA) de 180/110mmHg (sentada e deitada), frequência cardíaca de 90 a 98bpm e hipotensão ortostática presente. Seu índice de massa corpóreo (IMC) era de 29,8kg/m^2, e aparentemente não havia nenhuma alteração com o feto. Estava em uso de metildo-

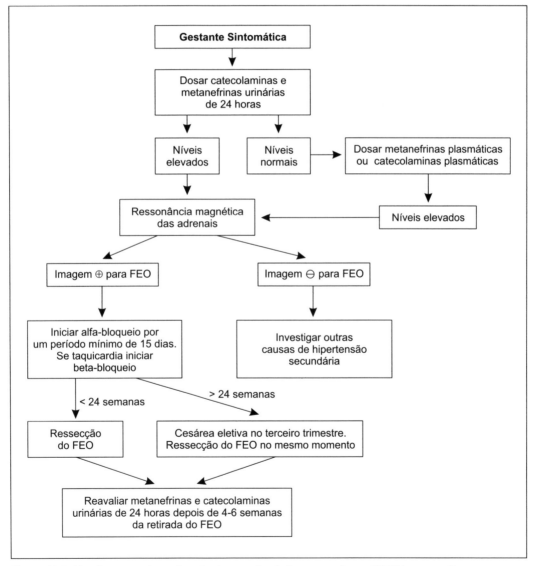

Figura 11.2 Algoritmo para investigação de suspeita de feocromocitoma (FEO)/paraganglioma em gestante hipertensa. (Adaptada da Ref. 14.) (⊕: positivo; ⊖: negativa.)

pa (500mg VO, três vezes ao dia), que na ocasião foi substituído por prazosina. Ficou internada para compensação da PA e para controle do feto.

Os resultados dos exames mostraram normetanefrina urinária de 7,543µg/24 horas (normal, até 800), com excreção normal de metanefrina. À RM de adrenais identificou-se tumoração próxima da topografia da adrenal D, em íntimo contato com esta, sem hipersinal em T2. Nesse momento, a principal hipótese foi de um paraganglioma, visto que a imagem era provavelmente extra-adrenal e o perfil hormonal caracterizava aumento somente de normetanefrina. De fato, nos paragangliomas, a enzima feniletanolamina N-metiltransferase não está presente e, desse modo, não há conversão de noradrenalina em adrenalina.[1,2]

A dose máxima de prazosina necessária para controle adequado da PA atingiu 12mg/dia. No entanto, foi necessária a introdução adicional de propranolol (80mg/dia), para controle da taquicardia, e anlodipino (10mg/dia). A paciente foi operada após 15 dias de α-bloqueio, com 23 semanas de gestação, por via videolaparoscópica, com exérese da tumoração e da adrenal direita. Monitoração fetal foi realizada durante toda a cirurgia.

Logo após a cirurgia, a paciente evoluiu com normotensão e não necessitou de agente vasoativo. O exame anatomopatológico foi compatível com paraganglioma. A paciente evoluiu sem intercorrências até o final da gestação, quando se optou por parto vaginal, tendo dado à luz uma criança sadia e normal. Quatro meses depois do parto, encontra-se normotensa sem qualquer medicação. Realizará uma cintilografia com MIBG com o objetivo de detectar metástases ou outros focos de paragangliomas e estudo molecular, com intuito de pesquisar eventuais mutações nos genes SDHD e SDHB.

CONSIDERAÇÕES FINAIS

Na Figura 11.2 é mostrado um algoritmo que pode ser empregado para a investigação da paciente gestante na qual se suspeita do diagnóstico de excesso de catecolaminas por um feocromocitoma/paraganglioma.

REFERÊNCIAS

1. Bravo EL, Tagle R. Pheochromocytoma: state-of-the-art and future prospects. Endocr Rev 2003; 24:539-53.
2. Vilar L, Machado RJC. Feocromocromocitoma – Diagnóstico e tratamento. In: Endocrinologia clínica. 4 ed. Rio de Janeiro: Guanabara Koogan, 2009:405-24.
3. Harper MA, Murnaghan GA, Kennedy L et al. Pheochromocytoma in pregnancy: five cases and a review of the literature. Br J Obstet Gynaecol 1989; 96:594-606.
4. Harrington JL, Farley DR, van Heerden JA, Ramin KD. Adrenal tumors and pregnancy. World J Surg 1999; 23:182-6.
5. Sarathi V, Lila A, Bandgar T et al. Pheochromocytoma and pregnancy: A rare but dangerous combination. Endocr Pract 2010; 16:300-9.
6. Schenker JG, Chowers I. Pheochromocytoma and pregnancy: review of 89 cases. Obstet Gynecol Surv 1971; 26:739-47.
7. Kalra JK, Jain V, Bagga R et al. Pheochromocytoma associated with pregnancy. J Obstet Gynaecol Res 2003; 29:305-8.
8. Shah BR, Gandhi S, Asa SL et al. Pseudopheochromocytoma of pregnancy. Endocr Pract 2003; 9:376-9.

9. Dugas G, Fuller J, Singh S et al. Pheochromocytoma and pregnancy: a case report and review of anesthetic management. Can J Anaesth 2004; 51:134-8.
10. Bullough A, Karadia S, Watters M. Phaeochromocytoma: an unusual cause of hypertension in pregnancy. Anaesthesia 2001; 56:43-6.
11. Oishi S, Sato T. Pheochromocytoma in pregnancy: a review of the Japanese literature. Endocr J 1994; 41:219-25.
12. Hudsmith JG, Thomas CE, Browne DA. Undiagnosed phaeochromocytoma mimicking severe preeclampsia in a pregnant woman at term. Int J Obstet Anesth 2006; 15:240-5.
13. Keely E. Endocrine causes of hypertension in pregnancy – When to start looking for zebras. Semin Perinatol 1998; 22:471-84.
14. Oliva R, Angelos P, Kaplan E et al. Pheochromocytoma in pregnancy: a case series and review. Hypertension 2010; 55:600-6.
15. Lenders JW, Pacak K, Walther MM et al. Biochemical diagnosis of pheochromocytoma: which test is best? JAMA 2002; 287:1427-34.
16. Václavík J, Stejskal D, Lacnák B et al. Free plasma metanephrines as a screening test for pheochromocytoma in low-risk patients. J Hypertens 2007; 25:1427-31.
17. Ilias I, Sahdev A, Reznek RH et al. The optimal imaging of adrenal tumours: a comparison of different methods. Endocr Relat Cancer 2007; 14:587-99.
18. Wolf A, Goretzki PE, Röhrborn A et al. Pheochromocytoma during pregnancy: laparoscopic and conventional surgical treatment of two cases. Exp Clin Endocrinol Diabetes 2004; 112:98-101.
19. Browne I, Brady I, Hannon V et al. Anaesthesia for phaeochromocytoma and sickle cell disease in pregnancy. Int J Obstet Anesth 2005; 14:66-9.

Parte II

DOENÇAS TIREOIDIANAS

CAPÍTULO 12

Gilberto Paz-Filho
Hans Graf

Alterações na Função Tireoidiana Durante a Gravidez

INTRODUÇÃO

Uma função tireoidiana normal é essencial para uma gestação sem intercorrências e para o desenvolvimento normal do feto.[1] Como as doenças tireoidianas são mais frequentes em mulheres, não é surpresa que a incidência de doenças tireoidianas durante a gestação seja comum. A deficiência de hormônios tireoidianos durante a gestação está associada a comprometimento do desenvolvimento mental da criança, baixo peso ao nascer, aumento da taxa de cesarianas, hemorragia pós-parto, prematuridade, placenta prévia, pré-eclâmpsia e aumento da mortalidade fetal.[2-4] As causas de deficiência do hormônio tireoidiano na gestação incluem hipotireoidismo franco, hipotireoidismo subclínico e hipotiroxinemia isolada materna.

O excesso de hormônios também é prejudicial tanto ao feto como à mãe, aumentando o risco de abortamentos, de pré-eclâmpsia e de prematuridade, e comprometendo o crescimento fetal.[4,5] Quanto ao hipertireoidismo, as principais condições que cursam com excesso hormonal durante a gravidez incluem doença de Graves, hipertireoidismo transitório da gravidez e hipertireoidismo subclínico.

Após o parto, a mãe pode desenvolver tireoidite pós-parto ou doença de Graves, ambas as situações exigindo atenção médica. Finalmente, gestantes podem ser acometidas por bócio nodular e pelo câncer de tireoide, os quais demandam abordagem diferente daquela empregada em pacientes não gestantes.

O presente capítulo abordará, primeiramente, as alterações fisiológicas encontradas durante a gestação, para então discutir as patologias apresentadas quanto ao diagnóstico e tratamento.

FISIOLOGIA TIREOIDIANA NA GESTAÇÃO

As inúmeras alterações hormonais e metabólicas que ocorrem durante a gestação determinam profundas e complexas mudanças na fisiologia tireoidiana. Essas alterações são fisiológicas e, muitas vezes, não têm significado clínico, mas, em algumas situações, podem refletir em processos pa-

Tabela 12.1 Principais alterações tireoidianas fisiológicas durante a gestação

Alteração fisiológica	Consequência
↑ *clearance* renal do iodo	↓ iodo plasmático; ↑ TSH, ↓ T_4 e bócio*
↑ hCG no primeiro trimestre	↑ T_4L ↓ TSH
↑ TBG	↑ T_4 e T_3 totais
↑ volume plasmático	↑ *pool* de T_4 e T_3
↑ deiodinação de T_4 e T_3	↑ síntese e degradação de T_4 e T_3

↑: aumento; ↓: diminuição; TSH: tireotrofina; T_4L: T_4 livre; TBG: globulina ligadora da tiroxina.
*Se há deficiência de iodo.

tológicos. A Tabela 12.1 resume as principais alterações tireoidianas fisiológicas durante a gestação.

Iodo

O início da gestação cursa com aumento do fluxo sanguíneo renal e, consequentemente, da taxa de filtração glomerular. Isso aumenta o *clearance* do iodo do plasma, levando à diminuição do iodo plasmático, um fenômeno crucial em mulheres que vivem em áreas com deficiência de iodo.[6] Em mulheres que mantêm aporte dietético adequado de iodo, o aumento de *clearance* de iodo não causa redução do iodo plasmático. A Organização Mundial da Saúde (OMS) recomenda o aporte de iodo de 200 a 300μg/dia em gestantes e 150μg/dia em não gestantes.[7]

Além do aumento da taxa de filtração glomerular, a gestação necessita de aporte aumentado de iodo em virtude da passagem transplacentária deste para a síntese de hormônios tireoidianos pelo feto, que se inicia em torno da 12ª semana de gravidez. Portanto, queda na concentração plasmática de iodo, com consequente aumento significativo do volume tireoidiano tanto materno como fetal, ocorre principalmente em gestantes que vivem em áreas com deficiência de iodo (ou limítrofes) e que não recebem suplementação.[8] Mesmo assim, gestantes com função tireoidiana normal e aporte adequado de iodo podem apresentar aumento do volume tireoidiano de até 18%, o qual retorna ao valor basal após o parto.[9]

Gonadotrofina coriônica humana (hCG)

A hCG é produzida pela placenta e está aumentada na gestação. Ela é formada por duas subunidades, alfa e beta. A subunidade alfa apresenta semelhança estrutural à subunidade alfa da tireotrofina (TSH), podendo agir como agonista tireotrófico sobre o receptor do TSH. De fato, durante a gestação normal, a hCG estimula diretamente os tireócitos a produzirem tiroxina (T_4), levando a aumento discreto e transitório do T_4 livre e a diminuição discreta do TSH, mais pronunciados no final da décima à 15ª semana da gravidez, quando o pico da hCG é atingido.

Como a bioatividade da hCG é 1/104 da potência do TSH, essas alterações frequentemente passam despercebidas. Situações que cursam com aumento exagerado de hCG, como a mola hidatiforme e o coriocarcinoma, podem resultar em maior aumento dos níveis de T_4, culminando com hipertireoidismo. Esse aumento também é observado no hipertireoidismo transitório da gravidez, situação que ocorre mais frequentemente no início da gestação, em paralelo com a hiperêmese gravídica, cursando com níveis elevados de hCG, os quais levam a vômitos intensos, perda de mais de 5% do peso e cetonúria. Como a hCG tem efeito agonista sobre o receptor do TSH, 30% a 60% das mulheres com hiperêmese gravídica têm T_4 livre elevado e TSH suprimido.[10]

Globulina ligadora da tiroxina (TBG)

A gestação cursa com aumento fisiológico dos níveis da TBG, os quais chegam a dobrar entre a 16ª e a 20ª semana de gestação.[6] Esse aumento é atribuído ao efeito estrogênico sobre a síntese hepática amplificada e ao *clearance* reduzido da TBG.

Refletindo o aumento da TBG, ocorre aumento dos níveis dos hormônios ligados a ela, ou seja, da triiodotironina (T_3) e do T_4 totais. Em virtude do aumento da TBG e do volume plasmático, observa-se aumento concomitante da produção de T_4, com manutenção de níveis normais de T_4 livre. Concomitantemente, há redução da degradação do T_4.[11,12]

Hormônios tireoidianos

Como discutido anteriormente, os níveis de T_4 e T_3 aumentam em consequência do aumento da TBG, mais pronunciado no meio da gestação. Portanto, a dosagem de T_4 e T_3 durante a gestação deve ser analisada com cuidado. Não há valores de referência padronizados para dosagens feitas no início da gestação. Dosagens feitas a partir da metade da gestação, se absolutamente necessárias, têm valor de referência maior, em torno de 1,5 vez em comparação com os valores de referência de não gestantes.

Os níveis de T_4 livre podem apresentar aumento temporário e discreto durante o primeiro trimestre em função do efeito da hCG. Depois do primeiro trimestre, há queda dos níveis de T_4 livre: ~10% em áreas iodo-suficientes, ~20% a 25% em áreas iodo-deficientes.[12] Como os valores de referência empregados pela maioria dos laboratórios se baseiam em valores de mulheres não grávidas, a interpretação dos níveis de T_4 livre na gestação deve ser feita cautelosamente, de preferência recorrendo-se a laboratórios que usem valores de referência para mulheres gestantes.

Os níveis de TSH caem a partir do primeiro trimestre em virtude do efeito tireotrófico da hCG. Uma queda do TSH em 0,1mU/L é observada para cada aumento da hCG em 10.000 U/L.[13] É fundamental manter-se atento a isso, para que se evite o diagnóstico de gestantes hipotireóideas como normais e o de gestantes normais como hipertireóideas. A partir do segundo trimestre, os níveis de TSH retornam progressivamente ao normal. Nomogramas para mulheres grávidas foram propostos,[14] sugerindo que os valores de referência do TSH sejam de 0,03 a 2,3mU/L no primeiro e segundo trimestres e de 0,13 a 3,5mU/L no terceiro trimestre.

HIPERTIREOIDISMO NA GESTAÇÃO

O hipertireoidismo na gestação é raro, ocorrendo em 0,1% a 1% das gestações.[15] As causas de tireotoxicose (excesso de hormônio tireoidiano, com ou sem manifestações clínicas) mais comuns na gestação são a doença de Graves e a tireotoxicose transitória da gestação/hiperêmese gravídica, sendo a última mais frequente. Outras causas mais raras de tireotoxicose na gravidez incluem mola hidatiforme e coriocarcinoma (causas de tireotoxicose transitória da gestação mais grave, específicas da gestação), adenoma tóxico, bócio multinodular tóxico, tireoidite subaguda, tireoidite silenciosa, tireotoxicose induzida pelo iodo, *struma ovarii*, tireotropinoma, hiperplacentose e tireotoxicose factícia.[15]

Os sintomas de hipertireoidismo incluem taquicardia, nervosismo, tremores, intolerância ao calor, perda de peso, bócio, diarreia, sudorese excessiva, palpitações e hipertensão. Esses sinais e sintomas são inespecíficos e ocorrem na gravidez normal.[15]

Para o diagnóstico devem ser dosados TSH, T_4 livre e anticorpos antirreceptor do TSH (TRAb). O TSH está suprimido e o T_4 livre, elevado. Em caso de dúvida, pode ser dosado o T_3 livre, que também estará elevado. Entretanto, deve ser levado em conta o efeito da hCG sobre os testes de função tireoidiana, como discutido anteriormente. A maioria dos pacientes com doença de Graves tem positividade para TRAb. Entretanto, os níveis de TRAb podem negativar na segunda metade da gestação, com melhora concomitante dos sintomas.[16]

O hipertireoidismo deve ser adequadamente tratado na gestação, sob o risco de complicações para a mãe e para o feto (malformações fetais, placenta prévia, natimortos, abortamentos, prematuridade, restrição do crescimento intrauterino, pré-eclâmpsia, crise tireotóxica e insuficiência cardíaca materna). A complicação mais comum é a pré-eclâmpsia, com risco aumentado em cinco vezes nas gestantes não tratadas.[15]

Doença de Graves (DG)

A DG é doença autoimune mediada por anticorpos que mimetizam o TSH e estimulam a tireoide materna a aumentar de volume e produzir excesso de hormônios tireoidianos. Esses anticorpos podem, inclusive, atravessar a barreira placentária e causar DG fetal.[17]

Os sinais e sintomas de DG mimetizam os encontrados na gestação normal. História pessoal ou familiar de DG ou de outras doenças autoimunes aumenta a suspeita de DG. A presença de oftalmopatia, bócio e mixedema pré-tibial, bem como a positividade para TRAb, é fortemente indicativa de DG e fecha o diagnóstico na maioria dos casos. A realização de cintilografia e a aferição da captação de iodo radioativo são contraindicadas na gestação.[17]

A DG deve ser adequadamente tratada para que sejam minimizados os riscos de complicações maternas e fetais. O feto pode ser acometido por DG fetal, pela transferência placentária do TRAb materno, mesmo em gestantes eutireóideas previamente tratadas com agentes antitireoidianos ou radioiodo. Nessas mulheres, o TRAb pode se manter positivo mesmo após tratamento; assim, é justificável dosar o TRAb no primeiro e terceiro trimestres. De fato, níveis elevados de TRAb aumentam o risco de DG fetal, cujas manifestações incluem aceleração dos batimentos cardíacos (>160bpm), bócio, idade óssea avançada, crescimento desacelerado, craniossinostose, insuficiência cardíaca e hidropisia.[17,18]

Em virtude da imunossupressão inerente à gestação, do aumento da TBG, da ação de citocinas e da perda urinária de iodo, a DG tende a melhorar durante a gestação. Entretanto, ela também pode ser exacerbada pela hCG.[19]

O tratamento da DG na gestação deve ter como objetivo manter o T_4 livre em níveis normais-altos para os valores de referência de não gestantes, na menor dose possível de fármaco antitireoidiano. O radioiodo está absolutamente contraindicado na gestação.[17] Entretanto, pacientes inadvertidamente tratadas antes da décima semana (quando a tireoide fetal ainda não está formada) aparentemente não têm risco aumentado de malformações ou hipotireoidismo fetal. Os agentes antitireoidianos ou tionamidas utilizados no tratamento são o propiltiouracil (PTU) e o metimazol (MTZ). Terapia adjuvante com β-bloqueadores (p. ex., propranolol 20 a 40mg, duas a três vezes ao dia) pode ser usada para controle sintomático da tireotoxicose, mas deve ser descontinuada o quanto antes, uma vez que pode levar a comprometimento do crescimento intrauterino, hipoglicemia, depressão respiratória e bradicardia fetais. O seguimento é feito com a dosagem de T_4 livre, tendo em vista que o TSH não serve como parâmetro de resposta ao tratamento.[17,20]

O fármaco de escolha no tratamento da DG durante a gestação é o PTU. Ele e o MTZ competem com o iodo pela tireoperoxidase, inibindo a síntese e a iodação da tireoglobulina. Além disso, o PTU inibe a conversão periférica de T_4 a T_3. A dose inicial é de 100 a 150mg a cada 8 horas, podendo ser aumentada, se necessário. A melhora clínica demora entre 4 e 8 semanas para aparecer, e os níveis de T_4 livre devem ser monitorados a cada 4 semanas, com ajuste da medicação de acordo com o quadro clínico e os níveis de T_4 livre. Os efeitos colaterais das tionamidas incluem erupção cutânea (5%), prurido, hepatotoxicidade, síndrome *lupus-like*, febre e broncoespasmo. Agranulocitose é rara (menos de 0,1% dos casos), mas mesmo assim a contagem de leucócitos deve ser monitorada.[17,20,21]

O MTZ é outra alternativa não muito usada nos EUA, em função do risco mínimo de *aplasia cutis*, de acordo com raros relatos de caso. Entretanto, não há clara associação entre o uso do medicamento e a malformação,[22] e o MTZ é usado com maior frequência na Europa e no Brasil. Na presença de paciente com DG em tratamento com MTZ que engravida, o fármaco não é trocado pelo PTU. Outras malformações encontradas com o uso de MTZ foram fístula traqueoesofágica, anormalidades faciais e atresia de coanas. Contudo, a incidência de tais malformações é a mesma com MTZ ou PTU.[20] A dose inicial do MTZ é, em geral, de 10 a 30mg/dia, em dose única (o que aumenta a aderência ao tratamento).[21]

A Associação Americana de Tireoide (ATA) recomenda o uso de PTU até o final do primeiro trimestre de gravidez. Depois desse período, o fármaco aumenta o risco de hepatotoxicidade e deve ser trocado por MTZ. A equivalência entre os medicamentos seria a seguinte: 300mg de PTU equivalem a 10-15mg de MTZ. A dose deve ser ajustada para baixo e posteriormente descontinuada, se a paciente estiver clínica e laboratorialmente eutireóidea.[23]

Durante o aleitamento, tanto PTU como MTZ podem ser usados. Apesar de os níveis de MTZ no leite serem maiores, isso não se reflete em alterações na função tireoidiana do bebê.[24] Em razão do risco de hepatotoxicidade, alguns médicos preferem prescrever MTZ no puerpério, em vez do PTU. Em todos os casos, a medicação deve ser tomada logo após a amamentação, evitando-se amamentar por 3 a 4 horas.[25]

A cirurgia deve ser indicada apenas para pacientes não responsivas ou intolerantes à terapia medicamentosa. O risco de complicações é menor se a cirurgia for realizada no segundo trimestre. A mãe deve estar adequadamente β-bloqueada, e pode ser indicado o tratamento com iodeto de potássio por 2 semanas antes da cirurgia para diminuir a síntese hormonal e a vascularização da tireoide.[17,21]

Pacientes com DG devem ser monitoradas de perto no período pós-parto, tendo em vista o risco de recidiva ou exacerbação da doença. Além disso, o bebê deve ser seguido em virtude do risco de DG neonatal, que é transitória e causada pelo TRAb materno. O hipertireoidismo neonatal é mais comum do que o fetal, em razão da alta atividade da deiodinase placentária do tipo 3, das concentrações séricas de T_3 relativamente baixas no útero e dos efeitos sobre o feto dos agentes antitireoidianos administrados à mãe. Os títulos de TRAb ainda se mantêm em altos níveis após o nascimento, estimulando a tireoide neonatal a produzir hormônio tireoidiano em excesso.[17,21]

A crise tireotóxica (CT) durante a gravidez caracteriza-se pelo aumento importante dos níveis de hormônios tireoidianos, com graves consequências metabólicas, neurológicas e cardiovasculares, se não tratada adequadamente. Choque, estupor e coma antecedem a morte. A CT ocorre em até 10% das gestantes com hipertireoidismo por DG e 20% a 30% dos casos evoluem para mortalidade materna ou fetal.[23,23a]

Clinicamente, a paciente apresenta febre, alteração do estado mental, convulsões, náusea, diarreia e arritmias. A suspeita clínica, mais forte em pacientes com hipertireoidismo diagnosticado previamente, deve determinar o início do tratamento, antes mesmo da determinação dos níveis de hormônios tireoidianos.[26,27]

O tratamento deve ser de suporte, consistindo em administração de oxigênio, reposição endovenosa de líquidos e eletrólitos, bem como antitérmicos e agentes físicos para diminuir a temperatura corporal. O feto deve ser monitorado. Agentes antitireoidianos devem ser usados, preferencialmente o PTU, em função de sua ação bloqueadora sobre a conversão de T_4 em T_3. Iodeto de sódio ou potássio bloqueia a síntese e a liberação de hormônios tireoidianos pela glândula, mas a possibilidade de bócio fetal induzida pelo iodo deve ser posteriormente monitorada. Dexametasona também bloqueia a liberação e a conversão de T_4 em T_3. Betabloqueadores têm efeito sobre a taquicardia e as arritmias, e o fenobarbital pode reduzir a agitação e aumentar o catabolismo de hormônios tireoidianos. A indução do parto ou o término da gestação devem ser considerados.[26,27]

Tireotoxicose transitória da gestação (TTG)

A TTG é causada pelo aumento dos níveis de hCG, observado principalmente no primeiro trimestre da gestação. Ela acomete de 2% a 3% das gestações, sendo bem mais frequente do que a DG. O grau de tireotoxicose depende do nível de hCG, podendo levar ao hipertireoidismo na presença de níveis mais elevados de hCG, principalmente em gestações gemelares.[28] Na hiperêmese gravídica, o T_4 livre está elevado e o TSH está suprimido, e a paciente apresenta vômitos, cetonúria e perda de peso, além dos sinais e sintomas de hipertireoidismo. A tireoide está minimamente aumentada, e os anticorpos antitireoidianos são negativos. Outras situações que cursam com TTG em virtude de níveis elevados de hCG são mola hidatiforme e coriocarcinoma.[28,29]

O tratamento é de suporte, na grande maioria das vezes, e o quadro se resolve espontaneamente com a queda da hCG. Entretanto, casos graves necessitam de β-bloqueadores e de agentes antitireoidianos (PTU ou MTZ), que devem ser interrompidos assim que os níveis de T_4 livre atinjam o valor de referência superior, geralmente no meio da gestação. Em casos de doenças trofoblásticas fetais, o tratamento da condição de base leva à diminuição da hCG e à resolução da TTG.[15,29]

Hipertireoidismo subclínico

O hipertireoidismo subclínico caracteriza-se por níveis normais de T_4 livre e valores baixos de TSH. Em função das alterações de fisiologia dos hormônios tireoidianos durante a gestação, o diagnóstico de hipertireoidismo subclínico é possível apenas fora do período gestacional. Apesar de ser deletério ao coração e ao osso fora do período gestacional, o hipertireoidismo subclínico não está associado com complicações gestacionais e não exige tratamento, desde que os níveis de T_4 livre se mantenham normais.[30]

HIPOTIREOIDISMO NA GESTAÇÃO

A prevalência de hipotireoidismo na gestação é de 0,3% a 0,5% para hipotireoidismo franco e de 2% a 3% para hipotireoidismo subclínico.[31] O hipotireoidismo é mais frequente em pacientes com diabetes tipo 1, chegando a 20%. A causa mais frequente de hipotireoidismo na gestação, em termos globais, é a deficiência de iodo. Em áreas iodo-suficientes, a causa autoimune (tireoidite de Hashimoto) é a mais frequente, com 5% a 15% das mulheres em idade reprodutiva apresentando anticorpos antitireoidianos positivos. Em mulheres grávidas hipotireóideas, a prevalência de autoanticorpos varia de 25% a 77%, sendo diretamente relacionada à gravidade do hipotireoidismo.[32] Outras causas frequentes de hipotireoidismo na gestação incluem cirurgia tireoidiana, tratamento radioablativo para DG ou doença nodular tóxica da tireoide. Causas mais raras são o hipotireoidismo central e a presença de autoanticorpos bloqueadores do receptor do TSH.[29]

Hipotireoidismo franco

Os sintomas de hipotireoidismo podem ser mascarados pelo estado hipercatabólico próprio da gestação. Sintomas leves incluem ganho de peso, letargia, baixa aptidão física e intolerância ao frio. Mulheres mais sintomáticas apresentam constipação, rouquidão, queda de cabelo, onicólise, pela seca, bócio e retardo da fase de relaxamento de reflexos tendíneos profundos.[29]

Laboratorialmente, o TSH está elevado, com ou sem diminuição do T_4 livre. Anticorpos antitireoperoxidase e antitireoglobulina estão frequentemente presentes. Outras alterações incluem elevação de colesterol, creatinocinase e transaminase.[29]

O tratamento deve ser iniciado assim que seja feito o diagnóstico de hipotireoidismo durante a gravidez, com 100 a 150µg de levotiroxina (L-T_4) ao dia. Pacientes previamente em uso de L-T_4 devem aumentar em 25% a 50% sua dose usual em virtude do aumento do *pool* de T_4, da elevação da TBG, da atividade da deiodinase placentária, da transferência de T_4 para o feto e da absorção intestinal reduzida de L-T_4 pelos suplementos vitamínicos e ferro, normalmente prescritos pelo obstetra. Uma sugestão bastante prática consiste em orientar a mulher em uso de L-T_4 a aumentar em 25µg/dia sua dose da medicação, assim que descubra estar grávida.[33,34]

A dose da L-T_4 deve ser ajustada a cada 4 semanas, com o objetivo de manter o TSH no limite inferior da normalidade (preferencialmente < 2,0mU/L durante todo o período da gravidez) e o T_4 livre normal. Para gestantes com TSH entre 5 e 10mU/L, o aumento médio da L-T_4 deve ser de 25 a 50µg; para aquelas com TSH entre 10 e 20mU/L, 50 a 75µg; e para aquelas com TSH maior do que 20mU/L, 75 a 100µg. Como a necessidade de L-T_4 aumenta no decorrer da gestação, é muito provável que a dose precise ser ajustada. A dose plena chega a 2,0 a 2,4µg/kg. Se os valores de TSH e T_4 livre estiverem dentro do alvo, a checagem da função tireoidiana pode ser feita em intervalo maior, a cada 8 semanas. A princípio, qualquer medicação nova deve ser ingerida com intervalo mínimo de 4 horas após a ingestão da L-T_4. Após o parto, a dose de L-T_4 pode ser reduzida, usualmente a níveis pré-gravídicos, sendo necessária a avaliação da função tireoidiana mensalmente durante os primeiros meses pós-parto.[21,29,33,34]

Hipotireoidismo subclínico

O diagnóstico de hipotireoidismo subclínico é feito com T_4 livre normal e TSH acima do valor normal de referência (geralmente 4,0mU/L), mas abaixo de 10mU/L. Em virtude do efeito da hCG sobre o TSH, alguns autores sugerem que, nas gestantes, o limite superior do TSH seja de 2,5 a 3,0mU/L.[35,36] Assim como em adultas não gestantes, as consequências do hipotireoidismo subclínico sobre as gestantes são incertas. Alguns estudos sugerem que essa condição aumenta o risco de comprometimento do desenvolvimento neuropsicológico do bebê, placenta prévia e prematuridade.[36,37] Não há estudo avaliando o efeito do tratamento de gestantes com hipotireoidismo subclínico sobre o desenvolvimento neurológico do bebê. Caso o médico opte pelo tratamento, a dose deve ser ajustada com o objetivo de normalizar o TSH, sempre mantendo o T_4 livre dentro dos valores normais.[34]

Hipotiroxinemia isolada materna

A hipotiroxinemia isolada materna (HIM) é definida como níveis de TSH normais e de T_4 livre baixos. A razão dessa alteração é desconhecida, sendo muitas vezes transitória, porém é mais frequente em regiões deficientes de iodo. No primeiro trimestre da gestação, a prevalência é de 1,3%. Em estudo retrospectivo[38] não se evidenciou a associação entre HIM e complicações perinatais. Por outro lado, um estudo diferente mostrou que filhos de mãe com HIM prolongada (até a 24ª semana de gestação) apresentavam déficit no desenvolvimento mental e motor,[39] achados que foram confirmados em outro estudo mais recente.[40]

Não há consenso sobre o tratamento de gestantes com HIM, o qual não é recomendado pela maioria dos especialistas. Entretanto, deve-se atentar para a possibilidade de hipotireoidismo franco, e não HIM. Algumas pacientes com hipotireoidismo, nas quais o tratamento com levotiroxina é obrigatório, podem apresentar T_4 livre baixo sem concomitante elevação do TSH.[41]

NÓDULOS E CÂNCER DE TIREOIDE NA GESTAÇÃO

Pacientes com nódulos de tireoide durante a gravidez devem seguir as mesmas recomendações de investigação feitas a pacientes não gestantes, exceto quanto à cintilografia, que é formalmente contraindicada na gravidez.[42-44] Avaliação da função tireoidiana e ultrassonografia (US) da tireoide são os iniciais exames indicados. A punção aspirativa com agulha fina (PAAF), preferencialmente guiada por US, é realizada nos nódulos dominantes e/ou suspeitos que sejam maiores de 1cm nas mulheres eutireóideas ou hipotireóideas. Caso a gestante tenha hipertireoidismo, não é necessária a realização de PAAF, em razão do baixo risco de malignidade em nódulos tóxicos. Nesse caso, a investigação prosseguiria com cintilografia após o parto.[45] Se o nódulo for diagnosticado no terceiro trimestre, a investigação ultrassonográfica e a PAAF podem ser postergadas para depois do parto.

Se a amostra obtida por PAAF for benigna, é indicado o acompanhamento clínico, com repetição da US em 12 a 18 meses. Se a citologia for positiva ou suspeita para malignidade, pode-se aguardar o término da gestação para a intervenção cirúrgica, visto que dados retrospectivos indicam que atrasos no tratamento (< 1 ano, em lesões não agressivas) não parecem interferir no prognóstico[45,46] e o comportamento biológico do tumor não parece ser diferente na gravidez.[47] Nesse caso, indica-se a administração de L-T$_4$ para manter o TSH discretamente suprimido, porém detectável.

No entanto, se o nódulo apresentar crescimento rápido ou tiver características que sugiram agressividade (p. ex., células de Hürthle), a cirurgia deve ser indicada, preferencialmente no segundo trimestre. A cirurgia tireoidiana parece não aumentar o risco de complicações gestacionais.[48] Entretanto, o risco de complicações cirúrgicas é maior em gestantes.[49]

Pacientes previamente diagnosticadas e tratadas por câncer de tireoide devem manter o uso de levotiroxina com o objetivo de suprimir o TSH (em caso de tumores de células foliculares) ou de manter o eutireoidismo (em caso de tumores de células parafoliculares). A gestação não piora o prognóstico de pacientes livres de doença,[50] mas parece aumentar a progressão de metástases previamente diagnosticadas.[51]

RECOMENDAÇÕES PARA TRIAGEM DE DISFUNÇÃO TIREOIDIANA NA GESTAÇÃO

Não há recomendações para triagem de disfunção tireoidiana em todas as mulheres durante a gestação, em virtude da falta de benefício demonstrável pela medicina baseada em evidências. Entretanto, há consenso em que mulheres com risco de disfunção tireoidiana (Tabela 12.2) devam ser triadas, preferencialmente antes da concepção ou no início da gestação.[52]

Entretanto, triar apenas mulheres com fatores de risco para doença tireoidiana faz com que um terço das mulheres com hipotireoidismo franco ou subclínico não seja diagnosticado.[53] Por isso, a triagem de todas as gestantes, desencorajada pela Endocrine Society,[52] não é de todo uma ideia absurda. A American Association of Clinical Endocrinologists (AACE) recomenda a triagem de todas as gestantes no primeiro trimestre da gravidez,[54] o que fornece melhor relação custo-benefício do que rastrear apenas aquelas sob risco de doença tireoidiana.[55]

A triagem é feita com dosagem do TSH, logo após o diagnóstico de gravidez. Um esquema sugerido anteriormente consiste na dosagem de TSH, T$_4$ livre

Tabela 12.2 Fatores de risco para disfunção tireoidiana na gestação

História de hiper ou hipotireoidismo, tireoidite pós-parto, lobectomia, ou em uso de levotiroxina
História familiar de doença tireoidiana
Bócio
Anticorpos antitireoidianos positivos (*se conhecidos*)
Manifestações de excesso ou falta de hormônios tireoidianos, incluindo anemia, dislipidemia e hiponatremia
História prévia de irradiação para o pescoço
Diabetes melito tipo 1
Infertilidade prévia
História de abortamento ou prematuridade

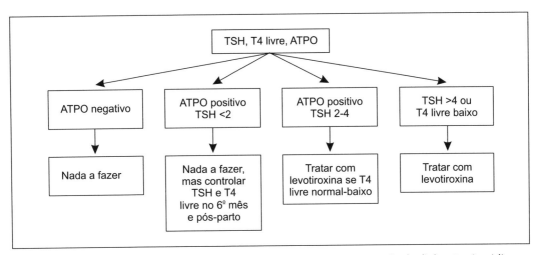

Figura 12.1 Fluxograma sugerido pelos autores para rastreamento e manuseio de disfunção tireoidiana em gestantes. (ATPO: anticorpo antitireoperoxidase.)

e anticorpos antitireoperoxidase na 12ª semana de gravidez (Figura 12.1).

A presença de TSH elevado e T_4 livre baixo, com ou sem anticorpos, confirma o diagnóstico de hipotireoidismo franco e indica o tratamento precoce com L-T_4. O TSH normal, menor do que 2,0mU/L, não exige tratamento. Entretanto, a presença do anticorpo antitireopereoxidase (ATPO) em títulos elevados (> 35UI/mL) torna necessária a repetição frequente das dosagens hormonais, em virtude do risco de progressão para hipotireoidismo e tireoidite pós-parto. Pacientes com TSH no limite superior da normalidade e ATPO-positivas (títulos > 35UI/mL) devem ser tratadas se o T_4 livre estiver normal-baixo.

Especial atenção deve ser dada à presença de ATPO, na ausência de outra alteração da função tireoidiana. Alguns estudos mostraram que, nessa situação, observa-se aumento do risco de perda fetal e prematuridade,[56-59] bem como da mortalidade perinatal e da taxa de fetos grandes para a idade gestacional.[60] Por isso, muitos especialistas recomendam o uso de L-T_4 em pacientes eutireóideas ATPO-positivas. Um estudo mostrou que a L-T_4 diminui os títulos de ATPO em não gestantes, quando tratadas a longo prazo, fato que dá apoio ao uso de L-T_4 em gestantes ATPO-positivas.[61] Uma revisão de literatura recente mostrou que o tratamento dessas gestantes diminui o risco de prematuridade.[62] Por isso, a preferência pessoal dos autores é de tratar pacientes eutireóideas com L-T_4, com o cuidado de manter os níveis de T_4 livre em valores normais-altos.

DISFUNÇÕES TIREOIDIANAS PÓS-PARTO

Tireoidite pós-parto

A tireoidite pós-parto (TPP) ocorre em 5% a 10% das mulheres em geral e em 25% das pacientes diabéticas tipo 1.[63] Caracteriza-se por disfunção tireoidiana que ocorre até 1 ano após o parto, seja ele bem-sucedido ou não (abortamento, gravidez ectópica). As disfunções tireoidianas incluem hipertireoidismo transitório, hipotireoidismo transitório, ou hipertireoidismo transitório seguido por hipotireoidismo transitório e hipotireoidismo definitivo. Uma determinada parcela das mulheres recupera a função eutireoidiana 1 ano após o parto.[64]

A TPP é causada pela exacerbação de um processo autoimune preexistente, determinada pelo rebote imunológico que ocorre no final da gestação. A presença de ATPO em títulos elevados determina um risco de 25% de desenvolvimento de TPP. Setenta por cento das mulheres que apresentaram TPP desenvolvem recorrência na gestação subsequente.[64]

A apresentação mais comum consiste em hipotireoidismo sem hipertireoidismo precedente em 43% dos casos. Hipertireoidismo, sem hipotireoidismo subsequente, está presente em 32% dos casos. Os 25% restantes apresentam hipertireoidismo seguido por hipotireoidismo.[64]

As manifestações clínicas são sutis. O hipertireoidismo ocorre entre o segundo e o décimo mês pós-parto (mais frequentemente, no terceiro mês) e resolve espontaneamente em 2 a 3 meses. O diagnóstico laboratorial é feito pela detecção de TSH baixo, ATPO positivo, TRAb negativo e T_4 livre normal ou alto. O tratamento da fase hipertireóidea não é necessário. Eventualmente, β-bloqueadores podem ser necessários para alívio sintomático, preferencialmente o propranolol (de fácil titulação e uso considerado aceitável durante a lactação).

A fase de hipotireoidismo ocorre entre o segundo e o 12º mês pós-parto (geralmente diagnosticado no sexto mês). A presença de TSH elevado e positividade para o ATPO, na ausência de dor tireoidiana, é patognomônica da TPP. Pacientes assintomáticas, ATPO-positivas e com TSH entre 4 e 10mU/L devem ser avaliadas clínica e laboratorialmente a cada 4 a 8 semanas. Se sintomáticas, devem ser tratadas com L-T_4, 25 a 50µg/dia. Se o TSH for maior do que 10mU/L, devem receber 25 a 50µg/dia de L-T_4, sintomáticas ou não. A dose deve ser titulada com base nos níveis de TSH e T_4 livre, objetivando a interrupção completa, se possível.[29,64]

Mais de 50% das mulheres com TPP mantêm-se hipotireóideas permanentemente, sendo o risco maior em mulheres com TSH mais elevado e altos títulos de ATPO durante a fase hipotireóidea. Todas as mulheres com história de TPP, mesmo que eutireóideas, devem ter seu TSH dosado anualmente.[64]

Assim como a triagem de disfunção tireoidiana na gestação é controversa, também é controversa a triagem de TPP em mulheres no período pós-parto. É prudente dosar o TSH e o ATPO no terceiro e sexto meses pós-parto em mulheres com alto risco para TPP: portadoras de diabetes tipo 1, história prévia de TPP, história de positividade para o ATPO, abortamento, desenvolvimento de depressão pós-parto, presença de outras doenças autoimunes e história familiar de autoimunidade.[29,64] O uso de selênio parece prevenir TPP em mulheres ATPO-positivas, mas seu uso ainda não é justificado na prática clínica.[65]

Doença de Graves pós-parto

A doença de Graves pós-parto (DGPP) é caracterizada pelo hipertireoidismo no período pós-parto em pacientes com DG previamente diagnosticada. A DG pode recorrer em gestantes que estavam eutireóideas antes e durante a gestação, com ou sem o uso de agentes antitireoidianos, ou sofrer exacerbação em gestantes que não entraram em remissão. A recorrência ou exacerbação da doença é mais comum em gestantes com altos títulos de TRAb no final da gravidez. A diferenciação entre DGPP e TPP é feita mediante a presença de história prévia de DG e de TRAb. Em caso de dúvida diagnóstica, a avaliação da captação do ^{123}I ou ^{131}I (baixa na TPP e alta na DGPP) fornece o diagnóstico final, desde que a mãe esteja disposta a interromper a amamentação por 2 a 3 dias. Ao contrário da TPP, a DGPP deve ser tratada com agentes antitireoidianos.[17,21]

CONSIDERAÇÕES FINAIS

As disfunções tireoidianas têm prevalência elevada durante a gestação e no período perinatal. As alterações fisiológicas inerentes à gravidez normal não devem ser confundidas com processos patológicos, evitando tratamento desnecessário. Quando corretamente diagnosticadas, as disfunções tireoidianas devem ser adequadamente tratadas, com o objetivo de diminuir complicações obstétricas e fetais. Ainda não há consenso sobre a triagem de disfunção tireoidiana na gestação para todas as gestantes, tampouco sobre o tratamento de disfunções tireoidianas mínimas. Entretanto, a cada dia, novos estudos mostram a importância do eutireoidismo e da correção das disfunções tireoidianas, mesmo que mínimas, para que a gestação ocorra sem complicações e para que o bebê se desenvolva normalmente.

REFERÊNCIAS

1. Glinoer D. The regulation of thyroid function in pregnancy: pathways of endocrine adaptation from physiology to pathology. Endocr Rev 1997; 18:404-33.
2. LaFranchi SH, Haddow JE, Hollowell JG. Is thyroid inadequacy during gestation a risk factor for adverse pregnancy and developmental outcomes? Thyroid 2005; 15:60-71.
3. Smallridge RC, Ladenson PW. Hypothyroidism in pregnancy: consequences to neonatal health. J Clin Endocrinol Metab 2001; 86:2349-53.
4. Galofre JC, Davies TF. Autoimmune thyroid disease in pregnancy: a review. J Womens Health (Larchmt) 2009; 18:1847-56.
5. Burman KD. Controversies surrounding pregnancy, maternal thyroid status, and fetal outcome. Thyroid 2009; 19:323-6.
6. Glinoer D. Regulation of thyroid function in pregnancy: maternal and neonatal repercussions. Adv Exp Med Biol 1991; 299:197-201.
7. Andersson M, de Benoist B, Delange F, Zupan J. Prevention and control of iodine deficiency in pregnant and lactating women and in children less than 2-years-old: conclusions and recommendations of the Technical Consultation. Public Health Nutr 2007; 10:1606-11.
8. Glinoer D, De Nayer P, Delange F et al. A randomized trial for the treatment of mild iodine deficiency during pregnancy: maternal and neonatal effects. J Clin Endocrinol Metab 1995; 80:258-69.
9. Rasmussen NG, Hornnes PJ, Hegedus L. Ultrasonographically determined thyroid

size in pregnancy and post partum: the goitrogenic effect of pregnancy. Am J Obstet Gynecol 1989; 160:1216-20.
10. Al-Yatama M, Diejomaoh M, Nandakumaran M et al. Hormone profile of Kuwaiti women with hyperemesis gravidarum. Arch Gynecol Obstet 2002; 266:218-22.
11. Smallridge RC, Glinoer D, Hollowell JG, Brent G. Thyroid function inside and outside of pregnancy: what do we know and what don't we know? Thyroid 2005; 15:54-9.
12. Kurioka H, Takahashi K, Miyazaki K. Maternal thyroid function during pregnancy and puerperal period. Endocr J 2005; 52:587-91.
13. Grun JP, Meuris S, De Nayer P, Glinoer D. The thyrotrophic role of human chorionic gonadotrophin (hCG) in the early stages of twin (versus single) pregnancies. Clin Endocrinol (Oxf) 1997; 46:719-25.
14. Haddow JE, Palomaki GE, McClain MR. Thyroid-stimulating hormone in singleton and twin pregnancy: importance of gestational age-specific reference ranges. Obstet Gynecol 2006; 107:205-6; author reply 6.
15. Marx H, Amin P, Lazarus JH. Hyperthyroidism and pregnancy. BMJ 2008; 336:663-7.
16. Kamijo K. TSH-receptor antibodies determined by the first, second and third generation assays and thyroid-stimulating antibody in pregnant patients with Graves' disease. Endocr J 2007; 54:619-24.
17. Patil-Sisodia K, Mestman JH. Graves hyperthyroidism and pregnancy: a clinical update. Endocr Pract 2010; 16:118-29.
18. Peleg D, Cada S, Peleg A, Ben-Ami M. The relationship between maternal serum thyroid-stimulating immunoglobulin and fetal and neonatal thyrotoxicosis. Obstet Gynecol 2002; 99:1040-3.
19. Tagami T, Hagiwara H, Kimura T et al. The incidence of gestational hyperthyroidism and postpartum thyroiditis in treated patients with Graves' disease. Thyroid 2007; 17:767-72.
20. Cooper DS. Antithyroid drugs for the treatment of hyperthyroidism caused by Graves' disease. Endocrinol Metab Clin 1998; 27:225-47.
21. Okosieme OE, Marx H, Lazarus JH. Medical management of thyroid dysfunction in pregnancy and the postpartum. Expert Opin Pharmacother 2008; 9:2281-93.
22. Van Dijke CP, Heydendael RJ, De Kleine MJ. Methimazole, carbimazole, and congenital skin defects. Ann Intern Med 1987; 106:60-1.
23. Wing DA, Millar LK, Koonings PP et al. A comparison of propylthiouracil versus methimazole in the treatment of hyperthyroidism in pregnancy. Am J Obstet Gynecol 1994; 170:90-5.
24. Bahn RS, Burch HS, Cooper DS et al. The role of propylthiouracil in the management of Graves' disease in adults: report of a meeting jointly sponsored by the American Thyroid Association and the Food and Drug Administration. Thyroid 2009; 19:673-4.
25. American Academy of Pediatrics Committee on Drugs. Transfer of drugs and other chemicals into human milk. Pediatrics 2001; 108:776-89.
26. Molitch ME. Endocrine emergencies in pregnancy. Baillieres Clin Endocrinol Metab 1992; 6:167-91.
27. Waltman PA, Brewer JM, Lobert S. Thyroid storm during pregnancy. A medical emergency. Crit Care Nurse 2004; 24:74-9.
28. Talbot JA, Lambert A, Anobile CJ et al. The nature of human chorionic gonadotrophin glycoforms in gestational thyrotoxicosis. Clin Endocrinol (Oxf) 2001; 55:33-9.
29. Mestman JH, Goodwin M, Montoro M. Thyroid disorders of pregnancy. Endocrinol Metabol Clin North Am 1995; 14:41-71.
30. Casey BM, Dashe JS, Wells CE et al. Subclinical hyperthyroidism and pregnancy outcomes. Obstet Gynecol 2006; 107:337-41.
31. Klein RZ, Haddow JE, Faix J et al. Prevalence of thyroid deficiency in pregnant women. Clin Endocrinol (Oxf) 1991; 35:41-6.
32. Allan WC, Haddow JE, Palomaki GE et al. Maternal thyroid deficiency and pregnancy

complications: implications for population screening. J Med Screen 2000; 7:127-30.
33. Alexander EK, Marqusee E, Lawrence J et al. Timing and magnitude of increases in levothyroxine requirements during pregnancy in women with hypothyroidism. N Engl J Med 2004; 351:241-9.
34. Glinoer D, Abalovich M. Unresolved questions in managing hypothyroidism during pregnancy. BMJ 2007; 335:300-2.
35. Wartofsky L, Dickey RA. The evidence for a narrower thyrotropin reference range is compelling. J Clin Endocrinol Metab 2005; 90:5483-8.
36. Casey BM, Dashe JS, Wells CE et al. Subclinical hypothyroidism and pregnancy outcomes. Obstet Gynecol 2005; 105:239-45.
37. Haddow JE, Palomaki GE, Allan WC et al. Maternal thyroid deficiency during pregnancy and subsequent neuropsychological development of the child. N Engl J Med 1999; 341:549-55.
38. Casey BM, Dashe JS, Spong CY et al. Perinatal significance of isolated maternal hypothyroxinemia identified in the first half of pregnancy. Obstet Gynecol 2007; 109:1129-35.
39. Pop VJ, Brouwers EP, Vader HL et al. Maternal hypothyroxinaemia during early pregnancy and subsequent child development: a 3-year follow-up study. Clin Endocrinol (Oxf) 2003; 59:282-8.
40. Kooistra L, Crawford S, van Baar AL et al. Neonatal effects of maternal hypothyroxinemia during early pregnancy. Pediatrics 2006; 117:161-7.
41. Mitchell ML, Klein RZ, Sargent JD et al. Iodine sufficiency and measurements of thyroid function in maternal hypothyroidism. Clin Endocrinol (Oxf) 2003; 58:612-6.
42. Cooper DS, Doherty GM, Haugen BR et al. Revised American Thyroid Association management guidelines for patients with thyroid nodules and differentiated thyroid cancer. Thyroid 2009; 19:1167-214.
43. Maia AL, Ward LS, Carvalho GA et al. Thyroid nodules and differentiated thyroid cancer: Brazilian consensus. Arq Bras Endocrinol Metabol 2007; 51:867-93.
44. Pacini F, Schlumberger M, Dralle H et al. European consensus for the management of patients with differentiated thyroid carcinoma of the follicular epithelium. Eur J Endocrinol 2006; 154:787-803.
45. Mazzaferri EL, Jhiang SM. Long-term impact of initial surgical and medical therapy on papillary and follicular thyroid cancer. Am J Med 1994; 97:418-28.
46. Vini L, Hyer S, Pratt B, Harmer C. Management of differentiated thyroid cancer diagnosed during pregnancy. Eur J Endocrinol 1999; 140:404-6.
47. Moosa M, Mazzaferri EL. Outcome of differentiated thyroid cancer diagnosed in pregnant women. J Clin Endocrinol Metab 1997; 82:2862-6.
48. Yasmeen S, Cress R, Romano PS et al. Thyroid cancer in pregnancy. Int J Gynaecol Obstet 2005; 91:15-20.
49. Kuy S, Roman SA, Desai R, Sosa JA. Outcomes following thyroid and parathyroid surgery in pregnant women. Arch Surg 2009; 144:399-406.
50. Rosario PW, Barroso AL, Purisch S. The effect of subsequent pregnancy on patients with thyroid carcinoma apparently free of the disease. Thyroid 2007; 17:1175-6.
51. Leboeuf R, Emerick LE, Martorella AJ, Tuttle RM. Impact of pregnancy on serum thyroglobulin and detection of recurrent disease shortly after delivery in thyroid cancer survivors. Thyroid 2007; 17:543-7.
52. Abalovich M, Amino N, Barbour LA et al. Management of thyroid dysfunction during pregnancy and postpartum: an Endocrine Society Clinical Practice Guideline. J Clin Endocrinol Metab 2007; 92(Suppl 8):S1-47.
53. Vaidya B, Anthony S, Bilous M et al. Detection of thyroid dysfunction in early pregnancy: Universal screening or targeted high-risk

case finding? J Clin Endocrinol Metab 2007; 92:203-7.
54. Baskin HJ, Cobin RH, Duick DS et al. American Association of Clinical Endocrinologists medical guidelines for clinical practice for the evaluation and treatment of hyperthyroidism and hypothyroidism. Endocr Pract 2002; 8:457-69.
55. Dosiou C, Sanders GD, Araki SS, Crapo LM. Screening pregnant women for autoimmune thyroid disease: a cost-effectiveness analysis. Eur J Endocrinol 2008; 158:841-51.
56. Kaprara A, Krassas GE. Thyroid autoimmunity and miscarriage. Hormones (Athens) 2008; 7:294-302.
57. Prummel MF, Wiersinga WM. Thyroid autoimmunity and miscarriage. Eur J Endocrinol 2004; 150:751-5.
58. Sieiro Netto L, Medina Coeli C, Micmacher E et al. Influence of thyroid autoimmunity and maternal age on the risk of miscarriage. Am J Reprod Immunol 2004; 52:312-6.
59. Toulis K, Goulis D, Venetis C et al. Risk of spontaneous miscarriage in euthyroid women with thyroid autoimmunity undergoing IVF: a meta-analysis. Eur J Endocrinol 2009; 162:643-52.
60. Mannisto T, Vaarasmaki M, Pouta A et al. Perinatal outcome of children born to mothers with thyroid dysfunction or antibodies: a prospective population-based cohort study. J Clin Endocrinol Metab 2009; 94:772-9.
61. Schmidt M, Voell M, Rahlff I et al. Long-term follow-up of antithyroid peroxidase antibodies in patients with chronic autoimmune thyroiditis (Hashimoto's thyroiditis) treated with levothyroxine. Thyroid 2008; 18:755-60.
62. Stagnaro-Green A. Maternal thyroid disease and preterm delivery. J Clin Endocrinol Metab 2009; 94:21-5.
63. Alvarez-Marfany M, Roman SH, Drexler AJ et al. Long-term prospective study of postpartum thyroid dysfunction in women with insulin dependent diabetes mellitus. J Clin Endocrinol Metab 1994; 79:10-6.
64. Stagnaro-Green A. Clinical review 152: postpartum thyroiditis. J Clin Endocrinol Metab 2002; 87:4042-7.
65. Negro R, Greco G, Mangieri T et al. The influence of selenium supplementation on postpartum thyroid status in pregnant women with thyroid peroxidase autoantibodies. J Clin Endocrinol Metab 2007; 92:1263-8.

CAPÍTULO 13

Pedro Weslley Souza do Rosário

Manuseio dos Nódulos Tireoidianos e Câncer de Tireoide

PACIENTE COM DOENÇA NODULAR E CÂNCER DIAGNOSTICADO DURANTE A GRAVIDEZ

Como na população geral, a ultrassonografia (US) da tireoide não é recomendada em gestantes sem anormalidades à palpação, sem história clínica de risco para malignidade dessa glândula (câncer tireoidiano familiar, exposição à radiação na infância ou adolescência, tireoidectomia parcial por doença maligna) e sem linfadenopatia cervical de etiologia não definida.

Em mulheres com doença nodular conhecida e presumivelmente benigna que engravidam durante o acompanhamento existe o risco de crescimento, e novos nódulos podem aparecer em aproximadamente 15% das pacientes, especialmente quando a oferta de iodo é inadequada.[1-3] Além disso, é possível que o estímulo da gonadotrofina coriônica humana (hCG) nos receptores de tireotrofina (TSH) e o aumento de fatores de crescimento, como o fator de crescimento similar à insulina-I (IGF-I) e a insulina, possam ter alguma contribuição. Isso não constitui, no entanto, motivo para modificar a periodicidade da repetição da US ou para indicar a terapia supressiva do TSH com levotiroxina (L-T$_4$) no intuito de prevenir o crescimento ou aparecimento de nódulos. Assegurar adequada ingestão de iodo, como em toda gestante, e seguimento clínico são as medidas recomendadas.

Quando a doença nodular é diagnosticada durante a gestação, a dosagem do TSH é recomendada. Exceto em nódulos císticos, menores ou iguais a 1,5cm ou concomitantes à doença de Graves, um TSH que persiste baixo após o primeiro trimestre sugere a autonomia funcional do(s) nódulo(s) e, consequentemente, sua natureza benigna. Nessa situação, a menos que exista forte suspeita clínica ou ultrassonográfica de tumor invasivo ou metastático ou rápido crescimento seja clinicamente detectado (*raramente visto*), a investigação é adiada para depois do parto e da amamentação, quando a cintilografia com ^{131}I ou ^{123}I deve ser realizada.[4] Quando esse método de imagem confirma nódulo(s) homogeneamente hipercaptante(s), a punção aspirativa com agulha fina (PAAF) é dispensada e o(s) nódulo(s) considerado(s) benigno(s), devendo o exame citológico ser avaliado nos demais casos. O manejo do hipertireoidismo manifesto ou subclínico durante a gravidez é abordado no Capítulo 14 – *Manuseio do Hipotireoidismo e do Hipertireoidismo na Gestação.*

Excluída a possibilidade de autonomia funcional, e sendo incerto que o risco de malignidade em nódulos tireoidianos descobertos na gravidez seja maior do que o daqueles detectados fora desse período,[4] as recomendações quanto à PAAF são as usuais, e levam em conta a história clínica, o tamanho do nódulo e os achados ultrassonográficos, sendo dispensada quando os três critérios a seguir estiverem presentes:[4,5]

1. Baixo risco clínico de malignidade (isto é, ausência de história de câncer tireoidiano familiar, de exposição à radiação na infância e adolescência e de tireoidectomia parcial por doença maligna).
2. Ausência de linfadenopatia cervical suspeita de acometimento metastático e de sinais sugestivos de invasão extratireoidiana.
3. Nódulo(s) puramente cístico(s) (PAAF pode ser indicada para tratamento); ou espongiforme(s) e com menos de 2cm (também naqueles ≥ 2cm é aceitável dispensar a PAAF); ou complexo(s) sem características suspeitas e com menos de 2cm; ou sólido(s) iso ou hiperecoico(s) sem características suspeitas e com menos de 1,5cm; ou sólido(s) hipoecoico(s) sem características suspeitas e com menos de 1cm.

Características suspeitas de malignidade incluem microcalcificações, hipoecogenicidade intensa e margens irregulares;[4,5] contudo, diâmetro anteroposterior maior do que o diâmetro transverso e fluxo aumentado predominantemente central no Doppler também têm sido considerados.[4]

PAAF é recomendada nos demais casos, mas sua realização imediata ou depois do parto pode ser discutida, considerando a conduta que será tomada caso os achados citológicos sejam malignos ou suspeitos. Sabendo que a tireoidectomia será realizada somente após o parto, é razoável que também a PAAF seja adiada para esse período,[6] evitando-se assim eventuais repercussões psicológicas de se aguardar a cirurgia com o diagnóstico de malignidade já estabelecido. No entanto, mesmo que a cirurgia não seja indicada durante a gestação, a pronta execução da PAAF já poderia afastar ou tornar pouco provável a malignidade na maioria das pacientes. Além disso, o conhecimento do diagnóstico de carcinoma (ou a forte suspeita) possibilita a indicação da terapia supressiva do TSH com levotiroxina (L-T$_4$), repetição da US em menor intervalo, planejamento pessoal da paciente para cirurgia e, eventualmente, ablação de remanescentes com radioiodo (inclusive em relação à amamentação).[3] Além disso, possivelmente o risco de a paciente atrasar o retorno ao médico para realização da PAAF é maior do que para realização da cirurgia, já sabendo tratar-se de um câncer ou em caso de forte suspeita desse diagnóstico.

Se o estudo citológico do material obtido por PAAF propiciar um resultado indeterminado (*neoplasia folicular*), suspeito ou maligno, o próximo passo consiste em definir o momento da cirurgia. Algumas informações são importantes:

1. Carcinoma bem diferenciado da tireoide diagnosticado durante a gravidez não tem pior prognóstico do que aquele cuja detecção ocorre fora desse período.[7-9]
2. O prognóstico não é modificado quando a tireoidectomia é realizada durante a gravidez ou após o parto.[7] Mesmo fora da gravidez, sabe-se que um atraso inferior a 12 meses entre o diagnóstico do câncer e a tireoidectomia não compromete a sobrevida.[10]

    Essas considerações (itens 1 e 2) são aplicáveis ao carcinoma bem diferenciado e não avançado pois, para tumores pouco diferenciados ou avançados, a influência da gravidez no prognóstico é desconhecida, em função do número reduzido de casos estudados.
3. Tireoidectomia realizada durante a gravidez aumenta o risco de complicações obstétricas e endócrinas,[11] especialmente no primeiro e terceiro trimestres. Quando indicada, deve ser realizada no segundo trimestre, antes da 22ª-24ª semana.[3,4]

Com base nessas informações, a seguinte conduta é proposta:

1. Se a citologia for indeterminada (*neoplasia folicular*), a decisão quanto à cirurgia pode ser adiada para depois do parto, caso o diagnóstico seja feito após a 22ª-24ª semana de gestação. Quando o diagnóstico for estabelecido antes desse período gestacional e a US repetida na 22ª-24ª semana revelar crescimento significativo do nódulo (*o que raramente ocorre*), a tireoidectomia é indicada nesse momento. Contudo, se não houver crescimento, o momento da cirurgia (antes ou após o parto) se baseia no tamanho do nódulo, no risco obstétrico e na aceitação da paciente em relação às duas condutas.[3,4]
2. Quando a citologia for suspeita ou maligna (*carcinoma bem diferenciado*) e a US mostrar um tumor menor ou igual a 4cm, sem sinais de invasão extratireoidiana ou linfonodos metastáticos, a tireoidectomia deve ser adiada para depois do parto, se o diagnóstico for estabelecido após a 22ª-24ª semana da gestação,[3,4] a menos que ocorra rápido crescimento clinicamente aparente (*o que raramente é observado*).[3] Se o diagnóstico foi feito no início da gravidez e crescimento tumoral significativo foi detectado na US repetida por volta da 22ª-24ª semana de gestação (*raramente visto*), a tireoidectomia é indicada nesse momento.[4] No entanto, se não houver crescimento tumoral, a cirurgia pode ser postergada para depois do parto, levando-se em conta o tamanho do tumor, o risco obstétrico e a aceitação da paciente em relação às duas condutas.[3,4]
3. Exceto quando ocorre nítida progressão tumoral, o que indica a tireoidectomia a qualquer tempo da gravidez,[3] com relação aos carcinomas pouco diferenciados ou avançados a dúvida quanto ao momento da cirurgia existe quan-

do o diagnóstico é estabelecido após a 22ª-24ª semana, mas quando feito antes, a cirurgia é recomendada nesse momento.[3,4]

4. Somente quando a citologia for suspeita ou maligna e a tireoidectomia não realizada durante a gravidez, a terapia com L-T$_4$, visando à supressão do TSH (níveis de 0,1 a 0,5mUI/L), é recomendada,[3,4] mas nos microcarcinomas essa conduta pode não ter valor.[12]

PACIENTE COM CÂNCER DIAGNOSTICADO ANTES DA GRAVIDEZ

Carcinoma diferenciado da tireoide (CDT)

Em mulheres com CDT já submetidas à terapia inicial, recomenda-se que a gravidez seja evitada por 6 a 12 meses após tratamento com radioiodo[4] e nas pacientes com metástases aparentes.[13] Ao contrário, pacientes que receberam radioiodo há mais de 1 ano e sem doença aparente, especialmente aquelas com critérios de remissão (tireoglobulina [Tg] estimulada [se a ablação foi indicada] ou em uso de L-T$_4$ [se ablação não foi indicada] < 1ng/mL na ausência de anticorpos antitireoglobulina [anti-Tg] e US cervical sem anormalidades), ficam liberadas para concepção.[13] Nessas condições, não há aumento do risco de complicações obstétricas ou de malformações,[14] nem de progressão acelerada da doença.[13]

De grande importância é a necessidade de ajuste (aumento) da dose de L-T$_4$ precocemente na gravidez para assegurar adequada tiroxinemia fetal. O TSH deve ser mantido conforme as recomendações para pacientes fora da gravidez (Tabela 13.1), não sendo necessária a supressão do TSH naquelas mulheres que apresentavam critérios de remissão antes da gestação. A manutenção do TSH em valores suprimidos, mesmo se abaixo de 0,1mUI/L, com níveis normais de T$_4$ e T$_3$ (*hipertireoidismo subclínico*), não implica riscos obstétricos ou fetais aumentados.[13,15]

Pacientes que estavam em remissão antes da gravidez raramente apresentarão recidivas,[13] não havendo necessidade de modificação da periodicidade da realização da dosagem da Tg e da US cervical. Nas mulheres com Tg elevada sem doença aparente, como a única intervenção terapêutica possível durante a gravidez é a cirurgia no segundo trimestre, antes da 22ª-24ª semana, recomenda-se que a US seja realizada nesse momento para detecção de eventuais metástases linfonodais ressecáveis. Finalmente, pacientes com metástases conhecidas são acompanhadas com os métodos de imagem permitidos durante a gestação (US e ressonância magnética [RM]). Em caso de progressão tumoral, deve-se avaliar primeiramente o tratamento cirúrgico; não sendo este o indicado, e sim a radioiodoterapia, radioterapia externa ou, raramente, quimioterapia, a interrupção precoce da gestação, considerando-se a viabilidade fetal, deve ser considerada.

Carcinoma medular de tireoide (CMT)

Em mulheres com CMT já submetidas à tireoidectomia e com metástases aparen-

Tabela 13.1 TSH recomendado durante a gravidez, de acordo com o estado da doença antes da concepção

Situação antes da gravidez	TSH recomendado durante a gravidez
Metástases aparentes Alto risco com apenas Tg elevada ou anti-Tg positivo	< 0,1mUI/L
Baixo risco em remissão Alto risco em remissão há pelo menos 5 anos	0,5 a 2mUI/L
Alto risco em remissão há menos de 5 anos Baixo risco com apenas Tg elevada ou anti-Tg positivo	0,1 a 0,5mUI/L

Tg: tireoglobulina; anti-Tg: anticorpo antitireoglobulina.

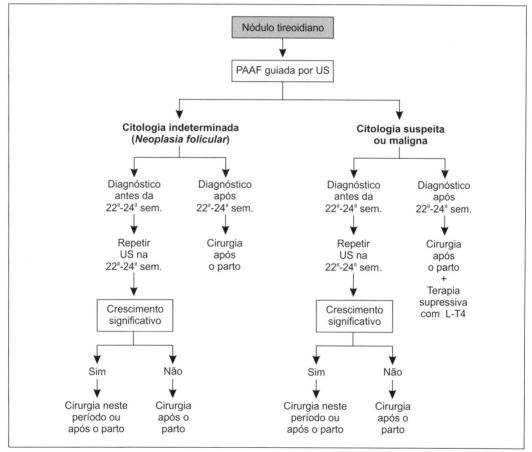

Figura 13.1 Conduta no nódulo tireoidiano suspeito de ser maligno durante a gravidez. Tireoidectomia (entre a 22ª e a 24ª semana de gestação) deve ser considerada, sobretudo em casos de nódulos diagnosticados antes desse período com citologia indeterminada (se houver crescimento significativo durante o seguimento) ou citologia suspeita ou maligna com tamanho inicial maior do que 4cm, sinais de invasão extratireoidiana ou linfonodos metastáticos, ou tumores menores que apresentem crescimento significativo durante o seguimento. Quando o carcinoma bem diferenciado confirmado ou suspeitado teve seu diagnóstico após a 22ª-24ª semana de gestação, a cirurgia pode ser protelada para depois do parto. Nesse caso, a terapia supressiva com L-tiroxina pode ser instituída.

tes, recomenda-se adiar a gravidez, enquanto naquelas em remissão (calcitonina indetectável após estímulo com cálcio ou pentagastrina) não há impedimento à concepção. Há necessidade, contudo, de aumento da dose da L-T$_4$ precocemente na gravidez para manutenção do TSH dentro da faixa de normalidade. Em pacientes em remissão antes da gravidez, não é necessário modificar a periodicidade da realização da calcitonina sérica. Nas mulheres com calcitonina elevada, recomenda-se que a US e a RM sejam realizadas no segundo trimestre, antes da 22ª-24ª semana, para detecção de eventuais metástases ressecáveis. Finalmente, em caso de progressão tumoral, avalia-se primeiramente o tratamento cirúrgico. Caso ele não seja o indicado, e sim radioterapia externa ou, raramente, quimioterapia, a interrupção precoce da gestação, considerando-se a viabilidade fetal, deve ser discutida.

REFERÊNCIAS

1. Glinoer D, Soto MF, Bourdoux P et al. Pregnancy in patients with mild thyroid abnormalities: maternal and neonatal repercussions. J Clin Endocrinol Metab 1991; 73:421-7.
2. Kung AW, Chau MT, Lao TT et al. The effect of pregnancy on thyroid nodule formation. J Clin Endocrinol Metab 2002; 87:1010-4.
3. Abalovich M, Amino N, Barbour LA et al. Management of thyroid dysfunction during pregnancy and postpartum: an Endocrine Society Clinical Practice Guideline. J Clin Endocrinol Metab 2007; 92(8 Suppl):S1-47.
4. Cooper DS, Doherty GM, Haugen BR et al. Revised American Thyroid Association management guidelines for patients with thyroid nodules and differentiated thyroid cancer. Thyroid 2009; 19:1167-214.
5. Camargo R, Corigliano S, Friguglietti C et al. Latin American Thyroid Society recommendations for the management of thyroid nodules. Arq Bras Endocrinol Metab 2009; 53:1167-75.
6. Maciel LM, Magalhães PK. Thyroid and pregnancy. Arq Bras Endocrinol Metabol 2008; 52:1084-95.
7. Moosa M, Mazzaferri EL. Outcome of differentiated thyroid cancer diagnosed in pregnant women. J Clin Endocrinol Metab 1997; 82:2862-6.
8. Herzon FS, Morris DM, Segal MN et al. Coexistent thyroid cancer and pregnancy. Arch Otolaryngol Head Neck Surg 1994; 120:1191-3.
9. Yasmeen S, Cress R, Romano PS et al. Thyroid cancer in pregnancy. Int J Gynaecol Obstet 2005; 91:15-20.
10. Mazzaferri EL, Jhiang SM. Long-term impact of initial surgical and medical therapy on papillary and follicular thyroid cancer. Am J Med 1994; 97:418-28.
11. Kuy S, Roman SA, Desai R, Sosa JA. Outcomes following thyroid and parathyroid surgery in pregnant women. Arch Surg 2009; 144:399-406.
12. Ito Y, Miyauchi A, Inoue H et al. An observational trial for papillary thyroid microcarcinoma in Japanese patients. World J Surg 2010; 34:28-35.
13. Rosario PW, Barroso AL, Purisch S. The effect of subsequent pregnancy on patients with thyroid carcinoma apparently free of the disease. Thyroid 2007; 17:1175-6.
14. do Rosario PW, Barroso AL, Rezende LL et al. Malformations in the offspring of women with thyroid cancer treated with radioiodine for the ablation of thyroid remnants. Arq Bras Endocrinol Metabol 2006; 50:930-3.
15. Casey BM, Dashe JS, Wells CE et al. Subclinical hyperthyroidism and pregnancy outcomes. Obstet Gynecol 2006; 107:337-41.

CAPÍTULO 14

Marcos Sergio Abalovich
Graciela Alcaraz
Silvia Gutierrez

Manuseio do Hipertireoidismo e do Hipotireoidismo Durante a Gravidez

INTRODUÇÃO

Deparar-se com uma paciente com disfunção da tireoide durante a gravidez não é incomum para o endocrinologista. As alterações fisiológicas na economia da tireoide durante a gravidez podem originar dificuldades no momento de diagnosticar anormalidades na função tireoidiana. Isso é particularmente relevante, pois tanto o hiper como o hipotireoidismo não diagnosticados ou inadequadamente tratados podem causar complicações significativas para a mãe e o feto. O objetivo deste capítulo é fornecer ao endocrinologista os elementos necessários para o manuseio correto da disfunção tireoidiana durante a gravidez, não somente nos aspectos em que há consenso, mas também naqueles em que as opiniões são controversas.

MUDANÇAS NA ECONOMIA DURANTE A GRAVIDEZ

Desde o início da gravidez há uma redução temporária dos níveis de tiroxina livre (FT_4). Isso se deve à: (1) hiperestrogenemia da gravidez, que induz aumento da síntese e diminuição da degradação (por diminuição da sialação) da proteína transportadora de tiroxina (TBG), levando a uma elevação de seus níveis séricos; (2) menor disponibilidade de iodeto, por aumento da filtração glomerular deste; (3) degradação da tiroxina (T_4) por deiodinases placentárias, à medida que a gestação progride.[1]

Por essas razões, a tireoide materna precisa aumentar a produção de T_4, fundamental para o desenvolvimento psiconeurológico do feto, que é incapaz de produzi-lo durante o primeiro trimestre e o faz em pequenas quantidades até a 20ª semana de gestação. Para atingir esse objetivo, a gonadotrofina coriônica humana (hCG) exerce seu papel de estimulador da tireoide, em virtude de sua alta similaridade estrutural com o TSH e a existente entre seus respectivos receptores. Durante seu pico, entre a oitava e a 12ª semana de gestação, há uma correlação positiva entre os níveis de hCG e T_4, a qual atinge seu pico durante esse período e depois diminui gradualmente ao longo da gravidez. Em contrapartida, durante o primeiro trimestre, existe uma correlação negativa entre a hCG e o TSH. Este último pode estar suprimido em até 18% das gestações normais, com posterior ascensão com a progressão da gravidez.[2]

HIPERTIREOIDISMO E GRAVIDEZ

Epidemiologia/etiologia

Ainda que qualquer das causas que originem hipertireoidismo possa ocorrer durante a gravidez, existem algumas que lhe são peculiares, como o relativamente frequente hipertireoidismo transitório da hiperêmese gravídica (HTHG) – também chamado tireotoxicose gestacional – ou, mais raramente, o que acompanha os tumores trofoblásticos. Este último, descrito por Tisne e cols.[3] em 1955, é causado por concentrações muito elevadas de hCG, produzidas pela mola hidatiforme e o coriocarcinoma. O HTHG é atribuído à mesma causa: níveis de hCG geralmente maiores do que 100.000U/L, produzidos por uma placenta não tumoral, mais frequentemente na presença de gravidez múltipla.[4] Foi descrito que o HTHG pode complicar 2% a 3%[1] das gestações e 30% a 60% das grávidas hiperméticas.[5] Começa no final do primeiro trimestre e pode resolver-se até a metade da gravidez. Mais raramente, os níveis de hCG são normais, porém há aumento de sua atividade tireoestimulante, em razão da presença de variantes moleculares com reduzido teor de ácido siálico, perda da extremidade C terminal ou, excepcionalmente, por uma mutação do receptor do TSH que lhe confere maior sensibilidade à hCG.[6]

Excluído o HTHG, o hipertireoidismo complica 1 a 4 de cada 1.000 gravidezes, devendo-se, em 85% dos casos, à doença de Graves (DG), que atinge incidência máxima durante a idade fértil. Entidades clínicas como adenoma e bócio polinodular tóxicos, tireoidite subaguda, tireotoxicose induzida por iodo, resistência central aos hormônios tireoidianos e hipertireoidismo factício são extremamente infrequentes. Outra causa de hipertireoidismo transitório é a que corresponde à fase tireotóxica da tireoidite destrutiva autoimune. Como ela pode surgir até 1 ano após o parto ou após abortamento, esse antecedente deve ser levado em conta diante da possibilidade de nova gravidez.

Clínica

Em virtude da hiperdinamia da gravidez, o diagnóstico clínico do hipertireoidismo leve a moderado pode ser difícil porque vários de seus sinais e sintomas são confundidos com os de uma grávida eutireóidea, como intolerância ao calor, instabilidade emocional, leve taquicardia etc. No entanto, perda de peso, insônia, diarreia e taquicardia superior a 110 bpm podem orientar o diagnóstico. A presença de bócio difuso maior do que o esperado fisiologicamente e sinais de autoimunidade (oftalmopatia, mixedema pré-tibial) sugerem DG. A presença de hiperêmese com perda de peso superior a 5%, desidratação, hipocalemia e cetose, na ausência de autoimunidade clínica e bioquímica, com níveis de T_3 livre (FT_3) frequentemente normais e sem bócio, obriga a descartar HTHG. Foi descrita uma correlação positiva entre a intensidade dos vômitos e o hipertireoidismo, dependendo ambos dos níveis de hCG. Apenas pequena proporção dessas pacientes terá manifestações clínicas (*tireotoxicose gestacional* propriamente dita).

Repercussão do hipertireoidismo sobre a gravidez

Aspectos materno-placentários

O hipertireoidismo pode afetar a concepção ao provocar irregularidades menstruais e anovulação. No entanto, em nossa experiência, quase 60% das pacientes com hipertireoidismo, ainda que grave, conseguirão engravidar, demonstrando que a tireotoxicose não impede a possibilidade de conceber. Instalada a gravidez, existem riscos materno-placentários se o hipertireoidismo não for tratado: hipertensão arterial e pré-eclâmpsia (14% a 22%), insuficiência cardíaca (60%), crise tireotóxica (21%) e até 88% de partos pré-termo por indicação médica.[8] Além disso, foi descrita maior frequência de abortamentos, infecção, anemia e descolamento placentário.[9] Em nossa casuística, nas pacientes que chegaram hipertireóideas por consultar tardiamente ou não cumprir com as indicações terapêuticas, foram constatados 45% de abortamentos, 23% de prematuridade e somente 32% de partos a termo. Em contraste, quando consideradas as pacientes eutireóideas sob tratamento ou em remissão, observamos apenas 4% de abortamentos, 9% de prematuridade e 87% de partos a termo, sem complicações.

Aspectos fetais

O hipertireoidismo materno não tratado pode provocar prematuridade, baixo peso para a idade gestacional, retardo do crescimento intrauterino e aumento da morbimortalidade perinatal, complicações cuja incidência diminui drasticamente quanto mais precocemente for controlado o hipertireoidismo materno.[9] Além disso, existiria maior risco de malformações. Mais adiante, vamos comentar sobre a tireotoxicose fetal e neonatal, em decorrência da passagem transplacentária de altos títulos de anticorpos estimulantes contra o receptor de TSH (TRAb), e sobre o hipotireoidismo congênito central (HCC), observado em filhos de gestantes hipertireóideas com tratamento insuficiente ou nulo.

Diagnóstico

Diagnóstico do hipertireoidismo materno

O FT_4 é o exame mais usualmente empregado. No entanto, deve-se ter precaução na interpretação de seus resultados, uma vez que as modificações no transporte dos hormônios tireoidianos, assim como ocorrem na gravidez, influenciam de maneira variável e imprevisível os diferentes ensaios de FT_4. No entanto, com todos os métodos, incluindo diálise de equilíbrio, o FT_4 diminui à medida que a gravidez avança, até alcançar, ao final da gestação, valores inferiores aos da mulher não grávida.[10]

Consequentemente, é aconselhável estabelecer valores de referência para o FT_4 nas grávidas eutireóideas, sem autoimunidade tireoidiana, em cada área geográfica, segundo o trimestre e para determinado método.

Da mesma maneira, procurou-se estabelecer a relação existente entre os níveis normais de T_4 total dentro/fora da gravidez, chegando-se à conclusão de que ela é de aproximadamente 1,5 para o segundo e terceiro trimestres, período no qual os imunoensaios de FT_4 podem subestimar os resultados. Também se pode recorrer ao índice de FT_4, calculado com base na concentração de TBG ou na captação de T_3 por resinas.

Ainda que tenham sido descritas diferenças étnicas,[11] existe consenso em considerar que, com o intervalo de confiança (IC) de 95% CI, o limite inferior do TSH no primeiro trimestre de gravidezes normais oscila entre 0,02 e 0,09mUI/L.[12-16] Em geral, a elevação do FT_4 com TSH suprimido promoverá o diagnóstico, podendo ser necessária a dosagem do FT_3 naqueles casos com FT_4 normal em que se suspeite de hipertireoidismo por T_3 (T_3-toxicose). Níveis elevados de anticorpos dirigidos à tireoperoxidase (AcTPO) e de TRAb tornam possível a confirmação do diagnóstico de DG.

Diagnóstico do hipertireoidismo fetal

O hipertireoidismo neonatal (HN) pode se apresentar com uma frequência que oscila amplamente entre 1%[17] e 17%[18] nos filhos de mães com DG ativa ou em remissão pós-cirúrgica ou pós-[131]I. Elas podem continuar hipertireóideas, porém a glândula materna poderá ter menor necessidade de antitireoidianos (ATT) do que a fetal. Aqui adquirem relevância os parâmetros ultrassonográficos fetais. O HN origina-se da passagem transplacentária de altos títulos, geralmente maiores do que 50%, de TRAb com função tireoestimulante; por isso, eles devem ser dosados também a partir da 20ª semana de gestação, quando atravessam facilmente a placenta, em virtude do alto valor prognóstico de tireotoxicose fetal. Ademais, HN pode ser suspeitado se houver taquicardia fetal mantida (>160bpm), sinal de grande utilidade, ainda que inconstante, e por dados ultrassonográficos, como bócio, retardo de crescimento intrauterino e aceleração da maturação óssea.[19] Nas grávidas que se encontrem eutireóideas ou hipotireóideas sob levotiroxina, após tratamento com ^{131}I ou cirurgia, poderia ser necessária a cordocentese para confirmação da tireotoxicose fetal.[20] Ela estaria justificada em caso de dúvidas diagnósticas e se o procedimento fosse modificar a conduta terapêutica. Contudo, não se deve esquecer que a cordocentese pode provocar graves complicações, inclusive morte fetal, em 0,5% a 2% dos casos.[8] Embora não haja experiência referida sobre o diagnóstico de hipertireoidismo fetal com a dosagem de T_4 ou FT_4 no líquido amniótico, é possível que isso seja conseguido com os imunoensaios modernos.[21]

Em nossa experiência de 128 neonatos cujas mães tinham dosagem de TRAb no terceiro trimestre da gestação, um nível de nível de corte de 50% teve sensibilidade de 91,7% para tireotoxicose neonatal clínica, com valor preditivo negativo de 99%. A eficácia diagnóstica foi muito pobre na predição do hipertireoidismo bioquímico, porém esses recém-nascidos não necessitaram tratamento. Níveis de TRAb acima de 50% se fizeram presentes em algumas mães que tiveram recém-nascidos eutireóideos. Sua escassa atividade tireoestimulante manifestou-se pela menor necessidade materna de drogas antitireoidianas durante a gravidez.

Diagnóstico do hipotireoidismo congênito central (HCC)

O HCC é um distúrbio neuroendócrino transitório que poderia ser sucedido por hipotireoidismo primário persistente. Em geral, é observado em filhos de mães hipertireóideas com tratamento insuficiente ou nulo, pela exposição do eixo hipotálamo-hipófise-tireoide fetal a excesso de hormônios tireoidianos que danificam sua maturação fisiológica. Estima-se que o HCC poderia acometer cerca de 1,5% dos filhos de mães com DG, as quais, na série mais numerosa, foram diagnosticadas pós-parto em 50% dos casos.[22] Nos últimos anos, tivemos a oportunidade de diagnosticar HCC em decorrência de tireotoxicose materna em seis recém-nascidos mediante determinações de T_4 e TSH no sangue do cordão e além.

Recentemente, Kempers e cols.[23] descreveram pela primeira vez uma "perda da integridade da morfologia e função tireoidianas" aparentemente atribuíveis ao déficit de TSH durante a vida intrauterina em 5/13 crianças com HCC reavaliadas após a suspensão do tratamento substitutivo com levotiroxina (L-T_4), apesar de haver sido superada a disfunção hipofisária inicial.[23] A bioquímica do HCC se caracteriza por um FT_4 menor do que 0,9ng/dL com TSH menor do que 20mUI/L, e o diagnóstico é confirmado com prova de TRH plana. O HCC pode preceder e também suceder a uma tireotoxicose fetal e neonatal,[22] como ocorreu em três de nossos seis casos. Por esse motivo, o neonato deve ser reavaliado algumas poucas semanas depois, especialmente se o tratamento materno tiver sido insuficiente ou nulo. Quando a possibilidade de HCC for suspeitada em função do antecedente materno, a abolição do pico de TSH às 24 horas de vida, com T_4 normal ou baixo, poderá ser de grande utilidade diagnóstica.

Tratamento da doença de Graves durante a gravidez

De eleição – agentes antitireoidianos e β-bloqueadores

Antitireoidianos (ATT)

Têm sido utilizados *metimazol* (MMI), *propiltiouracil* (PTU) e *carbimazol*, com resultados similares. O objetivo do tratamento é manter o FT_4 no limite superior do intervalo da referência para não grávidas, sem superar preferentemente 1,9ng/dL,[24] tendo em vista que a passagem transplacentária do fármaco pode induzir hipotireoidismo fetal com FT_4 maternos nos dois terços inferiores do intervalo normal. O estado de imunotolerância que acontece durante a gestação, o incremento da TBG e o metabolismo placentário dos hormônios tireoidianos tornam possível, geralmente, a utilização de doses menores do que as empregadas em pacientes não grávidas e que seja alcançado o eutireoidismo em períodos mais curtos. A dose inicial é variável, entre 100 e 450mg/dia de PTU (divididos em três tomadas) ou 10 a 45mg/dia de MMI, dependendo da gravidade do hipertireoidismo. Os controles devem ser frequentes, inicialmente quinzenais ou, às vezes, até mesmo semanais. Uma vez obtidas a melhora clínica e a queda do FT_4, a dose do ATT deve ser reduzida progressivamente, de maneira que o FT_4 permaneça no intervalo sugerido. O TSH pode permanecer suprimido durante todo o tratamento. Uma vez atingido o eutireoidismo, o ATT pode ser suspenso no último trimestre em 38,6% das mães tratadas desde a primeira metade da gravidez.[25] Não é aconselhável a associação dos hormônios tireoidianos para o tratamento do hipertireoidismo materno, o que aumentaria os requerimentos de ATT com os consequentes efeitos adversos sobre o feto. Em alguns casos, são necessárias doses iniciais de MMI de 60mg/dia ou mais, por tratar-se de pacientes com hipertireoidismo muito intenso ou em crise tireotóxica. Esta última situação, excepcional durante a gravidez, é de extrema gravidade e exige tratamento agressivo inicial com iodeto de potássio, corticoides e β-bloqueadores, além de altas doses de ATT e internação em unidade de cuidados intensivos.

Atualmente, aceita-se que MMI e PTU atravessam a placenta de modo similar;[26] assim, ambos podem provocar efeitos prejudiciais e benéficos sobre o feto. Entre os primeiros, devem ser mencionados hipotireoidismo e hipertireotrofinemia transitórios, bócio e malformações. Entre os benefícios incluem-se o tratamento do hipertireoidismo fetal e a prevenção do HCC. Segundo nossa experiência, em filhos de mães com DG tratadas com ATT até o parto, observamos hipotireoidismo transitório relacionado com altas doses de ATT maternas (40 a 45mg/dia de MMI), enquanto baixas doses destes (2,5 a 15mg/dia de MMI ou 150 a 200mg/dia de PTU) foram acompanhadas apenas de elevação do TSH. Em todos os casos, os níveis de TSH se normalizaram entre o terceiro e o 15º dia de vida pós-natal. O maior risco de hipertireotrofinemia/hipotireoidismo fetal por passagem materna de ATT foi verificado em mulheres com níveis de TRAb menores do que 15% ao final da gravidez.[25] Nelas, torna-se imprescindível conseguir e manter os níveis de FT_4 aconselhados para que seja minimizada a hipofunção tireoidiana intrauterina.

O hipotireoidismo fetal por ATT pode ser suspeitado também pela detecção ultrassonográfica de bócio e atraso da idade óssea.[19] Não foram demonstrados efeitos adversos a longo prazo sobre o desenvolvimento físico e intelectual de crianças submetidas aos ATT *in utero*.[27]

Foram descritas malformações fetais associadas ao emprego de ATT durante o primeiro trimestre,[28] as quais foram atribuídas, mais frequentemente, ao MMI e compreendem algumas descrições isoladas, como cardiopatia e imperfuração anal, e outras observadas com maior constância, como *aplasia cutis* e atresia de coanas e esôfago.[29-31] Essas malformações podem ocorrer como parte de uma embriopatia que também inclui retardo do desenvolvimento, perda da audição e características dismórficas faciais.[32]

Com o uso de PTU foram comunicadas malformações como atresia de aorta e de coanas, porém menos frequentemente do que com MMI.[33,34] Por isso, deve-se recomendar como primeira opção o uso de PTU, especialmente durante o primeiro trimestre, a menos que ele não seja comercializado, como ocorre na Argentina e em outras áreas geográficas.[8] Entretanto, existem controvésias se os ATT são realmente os responsáveis pelas citadas malformações ou se é o próprio hipertireoidismo materno não controlado durante o primeiro trimestre ou parte dele.[28,31,35]

Na nossa experiência, 7,5% dos neonatos tiveram malformações, algumas graves, como anencefalia, mielomeningocele e cardiopatias, e ambos os insultos (hipertireoidismo e ATT) coincidiram em 45% dos casos durante o primeiro trimestre, tornando difícil estabelecer qual deles foi responsável pela teratogênese.

Excepcionalmente, mães que se encontrem hipo ou eutireóideas após tratamento ablativo com ^{131}I ou cirurgia poderão ser medicadas com ATT, caso exista forte suspeita de hipertireoidismo fetal, com base em persistência de títulos elevados de TRAb, bócio, taquicardia fetal, aceleração da idade óssea e/ou retardo do crescimento intrauterino. Nessa situação, elas também deverão usar L-T$_4$, para que seja evitado o hipotireoidismo materno.

β-Bloqueadores

Podem ser úteis (*propranolol* 40 a 80mg/dia ou *atenolol* 25 a 50mg/dia) para o rápido controle dos sintomas hiperdinâmicos, grave taquicardia, taquiarritmias, ou na preparação para a cirurgia, somente por breves períodos de tempo. Seu uso a longo prazo poderia provocar bradicardia, hipoglicemia e hiperbilirrubinemia, entre outros problemas, ainda que a maioria deles tenham sido rejeitada, persistindo a observação de fetos de baixo peso com placentas pequenas.[36] *Labetalol* poderia também ser empregado, pois não interfere na contratilidade uterina nem no fluxo sanguíneo uteroplacentário. *Esmolol*, em virtude de sua meia-vida ultracurta, poderia ser útil na urgência, por via endovenosa, caso não ocorra resposta adequada ao propranolol.[37]

Infrequente – cirurgia

A cirurgia está indicada, principalmente, em casos de falta de resposta a altas doses de ATT, não aderência a estes ou diante do surgimento de graves efeitos colaterais (p. ex., agranulocitose) que impeçam sua continuidade. Nessas situações está indicada a tireoidectomia subtotal, de preferência no segundo trimestre da gestação. A administração de β-bloqueadores e iodo nos dias que antecedem a cirurgia representa um recurso valioso para evitar crise tireotóxica. Recomendam-se o controle dos níveis de cálcio iônico e a administração de L-T$_4$ no pós-operatório, a fim de tratar possíveis hipoparatireoidismo e hipotireoidismo, respectivamente, que afetem a evolução da gestação.

Excepcional – Iodo

A administração crônica de iodo está proscrita, pois pode produzir, mesmo em pequenas doses, hipotireoidismo e bócio fetal que comprometa a função respiratória e condicione partos distócicos. Por isso, o iodo somente deveria ser administrado por curtos períodos, não superiores a 7-15 dias, juntamente com ATT e β-bloqueadores em casos de crise tireotóxica e na preparação para cirurgia tireoidiana. Entretanto, Momotani e cols.[38] trataram apenas com iodo (6 a 40mg/dia) mulheres com hipertireoidismo moderado durante boa parte da gestação, sem observar complicações fetais (somente 6% dos neonatos apresentaram hipertireotrofinemia).[38] Apesar desses achados, o uso prolongado de iodo deve ser evitado e considerado apenas em situações excepcionais, quando outras medidas terapêuticas não puderem ser empregadas.

Acidental – dose terapêutica de ^{131}I

O uso do iodo radioativo está absolutamente contraindicado durante a gravidez. Além de seus efeitos estocásticos (efeitos inaparentes e que se manifestam meses ou anos após a exposição à radiação), sua administração já no primeiro trimestre, quando o feto já é capaz de captar e organificar o iodo, pode provocar hipotireoidismo fetal. Contudo, o risco de administração inadvertida de uma dose terapêutica de ^{131}I a mulheres grávidas existe e tem sido relatado.[39]

Há alguns anos, nos foi encaminhada uma paciente que havia recebido acidentalmente 7mCi de ^{131}I na 21ª semana de gestação. Uma vez confirmado o hipotireoidismo fetal por valores do TSH no líquido amniótico de 1,1 e 1,5mUI/L (VN: até 0,27),[40] realizou-se tratamento intra-amniótico com 200 a 300µg/semana de L-T$_4$ entre a 30ª e a 38ª semana. O bebê nasceu com idade óssea normal, o diagnóstico de hipotireoidismo foi confirmado com 96 horas de vida e, assim, foi reiniciado o tratamento com L-T$_4$.[41] Um segundo caso de administração acidental de ^{131}I correspondeu a uma paciente que o recebeu na 17ª semana de gestação. Surpreendentemente, e apesar da dose recebida, o bebê nasceu tireotóxico, em razão da passagem transplacentária de altos títulos de TRAb e da alta captação de ^{131}I pela tireoide materna, que impediu o efeito deletério de iodo sobre a tireoide fetal.[41] A detecção de TSH não dosável no líquido amniótico nos induziu a abster-nos de administrar L-T$_4$ intra-amniótico, como fizemos no caso anterior. Até a presente data, não existem dados que sustentem a interrupção da gravidez em pacientes que tenham recebido ^{131}I acidentalmente durante a gestação.

Tratamento da tireotoxicose gestacional (TG)

A maioria das pacientes com TG não necessita tratamento específico, mas simplesmente terapia sintomática, mediante β-bloqueadores, por curto período de tempo, geralmente inferior a 2 meses. Em raros casos, quando há tireotoxicose gestacional muito intensa, pode ser necessário o uso de ATT, em geral por poucas semanas. Para controle da hiperêmese eventualmente é necessário internamento para reposição de líquidos e minerais, bem como para compensação do estado ácido-básico.

Comentários e recomendações

O hipertireoidismo não diagnosticado ou inadequadamente tratado pode originar importantes complicações para a mãe e o feto. A rápida instalação do tratamento apropriado, habitualmente com ATT, em geral possibilitará a minimização dos riscos da doença. O manejo do tratamento deve ser cuidadoso, com controle clínico e laboratorial estrito e frequente. É de fundamental importância a dosagem de TRAb na segunda metade da gravidez, pois níveis francamente elevados ou muito baixos constituem importante preditor tanto do hipertireoidismo fetal como da hipertireotrofinemia, respectivamente. O trabalho em equipe de endocrinologistas, obstetras, ultrassonografistas e neonatologistas contribuirá para otimizar o manejo já tão complexo dessa patologia.

HIPOTIREOIDISMO E GRAVIDEZ

Epidemiologia

São poucos os estudos que avaliaram a prevalência de hipotireoidismo durante a gravidez. Nos EUA, estima-se que ela seja de 0,3% para o hipotireoidismo clínico (HC) e de 2,5% para o hipotireoidismo subclínico (HSC), segundo investigações que analisaram 2.000 e 9.471 pacientes, respectivamente.[42,43] Na Bélgica, em uma área de moderada deficiência de iodo, um estudo prospectivo sobre 1.660 mulheres evidenciou prevalência similar (2,2%) para HSC,[44] sendo menores as taxas descritas no Japão (0,14 a 0,19%).[45]

Etiologia

Se aceitarmos que, em nível mundial, a deficiência de iodo afeta 1,2 bilhão de pessoas, ela deve ser considerada a principal causa de déficit na função tireoidiana materna. Quando a suficiência de iodo é adequada, a principal causa de hipotireoidismo durante a gravidez é a tireoidite autoimune (tireoidite de Hashimoto). A prevalência de anticorpos antitireoperoxidase (acTPO) em mulheres grávidas normais é estimada entre 6% e 19,6%,[46] porém aumenta até 50% naquelas com diabetes tipo 1.[47] Embora os acTPO e os anticorpos antitireoglobulina (acTg) cruzem a placenta e sejam detectados no sangue do cordão, eles não exercem ações deletérias sobre a tireoide fetal. O achado de anticorpos antitireoidianos é mais frequente (40% a 58%) em mulheres grávidas com TSH elevado do que em eutireóideas (11%)[42] e naquelas com HC (mais de 80%), em comparação às portadoras de HSC (55%).[43]

Outra potencial causa autoimune de hipotireoidismo é a presença de anticorpos bloqueadores do receptor de TSH (TSBAb). Contudo, diferentemente da tireoidite de Hashimoto, trata-se de etiologia extremamente rara. Os TSBAb atravessam a placenta e podem originar hipotireoidismo fetal e neonatal com uma incidência estimada em 1/180.000 recém-nascidos.[48]

Além das causas mencionadas, qualquer outra que leve a hipotireoidismo em não grávidas poderia ocasioná-lo durante a gestação.

Diagnóstico

Parâmetros clínicos

Embora alguns sintomas e sinais de hipotireoidismo possam ser confundidos com os que surgem em uma grávida normal (astenia, incremento de peso, sonolência e constipação), alguns outros, como bradicardia, intolerância ao frio e pele seca, podem aumentar a suspeita diagnóstica.[25]

Entretanto, 70% a 80% das mulheres com HC e quase todas as portadoras de HSC podem ser assintomáticas. Portanto, os testes de função tireoidiana são fundamentais para o estabelecimento do diagnóstico.

Parâmetros bioquímicos

- **TSH:** a elevação do TSH sugere hipotireoidismo primário. Contudo, existem dúvidas sobre acima de que valor deve ser considerado alto o TSH na gravidez. Os níveis de TSH variam ao longo da gestação (são mais baixos no primeiro trimestre do que nos seguintes) e, se fossem considerados apenas os valores acima do limite superior da normalidade (4mUI/L), 28% dos casos de HSC não seriam diagnosticados.[14] Portanto, é mais útil estabelecer valores normais específicos para cada trimestre, levando em conta como níveis superiores normais aqueles correspondentes ao percentil 97,5. Desse modo, TSH maior do que 2,5mUI/L no primeiro trimestre e superior a 3 e 3,5mUI/L no segundo e terceiro trimestres, respectivamente, seria indicativo de hipotireoidismo.[12] Existem controvérsias se esses níveis de corte devem ser universalmente utilizados, pois têm sido encontradas diferenças muito amplas ao longo da gestação (entre 2,74 e 5,43mUI/L)[49] e entre diversos países (deficiência de iodo, etnia etc.).[50] Também há dúvidas se esses valores devem ser os indicados para decidir o início do tratamento, especialmente em mulheres acTPO-positivas.[51]

- **FT_4:** a dosagem do FT_4 tornará possível determinar se se trata de HC ou HSC, caso ele se encontre baixo ou normal, respectivamente. Contudo, como já comentado em *Hipertireoidismo e gravidez*, os valores de FT_4 são específicos para cada trimestre e dependem do método utilizado. Além disso, podem sofrer a interferência de anticorpos heterófilos (0,2% a 15%).[10] Para melhorar a exatidão do ensaio do FT_4, tem sido sugerida sua medição por espectrometria de massa, que alcança excelente correlação com o equilíbrio de diálise.[52]

- T_4 total: alguns autores têm sugerido que o FT_4 não seria a determinação ideal para o manuseio de pacientes grávidas com hipotireoidismo. Em seu lugar, eles sugerem o emprego do T_4 total (a faixa de normalidade para a gravidez deveria ser estabelecida multiplicando-se a de não grávidas por 1,5) ou do índice de FT_4 (T_4 total/TBG ou T_4 total × captação de T_3 por resinas).[10]

- **Anticorpos antitireoidianos:** a dosagem de acTPO é considerada a ferramenta mais sensível e específica para determinação da origem autoimune do hipotireoidismo. Nas pacientes acTPO-negativas, a medição de acTg ultrassensíveis pode ter utilidade para esse propósito. As mulheres eutireóideas com positividade para os acTPO no primeiro trimestre podem ter alto risco de abortamento, de desenvolvimento de hipotireoidismo durante a gestação (aproximadamente 20%) e de se apresentarem com tireoidite pós-parto.[53]

Repercussão do hipotireoidismo sobre a gravidez

Aspectos maternos

As complicações obstétricas do hipotireoidismo estão detalhadas na Tabela 14.1. A maioria delas é mais frequentemente observada no HC do que no HSC,[54,55] embora em alguns trabalhos isso não se ache suficientemente especificado.[56] No que diz respeito à possibilidade de aborto, temos observado que esta não depende da gravidade do hipotireoidismo, mas do tratamento recebido com L-T$_4$. Quando este era inadequado, a maioria das mulheres com HC (60%) e HSC (71%) abortava e somente 20% e 21,4% chegavam ao termo, respectivamente. Em contraste, quando o tratamento era adequado, 100% das gestantes com HC e 90,5% daquelas com HSC conseguiam partos a termo, sem abortos em nenhum dos grupos.[57] Outros estudos demonstraram também que o tratamento adequado com L-T$_4$ diminui o surgimento de complicações.[54,55]

Aspectos fetais

O hipotireoidismo materno não tratado pode originar efeitos adversos sobre o feto, os quais se encontram enumerados na Tabela 14.2. Similarmente ao observado na mãe, as alterações fetais são mais frequen-

Tabela 14.1 Complicações maternas associadas ao hipotireoidismo durante o parto

Complicação	Prevalência	%	Hipotireoidismo	Ref.
Anemia	Aumentada	31	HC	54
Hemorragia pós-parto	Aumentada	4	HSC	55
	Aumentada	17	HSC	54
	Aumentada	19	HC	54
Abrupto placentário/ ruptura prematura de membranas	Aumentada	19	HC	54
	Aumentada	17	ND	56
Pré-eclâmpsia/HAS	Aumentada	15	HSC	55
	Aumentada	17	HSC	54
	Aumentada	22	HC	55
	Aumentada	44	HC	54
Abortamento	Aumentada	69	HC	57
	Aumentada	71	HSC	57

HC: hipotireoidismo clínico; HSC: hipotireoidismo subclínico; HAS: hipertensão arterial sistêmica; ND: não determinado.

Tabela 14.2 Complicações fetais associadas ao hipotireoidismo durante o parto

Complicação	Prevalência	%	Hipotireoidismo	Ref.
Sofrimento fetal no parto	Aumentada	14	HC	58
Prematuridade/baixo peso	Aumentada	31	HC	54
	Aumentada	9	HSC	55
	Aumentada	22	HC	55
	Aumentada	20	HC	57
	Aumentada	9	HSC	57
	Aumentada	4	HSC	49
Malformações congênitas	Aumentada	4	HC	55
	Aumentada	6	HC	57
Morte fetal	Aumentada	4	HC	55
	Aumentada	12	HC	54
	Aumentada	3	HC	57
	Aumentada	8	HC	43
Morte perinatal	Aumentada	9	HC	59
	Aumentada	3	HC	43
Admissão na UTI		4	HSC	49

HC: hipotireoidismo clínico; HSC: hipotireoidismo subclínico.

temente ocasionadas pelo HC do que pelo HSC.[58,59] Entre as malformações congênitas, têm sido descritas: fissura anal, persistência do ducto e comunicação interatrial, boca pequena, polidactilia, atresia biliar etc.[55,57] A frequente associação com hipertensão arterial e diabetes pode ter influenciado a maior ocorrência de complicações fetais.

Dado que a contribuição do T_4 materno é exclusiva para o feto durante o primeiro trimestre e predominante no segundo, o impacto que o hipotireoidismo materno e a hipotireoxinemia podem ter no desenvolvimento psiconeurointelectual fetal será maior nessas fases (durante as quais ocorre o desenvolvimento arquitetônico do cérebro fetal), em comparação com o último trimestre, quando o feto contribui com a maior parte de suas necessidades de hormônios tireoidianos.[60]

Estudos que avaliaram crianças entre 10 meses e 9 anos de idade, cujas mães tinham apresentado hipotireoidismo ou hipotireoxinemia durante o primeiro trimestre da gravidez, demonstraram déficits de quociente de inteligência (QI) de cerca de sete pontos em comparação aos filhos de mães que completaram eutireóideas essa etapa da gestação.[61,62] A detecção sistemática de hipotireoidismo e a avaliação do aporte de iodo no primeiro trimestre, seguidas de sua correção e tratamento, são benéficas para a saúde da mãe e as potencialidades neurointelectuais da criança. É recomendável que mulheres com desejo de engravidar recebam em sua dieta uma média de 150µg/dia de iodo e que, durante a gravidez e a lactação, isso seja aumentado, em média, para 250µg/dia.[8]

Tratamento

Quando o hipotireoidismo for diagnosticado durante a gravidez, os testes de função tireoidiana (TFT) devem ser normalizados o mais rapidamente possível, pois, como vimos, hipotireoidismo não tratado ou inadequadamente tratado pode originar complicações para a mãe e o feto. O tratamento de escolha consiste na levotiroxina $L-T_4$, cuja dose pode ser calculada levando-se em conta que deve exceder em 25% a 50% a estimada para não grávidas. As razões para os maiores requerimentos são: (1) a ascensão rápida nos níveis de TBG, em função do hiperestrogenismo gestacional, a deiodinação placentária do T_4, o maior volume de distribuição dos hormônios tireoidianos (vascular, hepática, a unidade fetoplacentária) e o estímulo exercido pela hCG sobre a glândula.[63] A eficácia do tratamento foi comprovada não só no HSC, mas também no HC, principalmente no que diz respeito à redução do número de abortos e partos prétermo.[57,64]

A maioria das mulheres que receberam L-T4 desde antes da concepção (50% a 80%) necessita aumentar a dose durante a gravidez.[57,63,65,66] Em geral, a necessidade de ajuste da dose pode se manifestar precocemente, entre a quarta e a sexta semana, sendo maior o aumento nas pacientes com ablação da tireoide ou atireose do que naquelas com tireoidite de Hashimoto, que conservam tecido residual.[65] Uma alternativa para tentar evitar o aumento do TSH e o consequente ajuste da dose em sua primeira visita durante a gravidez seria a de antecipação, utilizando, antes da gravidez (pré-G), doses de $L-T_4$ que garantissem níveis mais baixos de TSH. Diretrizes de uma recente publicação sugerem valores de TSH prégestacional menores do que 2,5mUI/L,[8] embora, em comunicação recente, tenhamos demonstrado que com valores de TSH pré-gestacional menores do que 1,2mUI/L a necessidade de incremento atingiria apenas 17,24% das pacientes.[67] Outros autores recomendam o aumento da dose em aproximadamente 30% tão logo a gravidez seja confirmada.[66] Seja qual for a estratégia utilizada, é muito importante contar com um laboratório que promova a dosagem rápida de TSH e FT_4 na primeira visita durante a gravidez, para saber prontamente da necessidade ou não do incremento da dose da $L-T_4$.

A ingestão de suplementos de ferro, cálcio, vitaminas e fibras, muitas vezes indicada durante a gravidez, deve ser espaçada de pelo menos 4 horas da tomada da $L-T_4$. Os TFT devem ser repetidos 1 mês após o início do tratamento ou modificação da dose de $L-T_4$ e, uma vez normalizados os valores de acordo com o trimestre, serão repetidos a cada 6 a 8 semanas.

Após o parto, a maioria das pacientes deve reduzir a dose de L-T$_4$ (em nossa experiência, em 69%) precocemente (2 a 4 semanas) até doses semelhantes às da pré-concepção. Deve-se levar em conta que as mulheres acTPO-positivas podem apresentar tireoidite pós-parto e justificar as diferenças entre as necessidades de L-T$_4$ pré-concepção e pós-parto.[68] Portanto, é importante continuar a monitorar os níveis de hormônios, pelo menos, 6 meses após o parto.

Comentários e recomendações

- O hipotireoidismo materno deve ser evitado por apresentar efeitos adversos sobre a mãe e o feto.

- Se o hipotireoidismo for diagnosticado antes da gravidez, recomenda-se o ajuste da dose de L-T$_4$ para alcançar TSH menor do que 2,5mUI/L antes da concepção (idealmente, < 1,2mUI/L).

- A dose de L-T$_4$ usualmente necessita ser aumentada entre a quarta e a sexta semana da gravidez e pode exigir incremento de 20% a 50% (ou mesmo mais).

- Se hipotireoidismo clínico ou subclínico for diagnosticado durante a gravidez, os TFT devem ser normalizados tão logo seja possível. A dose de L-T$_4$ deve permitir alcançar níveis de TSH menores do que 2,5mUI/L no primeiro trimestre e de 3 e 3,5mUI/L no segundo e terceiro trimestres, respectivamente.

- Após o parto, a maioria das mulheres necessita reduzir a dose de L-T$_4$. O TSH deve ser controlado novamente após 6 semanas, e deve-se continuar avaliando os TFT ao menos até 6 meses após o parto.

REFERÊNCIAS

1. Burrow G, Fisher DA, Red Larsen P. Maternal and fetal thyroid function. N Engl J Med 1994; 331:1072-8.
2. Glinoer D. The regulation of thyroid function in pregnancy: pathways of endocrine adaptation from physiology and pathology. Endocr Rev 1997; 18:404-33.
3. Tisne L, Barzelatto J, Stevenson C. Estudio de la función tiroidea durante el estado rágràvido-puerperal con el yodo radiactivo. Bol Soc Chil Obstet Ginecol 1995; 20:246-51.
4. Hershman J. Human chorionic gonadotropin and the thyroid hyperemesis gravidarum and t trophoblastic tumors. Thyroid 1999; 9:653-7.
5. Goodwin TM, Montoro M, Mestman JH et al. The role of chorionic gonadotropin in transient hyperthyroidism of hyperemesis gravidarum. J Clin Endocrinol Metab 1992; 75:1333-7.
6. Rodien P, Bremont C, Sanson ML et al. Familial gestational hyperthyroidism caused by a mutant thyrotropin receptor hypersensitive to human chorionic gonadotropin. N Engl J Med 1998; 339:1823-6.
7. Goodwin TM, Montoro M, Mestman JH. Transient hyperthyroidism and hyperemesis gravidarum: clinical aspects. Am J Obstet Gynecol 1992; 167:648-52.
8. Abalovich M, Amino N, Barbour L et al. Management of thyroid dysfunction during pregnancy and Postpartum Endocrine Society Clinical Practice Guideline. J Clin Endocrinol Metab 2007; 92(8 Suppl):S1-S47.
9. Mestman J. Hyperthyroidism in pregnancy. Clin Obst Gynecol 1997; 40:45-64.
10. Mandel SJ, Spencer CA, Hollowell JG. Are detection and treatment of thyroid insufficiency in pregnancy feasible? Thyroid 2005; 15:44-53.

11. Benhadi N, Wiersinga WM, Reitsma JB et al. Ethnic diferences in TSH but not in free T4 concentrations or TPO antibodies during pregnancy. Clin Endocrinol (Oxf) 2007; 66:765-70.
12. Panesar NS, Li CY, Rogers MS. Reference intervals for thyroid hormones in pregnant Chinese women. Ann Clin Biochem 2001; 38:329-32.
13. Haddow JE, Knight GJ, Palomaki GE. The reference and within-person variability of thyroid stimulating hormone during the first range and second trimesters of pregnancy. J Med Screen 2004; 11:170-4.
14. Dashe JS, Casey BM, Wells CE et al. Thyroid-stimulating hormone in singleton and twin pregnancy: importance of gestational age-specific reference ranges. Obstet Gynecol 2005; 106:753-7.
15. Stricker R, Eberhart R, Regli M et al. Trimester-specific reference intervals for thyroid hormone assays on the Abbot Architect Analyzer. American Assoc For Clin. Chem. Ann. Meet. Chicago. July 23-27, 2007.
16. Bergoglio L, Mereshian P, Rodolfi P et al. Thyroid test reference ranges in pregnancy: studies on borderline iodine sufficient cohort of Cordoba. Argentina. XII Congreso Sociedad Latinoamericana de Tiroides. Santiago de Chile. 27 al 30 de Abril de 2007 Abstracts Book. P2, 2007.
17. Burrow GN. Thyroid function and hyperfunction during gestation. Endocr Rev 1993; 14:194-202.
18. Peleg D, Cada S, Peleg A, Ben-Ami M. The relationship between maternal serum stimulating immunoglobulin and fetal and neonatal thyrotoxicosis. Obstet Gynecol 2002; 99:1040-3.
19. Luton D, Le Gac I, Vuillard E et al. Manegement of Graves' disease during pregnancy: the key role of fetal thyroid gland monitoring. J Clin Endocrinol Metab 2005; 90:6093-8.
20. Nachum Z, Rakover Y, Weiner E, Shalev E. Graves' disease in pregnancy: prospective evaluation of a selective inanvasive treatment protocol. Am J Obstet Gynecol 2003; 189:159-65.
21. Singh PK, Parvin CA, Gronowski AM. Establishment of reference intervals for markers of fetal thyroid status in amniotic fluid. J Clin Endocrinol Metab 2003; 88:4175-9.
22. Kempers MJ, Van Tijn D, Van Trotsenburg AS et al. Central congenital hypothyroidism due to gestational hyperthyroidism: detection where prevention failed. J Clin Endocrinol Metab 2003; 88:5851-8.
23. Kempers MJ, van Trotsenburg AS, van Rijn RR et al. Loss of integrity of thyroid morphology and function in children born to mothers with inadequately treated Graves' disease. J Clin Endocrinol Metab 2007; 92:2984-91.
24. Momotani N, Iwawa S, Noh JY et al. Antithyroid drug therapy for Graves' disease during pregnancy: mildest thyrotoxic maternal-free thyroxine concentrations to avoid fetal hypothyroidism.77th Ann. Meet. ATA. Thyroid 2006; 18:886 Abstr. 87.
25. Alcaraz G, Abalovich M, Martìnez M et al. Hipertiroidismo y embarazo: ¿Es recomendable lograr una T4L en el lìmite superior en todos las pacientes tratadas con antantitiroideos ? XVI Congreso SAEM Buenos Aires, 4 al 6 de noviembre de 2009 RAEM Vol 4646 nùmero suplementario, 2009.
26. Mortimer RH, Cannell GR, Addison RS et al. Methimazole and propylthiouracil equally cross the perfused human term placental lobule. J Clin Endocrinol Metab 1997; 82:3099-102.
27. Messer PM, Hauffa BP, Olbricht T et al. Antithyroid drug treatment of Graves' disease in pregnancy: long-term effects on somatic growth, intellectual development and thyroid function of the offspring. Acta Endocrinol (Copenh) 1990; 123:311-6.
28. Mandel SJ, Cooper DS. The use of antithyroid drugs in pregnancy and lactation. J Clin Endocrinol Metab 2001; 86:2354-9.

29. Bihan H, Vazquez M, Krivitzky A, Cohen R. Aplasia cutis congenita and dysmorphic syndrome after antithyroid therapy during pregnancy. Endocrinologist 2002; 132:87-91.
30. Barbero P, Ricagni C, Mercado G. Choanal atresia associated with prenatal methimazole exposure: three new patients. Am J Med Genet 2004; 129A:83-6.
31. Barbero P, Valdez R, Rodriguez H et al. Choanal atresia associated with maternal hyperthyroidism treated with methimazole: a case-control study. Am J Med Genet A 2008; 146A:2390-5.
32. Clementi M, Di Gianantonio E, Pelo E et al. Methimazole embryopathy: delineation of the phenotype. Am J Med Genet 1999; 83:43-6.
33. Cheron RG, Kaplan MM, Larsen PR et al. Neonatal thyroid function after propylthiouracil therapy for maternal Graves' disease. N Engl J Med 1981; 304:525-8.
34. Mujtaba Q, Burrow GN. Treatment of hyperthyroidism in pregnancy with propylthiouracil and methimazole. Obstet Gynecol 1975; 46:282-6.
35. Momotani N, Ito K, Hamada N et al. Maternal hyperthyroidism and congenital malformations in the offspring. Clin Endocrinol (Oxf) 1984; 20:695-700.
36. Bach-Huynh TG, Jonklaas J. Thyroid medications during pregnancy. Ther Drug Monit 2006; 28:431-41.
37. Isley WL, Dahl SD, Gibbs H. Use of esmolol in a thyrotoxic patient needing emergency surgery. Am J Med 1990; 89:122-3.
38. Momotani N, Hisaoka T, Noh J et al. Effects of iodine on thyroid status of fetus versus mother in treatment of Graves' disease complicated by pregnancy. J Clin Endocrinol Metab 1992; 75:738-44.
39. Stoffer SS, Hamburger J. Inadvertent ^{131}I therapy for hyperthyroidism in the first trimester of pregnancy. J Nucl Med 1976; 17:146-9.
40. Yoshida K, Sakurada T, Takahashi T et al. Measurement of TSH in human amniotic fluid. Clin Endocrinol (Oxf) 1986; 25:313-8.
41. Vazquez A, Alcaraz G, Abalovich M et al. Fetal hyper and hypothyroidism in two patients accidentally receiving 131 iodine therapy during pregnancy. Mayo Clinic. Course: "Thyroid disease in pregnancy and the Post partum period". A. Island, Florida (EEUU). Nov 6-8 1998. Poster presentation p.61.
42. Klein RZ, Haddow JE, Faix JD et al. Prevalence of thyroid deficiency in pregnant women. Clin Endocrinol (Oxf) 1991; 35:41-6.
43. Allan WC, Haddow JE, Palomaki GE et al. Maternal thyroid deficiency and pregnancy complications: implications for population screening. J Med Screen 2000; 7:127-30.
44. Glinoer D, Rihai M, Grtin JP, Kinthaert J. Risk of subclinical hypothyroidism in pregnant women with asymptomatic autoimmune thyroid disorders. J Clin Endocrinol Metab 1994; 79:197-204.
45. Fukushi M, Honma K, Fugita K. Maternal thyroid deficience during pregnancy and subsequent neuropsychological development of the child. N Engl J Med 1999; 341:2015-7.
46. Glinoer D, Fernández Soto M, Bourdoux P et al. Pregnancy in patients with mild thyroid abnormalities: maternal and neonatal repercussions. J Clin Endocrinol Metab 1991; 73:421-7.
47. Jovanovic-Peterson L, Peterson CM. De novo clinical hypothyroidism in pregnancies complicated by type I diabetes and proteinuria: a new syndrome. Am J Obstet Gynecol 1988; 159:442-6.
48. Brown RS, Bellisario RL, Botero D et al. Incidence of transient congenital hypothyroidism due to maternal thyrotropin antibodies in over one million babies. J Clin Endocrinol Metab 1996; 81:1147-51.
49. Casey BM, Dashe JS, Wells CE et al. Subclinical hypothyroidism and pregnancy outcomes. Obstet Gynecol 2005; 105:239-45.
50. Spencer C, Lee R, Kazarosyan M et al. Thyroid reference ranges in pregnancy: studies

of an iodine sufficient cohort. Thyroid 2005; 15 (suppl):16, 2005 (Abstract).
51. Glinoer D, Abalovich M. Unresolved questions in managing hypothyroidism during pregnancy. Br Med J 2007; 335:300-2.
52. Kahric-Janicic N, Soldin S, Soldin O et al. Tandem mass spectrometry improves the accuracy of free thyroxine measurements during pregnancy. Thyroid 2007; 17:303-11.
53. Abalovich M, Alcaraz G, Gutierrez S. Tiroideopatías y embarazo. En: Enfermedades autoinmunes y embarazo. Latino JO. Buenos Aires, 2008; 249:271.
54. Davis LE, Leveno KJ, Cunningham FG. Hypothyroidism complicating pregnancy. Obstet Gynecol 1988; 72:108-12.
55. Leung AS, Millar LK, Koonings PP et al. Perinatal outcome in hypothyroid pregnancies. Obstet Gynecol 1993; 81:349-53.
56. Briceño Perez C, Briceño Sanabria L. Disfunciones tiroideas yembarazo. Ginecol Obstet Mex 2006; 74:462-70.
57. Abalovich M, Gutierrez, S, Alcaraz G et al. Overt and subclinical hypothyroidism complicating pregnancy. Thyroid 2002; 12:63-8.
58. Wasserstrum N, Anania CA. Perinatal consequences of maternal hypothyroidism in early pregnancy and inadequate replacement. Clin Endocrinol (Oxf) 1995; 42:353-8.
59. Montoro M, Collea JV, Frasier SD, Mestman JH. Successful outcome of pregnancy in women with hypothyroidism. Ann Intern Med 1981; 94:31-4.
60. Morreale de Escobar G, Obregon G, Escobar del Rey F. Is neuropsycological development related to maternal hypothyroidism or to maternal hypothroxinemia? J Clin Endocrinol Metab 2000; 85:3975-87.
61. Haddow JE, Palomaki GE, Allan WC et al. Maternal thyroid deficiency during pregnancy and subsequent neuropsychological development of the child. N Engl J Med 1999; 341:549-55.
62. Pop VJ, Brouwers EP, Vader HL et al. Maternal hypothyroxinaemia during early pregnancy and subsequent child development: a 3-year follow up study. Clin Endocrinol (Oxf) 2003; 59:282-8.
63. Mandel SJ, Larsen PR, Seely EW et al. Increased need for thyroxine during pregnancy in women with primary hypothyroidism. N Engl J Med 1990; 323:91-6.
64. Negro R, Formoso G, Mangieri T et al. Levothyroxine treatment in euthyroid pregnant women with autoimmune thyroid disease: effects on obstetrical complications. J Clin Endocrinol Metab 2006; 91:2587-91.
65. Kaplan MM. Monitoring thyroxine treatment during pregnancy. Thyroid 1992; 2:147-52.
66. Alexander EK, Marqusee E, Lawrence J et al. Timing and magnitude of increases in levothyroxine requirements during in women with hypothyroidism. N Engl J Med 2004; 351:241-9.
67. Abalovich M, Alcaraz G, Pavlove M et al. What is the recommended pre-conception TSH level in hypothyroid women on levothyroxine therapy? 13th International Congress of Endocrinology. Nov 2008, Abstract p.1143.
68. Caixas A, Albareda M, Garcia-Patterson A et al. Post partum thyroiditis in women with hypothyroidism antedating pregnancy? J Clin Endocrinol Metab 1999; 84:4000-5.

CAPÍTULO 15

Tireoidite Pós-Parto

Renan Magalhães Montenegro Jr.
Manuela Montenegro Dias de Carvalho
Ana Rosa Pinto Quidute
Renan Magalhães Montenegro

INTRODUÇÃO

A tireoidite pós-parto (TPP), uma enfermidade descrita inicialmente na década de 1940, pertence ao amplo espectro da doença autoimune da tireoide (DAIT), das quais também fazem parte a doença de Graves e as tireoidites autoimunes, como a tireoidite de Hashimoto, a tireoidite linfocítica subaguda, a tireoidite induzida por α-interferon e a tireoidite que acompanha as síndromes autoimunes poliglandulares.[1,2] A TPP ocorre durante o primeiro ano após o parto e pode se apresentar como hipertireoidismo transitório, hipotireoidismo transitório ou hipertireoidismo transitório seguido de hipotireoidismo transitório.[3-5]

Na TPP, a maioria das mulheres acometidas, mas nem todas, estarão eutireóideas 1 ano depois do parto.[3] Cerca de 30% das mulheres que desenvolvem hipotireoidismo evoluem com hipotireoidismo permanente e necessitam terapia com levotiroxina por toda a vida. Essa condição é associada à presença de anticorpos antitireoperoxidase (anti-TPO) circulantes na maioria dos casos e muitos autores a consideram uma variante da tireoidite de Hashimoto.[1,6] Apenas metade das mulheres identificadas como anti-TPO-positivas, por volta de 12 a 16 semanas de idade gestacional, irá desenvolver TPP. A outra metade estará eutireóidea no pós-parto.[6]

PATOGÊNESE

Durante a gravidez, o sistema imune precisa ser "atenuado" para acomodar o feto e evitar rejeição, já que este também carrega antígenos paternos. Para tanto, o feto libera citocinas que diminuem a resposta imune materna. Isso resulta em alterações tanto no sistema imune humoral como celular, acarretando melhora de várias doenças autoimunes durante o período gestacional (p. ex., doença de Graves), que pode se seguir de piora da atividade da doença após o parto.[7-11]

Experimentos em murinos demonstraram que fatores específicos da gestação, como a glicoproteína 1a, deslocam o repertório de linfócitos T de T-*helper* 1 para T-*helper* 2 e as células apresentadoras de antígenos para um modo alternativo de ação que resulta em atividade anti-inflamatória.[12] Citocinas Th1 são potencialmente deletérias para o feto, e o interferon-α é um conhecido abortivo.[13]

Em humanos, os títulos de anticorpos antitireoidianos diminuem no decorrer da gestação, com aumento transitório após o parto.[14] Scott e cols.[11] demonstraram que, entre pacientes com DAIT, a remissão da atividade durante a gravidez está associada a níveis mais altos de α2-glicoproteína do que em grávidas com doença ativa. Essa proteína, que se eleva durante a gravidez ou após a administração de estrogênios, é uma das responsáveis pela imunossupressão durante o período gestacional.[11]

A tolerância imune ao feto possibilita que a mulher grávida aceite células circulantes fetais (p. ex., leucócitos e células-tronco mesenquimais) que surgem desde o primeiro trimestre no sangue fetal e o microquimerismo fetal. Desse modo, a mistura de pequeno número de células da mãe e do feto, coexistindo em tecidos maternos, pode estar envolvida na etiologia da tireoidite autoimune, incluindo a TPP.[9,12,15,16]

Durante o período pós-parto ocorre aumento das imunoglobulinas, tanto em pacientes com tireoidite autoimune como em mulheres saudáveis, em virtude da estimulação seletiva de apenas alguns clones de linfócitos B que produzem anticorpos da classe IgG. Possivelmente, esses clones de linfócitos B podem ser ativamente suprimidos durante a gravidez e estão direcionados contra antígenos próprios e do feto apresentados ao sistema imune. As observações clínicas de doenças autoimunes, remitindo durante a gravidez e piorando após o parto, se refletem em alterações específicas da produção de IgG durante e após a gravidez.[17]

Com o fim da gravidez ocorrem, além do aumento dos títulos de anticorpos antitireoidianos, inversão da relação entre linfócitos T CD4+/CD8+ e alterações no perfil das citocinas, favorecendo as respostas Th1 ou pró-inflamatórias.[16]

A TPP é encontrada com maior frequência em mulheres que expressam HLA-DR3, DR4 e DR5, o que também acontece em pacientes com tireoidite de Hashimoto.[3-5] Histologicamente, aspirados de tireoide de pacientes com TPP revelam infiltrado linfocítico ou destruição difusa, alterações similares às da tireoidite de Hashimoto e da tireoidite silenciosa indolor esporádica.[3] Assim, acredita-se que a TPP seja a exacerbação da doença autoimune subjacente da tireoide, deflagrada pelo rebote imunológico que ocorre após a imunossupressão parcial da gestação.[3]

O dano ao parênquima tireoidiano na TPP parece ser decorrente de mecanismos citotóxicos não completamente entendidos. Esses mecanismos incluem citotoxicidade dependente de anticorpos, fixação do complemento por anticorpos específicos, imunocomplexos e lise direta por linfócitos citotóxicos.[1]

Os anticorpos anti-TPO têm papel importante no desenvolvimento da TPP. Uma mulher grávida com anticorpos anti-TPO no início da gestação tem 30% a 52% de chances de desenvolver TPP, embora não haja consenso em relação ao significado das subclasses de anticorpos anti-TPO na TPP.[5,18]

O fato de anticorpos anti-TPO no período pós-parto reterem sua especificidade em reconhecer epítopos sugere que a TPP não está relacionada a mudanças em antígenos específicos da tireoide, mas a um fenômeno imunológico não específico.[4] Os anticorpos anti-TPO são frequentemente capazes de fixar o complemento, induzindo, assim, a destruição celular inicial. O papel do complemento no desenvolvimento da TPP é confirmado pela observação de que mulheres anti-TPO-positivas que desenvolvem TPP têm níveis mais altos de ativação do complemento do que mulheres anti-TPO-positivas sem TPP.[4]

Em mulheres que desenvolvem TPP, as relações CD4+/CD8+ estão elevadas durante a gravidez e o puerpério.[3,4] Pode haver um papel dos clones de células T específicas da tireoide com atividade citolítica, e é provável que esses clones de células T reativos contra tireoglobulina, tireoperoxidase e receptor de TSH estejam expandidos na tireoide na fase inicial da TPP.[4]

Todos esses possíveis mecanismos são temporários, visto que a maioria das mulheres não mantém a condição, com posterior restauração da função tireoidiana normal. Assim, o sistema imune tem de recobrar a tolerância normal por mecanismos desconhecidos.[4]

A atividade do sistema imune pode ser uma condição necessária para o desenvolvimento da TPP, mas não uma causa direta. Alguns outros fatores causais ou desencadeadores, como predisposição genética, infecção viral, história de doença de Graves em remissão antes da gravidez, história prévia de TPP e história familiar de doença tireoidiana, parecem contribuir para a ocorrência dessa enfermidade.[8,19] Além disso, existem evidências crescentes de que o tabagismo seja um fator precipitante de doença autoimune da tireoide, incluindo o desencadeamento da TPP.[5]

Embora o excesso de iodo possa influenciar a autoimunidade tireoidiana por diversos mecanismos, o estado de suficiência de iodo de uma população não parece afetar a prevalência de TPP.[5]

Mulheres que desenvolvem TPP têm níveis mais elevados de leptina, quando comparadas a mulheres saudáveis. Essa alteração se mantém por até 6 meses após o parto, o que sugere um envolvimento da leptina na patogênese da doença tireoidiana pós-parto. Entretanto, não estão claramente definidos os seus efeitos e sua relação com o sistema imune e com os hormônios tireoidianos no curso da doença.[20]

EPIDEMIOLOGIA

Disfunção tireoidiana pós-parto ocorre em aproximadamente 5% a 9% das mulheres dentro de 1 ano após o parto,[6,19,21,22] mas pode variar de 1,1% a 21,1%.[5] Essa variação se deve a diversos fatores, como: (1) a frequência e o momento da avaliação do TSH pós-parto, especialmente no que diz respeito ao reconhecimento do hipertireoidismo pós-parto, que pode durar apenas poucas semanas;[6,22] (2) as diferenças na definição da própria doença; (3) a subestimativa do diagnóstico de doença de Graves pós-parto, em função da não realização de cintilografia nas mulheres com hipertireoidismo; e (4) fatores genéticos e ambientais, como ingestão de iodo e exposição ao fumo.[5,22]

O diabetes tipo 1 parece ser, também, um importante fator de risco para TPP. Um estudo mostrou que 22,5% das pacientes com diabetes tipo 1 avaliadas desenvolveram tireoidite nos primeiros 6 meses após o parto, a qual se manifestou tanto como tireotoxicose transitória quanto como hipotireoidismo ou tireotoxicose transitória seguida de hipotireoidismo.[19] Outros estudos demonstraram aumento de cerca de três a cinco vezes no risco de TPP em diabéticas tipo 1.[18]

Diferentemente do que ocorre com o diabetes tipo 1, ainda não há estudos prospectivos que confirmem a relação entre TPP e outros distúrbios autoimunes, como artrite reumatoide, lúpus eritematoso sistêmico, esclerodermia ou síndrome de Sjögren.[3,4]

Tanto o sexo masculino como o feminino do recém-nascido já foram apontados como relacionados a maior risco para o desenvolvimento de TPP, não havendo, portanto, uma relação de maior suscetibilidade bem definida dessa doença com o gênero.[4]

A TPP pode recorrer em gestações subsequentes. Em estudo retrospectivo, Lazarus e cols.[6] encontraram um risco de cerca de 70% de recorrência. Em mulheres anti-TPO-positivas que permanecem eutireóideas após a primeira gestação existe um risco de 25% de desenvolver TPP após uma gravidez subsequente, embora não se tenha encontrado relação entre os títulos de anti-TPO e o desenvolvimento de TPP na próxima gravidez.[3,6] Não obstante, mulheres que não se mostraram anti-TPO-positivas nem tiveram TPP durante gravidez inicial não desenvolveram TPP em gestações futuras.[5] A presença ou ausência de bócio não se tem mostrado um preditor acurado de doença subsequente.[6]

Tireoidite pós-aborto espontâneo ou provocado também tem sido descrita, mas não há dados de prevalência na literatura.[3,5,23]

QUADRO CLÍNICO

O curso clássico da TPP é caracterizado por três fases sequenciais: a da tireotoxicose, a do hipotireoidismo e a fase de recuperação, sendo a função tireoidiana normal atingida, geralmente, dentro de 1 ano.[4] A apresentação clínica mais comum, encontrada em 43% dos casos, é hipotireoidismo sem hipertireoidismo precedente. Hipertireoidismo isolado ocorre em 32% dos casos. Menos comum, compreendendo 25% dos episódios, é hipertireoidismo seguido de hipotireoidismo.[3,24] Um terço das pacientes desenvolve hipotireoidismo permanente.[4]

Os sintomas podem ocorrer durante qualquer fase da TPP. Os sintomas de hipertireoidismo são tipicamente súbitos, sendo o hipertireoidismo diagnosticado geralmente de maneira retrospectiva, com os sintomas reconhecidos à época do diagnóstico de hipotireoidismo. A fase hipotireóidea também pode não ser reconhecida. Consequentemente, uma porcentagem indeterminada de mulheres com TPP permanece sem diagnóstico. Isso se deve ao fato de as mulheres experimentarem poucos ou nenhum sintoma, sendo a condição clínica atribuída às demandas do cuidado com o bebê ou à falta de reconhecimento dos sintomas pelo médico.[3]

A fase de hipertireoidismo ocorre entre 2 e 10 meses do parto, mais comumente em 3 meses. Os sintomas mais comuns incluem palpitações, fadiga, intolerância ao calor, irritabilidade e nervosismo.[3,5,24] Pode haver, também, distúrbios psicológicos e tremores.[5] Contudo, a frequência de hipertireoidismo assintomático chega a 33%.[3,5]

A fase de hipotireoidismo da TPP ocorre entre 2 e 12 meses depois do parto e é mais comumente diagnosticada após 6 meses.[3,24] Redução da capacidade de concentração, pele seca, déficit de memória e diminuição da energia são os sintomas mais frequentes.[3,21] Podem ocorrer, também, dores musculares e rigidez articular. O bócio pode ser sinal de TPP, principalmente em áreas suficientes de iodo. Em geral indolor, raramente pode ser doloroso.[25] Por outro lado, em áreas deficientes de iodo, o bócio pode ocorrer apenas como mecanismo adaptativo da gravidez.

Vários estudos têm encontrado relação entre TPP e depressão pós-parto, assim como entre presença de anticorpos antitireoidianos pós-parto e depressão pós-parto em mulheres com função tireoidiana normal.[3,5,26]

DIAGNÓSTICO

O diagnóstico na fase de hipertireoidismo é realizado mediante a determinação de nível sérico baixo de TSH, geralmente na presença de anticorpos anti-TPO em mulheres com anticorpo antirreceptor de TSH (TRAb) negativo.[3] Ocasionalmente, pode haver positividade também para anticorpos antitireoglobulina (anti-TG). Em menos de 5% dos casos, a positividade desses anticorpos pode ser o único marcador na TPP.[21] Os níveis de T_4 livre e T_3 livre mostram-se tipicamente elevados (mas podem estar normais), associados, obrigatoriamente, à supressão do TSH.[3,21]

O diagnóstico diferencial com doença de Graves pode ser difícil, principalmente porque até 25% das mulheres com TPP podem ter positividade para TRAb. Entretanto, o bócio na doença de Graves é tipicamente maior do que na TPP, e a presença de exoftalmia é praticamente patognomônica da doença de Graves. A captação do iodo radioativo nas 24 horas (RAIU-24h) pode facilitar o diagnóstico. Na fase de hipertireoidismo da TPP existe captação mínima, ao passo que a RAIU-24h encontra-se tipicamente aumentada na doença de Graves (Tabela 15.1). Entretanto, esse exame não deve ser realizado com ^{131}I em mulheres que estejam amamentando.[3,4,24] Se for realizada cintilografia com ^{131}I, a lactação deve ser suspensa por 3 dias.[5]

Na fase de hipotireoidismo, o achado de TSH elevado na presença de anticorpos anti-TPO é diagnóstico de TPP. A punção-biópsia por agulha fina ajuda a diferenciar TPP de outras formas, mas o resultado não interfere na terapia, sendo, portanto, geralmente dispensável na prática clínica.[1]

Nas mulheres com TPP, a ultrassonografia (US) de tireoide mostra ecogenicidade alterada em 45% dos casos em 4 a 8 semanas e em 86% dentro de 15 a 25 semanas pós-parto. Em alguns casos, a hipoecogenicidade da tireoide pode ocorrer antes que as anormalidades funcionais da glândula estejam presentes.[4]

Tabela 15.1 Manifestações epidemiológicas, clínicas e laboratoriais que auxiliam a distinção entre tireoidite pós-parto e a doença de Graves

	Hipertireoidismo da tireoidite pós-parto	Doença de Graves
Prevalência	4,1%	0,2%
Época de surgimento (meses após o parto)	2 a 10	4 a 12
Aumento tireoidiano	0% a 40%	90%
Sopro sobre a tireoide	0%	Infrequente
Exoftalmia	0%	10% a 25%
Positividade para TRAb	0% a 25%	95%
Positividade para anti-TPO	80%	75%
RAIU-24 h	Baixa	Elevada
Etiologia	Autoimune	Autoimune

RAIU-24h: captação do iodo radioativo nas 24 horas.
Adaptada da Ref. 3.

A natureza destrutiva da TPP também pode ser observada em razão do aumento da excreção urinária de iodo, tanto na fase de hiper como de hipotireoidismo. Além disso, há evidência de que aumento precoce de tireoglobulina sérica (marcador de destruição tireoidiana) pode ajudar a identificação de mulheres em risco de desenvolver TPP.[21]

Outros diagnósticos diferenciais incluem: bócio difuso atóxico, bócio nodular atóxico, feocromocitoma e doença pulmonar crônica, estes últimos quando há aumento da frequência cardíaca, ansiedade e irritabilidade.[1]

TRATAMENTO

Hipertireoidismo

Não há estudos que determinem claramente benefício no tratamento da fase de hipertireoidismo da TPP. No entanto, mesmo o hipertireoidismo subclínico pode afetar adversamente a qualidade de vida das pacientes acometidas. O tratamento, quando necessário, é fundamentado na gravidade dos sintomas e pode ser uma decisão conjunta entre paciente e médico.[3]

Os β-bloqueadores são administrados para aliviar palpitações, irritabilidade e nervosismo. Propranolol é o medicamento de escolha porque permite titulação fácil da dose e é aceitável na lactação.[1,3,4] A dose recomendada é de 10 a 40mg por via oral, três a quatro vezes ao dia.[1,21] Deve-se atentar para os possíveis efeitos adversos dos β-bloqueadores, principalmente seu uso em pacientes com histórico de asma brônquica. A necessidade dessa terapia deve durar, geralmente, menos de 3 meses, sendo a dose ajustada com base nos níveis de hormônios tireoidianos e nos sintomas.[3]

Agentes antitireoidianos, como propiltiouracil e metimazol, não ajudam no tratamento porque o hipertireoidismo é causado por tireoidite destrutiva que resulta em liberação de hormônio tireoidiano pré-formado e não por aumento da produção hormonal.[1,3-5,24,27,28]

Os glicocorticoides reduzem a conversão periférica de T_4 em T_3, porém seu uso não é recomendado, pois não tem demonstrado benefício consistente.[1,4]

Hipotireoidismo

O início do tratamento do hipotireoidismo da TPP permanece controverso. As indicações mais aceitas para o tratamento da fase de hipotireoidismo incluem a presença de sintomas e níveis de TSH acima de 10mUI/mL.

Entretanto, a importância de tratar mulheres com hipotireoidismo subclínico não está clara, e também não há consenso quanto à duração do tratamento. Os benefícios potenciais do tratamento nessa situação incluem alívio dos sintomas, como pele seca, intolerância ao frio, fadiga fácil e diminuição da função cognitiva, assim como melhora da fertilidade em mulheres com disfunção ovulatória.[3]

Quanto à duração do tratamento, as opções sugeridas são: diminuir a dose de levotiroxina 2 a 6 meses ou 6 a 12 meses após o início ou manter o tratamento até a mulher ter completado sua prole.[3,5,21]

Mulheres que engravidam durante a fase de hipotireoidismo da TPP necessitam tratamento para diminuir o risco de aborto ou diminuição da função intelectual do feto.[3]

A dose inicial depende do nível de TSH, mas geralmente é de 50µg/dia. Ajustes da dose são feitos subsequentemente, com base nos sintomas e no nível de TSH. Uma vez instituído, o tratamento pode ser mantido até 1 ano após a mulher completar sua prole. Durante as gestações intervenientes, é necessário proceder à monitoração cuidadosa do TSH enquanto a mulher estiver em uso de levotiroxina. Após 1 ano da última gravidez, a dose de levotiroxina deverá ser diminuída em 50%, seguida de medida do TSH após 6 semanas. Se eutireóidea, a reposição é suspensa, com repetição do TSH em 6 semanas e, depois, a cada ano.[3] Nos casos de hipotireoidismo permanente, a reposição de levotiroxina deve se mantida por tempo indeterminado, em doses de cerca de 2µg/kg/dia.[3,21]

Mais recentemente, algumas terapias adjuvantes têm sido discutidas. Negro e cols.[29] demonstraram que a suplementação de selênio durante e após a gravidez inibe a progressão da tireoidite crônica autoimune. A administração na dose de 200µg/dia durante a gravidez e no período pós-parto exerce um efeito anti-inflamatório, reduzindo os títulos de anti-TPO e melhorando o padrão de ecogenicidade à US. A suplementação de selênio melhorou o curso do processo destrutivo da tireoide após o parto, reduzindo a incidência de TPP e hipotireoidismo. Entretanto, ainda não foi determinado se os efeitos benéficos do selênio são revertidos após a suspensão do tratamento ou se persistem com a continuação da reposição em longo prazo.[29]

PROGNÓSTICO

Embora a maioria das mulheres com TPP recupere a função tireoidiana em 1 ano, o seguimento a longo prazo revela prevalência aumentada de hipotireoidismo permanente, de 23% e 29% em 3,5 e 8,7 anos após o parto.[3] Alguns estudos mostram que a progressão para hipotireoidismo permanente é mais comum em mulheres com níveis mais altos de TSH e títulos mais altos de anticorpos anti-TPO na fase de hipotireoidismo da TPP, enquanto outros relacionam o desenvolvimento de hipotireoidismo permanente apenas ao TSH elevado na fase de hipotireoidismo, sem relação com os níveis de anticorpos.[3,30,31] Mulheres que manifestam apenas a fase de hipertireoidismo geralmente normalizam e mantêm a função tireoidiana normal.[30]

O desenvolvimento de hipotireoidismo permanente provê mais evidências de que a TPP seja uma apresentação clínica da doença de Hashimoto subclínica.[3]

RASTREAMENTO

Embora a prevenção da TPP ainda não seja possível, o reconhecimento precoce da síndrome é certamente factível.[13] Entretanto, o rastreamento de mulheres para TPP permanece controverso. Para a decisão de rastreamento da TPP deve-se considerar: (1) sua prevalência e seu impacto clínico, ou seja, o efeito do hipotireoidismo subclínico durante a gravidez sobre o risco de aborto e desenvolvimento intelectual da criança, bem como a correlação entre anticorpos antitireoidianos e aborto espontâneo, e (2) se existe um método econômico e amplamente disponível que apresente altas sensibilidade e especificidade.[3,5]

A determinação da presença de anticorpos anti-TPO é o melhor método para o rastreamento da TPP. É amplamente disponível, econômico e reprodutível, com sensibilidade de 46% a 89%, especificidade de 91% a 98% e valor preditivo positivo de 40% a 78%.[3]

Até o momento não há evidências para a recomendação do rastreamento universal para TPP, mas este pode ser feito de maneira seletiva 3 meses após o parto para mulheres com alto risco de TPP, como mulheres com diabetes tipo 1 ou aquelas que apresentaram episódio anterior de TPP, positividade para anticorpos anti-TPO ou história de aborto espontâneo prévio. Mulheres com depressão pós-parto, outras doenças autoimunes e com forte histórico familiar de doença tireoidiana autoimune também devem ser rastreadas.[3]

A avaliação deve incluir a determinação sérica de anticorpos anti-TPO e do TSH. Mulheres eutireóideas e com anticorpos anti-TPO negativos não necessitam de seguimento. Aquelas com positividade para anti-TPO devem dosar o TSH 6 e 9 meses após o parto.[3]

Entretanto, alguns autores consideram razoável medir o TSH sérico de todas as mulheres 6 meses após o parto para detecção de maior número de casos de TPP e estabelecimento do tratamento com levotiroxina, tendo em vista que a maioria delas permanece fértil e pode ter gestações subsequentes.[30]

REFERÊNCIAS

1. Heath GC. Postpartum thyroiditis. J Natl Med Assoc 1988; 80:1231-2, 1235.
2. Sgarbi JA, Maciel RM. Pathogenesis of autoimmune thyroid diseases. Arq Bras Endocrinol Metabol 2009; 53:5-14.
3. Stagnaro-Green A. Clinical review 152: Postpartum thyroiditis. J Clin Endocrinol Metab 2002; 87:4042-7.
4. Roti E, Uberti E. Post-partum thyroiditis – a clinical update. Eur J Endocrinol 2002; 146:275-9.
5. Muller AF, Drexhage HA, Berghout A. Postpartum thyroiditis and autoimmune thyroiditis in women of childbearing age: recent insights and consequences for antenatal and postnatal care. Endocr Rev 2001; 22:605-30.
6. Lazarus JH, Ammari F, Oretti R et al. Clinical aspects of recurrent postpartum thyroiditis. Br J Gen Pract 1997; 47:305-8.
7. Burrow GN. Thyroid disease during pregnancy. Trans Am Clin Climatol Assoc 1992; 103:120-7.
8. Kim HM, Huh KB, Lee HC et al. Immunological study on autoimmune postpartum thyroiditis. Yonsei Med J 1986; 27:276-82.
9. Imaizumi M, Pritsker A, Unger P, Davies TF. Intrathyroidal fetal microchimerism in pregnancy and postpartum. Endocrinology 2002; 143:247-53.
10. Badenhoop K. Intrathyroidal microchimerism in Graves' disease or Hashimoto's thyroiditis: regulation of tolerance or alloimmunity by fetal-maternal immune interactions? Eur J Endocrinol 2004; 150:421-3.
11. Scott RM, How J, Gerrie LM et al. Serum levels of pregnancy associated alpha 2-glycoprotein (alpha 2-PAG) during pregnancy in autoimmune thyroid disease: relationship to disease activity. Clin Exp Immunol 1985; 59:564-70.
12. Motran CC, Diaz FL, Montes CL et al. In vivo expression of recombinant pregnancy-specific glycoprotein 1a induces alternative activation of monocytes and enhances Th2-type immune response. Eur J Immunol 2003; 33:3007-16.
13. Lazarus JH. Epidemiology and prevention of thyroid disease in pregnancy. Thyroid 2002; 12:861-5.
14. Amino N, Kuro R, Tanizawa O et al. Changes of serum anti-thyroid antibodies during and after pregnancy in autoimmune thyroid diseases. Clin Exp Immunol 1978; 31:30-7.
15. Klintschar M, Klintschar M, Immel UD et al. Fetal microchimerism in Hashimoto's thyroiditis: a quantitative approach. Eur J Endocrinol 2006; 154:237-41.
16. Ando T, Davies TF. Clinical Review 160: postpartum autoimmune thyroid disease: the potential role of fetal microchimerism. J Clin Endocrinol Metab 2003; 88:2965-71.
17. Jansson R, Karlsson FA, Linde A, Sjöberg O. Postpartum activation of autoimmunity: transient increase of total IgG levels in normal women and in women with autoimmune thyroiditis. Clin Exp Immunol 1987; 70:68-73.
18. Smallridge RC, Glinoer D, Hollowell JG et al. Thyroid function inside and outside of pregnancy: what do we know and what don't we know? Thyroid 2005; 15:54-9.
19. Gerstein HC. Incidence of postpartum thyroid dysfunction in patients with type I diabetes mellitus. Ann Intern Med 1993; 118:419-23.
20. Mazziotti G, Parkes AB, Lage M et al. High leptin levels in women developing postpartum thyroiditis. Clin Endocrinol (Oxf) 2004; 60:208-13.
21. Lazarus JH. Clinical manifestations of postpartum thyroid disease. Thyroid 1999; 9:685-9.
22. Nicholson WK, Robinson KA, Smallridge RC et al. Prevalence of postpartum thyroid dysfunction: a quantitative review. Thyroid 2006; 16:573-82.
23. Marqusee E, Hill JA, Mandel SJ. Thyroiditis after pregnancy loss. J Clin Endocrinol Metab 1997; 82:2455-7.
24. Bindra A, Braunstein GD. Thyroiditis. Am Fam Physician 2006; 73:1769-76.

25. Othman S, Parkes AB, Richards CJ et al. Post-partum thyroiditis can be painful. Postgrad Med J 1990; 66:130-1.
26. Kuijpens JL, Vader HL, Drexhage HA et al. Thyroid peroxidase antibodies during gestation are a marker for subsequent depression postpartum. Eur J Endocrinol 2001; 145:579-84.
27. Nomura K, Hamamoto Y, Takahara S et al. Relationship between carotid intima-media thickness and silent cerebral infarction in Japanese subjects with type 2 diabetes. Diabetes Care; 33:168-70.
28. Fantz CR, Dagogo-Jack S, Ladenson JH, Gronowski AM. Thyroid function during pregnancy. Clin Chem 1999; 45:2250-8.
29. Negro R, Greco G, Mangieri T et al. The influence of selenium supplementation on postpartum thyroid status in pregnant women with thyroid peroxidase autoantibodies. J Clin Endocrinol Metab 2007; 92:1263-8.
30. Lucas A, Pizarro E, Granada ML et al. Postpartum thyroiditis: long-term follow-up. Thyroid 2005; 15:1177-81.
31. Premawardhana LD, Parkes AB, Ammari F et al. Postpartum thyroiditis and long-term thyroid status: prognostic influence of thyroid peroxidase antibodies and ultrasound echogenicity. J Clin Endocrinol Metab 2000; 85:71-5.

CAPÍTULO 16

Durval Damiani
Daniel Damiani

Manuseio do Hipotireoidismo Congênito

INTRODUÇÃO

O hipotireoidismo congênito é um distúrbio endócrino que ocorre, em sua forma primária, em 1/2.500 a 1/4.000 recém-nascidos e é a causa de retardo mental prevenível mais frequente em endocrinologia pediátrica. Dizemos que o hipotireoidismo é primário quando envolve a glândula tireoide, secundário quando decorre de falta de estimulação hipofisária por TSH (1/50.000) e terciário quando ocorre por falta de estimulação hipotalâmica através do fator liberador de TSH (TRH), condição que ocorre em 1/100.000 recém-nascidos.[1] O fato de ser uma causa prevenível de retardo mental coloca sobre os profissionais que lidam com o recém-nascido uma grande responsabilidade, e o futuro mental dessas crianças depende da acurácia diagnóstica precoce. Idealmente, o diagnóstico e a instituição do tratamento devem ser os mais precoces possíveis, preferencialmente já na primeira quinzena de vida.

O hipotireoidismo congênito é uma condição heterogênea que resulta da falta ou da redução de ação dos hormônios tireoidianos (HT). A grande maioria (85%) dos casos resulta da disgenesia da glândula tireoide e, consequentemente, não leva a bócio no recém-nascido. Os 15% restantes decorrem de defeitos na síntese de hormônios tireoidianos e podem cursar com bócio. Há causas menos comuns, implicando resistência à ação do HT, redução do transporte celular da tiroxina (T_4), resistência ao hormônio tireoestimulante (TSH) e diminuição da síntese ou secreção de TSH. Cada vez fica mais evidente que os distúrbios tireoidianos apresentam um componente genético molecular.[1,2]

UM POUCO DE FISIOLOGIA TIREOIDIANA...

O controle da secreção dos HT é feito pelo eixo hipotálamo-hipófise-tireoide, onde o fator liberador hipotalâmico (TRH) é liberado na circulação portal hipofisária para atuar nos tirotrofos da hipófise anterior que secretam o TSH e também nos lactotrofos, para liberação de prolactina. O TSH vai atuar na tireoide e estimular o simportador sódio-iodo (NIS), bem como propiciar a endocitose do coloide para a liberação, por proteases, do T_4 e da tri-iodotironina (T_3) na circulação, de onde poderão atingir seus tecidos-alvo.[3]

A matéria-prima para a secreção do hormônio tireoidiano é o iodo, que apresenta passagem livre através da placenta, indo da mãe para o feto. Aliás, o HT é a única substância do corpo humano que tem iodo em sua estrutura. A ingestão diária recomendada de iodo é de 150µg, e apenas 10g de sal iodado oferecem 50% dessa quantidade. O maior reservatório de iodo é a glândula tireoide, que contém 8.000µg e apresenta um *turnover* de 1% por dia.[3]

O iodo é transportado do líquido extracelular para a tireoide, mediante transporte ativo (simportador sódio-iodo – NIS – localizado na membrana basolateral da célula acinar) e, entrando na tireoide, é organificado e passa a seguir a linha de síntese dos HT. Tanto o TSH como um sistema interno de autorregulação controlam o NIS. Uma segunda "bomba de iodo" existe na membrana apical da célula acinar e bombeia iodo, cloro e bicarbonato, concentrando iodo no coloide, onde ocorre, sobre a tireoglobulina, a síntese dos HT. Interessante notar que essa bomba, chamada pendrina, existe também no ouvido interno e nos rins.[3] Quando mutada, leva a hipotireoidismo e surdez, caracterizando a *síndrome de Pendred*.[4]

Os dois principais HT são a tiroxina (tetraiodotironina – T_4) e T_3, formadas por acoplamentos de mono e di-iodo-tirosinas. Na verdade, o T_4 é um pró-hormônio, sendo convertido por deiodinases a T_3 nas células em que exercem seus efeitos. Cada passo dessas reações que levam à formação final dos hormônios tireoidianos é catalisado por uma enzima, sendo a peroxidase a mais comumente afetada. Ela é responsável pela incorporação do iodo ao radical tirosil (processo conhecido como organificação). Defeitos de síntese podem ocorrer em qualquer das fases de formação do HT e levar a hipotireoidismo, com aumento de TSH e do volume da glândula tireoide (bócio).[3]

Os HT ficam armazenados no *pool* de tireoglobulina, sendo a relação T_4/T_3 na tireoglobulina igual a 15/1. Os estoques de HT na tireoide são suficientes para várias semanas.[3]

Uma vez na circulação, os HT se ligam a proteínas transportadoras: TBG (*thyroid-binding globulin* – globulina de ligação da tiroxina), TBPA ou transtirretina (*thyroid-binding pre-albumin* – pré-albumina de ligação aos hormônios tireoidianos) e albumina. A fração livre de T_4 (0,03% do T_4 total) e a do T_3 (0,3% da T_3 total) são metabolicamente ativas.[3]

Os hormônios tireoidianos apresentam efeitos moduladores importantes nos processos de diferenciação, maturação e crescimento do organismo, sendo essenciais ao metabolismo celular. A Tabela 16.1

Tabela 16.1 Principais efeitos dos hormônios tireoidianos em sistemas específicos

Aumentam a utilização celular de glicose por tecidos extra-hepáticos
Estimulam a neoglicogênese hepática
Estimulam a degradação lipídica
Participam da síntese de proteínas estruturais, como enzimas e hormônios
Aumentam a contratilidade e a frequência cardíacas
Influenciam a formação do sistema nervoso central
Controlam a termogênese
Regulam o eixo GH/IGF-I

mostra os efeitos dos hormônios tireoidianos em sistemas específicos.[2]

DESENVOLVIMENTO DA TIREOIDE E SEU IMPACTO NA FORMAÇÃO DO SISTEMA NERVOSO CENTRAL (SNC)

O desenvolvimento da tireoide inicia-se na terceira semana de gestação. Há contribuições da quarta bolsa faríngea, originando assim as células C, produtoras de calcitonina. Por volta do 45º ao 50º dia de gestação, a glândula migra para seu local definitivo. Por volta do 70º dia, a glândula encontra-se bem desenvolvida, iniciando sua concentração de iodeto e sendo capaz de produzir hormônio tireoidiano. Por volta do 29º dia de gestação, as concentrações de T_3 e T_4 totais (frações ligadas e livres) aumentam sensivelmente para atender à maior demanda, enquanto os níveis maternos de T_4 permanecem constantes. A placenta impede a exposição fetal ao excesso de T_4 materno mediante a rápida inativação desse hormônio à forma de T_3 reverso (rT_3).[5,6]

Estudos recentes mostram que a contribuição materna de hormônio tireoidiano ao feto é fundamental para o desenvolvimento cerebral adequado *in utero*. As mães com baixos níveis hormonais são responsáveis por desenvolvimento psicomotor e sistema visuoespacial inadequados. Bernal e Pekonen[7] detectaram T_3, e não T_4, em tecido cerebral humano homogeneizado por volta da 10ª-12ª semana de gestação. A concentração de T_3 cerebral mostra-se elevada no núcleo das células neuronais, quando comparada à concentração no citosol. Há aumento dos níveis de T_3 e T_4 no sangue do cordão umbilical por volta da 12ª semana, os quais se mantêm elevados até a 40ª semana de gestação. O aumento da produção de hormônio tireoidiano nessa fase é fundamental, já que entre a 18ª e a 20ª semana eleva-se a captação de iodeto pelas células foliculares, com posterior maturação do eixo hipotálamo-hipofisário. A autorregulação do iodeto pela glândula fetal somente ocorrerá por volta da 36ª-40ª semana de gestação. Os receptores dos hormônios tireoidianos surgem antes do início da atividade da glândula e aumentam em número no momento em que a glândula começa a produzir HT.[8]

Entre a 10ª e a 16ª semana de gestação ocorre a expressão de todas as isoformas conhecidas (TRα1, TRα2, TRβ1, TRβ2) do receptor do hormônio tireoidiano no córtex cerebral. Interessante notar que há presença de mRNA para todos os tipos de receptor tireoidiano nos oócitos maduros, bem como na granulosa, mostrando seu papel fundamental desde a concepção.[6,9]

DESENVOLVIMENTO DO EIXO TIREOTRÓFICO

A produção do hormônio tireoidiano é regulada por um sistema muito sensível de retroinibição entre o hipotálamo, a hipófise e a glândula tireoide. O TRH produzido pelo hipotálamo alcança a hipófise, estimulando o TSH. O TSH, por sua vez, alcança a circulação sanguínea e as células da tireoide, iniciando o processo de produção e liberação hormonal. O aumento dos níveis de hormônio tireoidiano na circulação sanguínea promove o *feedback* negativo nos centros hipotálamo-hipofisários.

Na hipófise, por volta da 7ª-8ª semana de gestação, desenvolvem-se as células basofílicas (tireotróficas e gonadotróficas), momento em que está ocorrendo a conexão do sistema porta hipotálamo-hipofisário à eminência média. O TSH começa a ser detectado no tecido hipofisário na 10ª-12ª semana de gestação.[6]

INTEGRAÇÃO: HORMÔNIO TIREOIDIANO E SISTEMA NERVOSO CENTRAL (SNC)

A ação do hormônio tireoidiano sobre o SNC é crucial para seu desenvolvimento: proliferação neuronal, migração, mielinização e sinaptogênese. Por exemplo, no cerebelo, o hormônio da tireoide age sobre a proliferação e a sobrevivência das células granulares. O hormônio tireoidiano também atua sobre genes que controlam a liberação de fatores de crescimento neuronal e fatores antiapoptóticos. No hipotireoidismo há redução significativa da expressão de mRNA para a síntese de neurotrofina 3 e BDNF (*brain-derived neurotrophic factor* – fator neurotrófico derivado do cérebro) no cerebelo.[9]

Diversos genes responsáveis pela migração neuronal são sensíveis à ação do hormônio tireoidiano, não só os neurônios propriamente ditos, mas também as células da glia, via secreção de laminina pelos astrócitos. A ausência do hormônio tireoidiano leva à deficiência do crescimento axonal, diminuindo, assim, as conexões neuronais e a densidade cortical. Rami e Rabie mostraram que a sinaptogênese sob efeito do hipotireoidismo é muito acometida. Também os oligodendrócitos sofrem com a diminuição do hormônio tireoidiano: há deficiência da mielinização, em parte em virtude do retardo na expressão do gene da proteína básica da mielina (MBP), da proteína proteolipídica (PLP) e da glicoproteína associada à mielina. As situações de carência do hormônio tireoidiano levam à incapacidade de maturação das células neuronais e gliais da região CA1 e CA3 do hipocampo, responsáveis pelo processo de consolidação da memória (LTP – *long term potentiation* – potencialização a longo prazo). Diversos outros circuitos cerebrais são dependentes do hormônio tireoidiano, como formação da circuitaria vestibulococlear, vias envolvendo o núcleo *accumbens*, além de outras funções de pares cranianos.[6,8]

FUNÇÃO TIREOIDIANA NO RECÉM-NASCIDO PREMATURO

No prematuro, o eixo hipotálamo-hipófise-tireoide apresenta secreção reduzida de TRH, resposta hipofisária menos intensa de secreção de TSH, organificação tireoidiana reduzida na glândula tireoide e reduzida conversão periférica de T_4 a T_3. Isso tudo faz com que no sangue do cordão dessas crianças prematuras as concentrações de T_4 e de T_4 livre (FT_4) estejam menores, quando comparadas às crianças a termo. TSH e T_3 estão normais ou baixos, e há menos TBG.[10]

As alterações descritas são tão ou mais acentuadas quanto maior for a prematuridade. O pico de TSH que se segue ao parto é atenuado nas crianças prematuras. Entre 30 e 37 semanas de gestação, T_4 e FT_4 livre atingem um pico de secreção entre 12 e 72 horas de vida e, daí em diante, declinam em um padrão semelhante ao da criança a termo. As concentrações de T_4 e de T_4 livre vão alcançar as de uma criança a termo depois de 4 a 8 semanas. Em crianças com idade gestacional menor do que 30 semanas, ou naquelas de muito baixo peso (<1,5kg ao nascimento), o T_4 e o FT_4 declinam progressivamente nas primeiras 2 semanas após o parto, recuperando-se progressivamente a partir de então. Portanto, a hipotireoxinemia transitória é o distúrbio tireoidiano mais prevalente em crianças prematuras e de baixo peso. As evidências, no entanto, são ainda insuficientes para indicar tratamento de reposição nessas crianças, e não se sabe se uma eventual reposição de HT poderia melhorar a morbidade, a mortalidade ou as alterações neurológicas eventuais.[11]

UNIDADE FETOPLACENTÁRIA

Apesar de a placenta regular a passagem de alguns dos hormônios envolvidos no metabolismo da tireoide, enquanto deixa passar livremente outros, uma disfunção na tireoide materna, mesmo que leve ou subclínica, pode ser suficiente para ocasionar alteração neurointelectual na criança. Em áreas deficientes em iodo, matéria-prima para a síntese de HT, a criança fica acometida por hipotireoidismo, já que esse iodo, por sua carência, chega à criança em quantidade insuficiente e tem fluxo unidirecional, da mãe para o feto. Já os hormônios tireoidianos (T_3 e T_4) passam em ambos os sentidos, tanto da mãe para o feto como do feto para a mãe. O TSH materno não passa para o feto e vice-versa, de modo que cada um tem seu próprio TSH. Anticorpos dirigidos contra a tireoide materna atravessam a placenta e atingem a tireoide fetal, tanto bloqueando-a como estimulando-a (é o caso do anticorpo antirreceptor do TSH [TRAb], que estimula a tireoide materna, levando à doença de Graves [DG] e, passando para o feto, pode causar a DG neonatal). A Figura 16.1 ilustra o que passa e o que não passa pela unidade fetoplacentária em termos de produtos que regulam o metabolismo da tireoide.[12,13]

Por outro lado, os estrogênios aumentam a globulina ligadora dos hormônios tireoidianos (TBG), aumentando o T_4 e a T_3 totais e atraindo mais hormônios tireoidianos do feto para a mãe. É por essa razão que mães hipotireóideas tendem a melhorar seu hipotireoidismo durante a gravidez, já que estão retirando HT do feto. A gonadotrofina coriônica humana (hCG) placentária também atua na tireoide, aumentando a secreção de T_4 e tendendo a inibir o TSH.[12,13]

TRIAGEM NEONATAL DE HIPOTIREOIDISMO

O hipotireoidismo congênito costuma ser de difícil diagnóstico clínico nos primeiros dias ou semanas de vida, e muitos casos seriam perdidos se não se utilizasse um teste de triagem para avaliação da função tireoidiana. As consequências do não estabelecimento do diagnóstico de hipotireoidismo são incalculáveis, condenando a criança a ter grave retardo mental. Se tratadas a tempo, as crianças tendem a apresentar desenvolvimento mental normal.[1,2]

As estratégias utilizadas para o teste de triagem variam: quando se opta pela dosagem apenas de T_4, se perdem os diagnós-

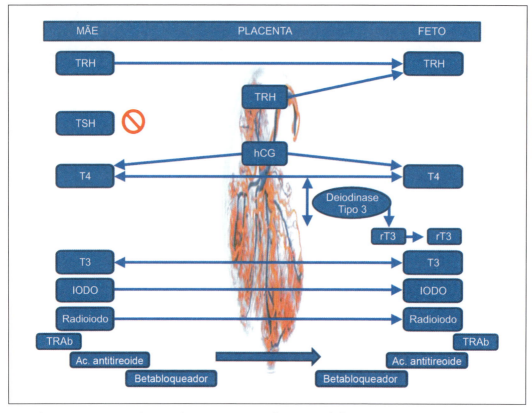

Figura 16.1 Esquematização da passagem transplacentária de hormônios e outras substâncias.

ticos de hipotireoidismo compensado (T_4 normal, TSH elevado). Quando se opta por dosar apenas o TSH, detectando-se crianças com TSH elevado, deixa-se de diagnosticar as formas secundárias (baixo TSH) e terciárias (baixo TRH e TSH) de hipotireoidismo. Ao se optar por uma dessas estratégias, é mais prudente dosar apenas TSH, pois as formas secundária e terciária são pouco frequentes (1:50.000 e 1:100.000, respectivamente). No entanto, a melhor maneira de triagem consiste na dosagem de ambos, T_4 e TSH, e já há programas que incluem a dosagem da TBG.[1,2]

Outro aspecto a ser comentado refere-se ao valor de corte para TSH, que tem sido 20 a 25mcU/mL, sendo o melhor tempo de coleta entre o terceiro e o quinto dia de vida. No entanto, a maioria das maternidades tem dado alta precocemente, no segundo dia de vida. O TSH é tão ou mais elevado quanto mais cedo for coletado. Quando a dosagem é feita muito cedo (no primeiro ou segundo dia de vida), pode-se alcançar o pico de TSH, que normalmente ocorre nessa fase, e interpretá-lo como um TSH elevado (*resultado falso-positivo*), o que vai redundar em reconvocação desnecessária da criança para nova dosagem. Outro ponto importante a ser frisado é que o teste de triagem é apenas uma "triagem". Em caso de necessidade de repetição, coleta-se sangue por punção venosa e faz-se a dosagem laboratorial dos hormônios tireoidianos. Apesar desses cuidados, acredita-se que 5% das crianças com hipotireoidismo congênito são perdidas nos programas de triagem neonatal. Isso decorre de vários fatores: incorreção na manipulação da amostra sanguínea, erros no teste e equívocos na análise de dados ou de resultados. Em raros casos, a criança com hipotireoidismo primário apresenta elevação tardia do TSH, em função da maturação tardia do eixo hipotálamo-hipófise-tireoide, e não é detectada no teste realizado nos primeiros dias de vida.[1,2,13,14]

QUADRO CLÍNICO

O diagnóstico clínico do hipotireoidismo congênito para tratamento do paciente pode causar decepções, uma vez que as manifestações clínicas podem ser frustras ou mesmo inexistentes e o diagnóstico não será estabelecido. Para um bom prognóstico no HC, o principal fator é o início precoce da terapêutica substitutiva, com levotiroxina (L-T_4), idealmente nas 2 primeiras semanas de vida, utilizando-se doses plenas de hormônio tireoidiano (10 a 15µg/kg/dia).[1,2]

Se o diagnóstico não for realizado e o tratamento não for instituído em tempo hábil, o comprometimento mental será inexorável. O quadro clínico típico do HC consiste em letargia, hipotonia, língua grande e protrusa, choro rouco, hérnia umbilical, pele seca e moteada (*livedo reticularis*) e obstipação intestinal. Essas características clínicas vão se desenvolvendo nos primeiros 3 meses de vida (Figura 16.2).[1,2]

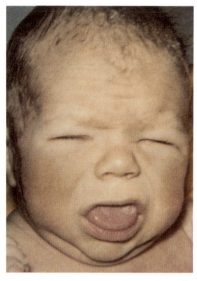

Figura 16.2 As principais características clínicas do hipotireoidismo congênito incluem letargia, hipotonia, língua grande e protrusa, ponte nasal larga, choro rouco, hérnia umbilical, pele seca e moteada, fontanela posterior ampla e hérnia umbilical.

Quando se detecta o HC graças a um teste de triagem alterado, em geral os sintomas clínicos são vagos e, habitualmente, não permitiriam que se chegasse ao diagnóstico da doença.[1,2]

Em revisão de 10 anos, Peter e Muznai[1] avaliaram os 87 pacientes que haviam sido reconvocados por apresentarem teste de triagem alterado, 67 dos quais tiveram o diagnóstico confirmado de HC. Alguns dos sinais clínicos apresentavam mais peso no diagnóstico do que outros, e os autores desenvolveram um sistema de escore para avaliar se a criança poderia ser detectada em termos clínicos. Oito parâmetros apareceram como mais significativos para o diagnóstico, os quais foram ranqueados como mostra a Tabela 16.2. Os sinais com maior peso foram fontanela posterior alar-

Tabela 16.2 Escore para o diagnóstico clínico do hipotireoidismo congênito em crianças triadas pelos métodos de *screening* neonatal. Mais de 6 pontos estabelecem o diagnóstico

Sinal clínico	Escore	Sinal clínico	Escore
Fontanela posterior ampla	2	Macroglossia	1
Hérnia umbilical	2	Constipação	1
Pele seca	2	Hipoatividade	1
		Ponte nasal larga	1
		Icterícia prolongada	1
		Alteração do TSH	1

Adaptada da Ref. 1.

gada, hérnia umbilical e pele seca. Nesse sistema de escore, mais de 6 pontos definiam o diagnóstico de HC.[1]

ABORDAGEM ETIOLÓGICA DO HIPOTIREOIDISMO CONGÊNITO

Grande parte dos casos de hipotireoidismo congênito se deve à disgenesia da glândula tireoide, que implica hipoplasia, ectopia ou agenesia tireoidiana. Esses casos respondem por 85% dos relatos de HC. Os 15% restantes são decorrentes de defeitos de síntese de hormônios tireoidianos. Embora as formas disgenéticas tendam a ser esporádicas, têm sido identificadas mutações raras envolvidas na migração e na diferenciação da glândula. Assim, 3% dos casos de disgenesia tireoidiana relacionam-se a mutações em genes *homeobox* TTF1 (*thyroid transcription factor 1* – fator de transcrição tireoidiana 1), TTF2 e PAX8.[1,2]

Quando a hipofunção tireoidiana resulta de falta de estímulo hipofisário (deficiência de TSH), há formas de deficiência hipofisária combinada que envolvem fatores de transcrição, como PIT1, PROP-1, LHX3 e HESX1. Como o TSH atua por meio de receptor ligado à proteína G, mutação nessa proteína G pode levar à resistência ao hormônio tireoidiano, pois o receptor deixa de fazer a transdução do sinal.[1,2]

As Figuras 16.3 e 16.4 mostram a sequência de procedimentos para se chegar ao diagnóstico etiológico do hipotireoidismo congênito. Após a história e a avaliação da mãe, vários diagnósticos prováveis podem surgir, como é o caso de mães portadoras de doença tireoidiana autoimune, quando anticorpos maternos podem passar para o feto através da unidade fetoplacentária.[1,2]

A partir da concentração de TSH e T_4, é possível seguir por vários caminhos que permitam o diagnóstico etiológico. Importante salientar que o diagnóstico etiológico fica sempre em segundo plano, diante da urgência do tratamento do hipotireoidismo congênito. Em nosso meio, a realização de mapeamento tireoidiano com iodo marcado ou com tecnécio nem sempre é fácil, sendo preferível fazê-lo entre os 3 e os 4 anos de idade, quando, então, após a

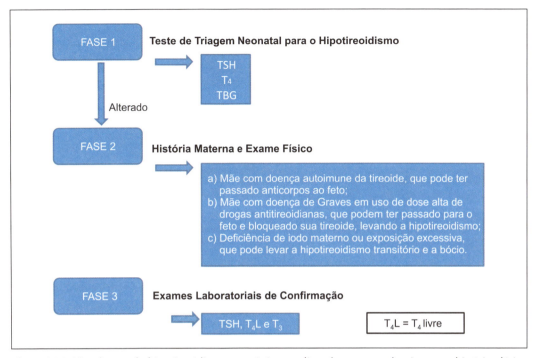

Figura 16.3 Abordagem do hipotireoidismo congênito, analisando os testes de triagem, a história clínica e os exame físicos da mãe e os exames laboratoriais de confirmação.

suspensão temporária (1 mês) do hormônio tireoidiano, é possível, com segurança, procurar avaliar o aspecto anatômico da tireoide. A dosagem da TBG tem sido feita em alguns programas de triagem, sendo útil em caso de atireose (indetectável) ou de defeito de síntese de HT envolvendo a síntese de tireoglobulina. Deve ser lembrado que, em meninos, a baixa de T_4, com TSH normal e T_4 livre normal, é forte indício de hipotebegenemia (deficiência de TBG), que não necessita tratamento.[14]

TRATAMENTO

As consequências do atraso no tratamento de uma criança com hipotireoidismo congênito são tão graves, que qualquer suspeita merece intensiva investigação e, se não estiverem disponíveis recursos para essa investigação, o tratamento deverá ser iniciado o mais cedo possível, seguido pela tentativa de confirmar o diagnóstico posteriormente. O objetivo dos testes de triagem é propiciar um diagnóstico e, consequentemente, um tratamento o mais precocemente possível. O fármaco de escolha é a L-T_4, pois a maior parte do HT na célula nervosa cerebral advém da conversão (monodeiodação) de T_4 em T_3, e a concentração sérica deve ser normalizada o mais rapidamente possível. Isso implica uma dose que, por quilo de peso, é maior na criança do que no adulto: enquanto um adulto recebe de 1 a 2μg/kg/dia, a criança recebe de 10 a 15μg/kg/dia.[1,2,14]

Para que o tratamento se mostre adequado, é conveniente manter as concen-

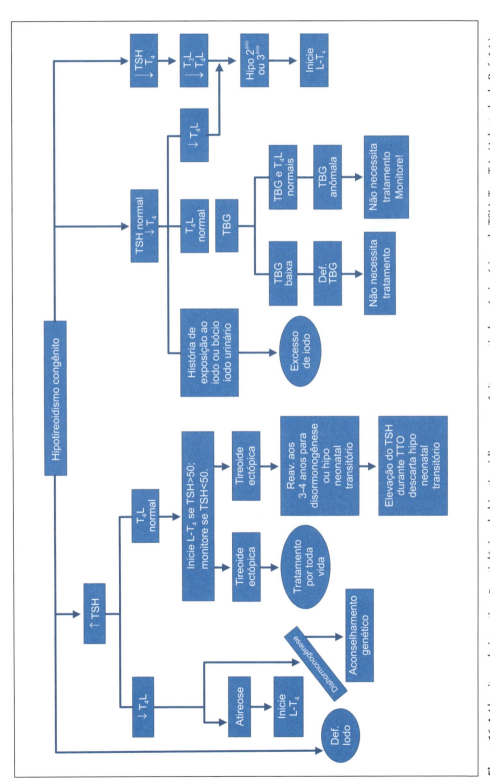

Figura 16.4 Algoritmo de investigação etiológica do hipotireoidismo congênito a partir dos níveis séricos de TSH, T_4 e T_4L. (Adaptada da Ref. 14.) (↓: diminuição; T_4L: T_4 livre; T_3L: T_3 livre; $L-T_4$: L-tiroxina; TTO: tratamento; Def.: deficiência de; Reav.: reavaliação; Hipo2ário: hipotireoidismo secundário; Hipo3ário: hipotireoidismo terciário.)

trações de T_4 livre na metade superior da faixa de normalidade. Em alguns casos, as concentrações de TSH não se normalizam e permanecem elevadas, apesar de se estar em faixa de normalidade quanto ao T_4 livre (FT_4) e ao T_4 total.[3,14] Nesses casos, está ocorrendo certa resistência ao *feedback* negativo da tiroxina sobre a tireotrofina e, se continuar o aumento das doses de L-T_4, o paciente será induzido a um hipertireoidismo. Em alguns casos, o tempo necessário para o TSH achar seu ponto de normalidade é de 1 a 2 anos. O seguimento clínico do paciente e as concentrações de FT_4 devem ser os parâmetros de controle.[1,2]

Além disso, deve ser evitado o excesso de HT, que leva a taquicardia, agitação e alteração do sono. Se o excesso for mantido por mais tempo (3 a 6 meses), podem ocorrer osteoporose, cranioestenose e avanço indevido da idade óssea.[1,2]

Uma situação de difícil manuseio é representada pelas crianças com resistência generalizada ao hormônio tireoidiano (GRTH), nas quais, ao lado de concentrações altas de TSH, ocorrem altas concentrações de T_4 total e livre. O tratamento deve ser individualizado, e a detecção de TSH elevado, na ausência de sinais clínicos de tireotoxicose, indica o tratamento com L-T_4, que pode exigir doses de três a seis vezes maiores do que em crianças sem resistência. Há situações em que, com uma dose de L-T_4 entre 150 e 200µg/dia, o TSH acaba ficando entre 5 e 10mU/L.[2,14]

PROGNÓSTICO

Quando o tratamento com L-T_4 é iniciado de maneira precoce (idealmente nas primeiras 2 semanas de vida), o prognóstico é excelente e o desenvolvimento somático é igual ao de crianças normais. O atraso de idade óssea é revertido e a criança apresenta crescimento estatural normal e ganho de peso adequado. Não ocorre lesão do desenvolvimento neuropsicomotor, como déficit cognitivo e perda auditiva sensorineural, desde que o tempo de tratamento e as doses sejam adequados. Importante notar que, mesmo se o diagnóstico for precoce e iniciada a reposição hormonal, a falta de adesão ao tratamento nos primeiros 3 anos pode comprometer o desenvolvimento mental, de modo que um seguimento rigoroso dessas crianças é obrigatório, e os pais devem ser conscientizados da importância de não suspender o tratamento, bem como dos riscos da administração da medicação de modo irregular.

As mães com hipotireoidismo devem ser aconselhadas a monitorar seu HT tanto antes como durante a gravidez, para proteção do feto. O aconselhamento genético é importante nas disgenesias tireoidianas, nas quais o risco de recorrência é de 2%, e nos defeitos de síntese de HT, cujo risco de recorrência é de 25%.

REFERÊNCIAS

1. Péter F, Muzsnai A. Congenital disorders of the thyroid: hypo/hyper. Endocrinol Metab Clin N Am 2009; 38:491-507.
2. Menezes Filho HC, Bedin MR, Manna TD. Hipo e hipertireoidismo. In: Damiani D (ed.) Endocrinologia na prática pediátrica. Barueri, SP: Manole, 2008:155-87.
3. Fisher DA. Disorders of the thyroid in the newborn and infant. In: Sperling MA (ed.)

Pediatric endocrinology. Elsevier Science, 2002:161-85.
4. Bizhanova A, Kopp P. Minireview: the sodium-iodide symporter NIS and pendrin in iodide homeostasis of the thyroid. Endocrinology 2009; 150:1084-90.
5. DeVito M, Crofton K, McMaster S. Screening methods for chemicals that alter thyroid hormone action, function and homestasis. EPA 600-R-98-057. Durham, NC:U.S. Environmental Protection Agency, 1997.
6. Kembra LH. A Model of the development of the brain as a construct of the thyroid system. Environ Health Perspect 2002; 110 (Suppl 3):337-48.
7. Bernal J, Pekonen F. Ontogenesis of the nuclear 3,4,3'-triiodothyronine receptor in the human fetal brain. Endocrinology 1984; 114:677-9.
8. Fisher DA. Fetal thyroid function: diagnosis and management of fetal thyroid disorders. Clin Obstet Gynecol 1997; 40:16-31.
9. Leonard JL, Farwell AP, Yen PM et al. Differential expression of thyroid hormone receptor isoforms in neurons and astroglial cells. Endocrinology 1997; 135:548-55.
10. Hyman SJ, Novoa Y, Holzman I. Perinatal endocrinology: common endocrine disorders in the sick and premature newborn. Endocrinol Metab Clin N Am 2009; 38:509-24.
11. Osborn DA, Hunt RW. Postnatal thyroid hormones for preterm infants with transient hypothyroxinaemia. Cochrane Database Syst Rev 2007; (1):CD005945.
12. Glinoer D, Nayer P, Bordoux P et al. Regulation of maternal thyroid during pregnancy. J Clin Endocrinol Metab 1990; 71:276-87.
13. Glinoer D. The regulation of thyroid function in pregnancy: pathways of endocrine adaptation from physiology to pathology. Endocr Rev 1997; 18:404-33.
14. Foley TP, Peter F. Congenital hypothyroidism. In: Hochberg Z (ed.) Practical algorithms in pediatric endocrinology. Karger: Basel. Switzerland, 1999:74.

Parte III

PÂNCREAS ENDÓCRINO

CAPÍTULO 17

Carlos Antônio Negrato
Renan Magalhães Montenegro Jr.
Lenita Zajdenverg
Airton Golbert
Marília Brito Gomes
Lois Jovanovic

Diabetes e Gestação: uma Visão Geral

INTRODUÇÃO

As alterações de glicemia são, atualmente, as anormalidades metabólicas mais comuns na gestação.[1] Sua prevalência durante a gravidez chega a 13% em algumas casuísticas. A ocorrência de diabetes tipo 1 (DM1) na população de gestantes é de 0,1% por ano, a de diabetes tipo 2 (DM2) é de 2% a 3% por ano, e a de diabetes melito gestacional (DMG) é de 12% a 13%, dependendo dos critérios diagnósticos utilizados e da população estudada.[2] No Brasil, a prevalência de DMG encontrada pelo grupo do Estudo Brasileiro de Diabetes Gestacional foi de 7,6%.[3-5]

A ocorrência de diabetes melito (DM) durante a gravidez implica risco de morbidade e mortalidade elevadas, tanto para a mãe como para o feto. É muito importante a diferenciação entre os tipos de diabetes, uma vez que causam impactos distintos sobre o curso da gravidez e o desenvolvimento fetal. O diabetes pré-gestacional, seja DM1 ou DM2, é mais grave, pois seu efeito começa na fertilização e implantação, podendo afetar de modo particular a organogênese, principalmente nos casos tratados de maneira inadequada. Como em qual o DMG se manifesta mais tardiamente, na segunda metade da gravidez, ele afeta principalmente o ritmo de crescimento fetal.[6,7]

EFEITOS DO DIABETES SOBRE A MÃE E O FETO

Malformações congênitas e abortos espontâneos são mais comuns em filhos de mães diabéticas e estão relacionados a controle inadequado no momento da concepção ou durante o primeiro trimestre da gestação.[6-8] Portanto, não são complicações habituais do DMG que, em geral, se manifesta a partir da segunda metade da gravidez (geralmente, a partir da 24ª semana), mas sim do diabetes pré-gestacional.[7] Diversas malformações podem ocorrer (Tabela 17.1), porém a mais característica é a síndrome da regressão caudal ou agenesia sacral.[8] Esse raro defeito congênito (prevalência de 0,1 a 25:10.000 gestações) é 200 a 250 vezes mais frequente em gestantes diabéticas e se caracteriza pela ausência do

Tabela 17.1 Malformações congênitas em filhos de mães diabéticas

Esqueléticas	Tubo digestório
Síndrome da regressão caudal Espinha bífida	Atresia do duodeno
Renais	Atresia retal/anal
Agenesia renal	Síndrome do cólon curto
Hipoplasia renal	**Cardiovasculares**
Cistos renais	Dextrocardia
Duplicidade ureteral	Situs inversus
Neurológicas	Defeitos do septo ventricular (CIV, hipertrofia de septo)
Anencefalia	Defeitos do infundíbulo ventricular (conus arteriosus)
Mielocele	
Hidrocefalia	

CIV: comunicação intraventricular.

sacro e defeitos de porções variáveis da coluna lombar (Figura 17.1).[8]

Macrossomia fetal (peso ao nascer ≥ 4.000g) é a manifestação mais característica de recém-nascidos de mães com DMG (Figura 17.1). Ela é observada em até 60% dos casos e pode predispor a traumas obstétricos e distocia de ombro, se o parto for por via transvaginal. Distocia de ombro foi relatada em 3% a 12% dos partos de neonatos com peso maior ou igual a 4kg e em 8% a 15% daqueles com peso maior do que 4,5kg. A mortalidade perinatal, quando o peso ao nascimento excede 4.500g, é cinco vezes maior do que em recém-nascidos não macrossômicos. A etiologia da macrossomia ainda é desconhecida, mas pode ser atribuída hiperinsulinemia fetal, secundária à hiperglicemia e obesidade materna.[8-11] A glicose atravessa livremente a barreira placentária (difusão passiva), en-

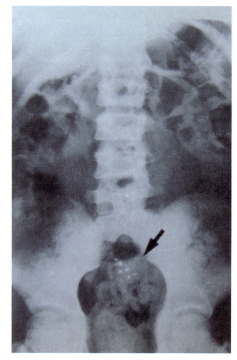

Figura 17.1 Agenesia sacral (seta) é 200-250 vezes mais frequente em filhos de mães diabéticas do que na população geral.

quanto a insulina que a mãe produz ou se aplica, não.[7,8] Hipoglicemia e icterícia prolongada são outras complicações neonatais do DM.[11]

Por outro lado, crianças nascidas de gestação que cursou com DMG apresentam maior probabilidade de desenvolver obesidade e diabetes na faixa etária de 10 a 39 anos.[7,9] Outros estudos estimaram que essas crianças têm risco oito vezes maior de desenvolver diabetes ou pré-diabetes na idade de 19 a 27 anos.[12] Lentificação do desenvolvimento psicomotor foi também sugerida como outra potencial complicação a longo prazo em filhos de mães diabéticas.[13]

Além das complicações no concepto, as manifestações maternas também são relevantes, em especial na presença prévia de complicações, como retinopatia e nefropatia diabéticas.[14] Ademais, podem ocorrer pré-eclâmpsia[15] e problemas obstétricos (p. ex., polidrâmnio, ruptura prematura das membranas amnióticas, parto prematuro etc.) (Tabela 17.2).[16] Finalmente, gestantes que apresentam DMG têm risco aumentado de recidiva dessa complicação em gestações subsequentes e de futuramente desenvolver síndrome metabólica e DM2.[12,16-18]

INFLUÊNCIA DA GESTAÇÃO SOBRE O METABOLISMO DOS CARBOIDRATOS

Na primeira metade da gestação, as alterações endocrinometabólicas se caracterizam por inibição da alanina, importante precursor glicogênico, e por maior sensibilidade dos tecidos à insulina, levando à diminuição dos níveis glicêmicos em jejum. A partir da segunda metade da gestação, surgem

Tabela 17.2 Efeitos adversos do DM sobre a gestação

a. Complicações maternas
Polidrâmnio
Maior risco de ruptura prematura das membranas amnióticas e parto prematuro
Toxemia gravídica
Infecções do trato urinário
Monilíase vaginal
Maior frequência de cesariana
Mortalidade aumentada (complicações hipertensivas e obstétricas)
Risco de recidiva de diabetes gestacional em gestações subsequentes
Risco de desenvolvimento, no futuro, de DM, dislipidemia e hipertensão
b. Complicações fetais
Macrossomia fetal
Malformações congênitas
Abortamentos espontâneos
Óbito fetal intrauterino
Asfixia perinatal e trauma no parto
Complicações neonatais
Hipoglicemia
Icterícia e policitemia
Síndrome do desconforto respiratório
Hipocalcemia e hipomagnesemia
Risco aumentado de obesidade e DM na idade adulta (filhos de mães com diabetes gestacional)

ligeira diminuição da tolerância à glicose e hiperinsulinismo, caracterizando a insulinorresistência, que parece ser um evento pós-receptor e é parcialmente relacionada com a somatomamotrofina coriônica humana (hCS), antagonista insulínico cuja concentração aumenta proporcionalmente à massa placentária. Além disso, estrogênios, progesterona e pequeno aumento do cortisol livre, da prolactina e trofinas secretadas pela placenta também contribuem para a insulinorresistência, tornando a gravidez um estado diabetogênico (Tabela 17.3).[17,19-21] Outro fator hiperglicêmico na gravidez é a degradação da insulina por enzimas da membrana placentária, semelhantes às insulinases hepáticas.[16,20] Para fazer frente à insulinorresistência da gravidez, o pâncreas normal aumenta a liberação de insulina em 1,5 a 2,5 vezes, mantendo a homeostase glicêmica. Quando a capacidade funcional das células beta estiver prejudicada, surgirá o DMG.[16,17]

Foi demonstrado que os níveis do fator de necrose tumoral-α (TNF-α) estavam significativamente mais elevados em gestantes com DMG, o que sugere que essa citocina possa também contribuir para surgimento ou agravamento da resistência insulínica (RI) no DMG.[22] Da mesma maneira, foi observada redução na concentração sérica de adiponectina, a exemplo do que ocorre em outras condições que cursam com RI.[23] Finalmente, diminuição dos níveis séricos da visfatina, uma adipocitocina produzida primariamente pelo tecido adiposo visceral, foi recentemente descrita em casos de DMG.[24]

Enquanto a maioria das mulheres que desenvolvem DMG tem evidência de disfunção da célula β relacionada à RI crônica, uma importante minoria (até 10%) não tem. Algumas dessas mulheres parecem ter um processo autoimune sugerido pela presença de anticorpos anti-GAD$_{65}$, anticorpos anti-insulina e anticorpos contra a tirosina fosfatase de membrana. Além disso, formas monogênicas de diabetes, como o MODY e o diabetes mitocondrial, parecem contribuir para um pequeno número (<5%) dos casos de DMG.[25,26]

RECOMENDAÇÕES PARA PACIENTES COM DIABETES PRÉ-GESTACIONAL

Orientações pré-concepcionais para pacientes com diabetes pré-gestacional

Da adolescência em diante, as pacientes devem ser aconselhadas a evitar a gravi-

Tabela 17.3 Potência diabetogênica dos hormônios na gravidez

Hormônio	Pico de elevação (semanas)	Potência diabetogênica
Prolactina	10	Fraca
Estradiol	26	Muito fraca
HCS	26	Moderada
Cortisol	26	Muito forte
Progesterona	26	Forte

HCS: somatomamotrofina coriônica humana.
Adaptada da Ref. 18.

dez não planejada.[6] É preciso informar as pacientes e suas famílias de que maneira o diabetes pode complicar a gravidez e como a gravidez pode agravar o diabetes (Tabelas 17.4 e 17.5).[25]

Devem ser oferecidos cuidados préconcepcionais e aconselhamento às pacientes que planejam engravidar, antes que elas descontinuem o método contraceptivo que vinham utilizando. Além disso, elas devem ser informadas também de que bom controle glicêmico antes da concepção e durante toda a gravidez reduz, mas não elimina, os riscos de aborto, malformação congênita, natimortalidade e morte neonatal.[6]

Ademais, deve ser oferecido um programa de educação continuada, que forneça melhor compreensão sobre o binômio diabetes-gravidez, no que diz respeito à dieta, à contagem de carboidratos, à autoaplicação de insulina e à automonitoração de glicemia capilar o mais precocemente possível para mulheres que estejam planejando engravidar. As pacientes devem ser avaliadas quanto à presença de nefropatia, neuropatia, retinopatia, doença cardiovascular, hipertensão, dislipidemia, depressão e disfunções tireoidianas. Quando diagnosticadas, devem ser tratadas.[27]

Tabela 17.4 Aspectos principais a serem abordados sobre disglicemia na gestação com diabéticas na menacme, com seus familiares e com a população geral

A importância do planejamento da gestação para a diabética, já antes da concepção, incluindo a detecção da doença (para isso, podem ser mencionados os aspectos abordados na Tabela 17.2)
O impacto do mau controle do diabetes sobre o curso da gravidez e sobre o risco materno e fetal
A importância da alimentação saudável, do controle do peso corporal (incluindo perda de peso em pacientes com IMC > 25kg/m²) e da prática regular de exercício físico antes da gestação
A importância do rastreamento sistemático de mulheres de alto risco para diabetes antes e no início da gestação

IMC: índice de massa corpórea.

Tabela 17.5 Aspectos principais a serem abordados com diabéticas durante a gestação

A importância do seguimento pré-natal
A necessidade de suplementação com ácido fólico até a 12ª semana de gestação para reduzir os riscos de ocorrência de malformação do tubo neural
A importância do controle glicêmico materno durante toda a gestação e após o parto
Os riscos materno e fetal aumentados associados ao mau controle glicêmico
A importância da alimentação saudável, do controle do peso corporal e da prática regular de exercício físico (em mulheres que já o faziam) durante a gestação
A necessidade de avaliação da presença de retinopatia e nefropatia antes, durante e após o término da gravidez, em diabéticas prévias
Os riscos de hipoglicemia clínica ou mesmo assintomática durante a gravidez e os efeitos da náusea e do vômito no controle glicêmico durante a gravidez
A importância da amamentação precoce do recém-nascido para redução do risco de hipoglicemia neonatal
O risco aumentado de o concepto de mãe diabética desenvolver futuramente obesidade e/ou diabetes
O risco aumentado na mulher que teve diabetes gestacional de ocorrência futura de diabetes

Controle glicêmico antes e durante a gravidez

As pacientes com diabetes preexistente que estejam planejando engravidar devem ser aconselhadas a manter os níveis de HbA1c o mais próximo possível dos valores normais, sem a ocorrência de hipoglicemias.[28] O nível recomendado de HbA1c é menor do que 6%, ou até 1% acima do valor máximo informado pelo laboratório de análises clínicas onde os testes são feitos.[28] A dosagem de HbA1c deveria, preferencialmente, ser feita usando um método semelhante ao usado no *Diabetes Control and Complications Trial* (DCCT).[29] Deve ser enfatizado que qualquer redução nos níveis de HbA1c, visando ao alvo de 6%, tende a reduzir o risco de malformações fetais e abortos.[30] A gravidez deveria ocorrer quando o diabetes estivesse bem controlado e, preferencialmente, com valores de HbA1c dentro da normalidade. Mulheres com HbA1c acima de 10% devem ser desencorajadas a engravidar até alcançarem melhor controle glicêmico.[28]

A hemoglobina glicada (HbA1c) deveria ser medida na primeira consulta pré-natal; depois, mensalmente, até que valores menores do que 6% sejam alcançados, quando então poderá ser avaliada a cada 2 ou 3 meses. As pacientes devem ser motivadas a realizar glicemias capilares antes e após as refeições, ao se deitar e esporadicamente, entre 2h e 4h.[31] Esses testes devem ser feitos, de preferência, nos dedos das mãos, não utilizando locais alternativos, uma vez que eles podem não identificar mudanças rápidas dos níveis de glicemia, que são características da gravidez com diabetes.[31]

O controle glicêmico durante a gravidez é considerado ótimo quando os valores de glicemia pré-prandial, ao deitar-se e entre 2h e 4h, se encontram entre 60 e 95mg/dL, com pico pós-prandial entre 100 e 140mg/dL; em mulheres com risco aumentado de hipoglicemia, esses alvos deveriam ser aumentados para um valor de glicemia de jejum de até 99mg/dL. Os valores de glicemia pós-prandial de 1 hora após o início das refeições são os que refletem melhor os valores dos picos pós-prandiais avaliados pela monitoração contínua de glicose.[31]

Terapia nutricional

As gestantes com diagnóstico de diabetes devem receber orientações dietéticas individualizadas, necessárias para atingir as metas do tratamento. A quantidade de calorias deve ser baseada no IMC, na frequência e na intensidade de exercícios físicos, no padrão de crescimento fetal e no objetivo de ganho de peso adequado.[32] A distribuição recomendada do conteúdo calórico é:

- 40% a 45% de carboidratos;
- 15% a 20% de proteínas (no mínimo 1,1g/kg/dia);
- 30% a 40% de gorduras.

A dieta também deve ser planejada e distribuída ao longo do dia, com o objetivo de evitar episódios de hiperglicemia, hipoglicemia ou cetose. Deve-se dar atenção especial, na adequação das doses de insulina e dos horários de sua administração, ao conteúdo dos nutrientes fornecidos em cada refeição às mulheres que fazem uso de insulina. Em geral, é necessário fracionar a ingestão alimentar em três refeições grandes e três pequenas.[33] A ceia tem grande importância, em especial nas mulheres que fazem uso de insulina à noite, e deve conter 25g de carboidratos complexos, além de proteínas ou lipídios, para evitar hipoglicemia durante a madrugada.

Mulheres que fazem uso de insulina podem ser orientadas a fazer o ajuste da dose prandial de insulina de ação rápida mediante o cálculo do conteúdo de carboidrato de cada refeição. Os adoçantes artificiais não nutritivos, como aspartame, sacarina, acessulfame-K e sucralose, podem ser usados com moderação.[33]

Suplementação de vitaminas e minerais

O uso de ácido fólico (600µg a 5mg por dia) desde o período pré-concepcional até o fechamento do tubo neural (12ª semana de gravidez) é recomendado para todas as mulheres, inclusive para aquelas que têm diabetes, de modo a reduzir o risco de nascimento de criança com defeito no tubo neural.[34] A suplementação com outras vitaminas e sais minerais deverá ser realizada quando detectada a presença de deficiências nutricionais.[35]

Exercícios físicos

A prática regular de exercícios físicos causa sensação de bem-estar, diminuição do ganho de peso, redução da adiposidade fetal, melhora do controle glicêmico e diminuição de problemas durante o trabalho de parto.[36] A atividade física também reduz a resistência à insulina, facilitando a utilização periférica de glicose com consequente melhora do controle glicêmico. Esse efeito pode evitar ou retardar a necessidade de uso de insulina nas mulheres com DMG.

Atividade física de baixa intensidade deveria ser encorajada para mulheres previamente sedentárias, desde que elas não tenham contraindicações a sua realização. Mulheres que já praticavam previamente alguma atividade podem continuar com seus exercícios durante a gravidez. Está contraindicada a prática de exercício físico durante a gravidez em caso de:

- Doença hipertensiva induzida pela gravidez.
- Ruptura prematura de membranas.
- Trabalho de parto prematuro.
- Sangramento uterino persistente após o segundo trimestre.
- Restrição de crescimento intrauterino.
- Síndrome nefrótica.
- Retinopatia diabética (RD) não proliferativa grave e RD proliferativa.
- Hipoglicemia sem aviso.
- Neuropatia periférica avançada e disautonomia.[36,37]

Pacientes que não apresentem contraindicações à prática de exercícios devem realizá-los diariamente por, pelo menos, 30 minutos, que podem ser divididos em três sessões de 10 minutos cada, de preferência após as refeições. Deve-se monitorar a glicemia capilar antes e após os exercícios e manter boa hidratação. É preciso orientar a prática de exercícios que não tenham alto risco de quedas ou traumas abdominais e que não levem ao aumento da pressão arterial, contrações uterinas ou sofrimento fetal.[37]

Tratamento medicamentoso (insulinoterapia e segurança dos medicamentos usados no controle do diabetes e suas complicações, antes e durante a gravidez)

Tendo em vista que as insulinas existentes no mercado não atravessam a placenta ou o fazem minimamente, a insulina tem sido o tratamento de escolha em todo o mundo para as pacientes portadoras de disglicemia gestacional. Ainda hoje prevalece a orientação de descontinuação do uso de antidiabéticos orais e sua substituição por insulina, de preferência antes da gravidez ou logo após seu diagnóstico, em virtude da segurança e da eficácia comprovadas para o controle da glicemia.[16,25,37]

Para a obtenção de um controle glicêmico adequado, em mulheres com diabetes pré-gestacional, devem ser utilizados esquemas intensivos de insulinização, com múltiplas doses subcutâneas de insulina de ação intermediária, rápida ou ultrarrápida, ou por meio de infusão subcutânea contínua. Em mulheres que usavam insulina antes da gravidez, geralmente é necessária redução de sua dose em 10% a 20% durante o primeiro trimestre. Entre a 18ª e a 24ª semana de gestação, em média, a dose pode ser aumentada. No terceiro trimestre, o aumento da produção de hormônios placentários com ação antagônica à da insulina resulta em necessidade ainda maior de aumento da dose de insulina, chegando a atingir o dobro ou o triplo da dose usada antes da gravidez. Pacientes com DM2 geralmente necessitam de dose inicial diária de 0,7 a 1,0 unidade/kg de peso. Após o parto, as necessidades de insulina caem abruptamente, e muitas vezes não é necessário seu uso nas primeiras 24 horas; nos dias subsequentes, a dose deve ser ajustada para um terço da dose pré-gravídica.[25,37]

Os análogos de insulina de ação ultrarrápida, como a insulina *aspart* e *lispro*, são seguros durante a gestação e levam à melhora dos níveis de glicemia pós-prandial e à diminuição da ocorrência de hipoglicemias.[37] A insulina humana NPH ainda é a primeira escolha como insulina basal.[37] Não existem estudos consistentes quanto ao uso dos análogos de insulina *detemir* e *glargina* na gravidez, embora muitos relatos de casos isolados e dados de alguns estudos tenham mostrado resultados promissores.[37,38] A bomba de infusão contínua de insulina pode ser utilizada, quando disponível. Os locais ideais para injeções de insulina durante a gravidez são o abdome e a coxa.[37]

Em virtude de sua associação com embriopatias e fetopatias, o uso de inibidores de enzima de conversão da angiotensina (IECA) e bloqueadores do receptor da angiotensina (BRA) deve ser suspenso antes da gravidez ou tão logo ela seja confirmada e substituído por agentes anti-hipertensivos seguros durante a gravidez.[39,40] Os anti-hipertensivos a serem utilizados são a metildopa, os bloqueadores de canais de cálcio não diidropiridínicos de duração prolongada e os betabloqueadores com atividade β agonista parcial, como carvedilol, labetalol e pindolol. O uso de atenolol tem sido associado à restrição de crescimento fetal e, portanto, deve ser evitado.[37,39] Deve-se suspender também o uso de estatinas antes da gravidez ou tão logo ela seja confirmada, em função de seus potenciais efeitos teratogênicos.[37,41,42]

Como não está clara a segurança do uso dos fibratos na gravidez, sua indicação deve ocorrer apenas nos casos mais graves de hipertrigliceridemia, quando há risco de evolução para pancreatite aguda e nos casos que não respondam à dietoterapia.[37]

Emergências e complicações diabéticas durante a gravidez

As pacientes em insulinoterapia devem ser alertadas sobre os riscos de hipoglicemia, em especial durante a noite e a madrugada, e estabelecidas medidas de prevenção. É preciso também orientar seus parceiros e familiares sobre os riscos e como prestar os primeiros socorros. Deve ser descartada a presença de cetoacidose diabética, caso a paciente com DM1 apresente intercorrências infecciosas, desidratação e aumento da glicemia.

O controle da função renal e terapêutica das complicações retinianas deve ser feito antes, durante e após a gravidez nas pacientes com diabetes preexistente, porque algumas complicações, como retinopatia, nefropatia clínica e insuficiência renal, podem ser agravadas com a gestação. O risco de piora da retinopatia proliferativa é extremamente elevado naquelas mulheres que não fizeram tratamento prévio com *laser*. A cardiopatia isquêmica, quando não tratada, está associada a altos índices de mortalidade. A presença de nefropatia diabética aumenta de maneira significativa os riscos de complicações perinatais, como pré-eclâmpsia, restrição do crescimento intrauterino e prematuridade.[14,17,37]

RECOMENDAÇÕES PARA PACIENTES COM DIABETES GESTACIONAL (DMG)

Definição

O DMG é definido como a intolerância à glicose, de qualquer grau, diagnosticada pela primeira vez durante a gravidez, e que pode ou não persistir após o parto.[1,17] A importância do diagnóstico do diabetes durante a gravidez fica implícita pela maior frequência de abortamentos, macrossomia e mortalidade perinatal em filhos de mulheres que desenvolveram DMG, em comparação às do grupo-controle,[8,25] como comentado anteriormente. Na maior parte das vezes, representa o aparecimento do DM2 durante a gravidez e apresenta fatores de risco, como:

- Idade avançada (geralmente ≥ 35 anos).
- Sobrepeso, obesidade (índice de massa corpórea [IMC] ≥ 25kg/m^2) antes da gravidez ou no primeiro trimestre, ou ainda, ganho excessivo de peso na gravidez atual.
- História familiar de diabetes em parentes de primeiro grau.
- Crescimento fetal excessivo (macrossomia ou fetos grandes para a idade

gestacional [GIG]), polidrâmnio, hipertensão ou pré-eclâmpsia na gravidez atual.
- Antecedentes obstétricos de abortos de repetição, de malformações fetais, de morte fetal ou neonatal, de macrossomia ou de DMG.
- Síndrome de ovários policísticos.
- Uso de medicamentos que possam causar hiperglicemia, como diuréticos tiazídicos, doses excessivas de hormônios tireoidianos etc.[16,25,27]

Rastreamento

Existe grande controvérsia sobre a indicação do rastreamento do DMG na literatura. A maior parte das recomendações advém de consensos de especialistas.[27] Até que recomendações baseadas em evidências possam substituir as condutas atuais, tem sido recomendado que o rastreamento do DMG seja universal, ou seja, todas as gestantes devem ser investigadas.[27] Todas as pacientes devem medir sua glicemia plasmática em jejum na primeira visita pré-natal. Se a glicemia for igual ou maior do que 85mg/dL, um teste oral de tolerância à glicose (TOTG) deverá ser realizado imediatamente, com a finalidade de se detectar um diabetes preexistente, ainda não diagnosticado. Se o teste for normal, deverá ser repetido novamente entre a 24ª e 28ª semana de gravidez (Figura 17.2).[4,31]

Diagnóstico

Para o diagnóstico de DMG, o TOTG com 75g de glicose de anidra (ou 82,5g de Dextrosol®), com duração de 3 horas, deve ser realizado entre a 24ª e a 28ª semana de gestação. O critério diagnóstico da American Diabetes Association (ADA) para DMG adota os pontos de corte sugeridos por Carpenter e Coustan, com níveis de glicemia plasmática iguais ou maiores do que 95mg/dL, iguais ou maiores do que 180mg/dL e iguais ou maiores do que 155mg/dL, em jejum, 1 e 2 horas, respectivamente; dois pontos alterados estabelecem o diagnósitco de DMG.[7,25] Recentemente, em um encontro de *experts*, o International Workshop Conference on Diagnosis of Gestational Diabetes Mellitus (IADPSG), ficou decidido que os critérios diagnósticos DMG deveriam ser fundamentados nos achados do estudo HAPO (*Hyperglycemia and Adverse Pregnancy Outcomes*), um estudo observacional que tinha como meta encontrar o exato ponto de corte que liga a hiperglicemia materna a eventos perinatais adversos.[43] Foram sugeridos então novos pontos de corte para o jejum, 1 e 2 horas, que são iguais ou maiores do que 92mg/dL, iguais ou maiores do que 180mg/dL e iguais ou maiores do que 153mg/dL, respectivamente. Somente um valor anormal já leva ao diagnóstico de DMG (ADA Meeting 2009, não publicado) (Tabela 17.6). Esses novos critérios foram recentemente ratificados pela IDF (International Diabetes Federation).

É importante que os testes sejam realizados após 3 dias de dieta sem restrições (≥ 150g de carboidratos), que a paciente não fume e permaneça sentada ou deitada durante sua realização.[31]

O ponto de corte de 100mg/dL, considerado para glicemia de jejum de adultos normais, não está validado para aplica-

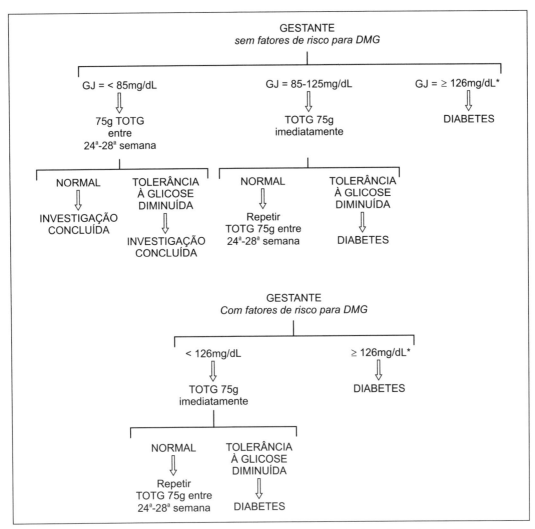

Figura 17.2 Algoritmo para diagnóstico de diabetes gestacional (Diretrizes da Sociedade Brasileira de Diabetes [SBD] e da Federação Brasileira de Ginecologia e Obstetrícia [FEBRASGO], 2010). (DMG: diabetes melito gestacional; TOTG: teste oral de tolerância à glicose; GJ = glicemia de jejum.)

ção na gravidez. Não se deve estabelecer diagnóstico com exame de glicemia feito ao acaso, com teste de sobrecarga com 50g de glicose anidra e glicosúria.[27]

Tratamento

As pacientes com DMG devem ser esclarecidas sobre os riscos de sua patologia e de que um bom controle glicêmico durante toda a gravidez reduzirá as chances de ocorrência de macrossomia fetal, tocotraumatismos (para as mães e para os recém-nascidos), parto induzido ou cesariana, hipoglicemia neonatal e mortalidade perinatal. Além disso, devem ser instruídas sobre a frequência e as técnicas corretas da automonitoração da sua glicemia capilar. Os alvos glicêmicos

Tabela 17.6 Diagnóstico de diabetes gestacional, utilizando o teste oral de tolerância à glicose com 75g de glicose anidra

	SBD/FEBRASGO (2010) e ADA (2010)*	International Workshop Conference on Diagnosis of Gestational Diabetes Mellitus (IADPSG, 2009)**
Jejum	95mg/dL	92mg/dL
1h	180mg/dL	180mg/dL
2h	155mg/dL	153mg/dL

ADA: American Diabetes Association; SBD: Sociedade Brasileira de Diabetes; FEBRASGO: Federação Brasileira das Sociedades de Ginecologia e Obstetrícia; IADPSG: International Association of Diabetes and Pregnancy Study Groups.
*Diagnóstico confirmado de DMG mediante detecção de dois ou mais valores anormais na curva.
**Diagnóstico confirmado de DMG mediante detecção de um ou mais valores anormais na curva.

a serem atingidos pelas diabéticas gestacionais são os mesmos a serem atingidos pelas diabéticas pré-gestacionais.[27,37]

Evidências recentes sugerem que a intervenção em gestantes com DMG pode diminuir a ocorrência de eventos adversos da gravidez,[44] inclusive em pacientes portadoras de disglicemias menos intensas do que as diagnósticas de DMG.[45] O tratamento inicial do DMG consiste em orientação alimentar que promova ganho de peso adequado e normalização da glicemia. O cálculo do valor calórico total da dieta pode ser feito de acordo com as tabelas idealizadas para esse fim e visa promover ganho de peso em torno de 300 a 400g por semana a partir do segundo trimestre da gravidez.[32]

A prática de atividade física deve fazer parte do tratamento do DMG, respeitando-se as possíveis contraindicações obstétricas.[35]

Após 2 semanas de dieta, se os níveis glicêmicos permanecerem elevados (jejum ≥ 95mg/dL e 1 hora pós-prandial ≥ 140mg/dL), recomenda-se o início do tratamento farmacológico.[1] O controle glicêmico deve ser feito com uma glicemia de jejum e duas pós-prandiais semanais, realizadas em laboratório, quando não houver a possibilidade de automonitoração domiciliar. Quando esta se encontra disponível, deve ser realizada antes e 1 hora depois das principais refeições, especialmente nas gestantes que usam insulina. O critério de crescimento fetal excessivo, mediante a medida da circunferência abdominal fetal maior ou igual ao percentil 70 na ecografia entre a 29ª e a 33ª semana, também pode ser utilizado para indicar terapia farmacológica.[46] As doses iniciais de insulina variam de 0,6 a 1,0U/kg, dependendo do período da gestação. A combinação de preparações de insulina de ação intermediária ou prolongada com as de ação rápida ou ultrarrápida é eficiente em alcançar os alvos glicêmicos e melhorar os resultados perinatais. O uso da insulina é frequentemente interrompido após o parto. É necessária a avaliação dos níveis de glicemia materna após o parto, para saber se a paciente permaneceu com diabetes e, nesse caso, identificar o tipo de diabetes para programação do tratamento adequado.[25,37]

Nos últimos anos tem havido um crescente interesse pela utilização de agentes antidiabéticos orais no DMG, em substituição à insulina.[47] Estudos recentes mostraram segurança no uso da metformina[48-50] e da glibenclamida[51-53] em pacientes com DMG a partir do segundo trimestre, com eficácia comparavel à da insulina. A glibenclamida parece atravessar minimamente a placenta, mas a metformina o faz em quantidades significativas.[47] Embora até o momento não existam relatos de efeitos adversos, é necessária cautela na indicação rotineira dessas medicações. Para maiores detalhes sobre esse tópico, veja o Capítulo 18 *Uso de Medicações Antidiabéticas Orais no Diabetes Melito Gestacional*.

CUIDADOS NA ASSISTÊNCIA PRÉ-NATAL

Um programa de educação em diabetes, fornecido por equipe multiprofissional, deve ser oferecido às pacientes diabéticas grávidas (pré-gestacionais e gestacionais). As consultas devem ser direcionadas para o cuidado do diabetes, além de toda a rotina pré-natal básica.

A avaliação do controle glicêmico deve ser feita a cada 1 ou 2 semanas pelo médico assistente ou por um membro da equipe multiprofissional. Prioritariamente nas pacientes com diabetes pré-gestacional, entre a 18ª e a 20ª semana de gravidez, deve ser realizada ecocardiografia fetal para avaliação das quatro câmaras cardíacas, objetivando a visualização de disfunção anatômica ou funcional do coração fetal.[37,46] Os objetivos da avaliação fetal são verificar a vitalidade no primeiro trimestre e a integridade estrutural no segundo trimestre e monitorar o crescimento e o bem-estar fetal no terceiro trimestre (Tabela 17.7).[37,46]

Tabela 17.7 Avaliação fetal na gravidez complicada por diabetes

Primeiro trimestre	US com translucência nucal para avaliação da idade gestacional e da presença de malformações fetais
Segundo trimestre	US morfológica para avaliação de malformações fetais (20ª-24ª semana de gestação) Doppler de artérias uterinas (20ª semana) Ecocardiograma fetal, em casos de diabetes preexistente (24ª-26ª semana de gestação) US mensal para avaliação do crescimento fetal e da presença de polidrâmnio (a partir da 24ª semana)
Terceiro trimestre	US mensal a partir da 24ª semana gestational para avaliação do crescimento fetal e da presença de polidrâmnio. Em caso de restrição de crescimento fetal ou crescimento fetal excessivo, deve ser realizada a cada 2 semanas Doppler, se houver hipertensão arterial sistêmica, toxemia ou vasculopatia. CTG basal entre a 24ª e a 28ª semana de gestação, em casos de diabetes preexistente. Doppler de artérias umbilicais se presentes hipertensão arterial, pré-eclâmpsia ou vasculopatia Contagem de movimentos fetais 3× ao dia após a 28ª semana de gestação, em decúbito lateral esquerdo, a partir da 28ª semana

US: ultrassonografia; CTG: cardiotocografia.

Nas pacientes com controle glicêmico inadequado, assim como naquelas com hipertensão, os testes para avaliação do bem-estar fetal devem ser antecipados e realizados em intervalos menores de tempo, uma vez que o risco de morte fetal é proporcional ao grau de hiperglicemia materna.[31]

TRABALHO DE PARTO PRÉ-TERMO EM MULHERES COM DIABETES

O uso de glicocorticoides para maturação pulmonar fetal não está contraindicado, mas deve ser administrado concomitantemente com monitoração intensiva da glicemia e ajustes da dose da insulina.[27]

O uso de tocolíticos para inibição do trabalho de parto prematuro também não está contraindicado.[27,31]

MOMENTO E TIPO DE PARTO

O diabetes não é indicação absoluta de cesariana. Nas gestantes bem controladas, a indicação da via de parto é obstétrica. O uso de anestesia de bloqueio é permitido para alívio das dores do trabalho de parto, principalmente na presença de comorbidades, como obesidade e neuropatia autonômica. Os níveis de glicemia capilar devem ser controlados a cada hora durante todo o trabalho de parto e em todo o período pós-anestésico. O parto eletivo pode ser realizado após completadas 38 semanas de gestação, mediante indução do trabalho de parto ou cesariana, se houver indicação.[27]

CONTROLE GLICÊMICO DURANTE O PARTO

A glicemia capilar deve ser controlada de hora em hora durante o parto para manutenção dos níveis entre 70 e 120mg/dL. Caso a glicemia não seja mantida nesses níveis, é preciso fazer uso endovenoso de glicose e/ou insulina em forma de infusão contínua endovenosa.[27] Em pacientes com DM1, deve ser considerada a possibilidade do uso de glicose ou insulina desde o início do trabalho de parto.[27] Usuárias de bomba de infusão contínua de insulina devem ter ajustada a programação da infusão do medicamento, dependendo do tipo de parto realizado.

CUIDADOS INICIAIS A SEREM TOMADOS COM O RECÉM-NASCIDO

As pacientes devem ser aconselhadas a dar à luz em hospitais onde existam unidades de cuidados intensivos com atendimento por 24 horas. É preciso manter o recém-nascido com a mãe, a não ser que surja uma complicação clínica que necessite internação em unidade de terapia intensiva.[27]

O recém-nascido deve ser amamentado o mais rápido possível após o parto (dentro de 30 minutos) e depois a cada 2 ou 3 horas, até que a amamentação mantenha as concentrações de glicose sanguíneas entre as mamadas em, pelo menos, 40mg/dL. A concentração de glicose sanguínea deve ser medida a cada 2 a 4 horas após o nascimento. Somente em caso de glicemias menores do que 40mg/dL em duas medidas consecutivas, ou na presença de sinais clínicos sugestivos de hipoglicemia, ou ainda se o recém-nascido não conseguir se alimentar de maneira eficaz por via oral, devem ser adotadas medidas adicionais, como alimentação por sonda ou injeção de glicose endovenosa.[25,27,37]

Deve-se também testar os níveis de glicose sanguínea em recém-nascido que apresente sinais clínicos de hipoglicemia (como hipotonia muscular, nível de consciência rebaixado e apneia) e iniciar tratamento com glicose endovenosa o mais precocemente possível.[27] É preciso fazer ecocardiograma no recém-nascido com sinais sugestivos de doença cardíaca congênita ou cardiomiopatia.[31]

Exames confirmatórios devem ser realizados nos casos de presença de sinais clínicos sugestivos de policitemia, hiperbilirrubinemia, hipocalcemia ou hipomagnesemia. É importante a adoção de critérios bem definidos para admissão em unidade de terapia intensiva neonatal, como hipoglicemia, presença de sinais clínicos anormais que sugiram imaturidade pulmonar, descompensação cardíaca ou encefalopatia neonatal.

CUIDADOS PÓS-NATAIS COM O DIABETES

Diabetes pré-gestacional

A amamentação ao seio deve ser incentivada, pois a amamentação exclusiva consiste na nutrição ideal para o bebê e promove proteção contra infecções em crianças.[54]

Deve-se reduzir a dose de insulina imediatamente após o parto, em mulheres que a usavam no período pré-gestacional. Além disso, é preciso monitorar os níveis de glicemia de maneira rigorosa, para estabelecer a dose apropriada, e informar as pacientes sobre o risco aumentado de hipoglicemia no período pós-natal, especialmente se elas estiverem amamentando (sendo, então, aconselhável fazer uma refeição ou lanche antes ou durante as mamadas).[37]

O retorno ou a continuação do uso de agentes antidiabéticos orais, como metformina e glibenclamida, imediatamente após o parto em pacientes com DM2 preexistente que estiverem amamentando pode ser considerado. Apenas 0,4% da dose de metformina ingerida pela mãe é detectada no leite materno e a presença da medicação no leite independe do horário da tomada. Estudos com pequena casuística (no máximo, nove crianças) não detectaram o fármaco nos lactentes.[55-57] A glibenclamida e a glipizida não foram detectadas no leite materno e não foi verificada hipoglicemia nos bebês, embora seja muito reduzido o número de casos estudados.[58]

Deve-se continuar evitando quaisquer agentes para o tratamento das complicações do diabetes que foram descontinuados por motivos de segurança no período pré-concepcional, como inibidores da enzima de conversão da angiotensina, bloqueadores do receptor da angiotensina e estatinas. É preciso encaminhar as pacientes portadoras de diabetes pré-gestacional para seus locais originais de tratamento e lembrá-las da importância da contracepção e dos cuidados pré-concepcionais que devem ter, caso estejam planejando engravidar no futuro.[25,37]

Diabetes gestacional

A terapia com insulina deve ser descontinuada imediatamente após o parto. Os níveis de glicemia devem ser testados para excluir a presença de hiperglicemia persistente antes da alta hospitalar e a paciente deve ser aconselhada a procurar tratamento médico caso sintomas de hiperglicemia apareçam. É preciso também orientá-la a fazer mudanças no estilo de vida, como redução do peso, dieta balanceada e prática regular de exercícios físicos. Um TOTG com 75g de glicose anidra ou 82,5g de Dextrosol® deve ser realizado 6 semanas após o parto, com a adoção dos critérios da Organização Mundial de Saúde (OMS) para diagnóstico de diabetes, fora da gravidez, isto é, glicemia de jejum igual ou maior do que 126mg/dL e/ou glicemia 2 horas após sobrecarga de glicose igual ou maior do que 140mg/dL. Se o teste estiver normal, deve-se realizar glicemia de jejum ao menos uma vez por ano.[25,27,37] Níveis de HbA1c acima de 6,5% devem ser considerados diagnósticos de diabetes.[59] Por fim, deve-se informar sobre o risco de diabetes gestacional em gravidezes futuras, realizar o rastreamento para diabetes ainda no período pré-concepcional quando planejar outras gestações e solicitar a realização de automonitoração da glicemia capilar e um teste oral de tolerância à glicose precocemente em gestações futuras.

Tratamento de comorbidades após o parto

Terapia anti-hiperlipemiante

As estatinas e os fibratos não devem ser usados durante a amamentação, pois são excretados pelo leite materno e podem apresentar potenciais efeitos adversos para o bebê (recomendação dos fabricantes). Quando os níveis de triglicérides estão acima de 1.000mg/dL, mesmo com dieta adequada, e na presença de alto risco de pancreatite, niacina, óleo de peixe (sem adição de mercúrio) ou mesmo interrupção da amamentação deverão ser considerados.[60]

Terapia anti-hipertensiva

É seguro o uso de inibidores da enzima de conversão, bloqueadores dos canais de cálcio, baixas doses de diuréticos tiazídicos e metildopa, durante a amamentação, mesmo sendo transferidos para o leite em quantidades pequenas.[60] O uso de atenolol está associado com bradicardia e hipotensão em bebês.[61] O propranolol e o metoprolol podem estar indicados, mas os bebês devem ser observados quanto a manifestações clínicas que sugiram um β-bloqueio.[31,60]

CONTRACEPÇÃO

O aconselhamento contraceptivo é um método efetivo para evitar as consequências indesejáveis de uma gravidez não planejada. Não há método contraceptivo apropriado para todas as mulheres com diabetes; portanto, o aconselhamento deve ser individualizado.

Se um contraceptivo oral for a melhor escolha, uma pílula combinada com baixa dose (estrogênio + progestogênio), ou uma pílula sequencial com 35μg ou mais de estrogênio e um progestogênio novo (levonorgestrel, desogestrel, gestodene ou norgestimato) em baixas doses, pode ser a melhor opção, mas o risco de efeitos cardiovasculares deve ser considerado. Pílulas que contenham somente progestogênios são uma alternativa, mas existe a possibilidade de aumento dos níveis séricos de lipídeos e outros efeitos adversos. O uso de progestogênio injetável, de longa duração, não é mais recomendado para pacientes diabéticas.[62]

Dispositivos intrauterinos que contenham cobre parecem expor as mulheres diabéticas a maior risco de infecção do que as não diabéticas. Métodos de barreira, como diafragma com espermicida ou preservativo, apresentam alto grau de falha. Controle de gravidez por tabela aumenta os riscos de falha, uma vez que as mulheres diabéticas podem não ter os ciclos menstruais regulares.[25,31,62]

Tabela 17.8 Evidências de presença no leite materno e recomendações quanto ao uso de medicações antidiabéticas orais em diabéticas durante a amamentação

Fármaco	Presença no leite materno	Recomendação para uso durante a lactação	Fonte/referência
Sulfonilureias			
Glibenclamida	Não	Sim	42
Gliclazida	Desconhecida	Não	
Glipizida	Não	Sim	42
Glimepirida	Desconhecida	Não	
Metformina	< 1%	Sim	39 a 41
Acarbose	< 2%	Não	http://www.fda.gov
Tiazolidinedionas			
Rosiglitazona	Detectada no leite de ratas lactantes	Não	http://www.fda.gov
Pioglitazona	Desconhecida	Não	
Inibidores da DPP-4			
Sitagliptina	Secretada pelo leite de ratas lactantes em uma razão leite/plasma de 4:1. Não há dados em humanos	Não	http://www.fda.gov
Vildagliptina	Desconhecida	Não	
Exenatida	Desconhecida	Não	

DPP-4: dipeptidil peptidase 4.

Tabela 17.9 Uso de medicamentos em mulheres com diabetes durante a gravidez e a amamentação

Fármaco	Uso na gravidez	Uso na lactação	Nível de evidência
Antidiabéticos orais			
Glibenclamida	Falta consenso	Sim	B
Gliclazida	Não	Não	B
Glipizida	Não	Sim	B
Glimepirida	Não	Não	B
Metformina	Falta consenso	Sim	B
Acarbose	Não	Não	C
Rosiglitazona e pioglitazona	Não	Não	C
Sitagliptina e vildagliptina	Não	Não	C
Exenatide	Não	Não	D
Insulinas			
NPH	Sim	Sim	A
Regular	Sim	Sim	A
Lispro	Sim	Sim	B
Asparte	Sim	Sim	B
Glargina			C
Detemir			C
Anti-hiperlipemiantes			
Fibratos	Não	Não	A
Estatinas	Não	Não	A
Anti-hipertensivos			
Enalapril	Não	Com cautela	A
Captopril	Não	Não	A

(Continua)

Tabela 17.9 Uso de medicamentos em mulheres com diabetes durante a gravidez e a amamentação (*continuação*)

Fármaco	Uso na gravidez	Uso na lactação	Nível de evidência
Lisinopril	Não	Não	A
Metildopa	Sim	Sim	A
Losartana	Não	Com cautela	A
Candesartan	Não	Não	A
Hidroclorotiazida (baixas doses)	Sim	Sim	C
Inibidores dos canais de cálcio	Não	Sim	C
β-bloqueadores (labetalol, metoprolol, propranolol)	Sim	Sim	B
Atenolol	Não	Não	A
Adoçantes artificiais			
Aspartame, sacarina, acessulfame-K e sucralose	Com moderação	Com moderação	C
Antidepressivos			
Paroxetina	Com caução	Sim	B
Tricíclicos (amitriptilina, nortriptilina, clomipramina)	Com caução	Sim	B
Anti-inflamatórios			
Nimesulida	Com caução	Com cautela	B
Ácido mefenâmico, cetoprofeno, diclofenaco, ibuprofeno, meloxican	Com caução	Sim	B
Analgésicos			
Acetaminofeno	Sim	Sim	B
Antibióticos			
Quinolonas (ciprofloxacina, norfloxacina, moxifloxacina)	Não	Não	C

Tabela 17.10 Níveis de evidência das principais recomendações e conclusões quanto à conduta no diabetes melito na gestação

Recomendações e conclusões	Níveis de evidência
Pacientes diabéticas devem engravidar em condições metabólicas ideais (A1c < 6% ou até 1% acima do valor máximo de referência do laboratório)	B
Motivar essas pacientes a realizar glicemias capilares antes e depois das refeições, à noite, ao deitar-se e esporadicamente entre 2h e 4h da madrugada	C
A quantidade de calorias ingeridas deve ser baseada no IMC. O valor calórico total recomendado deve ser composto por: 40% a 45% de carboidratos, 15% a 20% de proteínas (mínimo de 1mg/kg/dia) e 30% a 40% de lipídios	B
O uso de ácido fólico antes da gravidez até o fechamento do tubo neural é recomendado para todas as mulheres, inclusive as diabéticas	A
A prática de atividade física promoverá sensação de bem-estar, menos ganho de peso, redução da adiposidade fetal, melhor controle glicêmico e menos problemas durante o parto. A atividade física é contraindicada em casos de: hipertensão induzida pela gravidez, ruptura prematura de membranas, parto prematuro, sangramento uterino persistente após o segundo trimestre, restrição de crescimento intrauterino, síndrome nefrótica, retinopatia pré-proliferativa e proliferativa, hipoglicemia sem sinais clínicos de aviso, neuropatia periférica avançada e disautonomia	A
Na maior parte do mundo, a recomendação consiste em descontinuar o uso de medicamentos antidiabéticos orais e substituí-los por insulina, antes da gravidez ou imediatamente após seu diagnóstico. Estudos recentes têm mostrado a segurança da metformina durante a gravidez e o uso de glibenclamida em pacientes com DMG após o segundo trimestre	B
O uso de análogos de insulina de ação ultrarrápida, como insulina aspart e lispro, é seguro durante a gravidez e promove melhor controle dos níveis de glicemia pós-prandial e menor ocorrência de hipoglicemia. A insulina NPH humana ainda é a primeira escolha entre as insulinas de ação intermediária. Existem alguns estudos e relatos de caso isolados sobre o uso dos análogos de insulina detemir e glargina	A
Deve-se descontinuar o uso de IECA, BRA e estatinas, em virtude de sua associação com embriopatias e fetopatias, antes da gravidez ou assim que ela seja confirmada	A
Com a finalidade de simplificar o diagnóstico de DMG, uma glicemia de jejum deve ser realizada na primeira consulta pré-natal. Se o valor da glicemia for ≥ 85mg/dL e a paciente apresentar fatores de risco para DMG, um TOTG com 75g de glicose anidra deverá ser feito. Se o teste for normal, deverá ser repetido entre a 24ª e a 28ª semana de gravidez	A
O diagnóstico de DMG não deve ser feito com glicemia coletada ao acaso, com teste de sobrecarga com 50g de glicose anidra e através de glicosúria. Entre a 18ª e a 20ª semana de gravidez, uma ecocardiografia fetal deverá ser realizada para avaliação das quatro câmaras cardíacas, com a finalidade de diagnosticar qualquer tipo de alteração anatômica ou funcional do coração fetal	B
Deve-se realizar um TOTG com 75g de glicose anidra 6 semanas após o parto, para avaliação do *status* glicêmico da paciente. Caso o teste esteja normal, deve ser realizada ao menos uma glicemia de jejum anualmente	B

Quando a prole estiver completa, a esterilização permanente das pacientes diabéticas ou de seus parceiros poderá oferecer um meio conveniente para prevenir uma gravidez não planejada, quando comparada aos outros métodos contraceptivos.[25,62]

CONSIDERAÇÕES FINAIS

Os medicamentos que podem ser usados por grávidas gestantes podem ser vistos nas Tabelas 17.8 e 17.9. Os itens mais importantes focados nesse consenso podem ser vistos no Tabela 17.10. Todas elas apresentam os devidos níveis de evidência das principais recomendações e conclusões.

REFERÊNCIAS

1. American Diabetes Association. Gestational diabetes mellitus. Diabetes Care 2004; 27(Suppl 1):S88-S90.
2. Hod M, Diamant YZ. Diabetes in pregnancy. Norbert Freinkel Memorial Issue. Isr J Med Sci 1991; 27:4215-32.
3. Reichelt AJ, Spichler ER, Branchtein L et al. For the Brazilian Study of Gestational Diabetes (EBDG) working group. Fasting plasma glucose is an useful test for the detection of gestational diabetes. Diabetes Care 1998; 21:246-9.
4. Reichelt AJ, Oppermann MLR, Schmidt MI. Recomendações da 2ª Reunião do Grupo de Trabalho em Diabetes e Gravidez. Arq Bras Endocrinol Metab 2002; 46:574-81.
5. Schmidt MI, Matos MC, Reichelt AJ et al. Prevalence of gestational diabetes mellitus – do the new WHO criteria make a difference? Brazilian Gestational Study Group. Diabet Med 2000; 17:376-80.
6. Ray JG, O'Brien TE, Chan WS. Preconception care and the risk of congenital anomalies in the offspring of women with diabetes mellitus: a meta-analysis. QJM 2001; 94:435-44.
7. Metzger BE, Coustan DR (eds.) Proceedings of the Fourth International Workshop Conference on Gestational Diabetes Mellitus. Diabetes Care 1998; 21(Suppl. 2):B1-167.
8. Combs CA, Kitzmiller JL. Spontaneous abortion and malformations in diabetes. Baillière's Clin Obstet Gynaecol 1991; 5(Suppl. 1):315-32.
9. Nold JL, Georgieff MK. Infants of diabetic mothers. Pediatr Clin North Am 2004; 51:619-37.
10. Ehrenberg HM, Mercer BM, Catalano PM. The influence of obesity and diabetes on the prevalence of macrosomia. Am J Obstet Gynecol 2004; 19:964-8.
11. Fetita LS, Sobngwi E, Serradas P et al. Consequences of fetal exposure to maternal diabetes in offspring. J Clin Endocrinol Metab 2006; 91:3714-24.
12. Damm P. Future risk of diabetes in mother and child after gestational diabetes mellitus. Int J Gynaecol Obstet 2009; 104 Suppl 1:S25-6.
13. Rizzo T, Dooley S, Metzger B et al. Prenatal and perinatal influences on long-term psychomotor development in offspring of diabetic mothers. Am J Obstet Gynecol 1995; 173:1753-8.
14. Diabetes Control and Complications Trial Research Group: Effect of pregnancy on microvascular complications in the Diabetes Control and Complications Trial. Diabetes Care 2000; 23:84-91.
15. Yogev Y, Xenakis EM, Langer O. The association between preeclampsia and the severity of gestational diabetes: the impact of glycemic control. Am J Obstet Gynecol 2004; 19:1655-60.
16. Laun IC, Rolim A, Arruda MJ. Diabetes mellitus e gravidez. In: Vilar L et al. Endocrinologia clínica 4 ed., Rio de Janeiro: Guanabara Koogan, 2009:681-93.

17. Carr DB, Gabbe S. Gestational diabetes. Detection, management and implications. Clin Diabetes 1998; 16:4-11.
18. Lauenborg J, Hansen T, Jensen DM et al. Increasing incidence of diabetes after gestational diabetes: a long-term follow-up in a Danish population. Diabetes Care 2004; 27:1194-9.
19. Barbour LA. New concepts in insulin resistance of pregnancy and gestational diabetes: long-term implications for mother and offspring. J Obstet Gynaecol 2003; 23:545-9.
20. Jovanovic-Peterson L, Peterson CM. Review of gestational diabetes and low-calorie diet and physical exercise as therapy. Diabetes Metab Rev 1996; 122:287-308.
21. Mestman JH. Insulin resistance syndrome and gestational diabetes. Endocr Pract 2003; 9 (Suppl. 2):90-2.
22. Altinova AE, Toruner F, Bozkurt N et al. Circulating concentrations of adiponectin and tumor necrosis factor-alpha in gestational diabetes mellitus. Gynecol Endocrinol 2007; 23:161-5.
23. Lain KY, Daftary AR, Ness RB, Roberts JM. First trimester adipocytokine concentrations and risk of developing gestational diabetes later in pregnancy. Clin Endocrinol (Oxf) 2008; 69:407-11.
24. Akturk M, Altinova AE, Mert I et al. Visfatin concentration is decreased in women with gestational diabetes mellitus in the third trimester. J Endocrinol Invest 2008; 31:610-3.
25. Metzger BE, Buchanan TA, Coustan DR et al. Summary and recommendations of the Fifth International Workshop-Conference on Gestational Diabetes Mellitus. Diabetes Care 2007; 30 Suppl 2:S251-60.
26. Buchanan TA, Xiang A, Kjos SL, Watanabe R. What is gestational diabetes? Diabetes Care 2007; 30 Suppl 2:S105-11.
27. Mugglestone MA, for The Guideline Development Group: management of diabetes from preconception to the postnatal period: summary of NICE guidance. BMJ 2008; 336:714-7.
28. Kitzmiller JL, Block JM, Brown FM et al. Managing preexisting diabetes for pregnancy. Diabetes Care 2008; 31:1060-79.
29. Mosca A, Paleari R, Dalfra MG et al. Reference intervals for hemoglobin A1C in pregnant women: data from an Italian multicenter study. Clin Chem 2006; 52:138-3.
30. Jovanovic L, Knopp RH, Kim H et al. for the Diabetes in Early Pregnancy Study Group: Elevated pregnancy losses at high and low extremes of maternal glucose in early normal and diabetic pregnancy: evidence for a protective adaptation in diabetes. Diabetes Care 2005; 28:1113-7.
31. Negrato CA, Montenegro RM Jr, Mattar R et al. Dysglycemias in pregnancy: from diagnosis to treatment. Brazilian consensus statement. Diabetol Metab Syndr 2010; 2:27.
32. National Academy of Sciences, Institute of Medicine, Food and Nutrition Board, Committee on Nutritional Status During Pregnancy and Lactation, Subcommittee for a Clinical Application Guide: Nutrition During Pregnancy and Lactation: An Implementation Guide. Washington, D.C., National Academies Press 1992.
33. ADA Reports. Position of the American Dietetic Association: use of nutritive and non-nutritive sweeteners. J Am Diet Assoc 2004; 255-75.
34. Centers for Disease Control. Recommendations for the use of folic acid to reduce the number of cases of spina bifida and other neural tube defects. MMWR Recommendations and Reports 1992; 41:1-7.
35. American College of Obstetrics and Gynecology. Exercise during pregnancy and the post partum period: committee opinion no. 267. Obstet Gynecol 2002; 99:171-3.
36. Davies GA, Wolfe LA, Mottola MF et al.; Society of Obstetricians and Gynecologists of Canada Clinical Practice Obstetrics Committee, Canadian Society for Exercise Physiology Board of Directors. Exercise in pregnancy and the postpartum period. J Obstet Gynecol Can 2003; 25:516-29.

37. Jovanovic L, Kitzmiller JL. In: Hod H, Jovanovic L, Di Renzo GC, et al. (eds.) Textbook of diabetes and pregnancy. 2 ed. London: Informa Healthcare, 2008:205-6.
38. Torlone E, Di Cianni G, Mannino D, Lapolla A. Insulin analogs and pregnancy: an update. Acta Diabetol 2009; 46:163-2.
39. Cooper WO, Hernandez-Diaz S, Arbogast PG et al. Major congenital malformations after first-trimester exposure to ACE inhibitors. N Engl J Med 2006; 354:2443-51.
40. American College of Obstetricians and Gynecologists. Chronic hypertension in pregnancy: Practice Bulletin no. 29. Obstet Gynecol 2001; 98:177-85.
41. Napoli C, Glass CK, Witztum JL, Deutsch R, D'Armiento FP, Palinski W. Influence of maternal hypercholesterolemia during pregnancy on progression of early atherosclerotic lesions in childhood: Fate of Early Lesions in Children (FELIC) study. Lancet 1999; 354:1234-41.
42. Ofori B, Rey E, Berard A. Risk of congenital anomalies in pregnant users of statin drugs. Br J Clin Pharmacol 2007; 64:496-509.
43. Metzger E, Lowe LP, Dyer AR et al. Hyperglycemia and adverse pregnancy outcomes. The HAPO Study cooperative research group. N Engl J Med 2008; 358:1991-2002.
44. Crowther CA, Hiller JE, Moss JR et al. Effect of treatment of gestational diabetes mellitus on pregnancy outcomes. N Engl J Med 2005; 352:2477-86.
45. Negrato CA, Jovanovic L, Tambascia MA et al. Mild gestational hyperglycaemia as risk factor for metabolic syndrome in pregnancy and adverse perinatal outcomes. Diabetes Metab Res Rev 2008, 24:324-30.
46. Buchanan T, Kjos SL, Montoro MN et al. Use of fetal ultrasound to select metabolic therapy for pregnancies complicated by mild diabetes. Diabetes Care 1994; 17:275-83.
47. Young J, Anwar A. Diabetic medications in pregnancy. Curr Diabetes Rev 2009; 5:252-8.
48. Rowan JA, Hague WM, Wanzhen G et al. Metformin versus insulin for the treatment of gestational diabetes. N Engl J Med 2008; 358:2003-15.
49. Glueck CJ, Pranikoff J, Aregawi D, Wang P. Prevention of gestational diabetes by metformin plus diet in patients with polycystic ovary syndrome. Fertil Steril 2008; 89:625-34.
50. Glueck CJ, Goldenberg N, Pranikoff J et al. Height, weight, and motor-social development during the first 18 months of life in 126 infants born to 109 mothers with polycystic ovary syndrome who conceived on and continued metformin through pregnancy. Hum Reprod 2004; 19:1323-30.
51. Langer O, Conway DL, Berkus MD et al. A comparison of glyburide and insulin in women with gestational diabetes mellitus. N Engl J Med 2000; 343:1134-38.
52. Conway DL, Gonzales O, Skiver D. Use of glyburide for the treatment of gestational diabetes: the San Antonio experience. Obstet Gynecol Surv 2004; 59:491-3.
53. Jacobson GF, Ramos GA, Ching JY et al. Comparison of glyburide and insulin for the management of gestational diabetes in a large managed care organization. Am J Obstet Gynecol 2005; 193:118-4.
54. World Health Organization Collaborative Study Team on the role of breastfeeding on the prevention of infant mortality: Effect of breastfeeding on infant and child mortality due to infectious diseases in less developed countries: a pooled analysis. Lancet 2000; 355:451-5.
55. Hale TW, Kristensen JH, Hackett LP et al. Transfer of metformin into human milk. Diabetologia 2002; 45:1509-14.
56. Briggs GG, Ambrose PJ, Nageotte MP et al. Excretion of metformin into breast milk and the effect on nursing infants. Obstet Gynecol 2005; 105:1437-1.
57. Gardiner SJ, Kirkpatrick CM, Begg EJ et al. Transfer of metformin into human milk. Clin Pharmacol Ther 2003; 73:71-7.

58. Feig DS, Briggs GG, Kraemer JM et al. Transfer of glyburide and glipizide into breast milk. Diabetes Care 2005; 28:1851-5.
59. The International Expert Committee. International Expert Committee report on the role of the A1C assay in the diagnosis of diabetes. *Diabetes Care* 2009; 32:1327-34.
60. Hale TW. Maternal medications during breastfeeding. Clin Obstet Gynecol 2004; 47:696-711.
61. Schimmel MS, Eidelman AI, Wilschanski MA et al. Toxic effects of atenolol consumed during breast feeding. *J Pediatr* 1989; 114:476-8.
62. Schwarz EB, Maselli J, Gonzales R. Contraceptive counseling of diabetic women of reproductive age. Obstet Gynecol 2006; 107:1070-74.

CAPÍTULO 18

Michael J. Paglia
Donald R. Coustan

Uso de Medicações Antidiabéticas Orais no Diabetes Melito Gestacional

INTRODUÇÃO

Quando os níveis circulantes de glicose em mulheres com diabetes melito gestacional (DMG) não podem ser adequadamente controlados com a dietoterapia, a insulina tem sido o tratamento farmacológico de escolha.[1] A insulina consiste em uma molécula grande e praticamente não atravessa a placenta, embora alguma insulina ligada a anticorpos possa fazê-lo.[2] Como a insulina precisa ser administrada por via subcutânea, tem aumentado o interesse, nos últimos anos, pelo uso de medicações antidiabéticas orais (MAO) para essa desordem.[3,4] Estudos recentes têm demonstrado a equivalência da glibenclamida e da metformina com relação à insulina em termos de desfechos da gravidez no DMG.[5,6] No entanto, foi demonstrado que ambos os fármacos atravessam a placenta e, portanto, devem ser usados com cautela e as pacientes orientadas adequadamente.[7]

Certos princípios mais abrangentes guiam a tomada de decisões quanto à prescrição de medicamentos para gestantes; contudo, tanto os interesses da mãe como os do feto devem ser levados em conta. A partir da perspectiva da mãe, um medicamento precisa ser seguro e eficaz no tratamento da doença para a qual ele é prescrito. Do ponto de vista fetal, a primeira pergunta a ser respondida é se, e em que extensão, a medicação atravessa a placenta e atinge o compartimento fetal. Se pouca ou nenhuma medicação atinge o feto, e se o efeito da medicação sobre a mãe tem pouco ou nenhum impacto sobre o feto, a decisão deve ser fundamentada apenas em fatores maternos. No entanto, se a medicação atravessa a placenta e está presente no feto, o impacto fetal deve ser considerado. O medicamento pode ser neutro, benéfico ou prejudicial ao feto. Alguns medicamentos, como os corticosteroides, são dados com a intenção de tratar o feto (p. ex., para aumentar a maturidade pulmonar fetal) e, assim, formulações como a dexametasona ou a betametasona são escolhidas porque atravessam a placenta. A talidomida, um tranquilizante e indutor do sono comumente prescrito em algumas partes do mundo durante a década de

1960, era teratogênica se administrada no início da gravidez e foi responsável por milhares de casos de malformações congênitas antes de ser retirada do mercado. Assim, é importante compreender ao máximo possíveis efeitos fetais dos medicamentos que atravessam a placenta. Uma medicação usada para tratar o diabetes durante a gravidez pode ser considerada como tendo potenciais efeitos benéficos indiretos sobre o feto, ou seja, na medida em que a glicemia materna é normalizada, a fetopatia diabética deve ser prevenida. No entanto, é importante certificar-se dos potenciais efeitos nocivos ou benéficos sobre o feto de medicamentos que atravessem a barreira placentária.

Tanto a Associação Americana de Diabetes (ADA)[8] como o Colégio Americano de Obstetras e Ginecologistas (ACOG)[9] elaboraram diretrizes para o manuseio do DMG. O objetivo primário dessas diretrizes é o controle do nível de glicose no sangue materno. Ambas as organizações recomendam a introdução da insulinoterapia quando a terapia nutricional não resulta na obtenção das metas glicêmicas desejadas. As metas recomendadas pela ADA são: glicemia de jejum menor ou igual a 105mg/dL, glicemia pós-prandial de 1 hora menor ou igual a 155mg/dL e glicemia pós-prandial de 2 horas menor ou igual a 130mg/dL.[8] O ACOG propõe como metas: glicemia de jejum menor do que 95mg/dL e valores pós-prandiais de 1 hora menores do que 130 a 140mg/dL e de 2 horas menores do que 120mg/dL.[9] Atualmente, nenhuma dessas organizações recomenda o uso de agentes orais para o DMG. Da mesma maneira, a FDA (Food and Drug Administration) ainda não aprovou o uso de MAO para gestantes com DMG nos EUA. Não existem, contudo, evidências de que as sulfonilureias e a metformina sejam teratogênicas.[10] Uma das vantagens de insulina é que ela praticamente não atravessa a placenta. O principal potencial benefício das MAO é a facilidade de seu uso. Além disso, alguns dos agentes, como a metformina, não causam hipoglicemia. Uma desvantagem de algumas das MAO é que elas atravessam a placenta, e pelo menos a metformina pode se concentrar no compartimento fetal.[7]

Existe um número de diferentes classes de agentes antidiabéticos orais com diferentes mecanismos de ação. A seguir, será discutido seu uso durante a gestação.

SULFONILUREIAS

Comentários gerais/Mecanismo de ação

Juntamente com as meglitinidas ou glinidas, as sulfonilureias (SU) são classificadas como secretagogos de insulina por estimularem a secreção (mas não a síntese) de insulina, a despeito do nível de insulina no sangue, mediante a ligação aos receptores específicos das SU nas células β. Esses receptores, denominados subunidade SUR, localizados nos canais de potássio ATP-sensíveis (K-ATP), estão presentes nas células β e em outros tecidos. As SU causam o fechamento desses canais através da subunidade Kir, e assim desencadeiam a despolarização. O influxo de cálcio secundário à despolarização causa liberação de insulina. Secundariamente, as SU reduzem o débito hepático de glicose e aumentam a utilização periférica de glicose. As SU somente são eficazes em pacientes com função residual de células β; portanto, elas não funcionam em pacientes com diabetes tipo 1 nem naqueles com diabetes tipo 2 de longa data, cujas células β já perderam a capacidade secretória de insulina.[10-12] Alguns estudos sugerem que as SU também aumentariam o número de receptores insulínicos e/ou teriam efeito pós-receptor, aumentando a sensibilidade periférica tissular à insulina.[13,14]

Embora SU possam causar efeitos colaterais em quase todos os sistemas, a reação adversa mais comum é a hipoglicemia. Esta última é mais provável quando o fármaco é usado em combinação com outros medicamentos para o diabetes, quando a ingestão de carboidratos é insuficiente, ou após exercício rigoroso. As SU reduzem os níveis circulantes de glicose em aproximadamente 20% e a hemoglobina glicada (HbA1c) em 1% a 2%.[10-12]

As SU de primeira geração são acetohexamida, clorpropamida, tolbutamida e tolazamida. As SU de segunda geração incluem glipizida (duração de ação de até 12 horas), glibenclamida (12 a 24 horas) e gliclazida MR (24 horas), enquanto a glimepirida é considerada como de terceira geração (com ação por até 24 horas). As SU de primeira geração são mais propensas a apresentar interações com outros medicamentos e também implicam risco maior de hipoglicemia.[10-12]

Também denominada gliburida nos EUA, a glibenclamida (Daonil® etc. – comp. 5mg) é a sulfonilureia mais comumente usada na gravidez, nas doses de 2,5 a 20mg/dia.[7] Metabolizada no fígado a produtos geralmente inativos, alguns dos quais com atividade hipoglicêmica, é excretada na urina (50%) e na bile (50%). Sua duração de ação é de 16 a 24 horas, o que torna possível sua administração em uma a duas tomadas diárias (dose usual de 2,5 a 20mg/dia).[10-12]

Eficácia e segurança da glibenclamida no DMG

Estudos iniciais demonstraram que a glibenclamida não atravessa a placenta em quantidades significativas e as concentrações fetais não atingiram mais de 1% a 2% das concentrações maternas.[15-17] Em grande estudo randomizado e controlado, a glibenclamida não foi detectada no sangue do cordão umbilical, apesar de as mães que tomavam a medicação apresentarem concentrações terapêuticas do medicamento no sangue.[16] No entanto, recente publicação da Obstetric-Fetal Pharmacology Research Unit Network[18] relatou que os níveis de glibenclamida no cordão umbilical foram, em média, 70% dos níveis maternos quando a cromatografia líquida de alta eficiência (HPLC) com espectrometria de massa foi usada para medir a glibenclamida, em vez da HPLC com detecção por ultravioleta, utilizada no estudo anterior.[16] Esse relato também observou que determinada dose de glibenclamida resultava em concentrações plasmáticas de mães com DMG que eram 50% inferiores aos níveis de mulheres não grávidas com diabetes tipo 2.[16] Assim, a dose da glibenclamida necessitaria ser aumentada em mulheres grávidas, a fim de se alcançarem níveis plasmáticos de glibenclamida similares àqueles geralmente atingidos em não gestantes. O principal efeito adverso da glibenclamida é a hipoglicemia, e esse sintoma está relacionado com a dose.[12]

O pico plasmático de glibenclamida em mulheres com DMG ocorre em aproximadamente 3 horas, comparado com 3,5 horas nas mulheres não grávidas com diabetes tipo 2.[7] A meia-vida do fármaco em mulheres com DMG é de aproximadamente 8 horas. Os estudos que avaliaram a glibenclamida na gravidez usaram uma dose inicial de 2,5mg, por via oral, uma vez ao dia. Se os valores da glicemia não forem os ideais, a dose poderá ser aumentada, inicialmente para 5mg/dia e, em seguida, 5mg duas vezes ao dia. A dose máxima é de 20mg/dia.[7] A dose máxima, adotada a partir de recomendações para as pessoas não grávidas, não reflete as diferenças farmacocinéticas observadas por Hebert e cols.[18]

Um estudo clínico randomizado e controlado comparou glibenclamida e insulina em 404 mulheres com DMG cuja glicemia de jejum no TOTG excedeu 95mg/dL ou cuja glicemia pós-prandial de 2 horas excedeu 120mg/dL.[5] Não foram encontradas diferenças estatisticamente significativas entre os dois grupos de tratamento em termos de controle da glicemia, frequência de partos cesariana ou pré-eclâmpsia. Houve menor incidência de hipoglicemia bioquímica materna (pelo menos um valor de glicemia inferior a 40mg/dL) no grupo tratado com glibenclamida (2% vs. 20%), mas nenhuma paciente apresentou hipoglicemia clinicamente aparente. Os desfechos neonatais, incluindo hipoglicemia neonatal (dois ou mais episódios de glicemia < 40mg/dL), peso ao nascimento, macrossomia (peso ao nascer de 4.000g ou mais) ou bebês grandes para a idade gestacional (GIG, maior do que o percentil 90), não foram diferentes entre os dois grupos.[5]

Embora esse achado pudesse levantar preocupações quanto ao fato de o tamanho da amostra ter sido suficiente para detectar uma diferença significativa, as diferenças aparentes nas taxas de GIG (12% vs. 13%) e macrossomia (7% vs. 4%), bem como do peso médio (3.256g vs. 3.194g), foram mínimas para serem consideradas clinicamente significativas.[5] Como mais de 80% população do estudo foi composta por hispânicos, a generalização a outros grupos poderia ser questionada. Outra potencial lacuna é a falta de um grupo-controle sem tratamento, mas a maioria dos cuidadores teria tratado os participantes nesse estudo com base em suas medições da glicemia.

Em estudo posterior,[19] o uso da glibenclamida (2,5 a 5mg/dia) proporcionou controle glicêmico satisfatório em 84% de um grupo de 75 pacientes com DMG.

Estudos observacionais também têm comparado a glibenclamida com a insulina para avaliação de desfechos maternos e fetais. Um estudo de coorte prospectivo foi realizado para avaliação do número de episódios de hipoglicemia assintomática, usando um sistema de monitoração contínua da glicemia.[20] As pacientes com DMG foram tratadas com dieta, insulina ou glibenclamida. Além disso, foi avaliado um grupo de controle de gestantes sem DMG. As pacientes tratadas com insulina tiveram significativamente mais eventos hipoglicêmicos assintomáticos do que aquelas tratadas com glibenclamida. As pacientes submetidas apenas à dieta e aquelas sem DMG não apresentaram episódios de hipoglicemia.[20]

Alguns dos resultados de estudos relativos aos desfechos neonatais também diferem dos resultados do estudo realizado por Langer e cols.[5] Um estudo de coorte retrospectivo foi realizado para avaliação de mulheres inicialmente tratadas com glibenclamida, depois de não responderem à dietoterapia.[21] Dessas mulheres, 21% não obtiveram sucesso com o tratamento com glibenclamida e iniciaram a terapia insulínica. As mulheres bem-sucedidas durante o uso da glibenclamida foram comparadas com as não responsivas a essa medicação. A idade gestacional no parto, o peso ao nascer, as taxas de cesariana, macrossomia e distocia do ombro foram semelhantes nos dois grupos. As taxas de internação na unidade de terapia intensiva neonatal (UTIN) foram maiores no grupo da glibenclamida, mas não houve nenhuma diferença estatística no tempo de permanência na UTIN.[21]

Outro estudo retrospectivo comparou os desfechos em gestantes tratadas com insulina entre 1999 e 2000 (n = 268) e mulheres tratadas com glibenclamida (n = 236) entre 2001 e 2002.[22] Não houve diferenças significativas quanto ao peso ao nascer, à macrossomia ou à cesariana. Contudo, mulheres no grupo da glibenclamida apresentaram maior incidência de pré-eclâmpsia. Os recém-nascidos de mães que tomaram glibenclamida apresentaram maior probabilidade de receber fototerapia, porém foram menos propensos a ser admitidos na UTIN. Entretanto, quando esses recém-nascidos foram internados na UTIN, tiveram uma permanência mais longa nessa unidade. Nas mulheres tratadas com glibenclamida foi detectado melhor controle glicêmico. A hipoglicemia materna, ainda que rara nos dois grupos, foi mais comum no grupo da glibenclamida.[22]

BIGUANIDAS

Comentários gerais

Juntamente com as tiazolidinedionas ou glitazonas, as biguanidas são classificadas como sensibilizadores da insulina. O único representante desse grupo comercialmente disponível é a *metformina*. Por sua eficácia, segurança e baixo custo, a metformina tem sido considerada o agente padrão-ouro no manuseio do diabetes tipo 2 (DM2), e as diretrizes mais recentes da ADA e da Sociedade Europeia para o Estudo do Diabetes (EASD) sugerem que a metformina, na ausência de contraindicações, seja administrada, juntamente com as mudanças do estilo de vida, tão logo o DM2 seja diagnosticado.[23]

A metformina (Glifage® etc. – comp. 500, 850 e 1.000mg) não estimula a secreção de insulina e, portanto, apenas excepcionalmente causa hipoglicemia. Ela atinge um pico plasmático em 4 horas, porém deve ser tomada com alimentos, em razão de sua associação com efeitos adversos gastrointestinais. Essas reações ocorrem em até 20% dos pacientes, mas somente 5% necessitam suspender o tratamento. Acidose láctica é o efeito colateral mais temível da metformina, mas é muito rara e praticamente só ocorre na presença de condições que favoreçam seu surgimento (p. ex., insuficiência renal).[10,11,23] A meia-vida da metformina é de 2 a 5 horas e, após 12 horas, 90% da dose absorvida é eliminada.[24] Existe, contudo, uma formulação de liberação prolongada (Glifage XR® – comp. 500 e 750mg) que é mais bem tolerada e deve ser administrada em uma tomada única diária.[25] Nos estudos de DMG citados mais adiante, a metformina foi iniciada em 500mg uma vez ou duas vezes por dia e, se necessário, essa dose era aumentada para um máximo de 2.500mg/dia.[7]

Mecanismo de ação

A metformina não tem efeito direto sobre as células β e leva à redução da glicemia mediante os seguintes mecanismos: (1) inibição da neoglicogênese (responsável por 75% de sua ação anti-hiperglicêmica); (2) melhora da sensibilidade periférica à insulina (que leva à redução da insulinemia); e (3) redução do *turnover* de glicose no leito esplâncnico.[10,11,23,24]

Em nível celular, a metformina aumenta a atividade da tirosinoquinase do receptor de insulina, estimulando a translocação do GLUT-4 e a atividade da glicogênio-sintetase.[26] Foi também sugerido que ela teria a capacidade de aumentar os níveis séricos do GLP-1 (*glucagon-like peptide-1* – peptídeo similar ao glucagon-1), uma incretina produzida no intestino delgado e que atua estimulando a secreção de insulina e inibindo a de glucagon.[27] O aumento do GLP-1 não resultaria de inibição da enzima dipeptidil peptidase-4 (DPP-4), que degrada o GLP-1, mas por estímulo à síntese da incretina.[27]

Eficácia e segurança no DMG

Uma desvantagem da metformina é que ela atravessa a placenta e se concentra no compartimento fetal.[7] De fato, os níveis na artéria e veia umbilicais são até duas vezes maiores do que os observados no soro materno.[28] Embora teratogenicidade não tenha sido demonstrada com a metformina e ela seja classificada pela FDA como agente de classe B, persistem perguntas sem resposta sobre os potenciais efeitos para o feto.[7] Na qualidade de sensibilizadora da insulina, poderia a metformina aumentar a ação da insulina fetal e prevenir efeitos adversos fetais, ou, alternativamente, poderia ela aumentar a probabilidade de fetopatia diabética? O conceito da programação *in utero* para a síndrome metabólica está se tornando amplamente aceito.[29] Será que a metformina, com sua alta concentração fetal, aumentaria ou diminuiria a probabilidade desse desfecho?

Em três estudos recentes, a metformina mostrou-se tão eficaz quanto a insulina, em termos de desfecho neonatal e controle glicêmico, em pacientes com DMG.[6,30,31] Entretanto, 18% a 46% das pacientes originalmente tratadas com metformina necessitaram de insulinoterapia suplementar.[6,31]

O estudo Metformina no Diabetes Gestacional (MiG)[6] foi um grande ensaio clínico randomizado e controlado, realizado na Austrália e na Nova Zelândia. Nesse estudo, a metformina, na dose máxima de 2.500mg/dia, foi comparada com a insulina em 751 mulheres com DMG cuja glicemia de jejum excedeu 97mg/dL ou que tiveram pelo menos dois valores de glicemia pós-prandial de 2 horas acima de 121mg/dL. Os valores da glicemia capilar (jejum e pós-prandial de 2 horas) foram similares nos dois grupos durante as 2 semanas que antecederam o parto. No entanto, durante todo o período de tratamento, os níveis de glicemia pós-prandial média foram de 112mg/dL no grupo da metformina e 115mg/dL no grupo da insulina, uma diferença estatística mas não clinicamente significativa. O desfecho primário composto (hipoglicemia neonatal, desconforto respiratório, necessidade de fototerapia, trauma ao nascimento, escore Apgar de 5 minutos < 7 e prematuridade) não diferiu entre os dois grupos de tratamento (32% em cada). Em contrapartida, nascimento prematuro (< 37 semanas) foi mais comum no grupo da metformina (12%) do que no da insulina (8%). Os desfechos secundários, como GIG, níveis de insulina no cordão umbilical e espessura da gordura subcutânea, foram similares. Contudo, hipoglicemia neonatal grave (qualquer glicemia < 28,8mg/dL) foi mais frequente no grupo da insulina (8%) do que no grupo de mulheres randomizadas para a metformina (3%). Como seria de esperar, mais mulheres no grupo da metformina (77%) do que no grupo da insulina (27%) afirmaram que optariam por receber de novo o tratamento que lhes foi designado. Entre as mulheres randomizadas para metformina, 46% necessitaram da adição de insulina porque as metas glicêmicas não foram alcançadas com a dose máxima de metformina. A dose máxima diária de insulina alcançou uma média de 50 unidades nas pacientes tratadas apenas com insulina e 46 unidades naquelas que inicialmente receberam metformina e subsequentemente necessitaram de insulinoterapia.[6]

GLIBENCLAMIDA VS. METFORMINA

Um recente estudo clínico randomizado e controlado comparou glibencalamida e metformina em pacientes com DMG recém-diagnosticado.[32] O percentual de pacientes que necessitaram de insulinoterapia foi duas vezes maior no grupo da metformina (34,7%) do que no grupo da glibenclamida (16,2%).[32] Nas gestantes que não necessitaram de insulina, os valores de glicemia de jejum e pós-prandial foram similares nos dois grupos.[32]

TIAZOLIDINEDIONAS

Comentários gerais/Mecanismo de ação

As tiazolidinedionas (TZD) ou glitazonas exercem seus efeitos estimulando os receptores nucleares PPAR (*peroxisome-proliferator-activated receptors*) do tipo γ (PPARγ), que são encontrados em tecidos-alvo para a ação da insulina. Esses receptores são mais abundantes no tecido adiposo, mas também estão presentes no músculo e no fígado. As TZD aumentam a sensibilidade à insulina por uma série de mecanismos mediados pelos PPARγ, incluindo o incremento da lipogênese no tecido adiposo, o aumento da captação de glicose no músculo e a redução da gliconeogênese hepática. Esses medicamentos são úteis para pacientes com diabetes tipo 2 que continuam a produzir insulina endógena adequadamente e são resistentes à insulina. Em geral, não causam hipoglicemia, exceto quando usados em combinação com outro agente, como SU, glinidas ou insulina. A *troglitazona*, a primeira glitazona comercializada, foi retirada do mercado em 2000 por causa de uma prevalência bastante elevada de hepatotoxicidade, com algumas mortes relatadas. Os medicamentos disponíveis atualmente, *rosiglitazona* (Avandia®) e pioglitazona (Actos®), parecem ser menos propensos a causar hepatotoxicidade, mas o monitoramento dos testes de função hepática é recomendado quando eles são usados. As TZD podem causar ganho de peso e têm sido associadas a retenção de líquido e edema periférico em 2% a 5% dos pacientes.[23,33,34] Também implicam risco aumentado de fraturas e insuficiência cardíaca, a qual geralmente é responsiva à descontinuação do medicamento, mas não a diuréticos.[23] As TZD são igualmente usadas para tratar a síndrome do ovário policístico e podem aumentar as chances de concepção para essas pacientes.[35] Portanto, as pacientes podem estar tomando TZD no início da gravidez.

Eficácia e segurança no DMG

O uso de TZD durante a gravidez não tem sido amplamente relatado. Há relatos de casos e séries de casos em que a rosiglitazona foi tomada durante o primeiro trimestre, sem aparentes efeitos adversos sobre o feto.[36] A transferência placentária da rosiglitazona no primeiro trimestre de gravidez tem sido demonstrada em fetos abortados, principalmente a partir da décima semana de gestação.[37] Utilizando-se cotilédones da placenta perfundidos oriundos de gestações normais a termo, Holmes e cols.[38] relataram transferência mínima de rosiglitazona ao perfusato fetal. Em virtude dos efeitos desconhecidos da sensibilização à insulina fetal, seria melhor não usar a rosiglitazona durante a gravidez, até que mais informações estejam disponíveis.

INIBIDORES DA α-GLICOSIDASE

Comentários gerais

Ao contrário dos outros hipoglicemiantes orais, os inibidores de α-glicosidase (α-GI) não têm influência sobre a ação ou a produção de insulina. As duas formulações disponíveis nos EUA são *acarbose* (Glucobay®) e *miglitol* (Glyset®). A *voglibose* também é comercializada em alguns países. Não existem dados disponíveis referentes à passagem placentária desses fármacos, mas o miglitol é altamente absorvido do trato gastrointestinal, enquanto a acarbose é minimamente absorvida.[10,39,40] Portanto, provavelmente é preferível o uso de acarbose durante a gravidez. Flatulência e borborigmos são os dois principais efeitos adversos dos α-GI.[10] Houve alguns relatos de casos de hepatite após o uso de acarbose, e elevações transitórias dos níveis de transaminase 1,8 vez acima do limite superior da normalidade foram observadas em 6% dos casos, em comparação com 2% dos controles tratados com placebo. Elas parecem ser dose-dependentes e geralmente regridiram quando a medicação foi interrompida.[41,42] O fabricante recomenda que os níveis de transaminase sérica sejam verificados a cada 3 meses, durante o primeiro ano de tratamento, e depois periodicamente.[43]

Mecanismo de ação

Os α-GI inibem, por competição, a ação das α-glicosidases (maltase, isomaltase, glicoamilase e sucrase), enzimas localizadas na superfície em escova dos enterócitos do intestino delgado e responsáveis pela hidrólise dos oligossacarídeos, dissacarídeos e trissacarídeos. Também inibem a α-amilase pancreática, responsável pela hidrólise de carboidratos complexos em oligossacarídeos no lúmen do intestino delgado. Em consequência da inibição desses sistemas enzimáticos, ocorre retardo na digestão e absorção dos carboidratos complexos pelo intestino delgado, postergando-se, assim, a passagem da glicose para o sangue. Por esse motivo, esses medicamentos são mais eficientes em reduzir a glicemia pós-prandial.[10,39,40]

Segurança e eficácia da acarbose em gestantes

Estudos de reprodução em animais não revelaram nenhuma evidência de prejuízo à fertilidade ou dano ao filho.[43] Doses de até nove e 32 vezes a dose humana não se mostraram teratogênicas em ratas e coelhas grávidas.[44] Os dados em seres humanos são escassos. Menos de 2% da dose da acarbose é absorvida como medicamento ativo em adultos, mas 34% dos metabólitos são encontrados na circulação sistêmica.[43]

O uso da acarbose na gravidez não tem sido bem estudado. Em um estudo, a medicação foi administrada, na dose de 50mg três vezes ao dia, antes das refeições, a seis mulheres com DMG que apresentavam elevação moderada da glicemia de jejum (GJ) e glicemia pós-prandial (GPP). Em todas as pacientes, os níveis de GJ e GPP foram normalizados, a gravidez evoluiu sem intercorrências e os recém-nascidos foram considerados normais. Contudo, a terapia com acarbose associou-se a desconforto intestinal, que persistiu durante toda a gravidez. Um resumo preliminar de um estudo randomizado,[44] comparando acarbose e insulina no DMG, relatou resultados comparáveis, como também frequentes efeitos colaterais gastrointestinais com a acarbose. Apenas 6% das gestantes tratadas com acarbose necessitaram a troca por insulina.[44] A publicação final do estudo ainda não está disponível.

A acarbose tem potencial para tratar a hiperglicemia pós-prandial no diabetes gestacional e se beneficiaria de uma investigação mais aprofundada, particularmente de estudos clínicos randomizados.

INIBIDORES DA DPP-4

Atualmente, a vildagliptina (Galvus®), a sitagliptina (Januvia®) e a saxagliptina (Onglyza®) são os inibidores da DPP-4 comercialmente disponíveis. O bloqueio dessa enzima resulta em aumento nos níveis séricos de GLP-1, com consequentes inibição na secreção de glucagon e estímulo na secreção de insulina.[45,46]

Foi demonstrado que esses fármacos cruzam a placenta em quantidades significativas em ratas e coelhas. No entanto, outros estudos sugerem que eles não são teratogênicos, mesmo em doses 20 a 30 vezes maiores do que as recomendadas para seres humanos. Nos EUA, os inibidores da DPP-4 são atualmente considerados agentes de categoria B, porém ainda não existem dados concernentes a sua segurança para mulheres grávidas.[7,47]

INCRETINOMIMÉTICOS (ANÁLOGOS DO GLP-1)

Comentários gerais

A exenatida (Byetta®) e a liraglutida (Victoza®) são agonistas do GLP-1 classificados como incretinomiméticos. As incretinas, representadas pelo GLP-1 e o GIP (*glucose-dependent insulinotropic polypeptide* – polipeptídeo insulinotrópico glicose-dependente), são secretadas no intestino delgado em resposta às refeições e atuam estimulando a secreção de insulina e inibindo a produção de glucagon, além de retardarem o esvaziamento gástrico, aumentarem a saciedade e diminuírem o apetite.[23,48,49]

Ambos os fármacos são injetáveis e exigem uma (liraglutida) ou duas (exenatida) aplicações diárias por via subcutânea. Uma formulação da exenatida para aplicação semanal vem sendo estudada.[48]

Esses medicamentos são geralmente usados em combinação com antidiabéticos orais, mas também são aprovados como monoterapia. Como atuam estimulando a liberação de insulina do pâncreas, não constituem adequado tratamento para o diabetes tipo 1.[48,49]

Efeitos colaterais

Náusea (leve a moderada) é o principal efeito colateral dos análogos do GLP-1 (frequência de 30% a 50%), mas somente em até 5% dos pacientes é causa da interrupção do tratamento. Diarreia e vômitos também podem acontecer. Esses reações adversas tendem a desaparecer com o tempo, porém podem persistir por algumas semanas, sobretudo as náuseas.[23,48] Hipoglicemia é excepcional, exceto em pacientes em uso concomitante de sulfonilureia ou insulina.[48,49] Até o momento, pancreatite aguda foi descrita em aproximadamente 30 pacientes em uso de exenatida, mas a relação causa-efeito ainda necessita confirmação.[50] A frequência dessa complicação parece ser similar com a liraglutida.[51] Em ratos e camundongos, o uso de liraglutida causou tumores das células C da tireoide; contudo, ainda não se sabe se uma associação similar será observada em seres humanos.[51]

Segurança e eficácia em gestantes

Não há informações disponíveis sobre o uso desses medicamentos durante a gravidez. Em estudo de perfusão isolada de cotilédones placentários, a passagem transplacentária da exenatida revelou-se insignificante, com razão fetal/materna menor do que 0,017.[52] Mesmo que essas medicações se mostrem seguras na gravidez, a necessidade de injeções subcutâneas provavelmente limitaria sua utilização generalizada.

CONSIDERAÇÕES FINAIS

O DMG tornou-se mais comum nos últimos anos, e sua incidência tende a aumentar ainda mais com o agravamento da epidemia de obesidade na maioria dos países. A insulina continua sendo o padrão-ouro no tratamento dessa condição. Contudo, estudos recentes têm mostrado que as medicações antidiabéticas orais, particularmente glibenclamida e metformina, também podem desempenhar um papel no controle da glicemia de uma mulher grávida com DMG.

Certamente, a ingestão de um comprimido uma ou duas vezes por dia terá maior aceitação da maioria das pacientes do que a aplicação de injeções subcutâneas várias vezes dia. A metformina pode ser uma opção no futuro. Como ela atinge maior concentração no compartimento fetal, comparado com o materno, estudos adicionais em humanos e em animais deverão avaliar mais detalhadamente sua segurança. Os α-GI também podem ser uma opção para o futuro, visto que eles inibem a absorção da glicose no trato gastrointestinal, o que pode diminuir as oscilações pós-prandiais da glicemia. No entanto, são necessários novos estudos para avaliação de um potencial papel desses compostos na gestação.

Até que uma publicação recente[18] demonstrasse uma significativa passagem transplacentária da glibenclamida, a melhor opção de antidiabético oral era essa sulfoniluréia. Estudos evidenciaram que a glibenclamida oferece controle glicêmico comparável ao obtido com a insulina, com desfechos favoráveis similares na gravidez. No entanto, a demonstração de que a glibenclamida atinge o feto em níveis significativos levanta sérias perguntas, ainda sem respostas, sobre sua real segurança na gravidez. Como a glibenclamida é um secretogogo de insulina, poderia ela estimular a produção e liberação da insulina fetal, levando à hiperinsulinemia fetal e à piora da fetopatia diabética?

Embora os resultados não tenham demonstrado, até o momento, danos fetais, ainda não foi determinado o tipo de estudo que seria o mais reconfortante. Por exemplo, seria bastante útil determinar as taxas de desaparecimento da medição de glicemia em recém-nascidos expostos à glibenclamida *versus* controles ou aqueles cujas mães foram tratadas com insulina. Infelizmente, a possibilidade de indução a longo prazo de alterações metabólicas e, talvez, modificações epigenéticas durante o desenvolvimento intrauterino, o que pode gerar problemas, como a síndrome de resistência à insulina na idade adulta, nos leva a recomendar cautela no uso de glibenclamida durante gravidez.

Dado o atual estado de conhecimento, a medicação mais segura para o tratamento DMG continua sendo a insulina, que não atravessa a placenta de maneira considerável. Caso se opte por glibenclamida ou metformina, as pacientes precisam ser informadas dos potenciais, mas não demonstrados, riscos fetais associados à passagem transplacentária dessas substâncias. É provável que alguns agentes orais, em algum momento, se comprovem benéficos e seguros. Contudo, se a dietoterapia isoladamente não for bem-sucedida em uma mulher com DMG, a insulina ainda permanecerá como o tratamento de escolha.

REFERÊNCIAS

1. Simmons D, McElduff A, McIntyre HD, Elrishi M. Gestational diabetes mellitus: NICE for the U.S.? A comparison of the American Diabetes Association and the American College of Obstetricians and Gynecologists guidelines with the U.K. National Institute for Health and Clinical Excellence guidelines. Diabetes Care 2010; 33:34-7.
2. Coustan DR. Pharmacological management of gestational diabetes: an overview. Diabetes Care 2007; 30 Suppl 2:S206-8.
3. Metzger BE, Buchanan TA, Coustan DR et al. Summary and recommendations of the Fifth International Workshop-Conference on Gestational Diabetes Mellitus. Diabetes Care 2007; 30:S251-60. Erratum: Diabetes Care 2007; 30:3154.
4. Gilmartin AB, Ural SH, Repke JT. Gestational diabetes mellitus. Rev Obstet Gynecol 2008; 1:129-34.
5. Langer O, Conway DL, Berkus MD et al. A comparison of glyburide and insulin in women with gestational diabetes mellitus. N Engl J Med 2000; 343:1134-8.
6. Rowan JA, Hague WM, Wanzhen G et al. Metformin versus insulin for the treatment of gestational diabetes. N Engl J Med 2008; 358:2003-15.
7. Paglia MJ, Coustan DR. The use of oral antidiabetic medications in gestational diabetes mellitus. Curr Diab Rep 2009; 9:287-90.
8. American Diabetes Association. Gestational diabetes mellitus. Diabetes Care 2004; 27 (Suppl 1):S88-S90.
9. American College of Obstetricians and Gynecologists. Gestational diabetes: ACOG practice bulletin no. 30. Obstet Gynecol 2001; 98:525-38.
10. Lebowitz HE. Oral therapies for diabetic hyperglycemia therapy. Endocrinol Metab Clin North Am 2001; 30:909-33.
11. Mizuno CS, Chittiboyina AG, Kurtz TW et al. Type 2 diabetes and oral antihyperglycemic drugs. Curr Med Chem 2008; 15:61-74.
12. Rendell M. The role of sulphonylureas in the management of type 2 diabetes mellitus. Drugs 2004; 64:1339-58.
13. DeFronzo RA, Simonson DC. Oral sulfonylurea agents suppress hepatic glucose production in non-insulin-dependent diabetic individuals. Diabetes Care 1984; 7:724-7.
14. Simonson DC, Farrannini E, Bevilacqua S et al. Mechanism of improvement in glucose metabolism after chronic glyburide therapy. Diabetes Care 1984; 33:838-45.
15. Elliot B, Langer O, Schenker S, Johnson RF. Insignificant transfer of glyburide occurs across the human placenta. Am J Obstet Gynecol 1991; 165:807-12.
16. Elliot B, Schenker S, Langer O et al. Comparative placental transport of oral hypoglycemic agents: a model of human placental drug transfer. Am J Obstet Gynecol 1994; 171:653-60.
17. Elliot B, Langer O, Schussling F. A model of human placental drug transfer. Am J Obstet Gynecol 1997; 176:527-30.
18. Hebert MF, Ma X, Naraharisetti SB et al., for the Obstetric-Fetal Pharmacology Research Unit Network: Are we optimizing gestational diabetes treatment with glyburide? The pharmacologic basis for better clinical practice. Clin Pharmacol Ther 2009; 85:607-14.
19. Conway DL, Gonzales O, Skiver D. Use of glyburide for the treatment of gestational diabetes: the San Antonio experience. Obstet Gynecol Surv 2004; 59:491-3.
20. Yogev Y, Ben-Haroush A, Chen R et al. Undiagnosed asymptomatic hypoglycemia: diet, insulin and glyburide for gestational diabetic pregnancy. Obstet Gynecol 2004; 104:88-93.
21. Rochon M, Rand L, Roth L, Sreedhar G. Glyburide for the management of gestational diabetes: risk factors predictive of failure and associated pregnancy outcomes. Am J Obstet Gynecol 2006; 195:1090-4.
22. Jacobson GF, Ramos GA, Ching JY et al. Comparison of glyburide and insulin for the management of gestational diabetes in a lar-

ge managed care organization. Am J Obstet Gynecol 2005; 193:118-24.
23. Nathan DM, Buse JB, Davidson MB et al.; American Diabetes Association; European Association for Study of Diabetes. Medical management of hyperglycemia in type 2 diabetes: a consensus algorithm for the initiation and adjustment of therapy: a consensus statement of the American Diabetes Association and the European Association for the Study of Diabetes. Diabetes Care 2009; 32:193-203.
24. Cusi K, DeFronzo RA. Metformin: a review of its metabolics effects. Diabetes Rev 1998; 6:89-131.
25. Blonde L, Dailey GE, Jabbour SA et al. Gastrointestinal tolerability of extended-release metformin tablets compared to immediate-release metformin tablets: results of a retrospective cohort study. Curr Med Res Opin 2004; 20:565-72.
26. Hundal RS, Inzucchi SE. Metformin: new understandings, new uses. Drugs 2003; 63:1879-94.
27. Mannucci E, Tesi F, Bardini G et al. Effects of metformin on glucagon-like peptide-1 levels in obese patients with and without type 2 diabetes. Diabetes Nutr Metab 2004; 17:336-42.
28. Vanky E, Zahlsen K, Spigset O, Carlsen SM. Placental passage of metformin in women with polycystic ovary syndrome. Fertil Steril 2005; 83:1575-8.
29. Boney CM, Verma A, Tucker R, Vohr BR. Metabolic syndrome in childhood: association with birth weight, maternal obesity, and gestational diabetes mellitus. Pediatrics 2005; 115:e290-e296.
30. Moore LE, Briery CM, Clokey D et al. Metformin and insulin in the management of gestational diabetes mellitus: preliminary results of a comparison. J Reprod Med 2007; 52:1011-5.
31. Tertti K, Ekblad U, Vahlberg T, Rönnemaa T. Comparison of metformin and insulin in the treatment of gestational diabetes: a retrospective, case-control study. Rev Diabet Stud 2008; 5:95-101.
32. Moore LE, Clokey D, Rappaport VJ, Curet LB. Metformin compared with glyburide in gestational diabetes: a randomized controlled trial. Obstet Gynecol 2010; 115:55-9.
33. Yki-Järvinen H. Thiazolidinediones. N Engl J Med 2004; 351:1106-8.
34. Bell DS. Type 2 diabetes mellitus: what is the optimal treatment regimen? Am J Med 2004; 116(Suppl. 5A):23S-29S.
35. Tang T, Lord JM, Norman RJ et al. Insulin-sensitising drugs (metformin, rosiglitazone, pioglitazone, D-chiro-inositol) for women with polycystic ovary syndrome, oligo amenorrhoea and subfertility. Cochrane Database Syst Rev 2010; (1):CD003053.
36. Haddad GF, Jodicke C, Thomas MA et al. Case series of rosiglitazone used during the first trimester of pregnancy. Reprod Toxicol 2008; 26:183-4.
37. Chan LY, Yeung JH, Lau TK. Placental transfer of rosiglitazone in the first trimester of human pregnancy. Fertil Steril 2005; 83:955-8.
38. Holmes HJ, Casey BM, Bawdon RE. Placental transfer of rosiglitazone in the ex vivo human perfusion model. Am J Obstet Gynecol 2006; 195:1715-9.
39. Josse RG, Chiasson JL, Ryan EA et al. Acarbose in the treatment of elderly patients with type 2 diabetes. Diabetes Res Clin Pract 2003; 59:37-42.
40. van de Laar FA, Lucassen PL, Akkermans RP et al. Alpha-glucosidase inhibitors for patients with type 2 diabetes: results from a Cochrane systematic review and meta-analysis. Diabetes Care 2005; 28:154-63.
41. de la Vega J, Crespo M, Escudero JM et al. Acarbose-induced acute hepatitis. Report of two events in the same patient. Gastroenterol Hepatol 2000; 23:282-4.
42. Barbare JC, Imbert A, Benkirane A. Hepatotoxicity of medications. Presse Med 2001; 30:673-6.
43. Precose TM, package insert. Bayer Corporation, West Haven, CT.

44. deVeciana M, Trail PA, Lau TK, Dulaney K. A comparison of oral acarbose and insulin in women with gestational diabetes mellitus. Obstet Gynecol 2002; 99 (Suppl.):5S.
45. Young J, Anwar A. Diabetic medications in pregnancy. Curr Diabetes Rev 2009; 5:252-8.
46. Stonehouse A, Okerson T, Kendall D, Maggs D. Emerging incretin based therapies for type 2 diabetes: Incretin Mimetics and DPP-4 Inhibitors. Curr Diabetes Rev 2008; 4:101-9.
47. Deacon CF, Carr RD, Holst JJ. DPP-4 inhibitor therapy: new directions in the treatment of type 2 diabetes. Front Biosci 2008; 13:1780-94.
48. Drucker DJ, Nauck MA. The incretin system: glucagon-like peptide-1 receptor agonists and dipeptidyl peptidase-4 inhibitors in type 2 diabetes. Lancet 2006; 368:1696-705.
49. Sheffield CA, Kane MP, Busch RS et al. Safety and efficacy of exenatide in combination with insulin in patients with type 2 diabetes mellitus. Endocr Pract 2008; 14:285-92.
50. Bain SC, Stephens JW. Exenatide and pancreatitis: an update. Expert Opin Drug Saf 2008; 7:643-4.
51. Parks M, Rosebraugh C. Weighing risks and benefits of liraglutide – the FDA's review of a new antidiabetic therapy. N Engl J Med 2010; 362:774-7.
52. Hiles RA, Bawdon RE, Petrella EM. Ex vivo human placental transfer of the peptides pramlintide and exenatide. Hum Exp Toxicol 2003; 22:623-8.

CAPÍTULO 19

João Eduardo Nunes Salles
Douglas Kawashima Hisano

Insulinoterapia na Gestação

INTRODUÇÃO

O aumento da prevalência de diabetes tipo 2 e suas complicações na população mundial têm influenciado cada vez mais a busca do diagnóstico precoce de diabetes ou pré-diabetes melito. Da mesma maneira, o número de mulheres que têm o diagnóstico de diabetes durante a gestação e de diabéticas que se tornam gestantes também aumentou nas últimas décadas. A insulinoterapia melhorou as elevadas taxas de complicações materno-fetais decorrentes do estado de hiperglicemia materna.[1-3] Dados de 1988, nos EUA, já mostravam que 4% de todas as gestantes apresentavam algum tipo de diabetes.[4] Atualmente, a prevalência estimada de diabetes gestacional (DMG) é de 7% de todas as gestações (1% a 14%, dependendo da população estudada e dos critérios diagnósticos utilizados).[5] No Brasil estima-se que a DMG esteja presente em 7,6% das gestantes.[6]

Para minimizar o risco de complicações maternas (polidrâmnio, parto prematuro, mortalidade aumentada por complicações cardiovasculares e obstétricas, risco de recidiva de DMG e diabetes melito, hipertensão e dislipidemia) e fetais (macrossomia, aborto espontâneo, óbito fetal intrauterino, malformações congênitas, complicações neonatais, icterícia e policitemia, síndrome do desconforto respiratório, risco aumentado de obesidade e diabetes melito na idade adulta), o planejamento da gestação e o adequado controle glicêmico periconcepção tornam-se fundamentais,[5-11] conforme ratificado pelo estudo HAPO (*Hyperglycemia and Adverse Pregnancy Outcome*).[12]

A Sociedade Brasileira de Diabetes (SBD) recomenda como triagem a dosagem de glicemia de jejum para todas as gestantes precocemente. Se a glicemia se encontra entre 85 e 109mg/dL, o rastreamento é considerado positivo, sendo necessário o teste oral de tolerância à glicose (TOTG) com 75g de glicose anidra entre a 24ª e a 28ª semana de gestação. O diagnóstico de DMG estará firmado se a glicemia de jejum mostrar-se maior ou igual a 110mg/dL na triagem e em outra dosagem solicitada de imediato, ou então quando a glicemia 2 horas após a sobrecarga oral

Tabela 19.1 Níveis glicêmicos desejáveis durante a gestação em casos de diabetes gestacional, segundo a Associação Americana de Diabetes (ADA)

Hora da coleta	Glicemia plasmática (mg/dL)	Glicemia capilar (mg/dL)
Jejum e pré-prandial	≤ 95mg/dL	≤ 105mg/dL
Pós-prandial (1 hora)	≤ 140mg/dL	≤ 155mg/dL
Pós-prandial (2 horas)	≤ 120mg/dL	≤ 130mg/dL

Adaptada da Ref. 7.

de glicose no TOTG for maior ou igual a 140mg/dL.[13]

INDICAÇÕES DE INSULINOTERAPIA

As metas glicêmicas para o DMG são descritas na Tabela 19.1. Se as metas não forem alcançadas mesmo com adequado suporte nutricional e atividade física (respeitando-se as contraindicações obstétricas), está indicada a insulinoterapia.[5,10,11]

Gestantes pré-diabéticas devem seguir com esquema de insulina, visando atingir as metas mostradas na Tabela 19.2.[5,10,11]

Classicamente, os hipoglicemiantes orais têm seu uso contraindicado durante a gestação, ainda que não haja evidências de que sejam teratogênicos. Em um centro americano, a *glibenclamida* (Daonil® etc.) foi administrada a cerca de 400 pacientes com diabetes gestacional, propiciando adequado controle glicêmico. Além disso, a frequência de complicações materno-fetais não diferiu nos grupos tratados com insulina ou glibenclamida.[14] Posteriormente, relatou-se que o uso da glibenclamida (2,5 a 5mg/dia) proporcionou controle glicêmico satisfatório em 84% de um grupo de 75 pacientes com DMG.[15] Em três estudos recentes, metformina mostrou-se tão eficaz quanto a insulina, em termos de desfecho neonatal e controle glicêmico em pacientes com DMG.[16-18] Entretanto, 18% a 46% das pacientes originalmente tratadas com metformina necessitaram da insulinoterapia suplementar.[17,18] Além disso, no maior desses estudos,[18] observou-se maior incidência de partos prematuros no grupo da metformina. Em contrapartida, hipoglicemia neonatal foi significativamente mais frequente nas grávidas tratadas com insulina.[18] A grande maioria dos autores acredita que mais estudos prospectivos serão necessários para que se tenha melhor definição sobre a segurança dos agentes orais durante a gestação.[19,20] Essa posição também tem sido recomendada pela As-

Tabela 19.2 Metas desejáveis para gestantes com diagnóstico prévio de diabetes, segundo a Associação Americana de Diabetes (ADA)

Parâmetro	Valor
Glicemia pré-refeição e ao deitar	60 a 99mg/dL
Glicemia (pico pós-prandial)	100 a 129mg/dL
HbA1c*	< 6%

* HbA1c: hemoglobina glicosilada.
Adaptada da Ref. 11.

sociação Americana de Diabetes (ADA)[7] e pelo Colégio Americano de Obstetras e Ginecologistas (ACOG).[11]

De acordo com as recomendações da ADA,[7] deve-se fazer a administração de insulina a pacientes com DMG diante dos seguintes achados: glicemia em jejum (GJ) maior do que 95mg/dL, glicemia pós-prandial (1 hora) maior do que 140mg/dL e/ou glicemia pós-prandial (2 horas) maior do que 120mg/dL. Os pontos de corte, pela glicemia capilar, são: GJ maior do que 105mg/dL, pós-prandial (1 hora) maior do que 155mg/dL e pós-prandial (2 horas) maior do que 130mg/dL (Tabela 19.3).[7] Alguns autores preconizam a introdução da insulinoterapia se a GJ for maior do que 90mg/dL, visando reduzir ao máximo a ocorrência de macrossomia ou crescimento fetal excessivo.[19]

A medida da circunferência abdominal fetal maior ou igual ao percentil 75 entre a 29ª e a 33ª semana também pode ser considerada para identificação do risco de macrossomia fetal e necessidade de intensificação do tratamento com insulina.[7,13]

A hemoglobina glicosilada (HbA1c) deve ser medida a cada 4 a 6 semanas, visando-se à obtenção de valores normais. Hipoglicemias devem ser evitadas, pois podem aumentar a incidência de fetos pequenos para a idade gestacional. A rápida redução da glicemia também pode predispor ou exacerbar uma retinopatia diabética preexistente.[21-23]

ESCOLHA DA INSULINA

De acordo com a duração de seu efeito hipoglicemiante, as insulinas podem ser classificadas como de ação rápida (*insulina Regular*), ultrarrápida (*insulinas Lispro, Aspart e Glulisina*), intermediária (*insulinas NPH e Lenta*) e longa (*insulinas Ultralenta, Lantus e Detemir*).[24] Na Tabela 19.4 estão listadas as características farmacocinéticas das principais insulinas humanas (NPH e Regular) e dos análogos insulínicos (Aspart, Lispro, Glulisina, Glargina e Detemir). Classicamente, as insulinas NPH e Regular são as opções de escolha para tratamento de gestantes diabéticas.[4,6,10] No entanto, os dados clínicos e experimentais sobre os análogos de ação ultrarrápida Lispro e Aspart sugerem fortemente que eles não têm efeitos adversos maternos ou fetais durante a gravidez em mulheres com diabetes gestacional e pré-gestacional.[25] Além disso, seu uso resulta em melhor controle glicêmico pós-prandial, menos episódios de hipoglicemia e maior satisfação das pacientes, em comparação à insulina Regular.[25,26] Até o momento, não existem dados publicados sobre o uso da Glulisina na gravidez.[25]

Tabela 19.3 Indicações para insulinoterapia em pacientes com diabetes gestacional, segundo a ADA

Inadequação das metas glicêmicas desejáveis* após orientação alimentar e atividade física
Glicemia de jejum (GJ) > 95mg/dL
Glicemia pós-prandial (GPP) (1h) > 140mg/dL
Glicemia pós-prandial (2h) > 120mg/dL
Circunferência abdominal fetal ≥ percentil 75, entre a 29ª e a 33ª semana de gestação
Macrossomia fetal

*Os pontos de cortes pela glicemia capilar são: GJ > 105, GPP (1h) > 155 e GPP (2h) > 130mg/dL.
Adaptada das Refs. 7 e 34.

Tabela 19.4 Características farmacocinéticas das principais insulinas humanas e análogos de insulina

Ação efetiva	Insulina	Início de ação	Pico de ação	Duração efetiva
Rápida	Regular	0,5 a 1h	2 a 3h	8 a 10h
Ultrarrápida	Lispro	5 a 15min	0,5 a 1,5h	4 a 6h
	Aspart	5 a 15h	0,5 a 1,5h	4 a 6h
	Glulisina	5 a 15min	0,5 a 1,5h	4 a 6h
Intermediária	NPH	2 a 4h	4 a 10h	10 a 16h
	Lenta	2 a 4h	4 a 12h	12 a 20h
Longa	Glargina	2 a 4h	Sem pico	20 a 24h
	Detemir	4 a 6h	Sem pico	5,7 a 23,3h

Obs.: somente as insulinas Regular, Lispro, Glulisina ou Aspart podem ser aplicadas por via SC, EV e IM; as demais, apenas por via SC.
Adaptada da Ref. 24.

Com relação aos análogos de ação prolongada (Glargina e Detemir), embora existam estudos mostrando sua eficácia e segurança, ainda são necessários dados mais consistentes que comprovem sua segurança na gestação.[10,26,27] Até recentemente havia na literatura resultados de cerca de 335 gestações com diabetes tipo 1 em que se usou a Glargina, mostrando uma incidência de malformação congênita semelhante à obtida com a insulina humana.[25] Da mesma maneira, estudos em camundongos e coelhos não mostraram ser a Glargina teratogênica.[28] Existe também o relato de um pequeno número de gestantes tratadas com a Detemir, sem aparentes efeitos danosos sobre o feto.[29,30]

ESQUEMAS DE INSULINOTERAPIA

O esquema adequado e as doses diárias para melhor controle glicêmico dependem das necessidades de insulina de cada paciente, variando conforme o peso, a alimentação, a fase gestacional e o grau de resistência insulínica.[7,19,31-33]

O uso de sistemas de infusão contínua de insulina não mostrou benefício, quando comparado ao tratamento intensivo com múltiplas doses de insulina.[10,34] Nas Tabelas 19.5 e 19.6 estão especificados alguns esquemas utilizados em casos de diabetes gestacional e pré-gestacional, respectivamente.

Durante o primeiro trimestre da gestação, os níveis de glicose materna diminuem em relação ao período pré-gestacional em virtude da passagem transplacentária de glicose e aminoácidos gliconeogênicos, como a alanina, para o feto. Com a evolução da gestação ocorre aumento dos níveis de lactogênio placentário humano, progesterona, cortisol e prolactina, tendo como consequência redução progressiva da sensibilidade à insulina. Assim, a partir do segundo

Tabela 19.5 Principais esquemas de insulinoterapia em casos de diabetes gestacional

NPH ao deitar (*quando houver apenas hiperglicemia antes do café da manhã*)
NPH antes do café da manhã e do jantar (ou ao deitar)
NPH + Regular, Lispro ou Aspart antes do café da manhã e do jantar
NPH antes do café da manhã e ao deitar + Regular, Lispro ou Aspart antes das refeições (*raramente necessário*)
NPH ao deitar + Regular, Lispro ou Aspart antes das refeições (*raramente necessário*)
Lispro ou Aspart antes de cada refeição (*nos casos em que há apenas hiperglicemia pós-prandial, na dose inicial de uma unidade para cada 10g de carboidrato da refeição*).

Obs.: alguns colegas têm usado a insulina Glargina, em vez da NPH, em dose única diária, mas ainda são necessários dados maiores sobre a segurança dessa insulina para gestantes. Ademais, o uso da Glargina em gestantes ainda não está autorizado pela FDA e pela ANVISA.

Tabela 19.6 Principais esquemas de insulinoterapia em casos de diabetes pré-gestacional

NPH + Regular, Lispro ou Aspart antes do café da manhã e do jantar
NPH antes do café da manhã e ao deitar + Regular, Lispro ou Aspart antes das refeições
NPH ao deitar + Regular, Lispro ou Aspart antes das refeições

Obs.: alguns colegas têm usado a insulina Glargina (em dose única diária), em vez da NPH, mas ainda são necessários dados maiores sobre a segurança dessa insulina para gestantes. Ademais, o uso da Glargina em gestantes ainda não está autorizado pela FDA e pela ANVISA.

trimestre, as necessidades de insulina tendem a aumentar, principalmente no terceiro trimestre. Na gestante com diabetes tipo 1 há diminuição da necessidade de insulina durante o primeiro trimestre em relação ao período pré-gestacional, com aumento crescente a partir da 28ª semana. Esse incremento nas necessidades de insulina é maior nas gestantes com diabetes tipo 2. Gestantes obesas necessitam de doses maiores de insulina na gestação, podendo chegar ao dobro ou triplo da dose habitual. A diminuição abrupta da necessidade diária total de insulina a partir do segundo trimestre pode significar sofrimento ou morte fetal intrauterina e deve ser prontamente pesquisada.[7,10,31-33] Na Tabela 19.7 encontram-se as doses diárias totais de insulina de acordo com o período da gestação.

Pode-se iniciar com uma dose de NPH ao deitar, em caso de hiperglicemia de jejum, com aumento ou acréscimo de segunda ou terceira dose, sempre objetivando alcançar as metas glicêmicas propostas pela ADA, como citado anteriormente. Caso não haja controle glicêmico pós-prandial, deve-se iniciar insulina de ação rápida ou ultrarrápida antes das refeições, na dose de 0,06U/kg por refeição (ou 10% a 20% da dose de NPH) com ajustes conforme as glicemias capilares. Nas diabéticas pré-gestacionais deve ser mantido o esquema intensivo, adequando-o de acordo com as glicemias capilares individualmente, conforme as metas sugeridas pela ADA. Ajustadas as doses de insulina, as consultas devem ser realizadas quinzenalmente até a 32ª semana e então semanalmente, até o parto.[7,19,35]

Tabela 19.7 Dose diária inicial de insulina nos três períodos da gestação

Período gestacional	Dose diária
Primeiro trimestre	0,5 a 0,7U/kg/dia
Segundo trimestre	0,7 a 0,8U/kg/dia
Terceiro trimestre	0,9 a 1,0U/kg/dia

MANEJO PERIPARTO

Se não houver complicações, a evolução para o parto normal a termo deve ser a regra. O diabetes não é indicação de cesariana. Como as necessidades de insulina diminuem durante o trabalho de parto, a glicemia deve ser monitorada a cada 2 horas na fase latente e de hora em hora na fase ativa do trabalho de parto. As gestantes que mantiveram bom controle glicêmico com dieta e atividade física podem ser monitoradas a cada 6 horas. O objetivo é manter a glicemia entre 70 e 120mg/dL. Se o parto não for programado e a gestante recebeu dose habitual de insulina, inicia-se infusão de glicose e monitora-se a glicemia capilar a cada hora, devendo-se infundir insulina conforme o objetivo glicêmico.[7,10,35-37] Um esquema de infusão contínua de glicose e insulina encontra-se proposto na Tabela 19.8.

Tabela 19.8 Insulinoterapia e controle da glicemia durante o parto

Glicemia capilar materna	Infusão de insulina*
< 70mg/dL	Não infundir
70 a 110mg/dL	1U/h
111 a 150mg/dL	2U/h
151 a 180mg/dL	3U/h
181 a 210mg/dL	4U/h
> 210mg/dL	5U/h

Colher glicemia capilar a cada hora ⇒ mantê-la entre 70 e 120mg/dL.
Administrar SG a 5% + KCl a 10%: 100 a 300mL/h se glicemia < 70mg/dL.
*Insulina Regular, Lispro ou Aspart: 25U + 250mL de SF a 0,9% 250mL.

MANEJO PÓS-PARTO

Após o parto, a resistência insulínica desaparece rapidamente. As necessidades de insulina diminuem, devendo-se reduzir pela metade a um terço a dose diária de insulina pré-gestação. O aleitamento materno deve ser estimulado, visando a benefícios para o feto e a mãe, salvo em caso de contraindicações. Deve-se monitorar a glicemia capilar antes das refeições e manter esquema de insulina de ação rápida ou ultrarrápida, após o parto. Mais de 90% das pacientes com DMG não necessitarão de insulina. Se os níveis glicêmicos se mantiverem elevados, o DM pré-gestacional não diagnosticado deve ser pensado, sendo necessária a instituição da terapêutica mais adequada. As pacientes com DMG têm risco de até 60% de desenvolver diabetes tipo 2, e devem ser avaliadas com o teste oral de tolerância à glicose 6 a 8 semanas após o parto, além de rastreamento anual para diabetes.[7,10,38] A manutenção do peso, somada à atividade física regular, diminui a ocorrência do diabetes nessa população.[39,40]

CONSIDERAÇÕES FINAIS

O diabetes na gestação tem se tornado prática rotineira nos diversos serviços ambulatoriais e hospitalares. Seu manejo adequado é fundamental para diminuição das complicações periparto materna e fetal-neonatal. Assim, a insulinoterapia deve ser iniciada precisamente, e não deve ser postergada. O parto deve ser a termo, e a via natural é a escolha, se não houver contraindicação obstétrica. O diabetes não impede a amamentação, sendo ainda fundamental para o bem-estar do recém-nascido, além de realçar os laços materno-fetais. A educação alimentar e os hábitos de vida saudáveis após o parto previnem o surgimento de diabetes na maioria das mulheres que tiveram diabetes gestacional. Deve-se atentar para o risco de diabetes no futuro e durante gestações futuras.

REFERÊNCIAS

1. Kalter H. Perinatal and congenital malformations in infants born to women with insulin-dependent diabetes mellitus: United States, Canada and Europe, 1940-1988. MMWR 1990; 39:363-5.
2. Golbert A, Campos MAA. Diabetes melitus tipo 1 e gestação. Arq Bras Endocrinol Metab 2008; 52 (Suppl. 2):307-14.
3. Dabelea D, Snell-Bergeon JK, Hartsfield CL et al. Increasing prevalence of gestational diabetes mellitus (GDM) over time and by birth cohort. Diabetes Care 2005; 28:579-84.
4. Engelgau MM, Herman WH, Smith PJ et al. The epidemiology of diabetes and pregnancy in the US. Diabetes Care 1995; 18:1029-33.
5. American Diabetes Association. Standards of medical care in diabetes. Diabetes Care 2010; 33 (Suppl. 1):11-61.
6. Gestação de Alto Risco. Secretaria de Políticas de Saúde. Departamento de Gestão de Políticas Estratégicas. Área Técnica de Saúde da Mulher. Ministério da Saúde 2000.
7. American Diabetes Association. Gestational diabetes mellitus (Position Statement). Diabetes Care 2004; 27 (Suppl.1):88-90.
8. Ray JG, O'Brien TE, Chan WS. Preconception care and the risk of congenital anomalies in the offspring of women with diabetes mellitus: a meta-analysis. Q J Med 2001; 94:435-44.
9. Owens MD, Kieffer EC, Chowdhury FM. Preconception care and women with or at risk for diabetes: implications for community intervention. Mat Child Health J 2006; 10 (Suppl. 1):137-41.
10. Metzger BE, Buchanan TA, Coustan DR et al. Summary and recommendations of the Fifth International Workshop-Conference on Gestational Diabetes Mellitus. Diabetes Care 2007; 30 (Suppl. 2):251-60.
11. Kitzmiller JL, Block JM, Brown FM et al. Managing preexisting diabetes for pregnancy: summary of evidence and consensus recommendations for care. Diabetes Care 2008; 31:1060-79.
12. HAPO Study Cooperative Research Group, Metzger BE, Lowe LP, Dyer AR et al. Hyperglycemia and adverse pregnancy outcomes. N Engl J Med 2008; 358:1991-2002.
13. Tratamento e Acompanhamento do diabetes mellitus. Diretrizes da Sociedade Brasileira de Diabetes (SBD), 2007.
14. Langer O, Conway DL, Berkus MD et al. A comparison of glyburide and insulin in women with gestational diabetes mellitus. N Engl J Med 2000; 343:1134-8.
15. Conway DL, Gonzales O, Skiver D. Use of glyburide for the treatment of gestational diabetes: the San Antonio experience. Obstet Gynecol Surv 2004; 59:491-3.
16. Moore LE, Briery CM, Clokey D et al. Metformin and insulin in the management of gestational diabetes mellitus: preliminary results of a comparison. J Reprod Med 2007; 52:1011-5.
17. Tertti K, Ekblad U, Vahlberg T, Rönnemaa T. Comparison of metformin and insulin in the treatment of gestational diabetes: a retrospective, case-control study. Rev Diabet Stud 2008; 5:95-101.
18. Rowan JA, Hague WM, Gao W et al. Metformin versus insulin for the treatment of gestational diabetes. N Engl J Med 2008; 358:2003-15.
19. Jovanovic L. Achieving euglycaemia in women with gestational diabetes mellitus: current options for screening, diagnosis and treatment. Drugs 2004; 64:1401-17.

20. Coustan DR. Pharmacological management of gestational diabetes: an overview. Diabetes Care 2007; 30 Suppl 2:S206-8.
21. ter Braak EW, Evers IM, Willem Erkelens D, Visser GH. Maternal hypoglycemia during pregnancy in type 1 diabetes: maternal and fetal consequences. Diabetes Metab Res Rev 2002; 18:96-105.
22. Langer O, Levy J, Brustman L et al. Glycemic control in gestational diabetes mellitus – How tight is tight enough: small for gestational age versus large for gestational age? Am J Obstet Gynecol 1989; 161:646-53.
23. Gabbe SG, Graves CR. Management of diabetes mellitus complicating pregnancy. Obstet Gynecol 2003; 102 (Suppl. 4):857-8.
24. AACE Diabetes Mellitus Guidelines. American Association of Clinical Endocrinologists medical guidelines for clinical practice for the management of diabetes mellitus. Endocr Pract 2007; 13(Suppl 1):5-67.
25. Torlone E, Di Cianni G, Mannino D, Lapolla A. Insulin analogs and pregnancy: an update. Acta Diabetol 2009; 46:163-72.
26. Jovanovic L, Pettitt DJ. Treatment with insulin and its analogs in pregnancies complicated by diabetes. Diabetes Care 2007; 30 (Suppl. 2):220-4.
27. Di Cianni G, Torlone E, Lencioni C et al. Perinatal outcomes associated with the use of glargine during pregnancy. Diabet Med 2008; 25:993-6.
28. Hofmann T, Horstmann G, Stammberger I. Evaluation of the reproductive toxicity and embryotoxicity of insulin glargine (LANTUS) in rats and rabbits. Int J Toxicol 2002; 21:181-9.
29. Sciacca L, Marotta V, Insalaco F et al. Use of insulin detemir during pregnancy. Nutr Metab Cardiovasc Dis 2010 Mar 19. [Epub ahead of print].
30. Lapolla A, Di Cianni G, Bruttomesso D et al. Use of insulin detemir in pregnancy: a report on 10 Type 1 diabetic women. Diabet Med 2009; 26:1181-2.
31. Jovanovic L, Knopp RH, Brown Z et al. Declining insulin requirement in the late first trimester of diabetic pregnancy. Diabetes Care 2001; 24:1130-6.
32. García-Patterson A, Gich I, Amini SB et al. Insulin requirements throughout pregnancy in women with type 1 diabetes mellitus: three changes of direction. Diabetologia 2010; 53:446-51.
33. McManus RM, Ryan EA. Insulin requirements in insulin-dependent and insulin-requiring GDM women during final month of pregnancy. Diabetes Care 1992; 15:1323-7.
34. Mukhopadhyay A, Farrell T, Fraser RB, Ola B. Continuous subcutaneous insulin infusion vs intensive conventional insulin therapy in pregnant diabetic women: a systematic review and metaanalysis of randomized, controlled trials. Am J Obstet Gynecol 2007; 197:447-56.
35. Laun IG, Rolim A, Arrruda MJ. Diabetes mellitus e gravidez. In: Vilar L et al. (eds.) Endocrinologia clínica. 4 ed. Rio de Janeiro: Guanabara Koogan, 2009:681-93.
36. Jovanovic L. Glucose and insulin requirements during labor and delivery: the case for normoglycemia in pregnancies complicated by diabetes. Endoc Pract 2004; 10 (suppl. 2):40-5.
37. Zagury L, Zagury RL. Tratamento atual do diabetes mellitus. AC Farmacêutica e Guanabara Koogan, 2009.
38. Miranda PAC, Reis R. Diretrizes da Sociedade Brasileira de Endocrinologia e Metabologia, 2006.
39. Ratner RE. Prevention of type 2 diabetes in women with previous gestational diabetes. Diabetes Care 2007; 30 (suppl. 2):242-5.
40. Diabetes Prevention Research Group. Reduction in the evidence of type 2 diabetes with life-style intervention or metformin. N Engl J Med 2002; 346:393-403.

CAPÍTULO 20

Maria Goretti Burgos
Denise Sandrelly Cavalcanti de Lima

Recomendações Dietéticas para Gestantes Diabéticas

INTRODUÇÃO

A intervenção nutricional é fundamental durante a gestação, uma vez que exerce efeitos diretos sobre o crescimento e o desenvolvimento do feto e a saúde da gestante. Nos casos de complicações, como o desenvolvimento de diabetes melito gestacional (DMG), o manejo dietético é umas estratégias terapêuticas essenciais para a normalização da glicemia, sendo, em muitos casos, utilizado como terapia primária.[1] Tanto as gestantes previamente diabéticas como as que evoluíram com DMG apresentam risco maior de morbimortalidade fetal e materna. Assim, o controle metabólico ao longo da gestação leva a melhores resultados obstétricos.[2,3]

CONTROLE METABÓLICO NO DIABETES MELITO GESTACIONAL

Um controle metabólico adequado no DMG pode ser alcançado por meio das medidas terapêuticas que constituem os pilares clássicos do tratamento do diabetes, como educação, apoio psicológico, planejamento dietético, exercícios e farmacoterapia. Neste capítulo será enfatizado o planejamento dietético para que seja alcançado o controle metabólico.

Os critérios para que o controle metabólico seja considerado ótimo no DMG são:

- Glicemia de jejum: 60 a 95mg/dL.
- Glicemia pós-prandial (1h): 90 a 140mg/dL.
- Glicemia pós-prandial (2h): 70 a 120mg/dL.
- Cetonúria negativa na primeira urina da manhã ou na vigência de glicemia elevada.
- Frutosamina < 280µmol/L.
- Hemoglobina glicada A1c < 6,0%.
- Ganho de peso adequado.

PLANEJAMENTO DIETÉTICO

O planejamento alimentar da gestante diabética tem como metas proporcionar a quantidade necessária de calorias e nutrientes a cada fase da gestação, alcançar ganho de peso e desenvolvimento fetal adequados, atingir o controle metabólico ótimo mencionado no tópico anterior, além de favorecer o aleitamento materno.[2] Segundo a Associação Americana de Diabetes (ADA),[3] cerca de 40% a 70% das pacientes com DMG atingem bom controle apenas com as medidas dietéticas.

Avaliação nutricional e ganho de peso

A avaliação nutricional é considerada o primeiro passo do planejamento dietético, sendo essencial para a estimativa das necessidades nutricionais. Consiste em avaliação antropométrica, dietética, clínica e bioquímica.[4]

Na avaliação antropométrica pode ser usado o índice de massa corpórea (IMC) pré-gestacional, segundo os pontos de corte propostos pelo Institute of Medicine (IOM).[5] A partir de 2004, o Ministério da Saúde recomendou o uso da curva de Atalah como método de avaliação do estado nutricional de gestantes,[6,7] o que torna possível realizar o diagnóstico nutricional (baixo peso, adequado, sobrepeso e obesa) em qualquer momento da atenção pré-natal, com base no IMC para a idade gestacional. Para gestantes com DMG, recomenda-se o mesmo ganho ponderal daquelas sem DMG. No entanto, alguns estudos[8] têm sugerido menores ganhos de peso para as mulheres com DMG que apresentem sobrepeso ou obesidade, mas ainda não há consenso na literatura quanto a essas recomendações. A Tabela 20.1 apresenta a classificação do estado nutricional da gestante segundo o IMC pré-gestacional, bem como o ganho de peso recomendado com base nesse índice.[7]

Na avaliação dietética, métodos de avaliação de consumo alimentar podem ser empregados, devendo-se investigar o número de refeições, a composição das refeições e os grupos de alimentos presentes. É fundamental a avaliação cuidadosa dos seguintes parâmetros: (1) uso de produtos dietéticos e não dietéticos; (2) presença de tabus, alergia ou intolerâncias alimentares; (3) modificações alimentares em função da gestação ou de sinais e sintomas digestórios; (4) existência de pica (consumo de substâncias não alimentares, como terra, tijolo, água, sabonete, cabelo), que pode ser indicativo de carências nutricionais específicas.[4]

Para a avaliação cliniconutricional são considerados sinais e sintomas digestórios (como pirose, náuseas, vômitos, flatulência, constipação), patologias associadas, sinais sugestivos de carência nutricional específica, pressão arterial e medida da altura uterina.[4]

Por fim, devem ser avaliados os exames laboratoriais, para o acompanhamento do controle metabólico, bem como identificação da presença de carências nutricionais específicas, como a anemia ferropriva e a desnutrição proteica.

Recomendações nutricionais

A prescrição da dieta deve ter como base as necessidades calóricas e nutricionais da mãe e do feto, visando manter um estado de normoglicemia e prevenir excessivo ganho ponderal materno, bem como a macrossomia fetal.[9]

Tabela 20.1 Recomendação de ganho de peso segundo o estado nutricional prévio

Estado nutricional prévio	Ganho de peso recomendado
Baixo peso (IMC < 19,8kg/m^2)	12,7 a 18,2kg
Peso normal (IMC 19,9 a 26,0kg/m^2)	11,4 a 15,9kg
Sobrepeso (IMC 26,1 a 29,0kg/m^2)	6,8 a 11,4kg
Obesidade (IMC ≥ 29,1kg/m^2)	6,8kg

Modificada da Ref. 5.

Calorias

Não existe consenso quanto às recomendações energéticas de gestantes diabéticas ou com DMG. A ADA[1] sugere que o aporte energético pode ser calculado mediante a avaliação do IMC pré-gestacional (Tabela 20.2). A partir do segundo trimestre, como na gestante sadia, recomenda-se o acréscimo de 300Kcal/dia ao valor calórico total (VCT), com programação alimentar individualizada, feita com refeições pequenas e lanches nos intervalos, a fim de reduzir a incidência de cetose em virtude da inanição. Em gestantes obesas, restrição de 30% a 33% no VCT, com mínimo de 1.800Kcal, resulta em melhor controle glicêmico e de triglicerídeos, sem aumento da cetonúria.[9] A adequação energética pode ser avaliada pela adequação do ganho ponderal e pela presença de cetonúria.[10]

A restrição calórica, mesmo nas obesas, deve ser instituída de maneira cautelosa, uma vez que restrições severas (<1.600Kcal/dia) aumentam a cetonúria e a cetonemia,[1] o que pode prejudicar o desenvolvimento mental do feto.[11] A Tabela 20.3 traz alguns poucos estudos encontrados na literatura[12-15] de mulheres obesas com DMG que foram submetidas à restrição calórica para controle glicêmico. A partir desses estudos, a ADA[16] sugeriu a recomendação de restrição de 30% a 33% do VCT, com no mínimo 1.800Kcal/dia, para gestantes obesas com DMG.

O VCT da dieta deve ser distribuído em várias refeições, recomendando-se 10% a 15% para o desjejum, tendo em vista que nesse horário ocorrem os picos do hormônio de crescimento e cortisol, gerando maior hiperglicemia pós-prandial; 20% a 30% para o almoço; 20% a 30%, jantar; 5% a 10%, colação; 10% a 15%, lanche da tarde; 5% a 10%, ceia.[17]

Carboidratos

A ADA[18] sugere de 50% a 60% do VCT a partir de carboidratos, mas alguns autores afirmam que a redução da ingestão de carboidratos para 35% a 40% poderá proporcionar efeitos benéficos na redução da glicemia pós-prandial (GPP).[19,20]

A hiperglicemia, particularmente a pós-prandial, tem sido associada a resultados

Tabela 20.2 Recomendações dietéticas de acordo com IMC pré-gestacional

Estado nutricional pré-gestacional	Recomendação energética
Baixo peso (IMC < 19,8)	35 a 40Kcal/kg/dia
Peso normal (IMC 19,8 a 26,0)	30 a 35Kcal/kg/dia
Sobrepeso/Obesidade (IMC > 26,0)	20 a 25Kcal/kg/dia

Adaptada da Ref. 1.

Tabela 20.3 Estudos de intervenção de restrição calórica moderada a severa para mulheres obesas com DMG

Autores	Nº de participantes (tipo de triagem)	Comparação calórica	Variação de carboidratos (g/dia) (% do total de Kcal)	Resultados
Knopp e cols. (1991)[12]	12 DMG com sobrepeso (randomizado)	1.200Kcal (restrição de 50%) vs. 2.400Kcal	150 (50%) vs. 300 (50%)	1.200Kcal: melhora da glicemia; aumento da cetonemia
Knopp e cols. (1991)[12]	6 DMG com sobrepeso (randomizado)	1.600 a 1.800 (restrição de 30% a 33%) vs. 2.500 adicionada de insulina profilática	200 (50%) vs. 300 (50%)	1.600 a 1.800Kcal: melhora da glicemia e triglicerídeos, sem cetonúria
Algert e cols. (1985)[13]	22 obesas (não randomizado)	1.700 a 1.800	212 a 225 (50% a 60%)	Ganho de peso mais baixo, peso ao nascer mais alto, sem cetonúria
Magee e cols. (1990)[14]	12 obesas (randomizado)	1.200 (restrição de 50%) vs. 2.400 (consumo usual)	300 (50%) vs. 150 (50%)	50% de restrição calórica reduziu a média da glicemia mas não modificou a glicose de jejum; aumento da cetonemia
Rae e cols. (2000)[15]	66 intervenções vs. 58 controles com insulina (randomizado)	1.590 a 1.776 (restrição de 30%) vs. 2.010 a 2.220	210 a 244 (51%) vs. 240 a 274 (46%)	Nenhuma diferença na frequência do uso de insulina; 30% de restrição: iniciaram mais tardiamente, doses mais baixas; sem aumentos nas cetonas

Adaptada da Ref. 1.

adversos nos casos de DMG. Uma vez que o carboidrato é o principal nutriente que afeta a GPP, recomenda-se o controle da quantidade ingerida, de sua distribuição nas refeições/lanches e do tipo de carboidrato consumido.[1]

Para diabéticos em geral, deverão ser considerados o índice glicêmico e a carga glicêmica dos alimentos, o que poderá causar benefício adicional sobre o controle glicêmico, mais significativo do que considerar apenas o total de carboidratos da dieta.[21]

No entanto, não há estudos de intervenção em mulheres com DMG submetidas a dietas de baixo índice glicêmico.[1]

Nos casos de DMG com bom controle metabólico, a utilização da sacarose e derivados pode ser permitida em quantidades moderadas, devendo ser calculados no valor total da dieta e substituídos a cada grama de carboidrato, e não simplesmente adicionados ao plano alimentar.[22]

Para bom controle metabólico, com valores de GPP menores do que 120mg/dL, as porcentagens de carboidratos recomendadas nas refeições são de 33%, 45% e 40%, no desjejum, no almoço e no jantar, respectivamente.[23] Ao mesmo tempo, a ADA recomenda que o desjejum deva conter menos de 30g de carboidratos, para prevenir excessivas hiperglicemias pós-prandiais.[24] Nos casos de hiperglicemias matinais, orientam-se a limitação do consumo de carboidratos (<10% ou 10 a 30g), a restrição dos alimentos com alto índice glicêmico e a preferência por aqueles com alto teor proteico.[24]

Embora o carboidrato seja o macronutriente com maior efeito sobre o controle glicêmico, existem poucas evidências científicas sobre as recomendações adequadas de tipo, quantidade e distribuição específicas para gestantes diabéticas.[25]

Proteínas

As recomendações proteicas no DMG são as mesmas para as gestantes não portadoras de diabetes. A ADA[18] recomenda 10% a 20% do VCT a partir de proteínas, com um adicional de 10g/dia. Recomendações individualizadas devem ser feitas às gestantes vegetarianas ou àquelas que consomem exclusivamente carnes brancas.

Gorduras

A quantidade de lipídios deve ser inferior a 30% do VCT.[18] As gorduras saturadas devem ser restritas a menos de 7%[21] e as monoinsaturadas, menos de 10% a 15%. A recomendação de colesterol é de menos de 300mg/dia.[9] A redução no consumo de gorduras *trans* torna-se necessária, pois elas atuam no aumento do colesterol LDL e na redução do colesterol HDL.[21] Essas recomendações serão atingidas com orientações de técnicas dietéticas especializadas no preparo de alimentos de modo geral, evitando-se reduções drásticas no consumo lipídico, o que poderá levar a alterações nutricionais no feto.

Vitaminas e minerais

As recomendações são iguais às das gestantes não diabéticas, assim como a suplementação diária de 30 a 60mg de ferro elementar (principalmente se a hemoglobina materna for menor do que 11mg/dL),[22] 400µg de folato e 0,5 a 1g de cálcio.[5] Atenção especial deve ser dada ao consumo de sódio, com recomendações de 2.400 a 3.000mg/dia para normotensas e ingestão menor ou igual a 2.400 mg/dia para hipertensas e nefropatas.[9] Na Tabela 20.4 encontram-se as recomendações dietéticas de referência (DRI) para gestantes, iguais às utilizadas para gestantes diabéticas.

Fibras

A quantidade de fibras recomendada é de 20 a 35g/dia,[18] podendo ser adjuvantes no tratamento e na prevenção dos distúrbios gastrointestinais.[9] Embora as fibras solú-

Tabela 20.4 Ingestão dietética de referência para gestantes

Nutriente	RDA ou AI para gestantes
Energia	+ 340Kcal/dia no segundo trimestre
	+ 452Kcal/dia no terceiro trimestre
Carboidrato	175g/dia
Fibra total	28g/dia*
Ácido linoleico	13g/dia*
Ácido α-linolênico	1,4g/dia*
Proteína (g/kg/dia)	1,1 (adicional 25g/dia)
Água	3L/dia
Sódio	1,5g/dia*
Potássio	4,7g/dia*
Cálcio	1.000mg/dia
Fósforo	0,7g/dia
Magnésio	350mg/dia
Cobre	1.000μg/dia
Iodo	200μg/dia
Ferro	27mg/dia
Zinco	11mg/dia
Vitamina A	770μg/dia equivalentes de atividade de retinol
Vitamina C	85mg/dia
Vitamina D	5μg/dia*
Vitamina E	15mg/dia
Vitamina K	90μg/dia*
Tiamina	1,4mg/dia
Riboflavina	1,4mg/dia
Niacina	18mg/dia
Vitamina B$_6$	1,9mg/dia
Folato	600μg/dia
Vitamina B$_{12}$	2,6μg/dia

Fonte: Food and Nutrition Board, Institute of Medicine, 2002.
AI: ingestão adequada (*adequate intake*); RDA: recomendações dietéticas ou nutricionais (*recommended dietary allowance*).
Adaptada da Ref. 13.

veis (pectina, mucilagens e algumas hemiceluloses, encontradas em leguminosas, aveia, cevada, frutas e hortaliças) sejam capazes de inibir parcialmente a absorção de glicose no intestino delgado, a relevância clínica desse efeito tem sido questionada.[27] No entanto, algumas fibras solúveis exercem efeitos benéficos sobre os níveis séricos de lipídios.[28]

Cafeína

Existem evidências conflitantes a respeito dos possíveis efeitos negativos do consumo de cafeína durante a gestação. Como medida de prevenção recomenda-se que o consumo de café, chá e bebidas carbonatadas que contenham cafeína seja feito com moderação.[22]

Álcool

A restrição total de bebidas alcoólicas deve ser recomendada a gestantes, em virtude dos graves efeitos colaterais sobre o feto, além de induzir hipertrigliceridemia.[9] O limite seguro para prevenção da síndrome alcoólica fetal não é conhecido, portanto seu consumo deve ser desencorajado para qualquer gestante,[22] em qualquer dosagem ou tipo de bebida.[9]

Adoçantes dietéticos

Adoçantes dietéticos são utilizados como substitutos da sacarose, podendo ser naturais (p. ex., *frutose*, *esteviosídeo*, *sorbitol*, *manitol* e *xilitol*) ou artificiais (p. ex., *aspartame*, *ciclamato*, *sacarina*, *sucralose* e *acessulfame-k*). Em gestantes, a recomendação do tipo e da quantidade prescrita deve ser criteriosa.

Segundo a ADA,[29] os adoçantes que apresentam menos efeitos adversos à saúde da gestante e do feto são o *aspartame*, a *sucralose* e o *acessulfame-k*. A frutose, como adoçante dietético, não deve ser recomendada por apresentar efeitos sobre os níveis de lipídios, estando seu uso associado a aumento do colesterol LDL.[23] Uma revisão da literatura,[30] avaliando vários adoçantes disponíveis no mercado brasileiro, concluiu que o aspartame, a sucralose, o acessulfame-k e o esteviosídeo podem ser utilizados com segurança durante a gestação, sendo o aspartame contraindicado apenas para as portadoras de fenilcetonúria. No caso do esteviosídeo deve-se antes avaliar sua composição, uma vez que muitas fórmulas são adicionadas de ciclamato e sacarina.

Considerações finais

A terapia nutricional é fator essencial no manejo da gestante diabética, resultando na redução de risco das complicações agudas e/ou crônicas. A abordagem da gestante deve ser multidisciplinar e humanizada, por se tratar de uma patologia complexa e que demanda cuidados especiais. Logo, a intensa procura por tratamentos alternativos e acessíveis a toda população é fundamental e deve ser valorizada.

REFERÊNCIAS

1. American Diabetes Association. Medical nutrition therapy and lifestyle interventions. Diabetes Care 2007; 30 (Suppl.2):S188-93.
2. Prieto JL, Guillén AM. Diabetes gestacional. In: Guzmán JR, Lyra R, Cavalcanti N (eds.) Diabetes mellitus: visión latinoamericana. Rio de Janeiro: Guanabara Koogan, 2009:462-71.
3. American Diabetes Association. Detection and diagnosis of GDM. Diabetes Care 2006; 29:S4-42.
4. Saunders C. Diabetes na gestação. In: Accioly E, Saunders C, Lacerda EMA (ed.) Nutrição em obstetrícia e pediatria. Rio de Janeiro: Cultura Médica, 2004:206-24.
5. Food and Nutrition Board: Nutrition During Pregnancy. Part 1: Weight Gain. Part 2: Nutrient Supplements. Washington, DC, Institute of Medicine, National Academy of Sciences, 1990.
6. Brasil, Ministério da Saúde (MS), Vigilância Alimentar e Nutricional – SISVAN – Orientações básicas para a coleta, o processamento, a análise de dados e a informação em serviços de saúde. Brasília, 2004.
7. Brasil, Ministério da Saúde (MS). Pré-Natal e Puerpério – Atenção Qualificada e Humanizada. Manual Técnico. Série A. Normas e Manuais Técnicos. Série Direitos Sexuais e Direitos Reprodutivos – Caderno nº 5. Brasília, 2005.
8. Artal R, Lockwood CJ, Brown HL. Weight gain recommendations in pregnancy and the obesity epidemic. Obstet Gynecol 2010; 115:152-5.
9. Burgos MGPA, Campos FACS. Aspectos peculiares da dieta do diabético. In: Vilar L et al. Endocrinologia clínica. 3 ed. Rio de Janeiro: Medsi, 2005:526-33.
10. American Diabetes Association. Gestational diabetes mellitus. Diabetes Care 1999; 22 (Suppl.1):S74-6.
11. Rizzo T, Metzger BE, Burns WJ, Burns K. Correlations between antepartum maternal metabolism and child intelligence. N Engl J Med 1991; 325:911-6.
12. Knopp RH, Magee MS, Raisys V, Benetti T. Metabolic effects of hypocaloric diets in management of gestational diabetes. Diabetes 1991; 40 (Suppl. 2):165-71.
13. Algert S, Shragg P, Hollingsworth DR. Moderate caloric restriction in obese women with

gestational diabetes. Obstet Gynecol 1985; 65:487-91.
14. Magee MS, Knopp RH, Benedetti TJ. Metabolic effects of 1200 Kcal diet in obese pregnant women with gestational diabetes. Diabetes 1990; 39:234-40.
15. Rae A, Bond D, Evans S et al. A randomized controlled trial of dietary energy restriction in the management of obese women with gestational diabetes. Aust N Z J Obstet Gyn 2000; 40:416-22.
16. American Diabetes Association. Gestational diabetes (Position Statement). Diabetes Care 2004; 27 (Suppl.1):S88-S90.
17. American Diabetes Association. Medical nutrition therapy of gestational diabetes. USA: ADA, 1995.
18. American Diabetes Association. Nutrition recommendations and principles for people with diabetes mellitus. Diabetes Care 1999; 22 (Suppl.1):S42-5.
19. Metzger BE, Coustan DR. Summary and recommendation of the fourth International Workshop-Conference on Gestational Diabetes Mellitus. Diabetes Care 1998; 21 (suppl. 2):161-7.
20. Jovanovic L. Role of diet and insulin treatment of diabetes in pregnancy. Clin Obst Gynecol 2000; 43:46-55.
21. American Diabetes Association. Standards of medical care in diabetes – 2010. Diabetes Care 2010; 33 (Suppl.1):S11-61.
22. Lima RR. Nutrição em diabetes mellitus na gravidez. Centro BD de Educação em Diabetes, 2003.
23. Peterson CM, Jovanovic-Peterson L. Percentage of carbohydrate and glycemic response to breakfast, lunch and dinner in women with gestational diabetes. Diabetes 1991; 40 (Suppl 2):172-4.
24. Fagen C, King JD, Erick M. Nutrition management in women with gestational diabetes mellitus: a review by ADA's Diabetes Care and education dietetic practice. J Am Diet Assoc 1995; 95:460-7
25. Uplingen N. The controversy continues: nutritional management of the pregnancy complicated by diabetes. Curr Diab Rep 2009; 9:291-5.
26. Vilar L, Rolim A. Diabetes gestacional. In: Remigio Neto J, Pinheiro LS. Temas de obstetrícia e ginecologia. Recife: Ed. Universitária da UFPE, 2001:76-96.
27. Franz MJ, Horton ES, Bantle JP et al. Nutrition principle for the management of diabetes and related complications. Diabetes Care 1994; 17:490-518.
28. Anderson JW, Baird P, Davis RH et al. Health benefits of dietary fiber. Nutr Rev 2009; 67:188-205.
29. American Diabetes Association. Position of the American Association: use of nutritive and nonnutritive sweeeteners. J Am Dietet Assoc 1998; 98:580-7.
30. Torloni MR, Nakamura UM, Megale A et al. O uso de adoçantes na gravidez: uma análise dos produtos disponíveis no Brasil. Rev Bras Ginecol Obstet 2007; 29:267-75.
31. Food and Nutrition Board, Institute of Medicine: U.S. Dietary reference intakes: energy, carbohydrates, fiber, fat, fatty acids, cholesterol, protein, and amino acids. Washington, DC, National Academies Press, 2002.

CAPÍTULO 21

Hermelinda Cordeiro Pedrosa
Lucio Vilar

Neuropatia Diabética e Gravidez

INTRODUÇÃO

A neuropatia diabética (ND) é uma das complicações mais frequentes do diabetes melito (DM), contudo tem sido raramente descrita durante a gravidez, a exemplo de outras formas de neuropatia verificadas na evolução das gravidezes. No que se refere ao DM, diferentemente de outras complicações, como retinopatia, nefropatia e, mais recentemente, doença cardiovascular, não tem havido estudos focando o impacto da gravidez sobre a ND ou a influência da ND sobre a gestação.[1]

A diversidade dos dados epidemiológicos traduz os vários critérios diagnósticos e as amostras utilizadas nos estudos disponíveis: centros clínicos ou populacionais. Recentemente, Shaw e Tapp[2] apontaram as prevalências médias para DM tipo 1 e DM tipo 2, ressaltando que não se dispõe de dados populacionais para pacientes com DM tipo 1 diante do número limitado de estudos, como se observa na Tabela 21.1. Nessas análises dos principais dados disponíveis, não há relato sobre ND e gestantes diabéticas.

A presença de ND ao tempo do diagnóstico de DM foi estimada em 10% por

Tabela 21.1 Prevalência média entre pacientes com DM1 e DM2: estimativas médias

PND	Prevalência		Variação (interquartil)		Variação	
Tipo de DM	DM1	DM2	DM1	DM2	DM1	DM2
Centros clínicos	25,5	28,8	22,7 a 29,0	20,0 a 38,3	3,0 a 65,8	7,6 a 68,0
Estudos populacionais	*	24.1	*	17,2 a 32,4	12,8 a 54,0	13,1 a 45,0

* Número de estudos limitados.
DM1: diabetes tipo 1; DM2: diabetes tipo 2; PND: polineuropatia diabética.

Vinik e cols.[3] já na década de 1990. Por outro lado, como complicação precedente ao diagnóstico em indivíduos com tolerância alterada à glicose (*pré-diabetes [pré-DM]*), as prevalências de ND variam entre 11% e 13%, segundo os estudos San Valley e MONICA/KORA. Vale a pena ressaltar que, em ambos os estudos, os critérios diagnósticos, ainda que diferentes, avaliam essencialmente fibras grossas, seja por meio da análise de sinais, sintomas e limiar da sensibilidade vibratória (com bioestesiômetro), seja pelo rastreamento de Michigan combinado ao exame clínico, respectivamente.[4-6]

CLASSIFICAÇÃO E QUADRO CLÍNICO

A ND envolve um complexo quadro clínico de sinais e sintomas que se instalam aguda ou gradualmente, passível ou não de reversibilidade, incluindo a compressão de nervos, em que se destaca o papel da variabilidade glicêmica para surgimento e/ou intensificação dos sintomas. As alterações comprometem as fibras nervosas periféricas, somáticas e autonômicas, finas e grossas, mielínicas e amielínicas, e a forma mais comum é a *polineuropatia simétrica* (PND),[7] que inclui o comprometimento sensitivo-motor distal e o autonômico. Várias classificações têm sido utilizadas, e a inexistência de consenso está relacionada, em parte, com a dificuldade de congregar de modo classificatório os vários mecanismos envolvidos na fisiopatogênese, a diversidade de critérios diagnósticos, além da complexa evolução clínica, que varia desde as formas dramaticamente sintomáticas às silenciosas. A classificação de PK Thomas,[8,9] mostrada na Tabela 21.1, é a mais preconizada, inclusive em recentes recomendações da Sociedade Brasileira de Diabetes (SBD) e da Associação Latino-Americana de Diabetes (ALAD).[10-12]

A ND focal ou multifocal é menos comum e não tem relação com outras complicações do DM. No entanto, deve-se atentar para eventual piora de síndromes compressivas durante a gestação. Caracterizam-se por início agudo e recuperação após 3 a 12 meses. Um único nervo, múltiplos nervos ou raízes nervosas (radiculopatia) podem estar afetados. Os pacientes mais acometidos são aqueles com DM tipo 1 (DM1) ou tipo 2 (DM2), geralmen-

Tabela 21.2 Classificação de P.K. Thomas (1975, atualizada em 2005)

Rapidamente reversível
Neuropatia da hiperglicemia: sem ou mínimo déficit neural
Neuropatia do pré-DM: mecanismos complexos – estresse oxidativo (?)

Polineuropatias simétricas
Sensitiva aguda: entidade clínica distinta
Sensitivo-motora (crônica): mais comum
Autonômica: impacto na qualidade de vida, morte súbita

Focal e multifocal assimétrica
Craniana: III par (mais comum), IV, VI, VII
Focal superior e inferior (compressivas): nervos mediano e peroneiro (mais comuns)
Truncal (radiculopatia): segue a distribuição de dermátomos
Motora proximal (amiotrofia): hipotrofia severa da coxa, depressão pode ser grave

Neuropatia inflamatória desmielinizante crônica
Envolvimento motor precoce e devastador

Adaptada das Refs. 8 e 9.

te com mais de 50 anos de idade e com predomínio do sexo masculino. A distribuição assimétrica sugere envolvimento microvascular perineural; no entanto, no tocante à amiotrofia, a patogênese parece também envolver mecanismos imunes. A história é crucial para o diagnóstico e se faz necessário descartar outras patologias, inclusive tumores ou acidentes vasculares encefálicos, como nas neuropatias cranianas. A ND inflamatória desmielinizante crônica se caracteriza por grave e precoce comprometimento motor, além de sintomas e alterações sensitivas. Diante de sua suspeita, devem ser descartadas doenças autoimunes, assim como outros processos inflamatórios ou infecciosos. Uma extensa abordagem sobre esse tópico pode ser encontrada em publicações recentes.[7,11-14]

A ND verificada na hiperglicemia não se acompanha, necessariamente, de alterações neurológicas e estas, quando presentes, são leves e revertem espontaneamente. Os sintomas predominam – dor (queimação, pontada/facada), parestesia (formigamento) e choques, com intensidade variável e relacionada às flutuações da glicemia.[7,15-17]

Por outro lado, a ND do pré-DM (incluindo a síndrome metabólica) envolve o comprometimento, predominantemente, de fibras finas e parece não estar apenas relacionada à glicemia, como demonstrado em relatos recentes. De fato, a medida da área de vasodilatação neurogênica induzida por *laser-Doppler* (resposta axonal reflexa induzida pelo calor – *LDI flare*) foi menor entre pessoas com pré-DM, mas semelhante entre DM tipo 1 e o placebo,[18] sugerindo que a hiperglicemia *per se* não desempenha papel primordial no comprometimento neural. A tolerância alterada à glicose surgida durante a gravidez, que caracteriza o DM gestacional (DMG), não tem sido frequentemente relacionada à ND, e alguns poucos dados mostraram alterações autonômicas cardíacas em um pequeno grupo de mulheres com DMG,[19] embora esses achados exijam maiores detalhamentos.

Entre as PND, a forma aguda pode ser observada em pacientes com DM1 e DM2, com peculiaridades em sua apresentação, e tem sido descrita como entidade separada. Os sintomas predominam com intensidade de moderada a intensa, acarretando depressão grave e disfunção erétil, além de significativa perda ponderal (*caquexia diabética*), também relatada em jovens mulheres com DM1 e anorexia nervosa. As queixas são semelhantes às descritas anteriormente, além de alodinia e hiperalgesia: desconforto com estímulos não dolorosos (p. ex., toque de roupas, lençóis, cobertores) e hiper-resposta a estímulos dolorosos, respectivamente. O déficit, quando presente, é eminentemente sensitivo, principalmente da sensibilidade térmica e menos da vibratória, com preservação da atividade motora. A recuperação pode ocorrer em até 12 meses.[7,16,17]

A *PND sensitivo-motora crônica* é a mais comum, seguindo-se a PND *autonômica*. Por estar presente entre 90% das formas de ND, a PND crônica é a mais referendada nos estudos epidemiológicos. O quadro sintomático é persistente ou episódico, geralmente relacionado às excursões glicêmicas[15-17] e os sintomas se exacerbam à noite, piorando a qualidade de sono e acarretando depressão. Há alívio típico com as atividades durante o dia e os sintomas são frequentemente localizados nos pés e nas pernas, bem como, em menor frequência, nas mãos e nos braços (apresentação em bota e luva). A remissão do sintoma neuropático está associada a melhora do controle metabólico, menor duração do quadro doloroso e do DM, menor perda sensitivo-motora e menor perda ponderal precedendo o quadro.[20] A grande complicação é o pé diabético, quando há insensibilidade associada ou não a deformidades (p. ex., dedos em garra, proeminências de metatarsos, acentuação do arco). Nessa situação, traumas resultantes acarretam úlceras que se complicam com infecções e doença arterial periférica, e precedem 85% das amputações.[21]

Entre portadores de DM1 com menos de 15 anos de diagnóstico foi demonstrada prevalência de 39% para ND subclínica.[22] Assim, se investigada, a presença de ND entre gestantes diabéticas seria potencialmente significativa. Acerca dos efeitos da gravidez sobre a PND, dados de Hemachandra e cols.[23] da década de 1990, concernentes às complicações de DM1, mostraram que pode ocorrer aumento na incidência de retinopatia e PND associada à gravidez – três e 10 vezes maior em relação ao grupo-controle, respectivamente ($P = 0,58$ e $P < 0,001$,) – em um curto prazo de 2 anos. Todavia, não se observou esse incremento a longo prazo (observação em 4 anos).

A PND autonômica instala-se gradualmente entre pacientes com DM de longa duração e deve ser investigada objetivamente, pois os desfechos são impactantes.

A *neuropatia autonômica cardíaca* (NAC) pode ser assintomática, incapacitante ou resultar em morte súbita. Ela está comumente associada à PND crônica e raramente é o quadro predominante ou isolado. As inervações simpática e parassimpática são acometidas, com a última sendo a primeira a se manifestar clinicamente.[7] Vários sistemas são comprometidos, inclusive simultaneamente, acarretando um complexo quadro clínico com sintomas perturbadores e sérias implicações na qualidade de vida dos pacientes, como demonstrado na Tabela 21.3. Além da NAC, a *gastroparesia* e a *hipoglicemia despercebida* constituem complicações relevantes na evolução de gestantes com DM.

Tabela 21.3 Manifestações autonômicas mais frequentes

Cardiovasculares
Hipotensão ortostática, taquicardia em repouso, perda da variação de frequência cardíaca, disfunção sistólica e diastólica, ausência de descenso noturno da PA Apneia obstrutiva do sono, falha de resposta respiratória induzida pela hipoxia
Gastrointestinais
Gastroparesia, constipação, diarreia explosiva (noturna)
Geniturinárias
Disfunção erétil, incontinência, ausência de ejaculação, secura vaginal
Neurovasculares
Shunt arteriovenoso no dorso dos pés, pele seca, palidez à elevação e rubor postural dos membros inferiores; sudorese gustatória, falha de acomodação pupilar
Metabólicas e disautonômicas
Hipoglicemia despercebida, grave flutuação glicêmica

Adaptada das Refs. 7 e 67.

As influências da gravidez sobre a ND autonômica ainda não estão totalmente elucidadas. Alguns sintomas podem se intensificar, contudo não parece haver dano permanente. Um dos estudos, entre os vários conduzidos por Airaksinen e cols.,[24] detectou que 32% de 117 gestantes com DM1 com mais de 5 anos de duração mostravam alterações autonômicas (mínimo de um teste cardiovascular anormal), porém elas não estavam relacionadas à frequência de gravidezes prévias: mulheres sem gestação anterior (37%), mulheres com uma gestação prévia (31%) e mulheres com duas a seis gestações prévias (27%). A partir desses resultados, conclui-se que a gravidez *per se* não é fator de risco para deterioração da função autonômica.

Sobre a influência da PND na gravidez, atente-se para o fato de que a maior parte das pacientes com ND já apresenta outras complicações crônicas, como retinopatia e nefropatia, detentoras, portanto, de uma memória metabólica sofrível.

As alterações fisiológicas da gestação envolvem um papel importante do sistema nervoso autônomo, que permite aumento do volume sanguíneo e consequente incremento do trabalho cardíaco, associados a atenuação temporária do tônus vagal e dos reflexos,[25] resultando em episódios de taquicardia persistente em algumas mulheres. Assim, as gestantes diabéticas podem enfrentar dificuldades para tolerar essas alterações hemodinâmicas, com exacerbação de sintomas autonômicos cardíacos, sem contudo assumir um caráter permanente. Outros dados, também da Finlândia,[26] mostraram que as alterações autonômicas eram independentes da hemoglobina glicada (A1C) inicial, da duração do DM e da presença de nefropatia. Não havia diferenças significativas entre os grupos, porém observou-se maior frequência de pelo menos uma complicação, como aborto, mortalidade perinatal, malformação congênita, síndrome de angústia respiratória, pré-eclâmpsia, cetoacidose ou hipoglicemia, em relação ao grupo-controle: 52% *vs.* 23% ($P = 0,01$). Recomenda-se, portanto, a avaliação cardíaca em todas as gestantes diabéticas para melhor monitoração, diante de achados sugestivos de NAC.[27]

A *gastroparesia*, embora rara, acarreta dificuldades no diagnóstico quando surge durante a gravidez, uma vez que pode ser mascarada pela hiperêmese gravídica. A suspeita se fortalece com a persistência dos sintomas após o segundo trimestre. As principais complicações são edema pulmonar, pneumonia por aspiração, desnutrição e desequilíbrio metabólico, exigindo nutrição parenteral. Ocorre também comprometimento do crescimento fetal e existe possibilidade elevada de parto prematuro ou, mesmo, de perda fetal.[1] Diante de casos dramáticos apresentados pioneiramente por Guy e cols.[28], Hare,[29] Steel[30] e Macleod e cols.,[31] recomenda-se que vigilância estrita seja efetuada para a gestante e o feto (controle rigoroso do crescimento fetal com ultrassonografia) e que, se necessário, sejam providenciadas internação hospitalar e instituição precoce de nutrição parenteral. Caso as medidas farmacológicas venham a falhar, deve-se considerar a gastroplastia. A *hipoglicemia despercebida* é uma complicação grave do DM, resultante da perda da contrarregulação hormonal, com glicogenólise deficitária pela irresponsividade parcial ou completa do glucagon e da adrenalina. Manifesta-se por hipoglicemias não acompanhadas dos sinais de alerta adrenérgicos.[7,10,11,14,27]

TRATAMENTO DA NEUROPATIA DIABÉTICA DOLOROSA

Medidas gerais

O primeiro passo no manuseio de pacientes com ND deve visar a um controle glicêmico ótimo e estável. Estudos observacionais sugerem que os sintomas neuropáticos melhoram não somente com a otimização do controle, mas também evitando-se flutuações extremas na glicemia. Além disso, é recomendado rígido controle dos lípides e da pressão arterial.[3,7,10]

Terapia farmacológica

Como mostrado na Tabela 21.4, várias medicações, com distintos mecanismos de ação, têm sido propostas para tratamento da PND crônica dolorosa, mas nenhuma delas tem segurança plena para uso durante a gestação e quase todas são consideradas como categoria C para gestantes pela FDA (Food and Drug Administration). Nesse grupo incluem-se os medicamentos que não foram estudados em mulheres grávidas, mas que parecem causar danos ao feto em estudos animais. Eles podem ser administrados na gestação se o médico acreditar que os benefícios para a mãe superam os eventuais riscos para o feto.

De acordo com as novas diretrizes da ALAD para ND (Diretrizes NeuroALAD), elaboradas pelo Grupo de Estudo Latino-americano para Neuropatia, as medicações consideradas de primeira linha para tratar a PND sintomática são os moduladores dos canais de cálcio, representados pelos anticonvulsivantes *gabapentina* e *pregabalina*, os antidepressivos tricíclicos *amitriptilina*, *nortriptilina* e *desipramina* e a *duloxetina* (inibidor da recaptação de serotonina e noradrenalina) (Tabela 21.5). Além disso, o *ácido tióctico*, um potente antioxidante, é recomendado para PND com e sem deformidades, sintomática ou não (Figura 21.1).[12]

Ácido tióctico

O ácido tióctico (AT), também chamado *ácido α-lipoico* (AAL), está indicado para o tratamento etiopatogênico e sintomático da PND. Ele tem como propriedade principal ser um regulador metabólico, um antioxidante natural, um inibidor de radicais livres e atuar como coenzima nos complexos multienzimáticos mitocondriais.[32-35]

Evidências cumulativas sugerem que o estresse oxidativo mediado por radicais livres está implicado na patogênese da PND mediante a indução de defeitos neurovasculares que resultam em hipoxia endoneural e subsequente disfunção do nervo.[35,40] O tratamento antioxidante com AT mostrou-se eficaz em impedir essas anormalidades no diabetes experimental, proporcionando uma justificativa para o valor terapêutico potencial desse medicamento em pacientes diabéticos.[35,40] Na Alemanha, o AT tem sido utilizado para o tratamento da PND sintomática há mais de 40 anos. No Brasil, foi comercializado em 2008 sob o nome de (Thioctacid

Tabela 21.4 Opções de tratamento farmacológico para a neuropatia diabética (ND) dolorosa

Enfoque	Composto/medida	Dose diária	Comentários	NNT
Otimização do controle do diabetes	Dieta, agentes antidiabéticos orais, insulina	Adaptação individual	Meta: A1C ≤ 6,5% a 7%	
Tratamento dirigido para patogênese da ND	Ácido α-lipoico (ácido tióctico)	600 a 1.800mg VO	Duração: 3 semanas Favorável perfil de segurança	2,8 a 4,2†
Tratamento sintomático de primeira linha				
Antidepressivos tricíclicos	Amitriptilina Desipramina Imipramina Nortriptilina	25 a 150mg 25 a 150mg 25 a 150mg 25 a 150mg	NNMH: 15 NNMH: 24 CRR Associada à flufenazina	2,1 2,2/3,2 1,3/2,4/3,0 1,2
Inibidores seletivos da recaptação de serotonina e noradrenalina	Duloxetina Venlafaxina	60 a 120mg 75 a 225mg	NNMH (60mg): 18 NNMH (120mg): 9 NNMH (75 a 225mg): 21 NNMH (150 a 225mg): 17	5,3 (60mg) 4,9 (120mg) 6,9 (75 a 225mg) 4,6 (150 a 225mg)
Ligantes α_2-δ	Pregabalina‡ Gabapentina	300 a 600mg 1.800 a 3.600mg	NNMH (300mg):23 NNMH (600mg):11 Evidência mais fraca do que com a pregabalina	6,0 (300mg) 4,0 (600mg) 3,8/4,0
Tratamento sintomático de segunda linha				
Tratamento local	Capsaicina (creme a 0,025%)	4 × dia	Duração máxima: 6 a 8 semanas	
Opioides fracos	Tramadol	50 a 400mg	NNMH: 7,8	3,1/4,3
Opioides fortes	Oxicodona	10 a 100mg	Problemas específicos do uso de opioides (p. ex., dependência)	2,6

† Alívio dos sintomas ≥ 50% após 3 e 5 semanas.
‡ Licenciado nos EUA e na União Europeia.
CRR: relação concentração-resposta; NNMH: número necessário de pacientes a serem tratados para causar dano importante; NNT: número necessário de pacientes a serem tratados para se obter a resposta terapêutica desejada.
Adaptada da Ref. 40.

Tabela 21.5 Agentes de primeira linha para PND sintomática

Classe	Medicamento	Recomendação/Evidência
Antidepressivos tricíclicos	Amitriptilina, nortriptilina e desipramina	Sim/A
Inibidores da recaptação de serotonina e noradrenalina	Duloxetina	Sim/A
Moduladores dos canais de cálcio (anticonvulsivantes)	Gabapentina e pregabalina	Sim/A

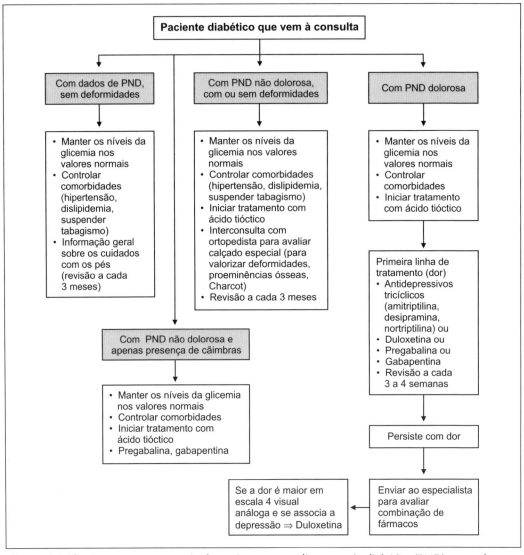

Figura 21.1 Algoritmo para o manuseio do paciente com polineuropatia diabética (PND), segundo as Diretrizes NeurALAD.

600 HR®, comp. 600mg). Trata-se de uma apresentação com alta liberação (*high release*) do AAL, que se diferencia da convencional por reduzir a variação interindividual em 58%, enquanto a convencional diminui a absorção em até 30%, atestando que manipulações não conferem absorções equivalentes.

Eficácia

Na série de Hahm e cols.,[34] alívio maior ou igual a 30% nos sintomas neuropáticos (dor, queimação, dormência e parestesias) foi observado em 71% dos pacientes após 8 semanas de tratamento com o AT, na dose de 600mg/dia VO.

Em estudo multicêntrico, randomizado, duplo-cego de grupo paralelo de ensaios clínicos (NATHAN 1), 460 pacientes diabéticos com estágios 1 ou 2a de PND foram aleatoriamente designados para tratamento oral com 600mg/dia de AAL (n = 233) ou placebo (n = 227) por 4 anos.[36] Depois de 4 anos, os déficits neuropáticos progrediram significativamente no grupo placebo e melhoraram no grupo AAL, tendo a substância sido bem tolerada durante todo o estudo.[36]

A dose recomendada do Thioctacid 600 HR® é de 600mg/dia por via oral, antes da primeira refeição do dia. Nos estudos clínicos, a dose máxima foi de 1.800mg/dia que, contudo, não se mostrou superior aos 600mg/dia.[12,14,35]

Tolerabilidade

O Thioctacid 600 HR® é muito bem tolerado. No entanto, durante sua administração, a glicemia pode diminuir em virtude da melhora na utilização de glicose. Nesses casos, foram descritos sintomas que se assemelham à hipoglicemia, incluindo tontura, sudorese, cefaleia e distúrbios visuais. Em casos muito raros (<0,01%) podem surgir sintomas gastrointestinais. Da mesma maneira, podem surgir reações de hipersensibilidade, incluindo erupções cutâneas, urticária e prurido. Também excepcional é a perda temporária do paladar.[14,35]

Segurança para uso na gestação

Ainda não existem dados de segurança para o AAL em gestantes. Em estudos realizados em animais, foi relatado que o uso do AT reduziu a ocorrência de malformações congênitas em filhos de camudongos-fêmeas com diabetes induzido pela estreptozotocina.[37]

Gabapentina

Gabapentina (Neurontin®, caps. 300 e 400mg) assemelha-se estruturalmente ao ácido δ-aminobutírico (GABA), um neurotransmissor que desempenha um papel na transmissão e modulação da dor. Os mecanismos de ação exatos da gabapentina (GBP) na dor neuropática não estão plenamente elucidados. Entre outros, eles envolvem interação com o sistema transportador de L-aminoácidos e alta afinidade de ligação com a subunidade α_2-δ dos canais de cálcio ativados por voltagem.[38-40]

Eficácia

A GBP tem sido largamente usada para o tratamento da dor neuropática. Em estudo multicêntrico que incluiu 165 diabéticos com PND dolorosa, 60% dos pacientes que tomaram GBP e 33% do grupo placebo obtiveram, pelo menos, alívio moderado da dor.[41]

As doses efetivas situam-se entre 900 e 3.600mg/dia, divididas em três tomadas. A maioria dos pacientes necessita, pelo menos, 1.800mg/dia. Deve-se iniciar com 300mg à hora de deitar, com aumento gradual da dose até a obtenção do alívio sintomático.[12,14,38-40]

Tolerabilidade

A GBP é bem tolerada e tem como efeitos adversos mais comuns tonturas e sonolência, que ocorrem em até 23% dos pacientes tratados.[38-41]

Segurança para uso na gestação

Ainda não se dispõe de dados sobre a segurança da GBP na gestação. Em estudo-piloto, ela se mostrou bastante útil no alívio de náuseas e vômitos, em um limitado número de gestantes com *hiperêmese gravídica*.[42]

Nos roedores, o uso de GBP durante a organogênese atrasou a ossificação do crânio, das vértebras e dos membros, o que é indicativo de atraso do crescimento fetal. Em outros estudos, comparativamente com os controles, a GBP não aumentou a incidência de malformações nas crias do ratinho, rato ou coelho com doses até 50, 30 e 25 vezes, respectivamente, a dose humana diária de 3.600mg.[43-46]

Desconhece-se o risco potencial para o ser humano. A recomendação do fabricante da GBP é de que ela não seja utilizada durante a gravidez, a menos que o potencial benefício para a mãe se sobreponha, claramente, ao risco potencial para o feto.[43] Existe o relato de 51 fetos humanos que foram expostos à GBP, nascidos de 39 mulheres com epilepsia ou outros distúrbios. As taxas de manifestações teratogênicas (p. ex., abortos, baixo peso ao nascer e malformações) foram mais baixas ou similares às da população geral ou entre filhos de mulheres com epilepsia.[47]

A GBP é excretada no leite humano. Uma vez que se desconhece o efeito no lactente, deve-se ter cuidado quando a GBP for administrada à mãe que amamenta. Portanto, ela só deve ser utilizada em mães que amamentam se os benefícios se sobrepuserem claramente aos riscos.[43]

Pregabalina

A *pregabalina* (Lyrica®, caps. 75 e 150mg) é um ligante α_2-δ mais específico, com afinidade de ligação seis vezes maior do que a GBP.[39,40]

Eficácia/Tolerabilidade

A eficácia e a segurança da pregabalina foram relatadas em análise conjunta de sete estudos com duração de 5 a 13 semanas, envolvendo 1.510 pacientes com PND. As taxas de resposta definidas como redução da dor igual ou maior do que 50% foram de 47% (600mg/dia), 39% (300mg/dia), 27% (150mg/dia) e 22% (placebo), conferindo um NNT (*number needed to treat* – número necessário para tratar) de 4, 5,9 e 20, respectivamente.[48] Os efeitos adversos (EA) mais frequentes foram os seguintes: tontura (22%), sonolência (12,1%), edema periférico (10%), cefaleia (7,2%) e ganho de peso (5,4%).[48] As evidências que apoiam um efeito favorável da pregabalina na PND são muito mais sólidas e a titulação da dose é consideravelmente mais fácil do que com a GBP, a qual é frequentemente usada com doses menores do que as ideais na prática clínica.[39,40]

Segurança para uso na gestação

Não existem dados sobre a segurança da pregabalina em mulheres grávidas. Como a GBP, é considerada de categoria C para gestantes.[49]

Estudos animais (ratas e coelhos) sugerem que a pregabalina aumenta o risco de lesões do crânio e outros problemas ósseos, além de abortos. Também foi relatado que sua utilização na gestação pode causar problemas cerebrais ou comportamentais nos filhos, bem como infertilidade.[50]

Antidepressivos tricíclicos

Os antidepressivos tricíclicos (ADT) constituem um componente importante no tratamento de síndromes de dor crônica por mais de 30 anos. Os possíveis mecanismos de alívio da dor por ADT incluem a inibição da noradrenalina e/ou recaptação da serotonina nas sinapses centrais de sistemas de controle descendente da dor e do antagonismo do receptor N-metil-D-aspartato, que medeia a hiperalgesia e a alodinia. Imipramina (Tofranil® – comp. 25mg) e amitriptilina (Tryptanol® etc. – comp. 25mg) induzem uma inibição equilibrada da recaptação de noradrenalina e serotonina, enquanto desipramina é um inibidor relativamente seletivo da noradrenalina, com menos EA.[38-40,51]

Eficácia/Tolerabilidade

O NNT (IC de 95%) para o alívio da dor igual ou maior do que 50% por ATD é de 2,4 (2,0 a 3,0). O NNH (*number need to harm* – número necessário para causar danos) é 2,8 para EA menores e 19 para EA principais (Tabela 21.4). Assim, entre 100 pacientes com dor neuropática diabética que são tratados com ATD, 30 experimentarão alívio da dor igual ou maior do que 50%, 30 terão EA leve e cinco irão descontinuar o tratamento em função das EA graves. O NNT médio de agentes com a inibição balanceada da recaptação é 2,2, enquanto atinge 3,6 para os agentes noradrenérgicos.[40,51]

Com frequência, a amitriptilina é o agente de primeira escolha. Alternativamente, desipramina ou nortriptilina podem ser escolhidas, em razão de seus efeitos sedativos e anticolinérgicos menos pronunciados. A dose inicial da amitriptilina deve ser de 25mg (12,5mg em pacientes debilitados), com tomada única noturna, 1 hora antes de dormir. Ela deve ser aumentada em 25mg, a intervalos semanais, até que o alívio da dor seja alcançado ou surjam EA. A dose média é de 75mg/dia, e há uma clara relação dose-resposta. A dose máxima é, geralmente, de 150mg/dia.[12,39,40,51]

O efeito dos ATD é comparável em pacientes com e sem depressão e é independente de concomitante melhora no humor. O início da eficácia é mais rápido (dentro de 2 semanas) do que no tratamento da depressão.[39,40]

A maioria das evidências sobre a eficácia de ATD vem de estudos realizados durante apenas algumas semanas. Entretanto, muitos pacientes continuam a atingir o alívio da dor por meses ou anos, mas isso não é verdade para todos.[40]

Os principais efeitos colaterais dos ATD são sonolência, sedação, boca seca, ganho de peso e arritmias cardíacas. Os ATD devem ser usados com cautela em pacientes com hipotensão ortostática e estão contraindicados naqueles com angina instável, infarto do miocárdio recente (< 6 meses), insuficiência cardíaca, história de arritmias ventriculares, doença significativa do sistema de condução e síndrome do QT recente longo. Também devem ser evitados em indivíduos com glaucoma ou bexiga neurogênica. Assim, a utilização dos ATD fica limitada por taxas relativamente elevadas de EA e várias contraindicações.[40,52]

Segurança para uso na gestação

Os ATD não aumentam o risco de malformações congênitas. Seu uso no período perinatal pode provocar o aparecimento de irritação, convulsões e sintomas secundários aos efeitos anticolinérgicos próprios desse tipo de medicamento.[53]

Duloxetina

A *duloxetina* (Cymbalta®, caps. 60mg) está particularmente indicada nos casos refratários às medicações supracitadas ou quando existir depressão associada ao quadro de PND sintomática. Juntamente com a *venlafaxina* (Efexor XR®), ela propicia dupla inibição da recaptação de serotonina e noradrenalina.[54]

Eficácia

A eficácia e a segurança da duloxetina foram avaliadas em três estudos controlados, com dose de 60 e 120mg/dia durante 12 semanas.[55] Em todos os três estudos, a intensidade média de dor nas 24 horas foi significativamente reduzida com ambas as doses, em comparação com placebo, sendo essa diferença estatisticamente significativa já após 1 semana. As taxas de resposta, definida como redução da dor igual ou maior do que 50%, foram de 48,2% (120mg/dia), 47,2% (60mg/dia) e 27,9% (placebo), dando um NNT de 4,9 (IC de 95%, 3,6 a 7,6) para 120mg/dia e 5,2 (3,8 a 8,3) para 60mg/dia.[55] Os números necessários para causar dano, com base em descontinuação em virtude de eventos adversos, foram de 8,8 (6,3 a 14,7) para 120mg/dia de duloxetina e 17,5 (10,2 a 58,8) para 60mg/dia.[55] Pacientes com maior intensidade de dor tendem a responder melhor do que aqueles com níveis mais baixos de dor.[56]

Tolerabilidade

Os EA mais frequentes de duloxetina (60/120mg/dia) incluem náuseas (16,7/27,4%), sonolência (20,2/28,3%), tonturas (9,6/23%), constipação (14,9/10,6%), xerostomia (7,1/15%) e diminuição do apetite (2,6/12,4%). Em geral, esses EA são de leves a moderados e transitórios. Para minimizá-los, a dose inicial deverá ser de 30mg/dia por 4 a 5 dias.[40,55,56] Em contraste com os ADT e alguns anticonvulsivantes, a duloxetina não causa ganho de peso, mas pode ocorrer pequeno aumento da glicemia em jejum.[57]

Segurança para uso na gestação

Em estudos com animais, quando duloxetina foi administrada a coelhas no início da gestação, os filhotes pesavam menos. A administração do fármaco a ratas grávidas resultou em filhos de baixo peso e menor chance de sobrevida.

Em humanos, ainda não há dados disponíveis sobre a segurança do uso da duloxetina durante a gestação.[58] Contudo, existem dados mostrando que a venlafaxina (Efexor XR® etc.), outro inibidor seletivo da recaptação de serotonina e noradrenalina, não parece causar malformações congênitas maiores, porém seu uso no último trimestre da gestação pode, não raramente (em até 30% dos casos), se associar à ocorrência da *síndrome da má adaptação neonatal* ou síndrome *comportamental* neonatal. Esta última é caracterizada por agitação, tônus muscular, choro fraco, dificuldade respiratória, hipoglicemia, índice de Apgar baixo e, até mesmo, convulsões.[59] Esses sintomas começam dentro de horas, geralmente exigem apenas cuidados de suporte, e terminam dentro de 1 a 2 semanas.[60] Existe ao menos um relato da síndrome em um recém-nascido exposto *in utero* à duloxetina.[58,61]

Tratamento sintomático de segunda linha

Agentes tópicos

A *capsaicina* (Moment® etc.), alcaloide encontrado na pimenta vermelha e usado sob a forma de creme a 0,025%, promove depleção tecidual da substância P e reduz quimicamente a dor induzida. É mais indicada em casos de dor localizada. A duração do tratamento não deve exceder 8 semanas, uma vez que durante esse período nenhum efeito adverso sobre a função sensorial (em razão do mecanismo de ação) foi notado em pacientes diabéticos.[14,40,62] No entanto, um estudo em indivíduos saudáveis demonstrou que há diminuição de 74% no número de fibras nervosas nos primeiros 3 dias após a aplicação de capsaicina, sugerindo que a degeneração de fibras nervosas da epiderme pode contribuir para a analgesia induzida pelo medicamento.[63] As diretrizes NeurALAD não recomendam o uso da capsaicina para a PND sintomática.[12]

A segurança da capsaicina na gestação ainda não está estabelecida. Com base na farmacocinética humana, que mostra baixa e transitória exposição sistêmica à capsaicina, a probabilidade de que o fármaco aumente o risco de anormalidades do desenvolvimento quando administrado a mulheres grávidas é muito baixa. No entanto, deve-se ter cautela ao se prescrever capsaicina a mulheres grávidas.[64]

Opioides

A indicação de opioides para tratamento da PND é bastante polêmica. Embora possam ser de valor, não constituem agentes de primeira linha, devendo sua administração ser limitada a curto período de tempo, diante de quadros resistentes, extrema intensidade dolorosa e em associação às outras modalidades.[53] *Tramadol* (Tramal®, Zamadol® etc.) é um analgésico não narcótico, considerado um opioide mais fraco. Ele é capaz de modular a inibição serotoninérgica e noradrenérgica da dor e, de acordo com os dados mais recentes, possibilita manutenção do alívio da dor por até 6 semanas. Tem sido utilizado na dose de 50 a 400mg/dia.[39,40,65]

O tramadol é, em geral, bem tolerado. Alguns dos efeitos colaterais mais comuns são náuseas, constipação, dores de cabeça, sonolência e vômitos, os quais costumam ser transitórios. Como a segurança do uso de tramadol durante a gravidez não foi estabelecida, recomenda-se a não administração da medicação a gestantes. No entanto, em estudos realizados em animais (coelhos e ratos), efeitos embriotóxicos e fetotóxicos foram observados apenas quando se utilizaram doses que excederam a dose máxima humana em, pelo menos, 315 vezes.[66]

Terapia não farmacológica

Mais recentemente, trabalhos vêm apontando a *acupuntura* como alternativa para tratamento da dor neuropática. Ela pode ser tentada na grande maioria das formas dolorosas, notadamente como coadjuvante ao tratamento alopático, com antidepressivos tricíclicos ou GBP. Os estudos mais recentes mostram benefícios com duração de até 6 meses.[14,62]

TRATAMENTO DA GASTROPARESIA

O tratamento da gastroparesia pode ser dietético, medicamentoso ou cirúrgico. As refeições devem ser fracionadas e ter baixo teor de gorduras. Em geral, faz-se necessário também o uso de agentes procinéticos que aceleram o esvaziamento gástrico, aumentam o tônus do esfíncter inferior do esôfago, melhoram os sintomas gástricos e aliviam o refluxo gastroesofágico. As opções mais utilizadas são *metoclopramida* (Plasil® etc.) e *domperidona* (Motilium® etc.), administradas antes de cada refeição. A primeira tem o inconveniente de causar mais efeitos colaterais (sonolência, acatisia, depressão, galactorreia etc.). Além disso, sua eficácia diminui com o tempo (por taquifilaxia). Domperidona é mais bem tolerada, porém seu uso crônico também pode resultar em perda da atividade gastrocinética. Diante da falha desses fármacos, pode-se lançar mão da *eritromicina* (250mg a cada 6 horas), que atua como agonista do receptor da motilina, acelerando o esvaziamento gástrico.[14,67,68]

Em pacientes com sintomas graves e debilitantes, não responsivos ao tratamento medicamentoso, pode ser tentada cirurgia radical, que consiste na ressecção de aproximadamente 70% do estômago, incluindo o antro e o piloro, com fechamento duodenal e colocação de derivação gastrointestinal em Y de Roux. Outras cirurgias (p. ex., gastrostomia, piloroplastia ou jejunostomia) podem ser úteis em alguns pacientes, com o intuito de garantir aporte nutricional apropriado e descompressão gástrica.[69] Também foi relatado o sucesso da terapia com *marca-passo gástrico* e injeção de *toxina botulínica* no piloro,[14,70] esta de boa resposta clínica segundo nossa experiência.

Em gestantes diabéticas, a gastroparesia representa complicação grave e pode ter repercussões na evolução da gravidez, exigindo monitoração estrita da glicemia, seja mediante a adoção de sistemas de infusão contínua de insulina (SICI, bombas de insulina), seja por meio das modalidades mais intervencionistas descritas anteriormente.

CONSIDERAÇÕES FINAIS/RECOMENDAÇÕES

Entre as apresentações clínicas da ND, a polineuropatia simétrica sensitivo-motora (PND-SM) crônica, a neuropatia autonômica cardíaca (NAC), a gastroparesia e a hipoglicemia despercebida constituem as de maiores impacto e repercussões materno-fetais. A exemplo da doença coronariana, que é um impedimento obrigatório de gravidez, a nefropatia diabética de moderada a grave e a gastroparesia são contraindicações relativas entre mulheres com DM.[71]

Embora a polineuropatia simétrica (PND) aguda ou crônica não costume se exacerbar, o rastreamento anual deve ser conduzido, a exemplo do recomendado para retinopatia, nefropatia e doença cardiovascular, a partir de 5 anos de duração para o DM1. Instrumentos simples e de fácil uso facilitam o diagnóstico de PND, uma vez que a eletroneuromiografia não deve ser a primeira abordagem diagnóstica porquanto não avalia fibras finas, apenas fibras grossas. A recomendação da SBD, da ALAD e da ADA[10-12,27] consiste na pesquisa da perda da sensibilidade protetora (PSP) com monofilamento de 10g calibrado e outro teste, seja sensibilidade vibratória e dolorosa ou reflexo aquileu. Dois testes anormais confirmam o rastreamento positivo. O interrogatório dirigido identifica os sintomas bizarros da PND aguda e crônica.

Quanto à NAC, o rastreamento pode ser conduzido com avaliação da pressão arterial e da frequência cardíaca nas funções deitada e em pé, seguindo-se avaliação e acompanhamento conjunto com cardiologista. Na atualidade, programas computadorizados podem confirmar a NAC sem grande demanda de tempo e efetuados por endocrinologistas, inclusive.[72] Para o controle metabólico diante de gastroparesia ou hipoglicemia despercebida, o uso de sistema de infusão contínuo de insulina (bomba de insulina) é uma das melhores alternativas terapêuticas da atualidade.[10]

O tratamento farmacológico da PND-SM sintomática durante a gravidez fica limitado pela escassez de dados sobre a segurança na gravidez dos medicamentos preconizados e pelos potenciais riscos fetais desses agentes. À luz dos conhecimentos atuais, os antidepressivos tricíclicos parecem ser os fármacos mais seguros, porém podem não ser bem tolerados. Na escolha da medicação a ser empregada deve ser considerado se o potencial benefício para a mãe se sobrepõe, claramente, aos eventuais riscos para o feto. Além disso, deve-se procurar evitar sua utilização no primeiro trimestre da gravidez, dar tratamento de suporte, controlar as comorbidades (hipertensão e dislipidemia) e manter a glicemia dentro das metas.

REFERÊNCIAS

1. Hagay Z, Weissman A. Management of diabetic pregnancy complicated by coronary artery disease and neuropathy. Obstet Gynecol Clin North Am 1996; 23:205-20.
2. Tapp R, Shaw J. Epidemiology of diabetic neuropathy. In: Tesfaye S, Boulton AJM (eds.) Diabetic neuropathy. Oxford: Oxford Diabetes Library, 2009:1-8.

3. Vinik AL, Holland MT, LeBeau JM et al. Diabetic neuropathies. Diabetes Care 1992; 15:1926-75.
4. Franklin GM, Kahn LB, Baxter J, Marshall JA, Hamman RF. Sensory neuropathy in non-insulin-dependent diabetes mellitus. The San Luis Valley Diabetes Study. Am J Epidemiol 1990; 131:633-43.
5. Ziegler D, Rathmann W, Dickhaus T et al.; Kora Study Group. Neuropathic pain in diabetes, pre-diabetes and normal glucose tolerance. The MONICA/KORA Augsburg Surveys S2 and S3. Pain Med 2009; 10:393-400.
6. Ziegler D, Rathmann W, Dickhaus T et al. Kora Study Group. Prevalence of polyneuropathy in pre-diabetes and diabetes is associated with abdominal obesity and macroangiopathy. Diabetes Care 2008; 31:464-9.
7. Boulton AJM, Vinik AI, Arezzo JC et al. Diabetic neuropathies: a statement by the American Diabetes Association. Diabetes Care 2005; 28:956-62.
8. Thomas PK. Metabolic neuropathy. J Roy Coll Phys Lond 1973; 7:154-60.
9. Thomas PK. Classification of the diabetic neuropathies. In: Gries FA, Cameron NE, Low PA, Ziegler D (eds.) Textbook of diabetic neuropathy. Stuttgart: Thieme, 2003:175-7.
10. Diretrizes da Sociedade Brasileira de Diabetes, 2009. Disponíveis em: www.diabetes.org.br
11. Pedrosa HC. Neuropatia diabética, E-Book, Sociedade Brasileira de Diabetes, 2007. Disponível em: www.diabetes.org.br
12. Guía Práctica en el manejo de la polineuropatía diabética – NeurALAD (Grupo del estudio sobre la polineuropatía diabética). Rev de ALAD 2010; XVIII (Supl 1):1-12.
13. Tesfaye S. Focal and multifocal diabetic neuropahies. In: Tesfaye S, Boulton AJM (eds.) Diabetic neuropathy. Oxford: Oxford Diabetes Library, 2009:73-80.
14. Pedrosa HC, Boulton AJM. Manuseio da neuropatia diabética. In: Vilar L et al. (eds.) Endocrinologia clínica. 4 ed. Rio de Janeiro: Guanabara Koogan, 2009:720-38.
15. Oyibo SO, Prasad YD, Jackson NJ et al. The relationship between blood glucose excursions and painful diabetic peripheral neuropathy: a pilot study. Diabet Med 2002; 19;870-3.
16. Ziegler D. Painful diabetic neuropathy – advantage of novel drugs over old drugs? Diabetes Care 2009; 32 (Suppl 2):S414-S419.
17. Tesfaye S. Assessment and management of painful diabetic peripheral neuropathy. In: Tesfaye S, Boulton AJM (eds.) Diabetic neuropathy. Oxford: Oxford Diabetes Library, 2009:37-52.
18. Green AQ, Krisshnan S, Finucane F, Rayman G. Altered C-fiber function as an indicator of early peripheral neuropathy in individuals with IGT. Diabetes Care 2010; 33:174-6.
19. Kempler P, Varadi A, Tamas G. Autonomic neuropathy in newly diagnosed diabetes mellitus [letter]. Diabetes Care 1993; 16:848-9.
20. Young RJ, Ewing DJ, Clarke BF. Chronic and remitting painful diabetic neuropathy. Diabetes Care 1988; 11:34-40.
21. International Working Group on the Diabetic Foot. International Consensus, 1999-2003-2007. Available in: www.idf.org/book
22. The DCCT research group. Baseline analysis of neuropathy in feasibility phase of Diabetes Chronic Complication Trial. Diabetes 1988; 37:476-81.
23. Hemachandra A, Ellis D, Llyoid CE, Orchard TJ. The influence of pregnancy on IDDM complications. Diabetes Care 1995; 18:950-4.
24. Airaksinen KEJ, Ikaheimo MJ, Salmela PI et al. Diabetic Med 1993; 10:540-2.
25. Maser RE, Pfeifer MA, Dorman JS et al. Diabetic autonomic neuropathy and cardiovascular risk. Pittsburgh epidemiology of diabetes complications study III. Arch Intern Med 1990; 150:1218-22.

26. Airaksinen KEJ, Anttila LM, Linnaluoto MK et al. Autonomica influence on pregnancy outcome in IDDM. Diabetes Care 1990; 13:756-61.
27. American Diabetes Association. Standards of medical care in diabetes – 2010. Diabetes Care 2010; 33 Suppl 1:S11-61.
28. Guy RJC, Dawson JL, Garret JR et al. Diabetic gastroparesis from autonomic neuropathy: surgical considerations and changes in vagus nerve morphology. J Neurol Neurosurg Psychiat 1984; 47:686-91.
29. Hare JW. Diabetic neuropathy and coronary heart disease. In: Greece EA, Cousta DR (eds.) Diabetes mellitus in pregnancy: principles and practice. NY: Churchill Livingstone, 1988:517-8.
30. Steel JM. Autonomic neuropathy in pregnancy [letter]. Diabetes Care 1989; 12:170-1.
31. Macleod AF, Smith SA, Sönksen PH, Lowy C. The problem of autonomic neuropathy in diabetic pregnancy. Diabet Med 1990; 7:80-2.
32. Mijnhout GS, Alkhalaf A, Kleefstra N, Bilo HJ. Alpha lipoic acid: a new treatment for neuropathic pain in patients with diabetes? Neth J Med 2010; 68:158-62.
33. Ziegler D, Nowak H, Kempler P et al. Treatment of symptomatic diabetic polyneuropathy with the antioxidant alpha-lipoic acid: a meta-analysis. Diabet Med 2004; 21:114-21.
34. Hahm JR, Kim BJ, Kim KW. Clinical experience with thioctacid (thioctic acid) in the treatment of distal symmetric polyneuropathy in Korean diabetic patients. J Diabetes Complications 2004; 18:79-85.
35. Ziegler D, Low PA, Boulton AJM et al. Effect of 4-year antioxidant treatment with α-lipoic acid in diabetic polyneuropathy: the NATHAN 1 trial. *Diabetes* 2007; 56 (Suppl. 1):A2.
36. Ziegler D. Thioctic acid for patients with symptomatic diabetic polyneuropathy: a critical review. Treat Endocrinol 2004; 3:173-89.
37. Sugimura Y, Murase T, Kobayashi K et al. Alpha-lipoic acid reduces congenital malformations in the offspring of diabetic mice. Diabetes Metab Res Rev 2009; 25:287-94.
38. Boulton AJM, Malik RA, Arezzo JC, Sosenko JM. Diabetic somatic neuropathies. Diabetes Care 2004; 27:1459-86.
39. Ziegler D. Treatment of diabetic neuropathy and neuropathic pain: how far have we come? Diabetes Care 2008; 31 Suppl 2:S255-61.
40. Ziegler D. Painful diabetic neuropathy: advantage of novel drugs over old drugs? Diabetes Care 2009; 32 Suppl 2:S414-9.
41. Backonja M, Beydoun A, Edwards KR et al. Gabapentin for the symptomatic treatment of painful neuropathy in patients with diabetes mellitus. JAMA 1998; 280:183-16.
42. Guttuso T Jr, Robinson LK, Amankwah KS. Gabapentin use in hyperemesis gravidarum: a pilot study. Early Hum Dev 2010; 86:65-6.
43. http://www.folheto.net/caracteristicas-do-neurontin/html
44. http://epilepsy.emedtv.com/neurontin/neurontin-and-pregnancy.html
45. Petrere JA, Anderson JA. Developmental toxicity studies in mice, rats, and rabbits with the anticonvulsant gabapentin. Fundam Appl Toxicol 1994; 23:585-9.
46. Prakash, Prabhu LV, Rai R et al. Teratogenic effects of the anticonvulsant gabapentin in mice. Singapore Med J 2008; 49:47-53.
47. Montouris G. Gabapentin exposure in human pregnancy: results from the Gabapentin Pregnancy Registry. Epilepsy Behav 2003; 4:310-7.
48. Freeman R, Durso-Decruz E, Emir B et al. Efficacy, safety and tolerability of pregabalin treatment of painful diabetic peripheral neuropathy: findings from 7 randomized, controlled trials across a range of doses. *Diabetes Care* 2008; 31:1448-54.
49. Tomson T, Battino D. Pharmacokinetics and therapeutic drug monitoring of newer antiepileptic drugs during pregnancy and the puerperium. Clin Pharmacokinet 2007; 46:209-19.

50. http://epilepsy.emedtv.com/lyrica/lyrica-and-pregnancy.html
51. Finnerup NB, Otto M, McQuay HJ et al. Algorithm for neuropathic pain treatment: an evidence based proposal. *Pain* 2005; 118:289-305.
52. Peretti S, Judge R, Hindmarch I. Safety and tolerability considerations: tricyclic antidepressants vs. selective serotonin reuptake inhibitors. Acta Psychiatr Scand Suppl 2000; 403:17-25.
53. Cohen LS, Rosenbaum JF Psychotropic drug use during pregnancy: weighing the risks. J Clin Psychiatry 1998; 59 (supl 2):18-28.
54. http://depression.emedtv.com/cymbalta/cymbalta-and-pregnancy.html
55. Kajdasz DK, Iyengar S, Desaiah D et al. Duloxetine for the management of diabetic peripheral neuropathic pain: evidence-based findings from post hoc analysis of three multicenter, randomized, double-blind, placebo-controlled, parallel-group studies. *Clin Ther* 2007; 29:2536-46.
56. Ziegler D, Pritchett YL, Wang F et al. Impact of disease characteristics on the efficacy of duloxetine in diabetic peripheral neuropathic pain. *Diabetes Care* 2007; 30:664-9.
57. Hardy T, Sachson R, Shen S et al. Does treatment with duloxetine for neuropathic pain impact glycemic control? *Diabetes Care* 2007; 30:21-6.
58. Briggs GG, Ambrose PJ, Ilett KF et al. Use of duloxetine in pregnancy and lactation. Ann Pharmacother 2009; 43:1898-902.
59. Koren G, Matsui D, Einarson A et al. Is maternal use of selective serotonin reuptake inhibitors in the third trimester of pregnancy harmful to neonates? CMAJ 2005; 172:1457-9.
60. Moses-Kolko EL, Bogen D, Perel J et al. Neonatal signs after late in utero exposure to serotonin reuptake inhibitors. JAMA 2005; 293:2372-82.
61. Eyal R, Yaeger D. Poor neonatal adaptation after in utero exposure to duloxetine. Am J Psychiatry 2008; 165:651.
62. Zin CS, Nissen LM, Smith MT et al. An update on the pharmacological management of post-herpetic neuralgia and painful diabetic neuropathy. CNS Drugs 2008; 22:417-42.
63. Nolano M, Simone DA, Wendelschafer-Crabb G et al. Topical capsaicin in humans: parallel loss of epidermal nerve fibers and pain sensation. Pain 1999; 81:135-45.
64. http://www.qutenza.com/_docs/qutenza_full_PI_.pdf
65. Shah R, Carrig B. Opioids for painful diabetic neuropathy. Am J Health Syst Pharm 2004; 61:1446-7; author reply on 1447.
66. http://drugsafetysite.com/tramadol/
67. Vinik AI, Mehrabyan A. Diagnosis and management of diabetic autonomic neuropathy. Compr Ther 2003; 29:130-45.
68. Vinik AI, Freeman R, Erbas T. Diabetic autonomic neuropathy. Semin Neurol 2003; 23:365-72.
69. Jones MP, Maganti K. A systematic review of surgical therapy for gastroparesis. Am J Gastroenterol 2003; 98:2122-9.
70. Lacy BE, Crowell MD, Schettler-Duncan A et al. The treatment of diabetic gastroparesis with botulinum toxin injection of the pylorus. Diabetes Care 2004; 27:2341-7.
71. Golbert A, Campos MAA. Diabetes melito tipo 1 e gestação. Arq Bras Endocrinol Metab 2008; 52:307-14.
72. Rolim LCSP, Sá JR, Chacra AR, Dib AS. Neuropatia autonômica cardiovascular diabética: fatores de risco, impacto clínico, diagnóstico precoce. Arq Bras Cardiol 2008; 90:e24-e32.

CAPÍTULO 22

Paulo Augusto Carvalho Miranda

Retinopatia Diabética e Gravidez

INTRODUÇÃO

A retinopatia diabética (RD) é a complicação microvascular mais característica do diabetes melito (DM) e pode ser considerada uma das principais causas de perda visual no mundo.[1] Os fatores mais importantes para seu desenvolvimento e progressão são a hiperglicemia crônica, sendo sua prevalência diretamente relacionada aos níveis de glico-hemoglobina A1C, e o tempo de evolução do DM.[2,3] Em pacientes portadores de DM tipo 1, estima-se que mais de 90% irão desenvolver RD em seguimento de longo prazo.[2,4] Quando se observam grupos de pacientes com DM tipo 2, a prevalência é menor. Nos Estados Unidos (EUA), um estudo com seguimento de 10 anos de uma população de 5,8 milhões de participantes encontrou prevalência de retinopatia proliferativa de 15,8%.[5] No Brasil, dados epidemiológicos referentes a complicações crônicas do DM são escassos. Um estudo com 2.223 participantes no Estado do Pernambuco encontrou uma prevalência que variou de 24,2% a 39,4% para pacientes provenientes da Região Metropolitana ou do interior do estado, respectivamente.[6]

Estima-se que 1% das grávidas nos EUA apresente o diagnóstico de DM prévio à gestação, sendo 90% a 95% portadoras de DM tipo 2 e 5% a 10% de DM tipo 1.[7] A gestação é acompanhada de alterações metabólicas fisiológicas. Essas alterações podem alterar fatores de crescimento que afetam a RD, além de alterarem a própria fisiologia ocular. O efeito da gestação sobre a RD foi abordado em diversos estudos. De modo geral, os dados sugerem que durante a gravidez exista risco aumentado de progressão ou desenvolvimento de RD; contudo, ainda não está claro se as alterações ocorridas durante a gestação determinam piora do quadro ocular a longo prazo. Dados do *Diabetes Control and Complication Trial* (DCCT) mostraram piora da RD durante e no ano seguinte à gestação, sendo os resultados mais significativos no grupo de tratamento convencional, quando comparado ao grupo de tratamento intensivo.[8]

É importante ressaltar que grávidas que desenvolvem DM gestacional (DMG) não apresentam risco aumentado de RD durante a gravidez.[1,4]

ALTERAÇÕES OCULARES DURANTE A GESTAÇÃO

A gravidez está associada a várias alterações fisiológicas sobre diversos órgãos e sistemas. Os efeitos da gravidez sobre os olhos podem ser decorrentes de alterações fisiológicas, efeitos sobre doenças preexistentes ou alterações patológicas.[7,9]

A pressão intraocular (PIO) geralmente se encontra reduzida durante a gestação,[10] o que torna o desenvolvimento de glaucoma raro durante a gestação e também possibilita a melhora do quadro de glaucoma preexistente.[7,9]

Alterações na córnea, como redução de sensibilidade e aumento de curvatura e de seu espessamento, o que, por sua vez, acarreta intolerância às lentes de contato, são bem estabelecidas.[7,9]

No segmento posterior, as alterações cardiovasculares fisiológicas da gestação normalmente levam a uma resposta vasoconstritora da vasculatura retiniana para manter seu fluxo sanguíneo constante. Esse mecanismo autorregulatório da retina está prejudicado no DM. Estudos demonstraram a existência de um aumento do fluxo sanguíneo na retina em pacientes diabéticos. Essas alterações podem contribuir para a evolução da RD durante a gestação.[9,11,12]

Um estado patológico da gravidez que pode cursar com sintomas e alterações oculares é a pré-eclâmpsia. Distúrbios visuais, como escotomas, fotopsia, diplopia e embaçamento visual, são descritos em 30% a 50% das pacientes com eclâmpsia e em 20% a 25% das pacientes com pré-eclâmpsia grave e hipertensão.[13,14] O achado mais comum nesses casos é a constrição arteriolar. Alguns casos podem evoluir com cegueira transitória, causada, principalmente, por acometimento do córtex occipital (*cegueira cortical*), apesar de também ser relacionada a isquemia de nervo óptico, edema de retina e vasoespasmo.[9,15] Quando associada ao diabetes, a pré-eclâmpsia pode somar-se aos outros fatores da gravidez que contribuem para a progressão da RD durante a gestação.[14]

FISIOPATOLOGIA DA RETINOPATIA DIABÉTICA

O fator mais importante na gênese da RD é a hiperglicemia crônica. Além de estudos observacionais, o DCCT e o UKPDS (*United Kingdom Prospective Diabetes Study*) demonstraram que o tratamento intensivo do DM, resultando em níveis mais baixos de A1C, é eficaz em reduzir a incidência de novos casos de RD em 76% e 37%, respectivamente.[2,3,5,16] As alterações metabólicas produzidas pela hiperglicemia crônica levam a modificações vasculares da retina e, consequentemente, a lesões e isquemia. As áreas de isquemia na retina, por sua vez, induzem a produção de fatores de crescimento e angiogênese. O resultado final desses eventos é a formação de neovascularização e proliferação vascular.[1,4]

Os níveis de glicemia no tecido retiniano estão em equilíbrio com os níveis plasmáticos, uma vez que a captação de glicose por esse tecido é independente da insulina. A glicose cronicamente elevada altera a fisiologia do tecido, ativando a via dos polióis, aumentando a produção de sorbitol e produtos finais de glicosilação avançada (PFGA) e elevando o estresse oxidativo em função da depleção do NADPH e do NAD. O estresse oxidativo, por sua vez, reduz a produção de óxido nítrico, o que, somado a alterações na produção de diacilglicerol, proteinacinase C e endotelina, contribui para a perda da regulação vascular hemodinâmica. Estudos demonstraram, também, aumento da adesão leucocitária, causando aumento da permeabilidade capilar com quebra da barreira hematorretiniana.[4,17,18]

As alterações bioquímicas e hemodinâmicas levam à formação de áreas de hipoxia e extravasamento vascular na retina. A hipoxia, juntamente com a presença dos PFGA, induz a produção de fatores de crescimento, com destaque para o fator de crescimento do endotélio vascular (VEGF).[4,17,18]

Toda proliferação vascular pós-natal na retina é considerada patológica. Os vasos neoformados por estímulos químicos e hemodinâmicos não cumprem a função de barreira hematorretiniana, além de serem mais frágeis, rompendo-se e permitindo o extravasamento vascular.[4]

CLASSIFICAÇÃO DA RETINOPATIA DIABÉTICA

A RD é classificada em retinopatia diabética não proliferativa (RDNP) (Figura 22.1A) e retinopatia diabética proliferativa (RDP) (Figura 22.1B).[17-19] Em geral, a RD evolui da ausência de retinopatia para RDNP leve, moderada e grave, eventualmente passando da a RDP. A graduação da RD determina a necessidade de acompanhamento e está relacionada ao risco de evolução para o próximo estágio.[20] A classificação da RD é importante na gestação, pois graus mais avançados têm maior chance de progressão nesse período (Tabela 22.1).[7]

O *edema macular* (EM) (Figura 22.1C) pode coexistir com qualquer grau de reti-

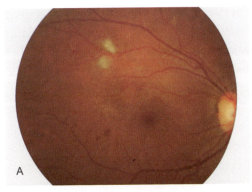

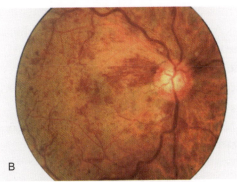

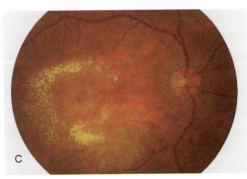

Figura 22.1A: Retinopatia não proliferativa leve com poucos microaneurismas. **B:** RDP com hemorragia retiniana de fundo e leve edema macular. **C:** Doença macular exsudativa. (Fotos gentilmente cedidas pelo Dr. Miguel Laude.)

Tabela 22.1 Escala Internacional de Classificação da Retinopatia Diabética (RD)

Grau de retinopatia	Achados observados à fundoscopia
Sem RD	Ausência de anormalidade
RD não proliferativa leve	Apenas microaneurismas
RD não proliferativa moderada	Mais do que microaneurismas, mas menos do que RDNP grave
RD não proliferativa grave	Ausência de RDP e qualquer das seguintes alterações: (1) mais de 20 hemorragias intrarretinianas; (2) dilatação venosa em dois ou mais quadrantes; (3) anormalidades intravasculares em um ou mais quadrantes
RD proliferativa	Neovascularização, hemorragia vítrea pré-retiniana

RD: retinopatia diabética proliferativa; RDNP: retinopatia diabética não proliferativa.
Adaptada da Ref. 19.

nopatia e não é considerado em sua classificação.[20] O EM é um diagnóstico clínico e não está necessariamente relacionado à redução da acuidade visual.[20] O EM clinicamente significativo está associado a risco de perda de visão de 25% em 3 anos, se não tratado.[21]

INFLUÊNCIA DA GESTAÇÃO NA RETINOPATIA DIABÉTICA

A gravidez é fator de risco para progressão e aceleração da evolução da RD. Estudos demonstram que o desenvolvimento ou a piora do quadro da RD pode acometer de 16% a 85% das gestantes diabéticas. A evolução para estágios mais avançados está diretamente relacionada ao grau de RD pré-gestacional e ao controle glicêmico, com pacientes em estágios mais avançados de RD apresentando uma incidência maior de progressão da RD.[7,8,22,23]

O controle glicêmico pré-gestacional tem grande influência na evolução da RD durante a gestação. Chew e cols.[23] demonstraram que, em gestantes com níveis de A1C elevados no período pré-gestacional, a magnitude da melhora da A1C se relacionou a piora na progressão da RD. Como os dados são descritos em desvios padrões, esse risco aumentado pode ser decorrente de controle inadequado de algumas gestantes ou realmente estar relacionado à rápida melhora metabólica no início da gestação.[23] Em contrapartida, os dados do DCCT mostraram que a progressão da RD foi menor no grupo de pacientes em controle intensivo e, nas que trocaram do grupo convencional para o tratamento intensivo durante a gestação, não foi observada piora na evolução da RD.[24]

A coexistência de hipertensão ou pré-eclâmpsia é fator associado a maior risco de progressão da RD.[7] Em pacientes com DM do tipo 1, observou-se que progressão da retinopatia foi maior em gestantes que desenvolveram pré-eclâmpsia.[25]

Apesar da piora do quadro de RD durante a gestação e no primeiro ano pós-parto, estudos de longo prazo têm demonstrado que a gravidez não tem impacto negativo na evolução final dessa complicação.[7,8,26]

MONITORAÇÃO DA RETINOPATIA DIABÉTICA ANTES E DURANTE A GESTAÇÃO

O controle e a avaliação da RD devem começar antes da gestação. Toda paciente portadora de DM deve ser informada da necessidade de planejamento pré-concepcional e da possibilidade de piora das complicações preexistentes durante a gestação. O alvo do tratamento é manter a A1C abaixo de 7% antes da gestação. A avaliação ocular também é mandatória. O bom controle metabólico e a ausência de RD são os dois fatores mais importantes relacionados aos baixos índices de evolução da RD durante a gestação.[18,25,26]

Gestantes que desenvolvem DMG não necessitam de rastreamento para RD. Pacientes com fundoscopia normal antes da gestação devem ser reavaliadas novamente no segundo trimestre ou, no máximo, no início do terceiro trimestre. Grávidas que apresentem RDNP leve devem ser acompanhadas com exame oftalmológico a cada trimestre. Pacientes com qualquer grau de RD acima de RDNP leve devem ser reavaliadas por oftalmologista a cada 4 a 6 semanas. Atenção maior deve ser dada às pacientes com maior tempo de evolução do DM, às que apresentem mau controle metabólico pré-gestacional e àquelas com comorbidades associadas, como hipertensão, nefropatia e pré-eclâmpsia.[4,7,18]

Os pontos mais importantes na monitoração da RD durante a gestação estão em destaque na Tabela 22.2.

Tabela 22.2 Pontos importantes para monitoração da retinopatia diabética (RD) durante a gestação

Todas as pacientes portadoras de DM em idade fértil devem ser alertadas da potencial piora da RD durante a gestação
Otimizar controle glicêmico (A1C < 7%)
Adequar o tratamento da RD antes da concepção
Monitoração adequada da RD durante a gestação
Tratamento com fotocoagulação a *laser* antes da evolução para RDP

Adaptada da Ref. 7.

TRATAMENTO

A melhor forma de tratar a RD é prevenir seu aparecimento com bom controle glicêmico. Outros fatores, como controle da pressão arterial, níveis de lípides plasmáticos e anemia, são também importantes.[4,7,17,18]

A principal terapia específica para o tratamento da RD é a fotocoagulação a *laser*. Essa modalidade de tratamento é comprovadamente eficaz em controlar a RDP. O procedimento consiste em coagulação da retina com raio *laser* de comprimento de onda específico. O mecanismo pelo qual a fotocoagulação controla a RD ainda é controverso, mas alguns autores acreditam que coagulação do tecido retiniano leve à produção de fatores antiangiogênicos locais. A fotocoagulação da região macular também pode controlar o EM e reduzir a chance de perda visual por esse motivo. O uso da fotocoagulação a *laser* é seguro durante a gestação.[4,7,18] Contudo, se houver retinopatia proliferativa, a *laserterapia* deverá ser feita antes da gravidez e a concepção adiada até a estabilização do quadro retiniano.[27,28]

Em casos mais graves, pode ser necessária a intervenção com a vitrectomia, como em casos de hemorragia vítrea recorrente e de longa duração.[7,19,27]

Estudos de curta duração têm demonstrado eficácia da injeção diretamente na cavidade vítrea de agentes inibidores do VEGF, como o *Ranibizumab* e *Bevacizumab*.[29,30] Contudo, a segurança de seu uso durante a gestação ainda não foi estudada.[7]

REFERÊNCIAS

1. Aiello LP, Gardner TW, King GL et al. Diabetic retinopathy (Technical Review). Diabetes Care 1998; 21:143-56.
2. Klein R, Klein BE, Moss SE. Relation of glycemic control to diabetic microvascular complications in diabetes mellitus. Ann Intern Med 1996; 124:90-6.
3. The Diabetes Control and Complications Trial Research Group. The effect of intensive treatment of diabetes on the development and progression of long-term complications in insulin-dependent diabetes mellitus. N Engl J Med 1993; 329:977-86.
4. Bosco A, Lerario AC, Soriano D et al. Retinopatia diabética. Arq Bras Endocrinol Metabol 2005; 49:217-27.
5. Klein R, Klein BE, Moss SE, Cruickshanks KJ. The Wisconsin Epidemiologic Study of diabetic retinopathy. XIV. Ten-year incidence and progression of diabetic retinopathy. Arch Ophthalmol 1994; 112:1217-28.
6. Escariao PH, Arantes TE, Figueiroa Filho NC et al. Epidemiology and regional differences of diabetic retinopathy in Pernambuco, Brazil. Arq Bras Oftalmol 2008; 71:172-5.
7. Bhatnagar A, Ghauri AJ, Hope-Ross M, Lip PL. Diabetic retinopathy in pregnancy. Curr Diabetes Rev 2009; 5:151-6.
8. Diabetes Control and Complications Trial. Effect of pregnancy on microvascular complications in the diabetes control and complications trial. The Diabetes Control and Complications Trial Research Group. Diabetes Care 2000; 23:1084-91.
9. Gouveia EB, Conceicao PS, Morales MS. Ocular changes during pregnancy. Arq Bras Oftalmol 2009; 72:268-74.
10. Akar Y, Yucel I, Akar ME et al. Effect of pregnancy on intraobserver and intertechnique agreement in intraocular pressure measurements. Ophthalmologica 2005; 219:36-42.
11. Chen HC, Newsom RS, Patel V et al. Retinal blood flow changes during pregnancy in women with diabetes. Invest Ophthalmol Vis Sci 1995; 35:3199-208.
12. Schocket LS, Grunwald JE, Tsang AF et al. The effect of pregnancy on retinal hemodynamics in diabetic versus nondiabetic mothers. Am J Ophthalmol 1999; 128:477-84.
13. Rosenn B, Miodovnik M, Kranias G et al. Progression of diabetic retinopathy in pregnancy: association with hypertension in pregnancy. Am J Obstet Gynecol 1992; 166:1214-8.
14. Lovestam-Adrian M, Agardh CD, Aberg A et al. Preeclampsia is a potent risk factor for deterioration of retinopathy during pregnancy in type 1 diabetic patients. Diabet Med 1997; 14:1059-65.
15. Hiller KM, Honigman B. Cortical blindness in preeclampsia. Am J Emerg Med 2004; 22:631-2.
16. UK Prospective Diabetes Study (UKPDS) Group. Intensive blood-glucose control with sulphonylureas or insulin compared with conventional treatment and risk of complications in patients with type 2 diabetes (UKPDS 33). Lancet 1998; 352:837-53.
17. Frank RN. Diabetic retinopathy. N Engl J Med 2004; 350:48-58.

18. Singh R, Ramasamy K, Abraham C et al. Diabetic retinopathy: an update. Indian J Ophthalmol 2008; 56:178-88.
19. Fong DS, Aiello LP, Ferris FL, Klein R. Diabetic retinopathy. Diabetes Care 2004; 27:2540-53.
20. Browlee M, Aielo LP, Cooper ME et al. Complication of diabetes mellitus. In: Kronemberg HM et al. (eds.) Williams textbook of endocrinology. 11 ed. Philadelphia: WB Saunders, 2008:1417-501.
21. Early Treatment Diabetic Retinopathy Study Research Group. Early photocoagulation for diabetic retinopathy. ETDRS report number 9. Ophthalmology 1991; 98 (5 Suppl):766-85.
22. Klein BEK, Moss SE, Klein R. Effect of pregnancy on progression of diabetic retinopathy. Diabetes Care 1990; 13:34-40.
23. Chew EY, Mills JL, Metzger BE et al. Metabolic control and progression of retinopathy: the Diabetes in Early Pregnancy Study. National Institute of Child Health and Human Development Diabetes in Early Pregnancy Study. Diabetes Care 1995; 18:631-7.
24. Effect of pregnancy on microvascular complications in the Diabetes Control and Complications Trial. The Diabetes Control and Complications Trial Research Group. Diabetes Care 2000; 23:1084-91.
25. Lovestam-Adrian M, Agardh CD, Aberg A et al. Preeclampsia is a potent risk factor for deterioration of retinopathy during pregnancy in type 1 diabetic patients. Diabet Med 1997; 14:1059-65.
26. Temple RC, Aldridge VA, Sampson MJ et al. Impact of pregnancy on the progression of diabetic retinopathy in Type 1 diabetes. Diabet Med 2001; 18:573-7.
27. Metzger BE, Coustan DR (eds.). Proceedings of the Fourth International Workshop Conference on Gestational Diabetes Mellitus. Diabetes Care 1998; 21(Suppl. 2):B1-167.
28. Chan WC, Lim LT, Quinn MJ et al. Management and outcome of sight-threatening diabetic retinopathy in pregnancy. Eye 2004; 18:826-32.
29. Ali TK, El-Remessy AB. Diabetic retinopathy: current management and experimental therapeutic targets. Pharmacotherapy 2009; 29:182-92.
30. Simo R, Hernandez C. Intravitreous anti-VEGF for diabetic retinopathy: hopes and fears for a new therapeutic strategy. Diabetologia 2008; 51:1574-80.

CAPÍTULO 23

Renan Magalhães Montenegro Jr.
Daniel Duarte Gadelha
Virgínia Oliveira Fernandes
Ana Paula Abreu Martins Sales

Nefropatia Diabética e Gravidez

INTRODUÇÃO

O diabetes melito (DM) constitui um problema de saúde pública em nível mundial, responsável por gastos exorbitantes direcionados para prevenção e tratamento de complicações crônicas direta ou indiretamente relacionadas à doença. A nefropatia diabética (ND) tem especial importância nesse contexto, uma vez que sua presença está relacionada com hipertensão arterial e risco aumentado de doenças cardiovasculares, com sérias implicações na mortalidade dessa população. Além disso, a ND é a principal causa de insuficiência renal crônica terminal (IRCT) em vários países do mundo, o que se traduz em grande ônus orçamentário para o tratamento, manutenção de terapias de substituição renal e realização de transplantes. A associação entre DM e complicações renais é mais bem estabelecida no diabetes tipo 1 (DM1). A insuficiência renal se desenvolve em 25% a 30% das mulheres com DM1, com pico de incidência após, aproximadamente, 16 anos de doença. Apesar disso, a maioria dos casos de ND é atribuída à população com diabetes tipo 2 (DM2), dada a sua prevalência bem superior à do DM1.[1-6]

No período gestacional, a ND exige especial atenção, em virtude de alguns aspectos: (1) a importância do adequado controle da pressão arterial e da glicemia, dado o impacto dessas medidas sobre a evolução das morbidades; (2) a necessidade de ajuste no tratamento específico, uma vez que inibidores da enzima conversora da angiotensina (IECA) e bloqueadores dos receptores AT_1 de angiotensina II (BRA) têm de ser descontinuados, em razão de seus potenciais efeitos teratogênicos; (3) a atenção quanto ao risco de progressão da ND; (4) a preocupação quanto à ocorrência de complicações maternas e fetais.[2,4,5]

PATOGÊNESE

Mecanismos de lesão renal no diabetes melito

Em geral, o acometimento glomerular pelo DM inicia-se após 5 a 10 anos de doença, com maior incidência após os 15 anos.[2] Os achados histopatológicos renais proveem a base para o entendimento de alguns mecanismos envolvendo a progressão da ND. A arquitetura capilar glomerular é constituída por um epitélio fenestrado, uma camada epitelial visceral e uma matriz mesangial. Os processos podocitários da camada epitelial são importantes estruturas que estão adjacentes à membrana basal glomerular. As fendas existentes entre os podócitos são fundamentais para a permeabilidade glomerular às proteínas.[2-4]

As membranas basais glomerulares e a matriz mesangial também desempenham papel na regulação da excreção proteica através da carga aniônica, embora existam controvérsias quanto a esse fenômeno. As primeiras alterações patológicas renais secundárias ao DM constituem-se de espessamento da membrana basal capilar glomerular e discreto aumento da matriz mesangial. Posteriormente, observa-se glomerulosclerose, caracterizada por esclerose intercapilar difusa ou esclerose intercapilar nodular da matriz mesangial (lesão de *Kimmelstiel-Wilson*). Esta é a lesão mais característica da ND, embora não seja a mais comum nem patognomônica, podendo ser também observada em outras condições.[2-7]

A redução progressiva da superfície de filtração é acompanhada pelo declínio da taxa de filtração glomerular (TFG). Clinicamente, a ND manifesta-se por hipertensão arterial, aumento da excreção urinária de albumina e uremia progressiva. Acredita-se que o mecanismo de lesão renal seja multifatorial, consistindo em alterações morfológicas e da hemodinâmica glomerular, que parecem estar intimamente relacionadas.[2,4] O fator de crescimento tumoral transformador-β (TGF-β) é o principal componente implicado na produção aumentada de proteínas da matriz extracelular, processo potencializado pelos produtos de glicação não enzimática, que, em última instância, pode levar à oclusão glomerular.[4-6] A hiperglicemia crônica está relacionada, também, com o aumento da atividade da via dos polióis, na qual a glicose é convertida em sorbitol por meio da enzima aldose-redutase. O acúmulo intracelular de sorbitol levaria a lesão celular secundária ao estresse hiperosmótico, diminuição do mioinositol intracelular e redução da atividade da bomba Na^+/K^+ ATPase. A ativação da proteína cinase C (PKC) pela hiperglicemia tem sido relacionada com os fenômenos patológicos microvasculares do DM. A hiperglicemia também encontra-se implicada na ativação do sistema renina-angiotensina, favorecendo o estresse mecânico capilar, proteinúria e aumento da formação local de angiotensina II. Esta, por sua vez, está relacionada a vários dos mecanismos patológicos da nefropatia diabética, a saber: alterações hemodinâmicas, hipertrofia, acúmulo de matriz extracelular, produção de fatores de crescimento e citocinas, espécies reativas de oxigênio, lesão dos podócitos, proteinúria e inflamação intersticial. Daí a importância do uso de classes de medicamentos que atuam inibindo a formação de angiotensina II e melhorando o prognóstico da lesão renal na ND.[7-10]

Disfunção endotelial e a gestação na diabética

As alterações microvasculares que ocorrem em pacientes diabéticos têm sido objeto de várias pesquisas e debates. Entretanto, estudos prospectivos que avaliem a disfunção endotelial em gestantes diabéticas são escassos. No estudo de Ramsay e cols.[14] avaliou-se a função endotelial de mulheres com DM1 e controles não diabéticas no terceiro trimestre da gravidez e 4 meses após o parto. Uma técnica não invasiva de perfusão cutânea utilizando-se imagem por Doppler foi realizada para avaliar a resposta vasodilatadora dependente e não dependente do endotélio (iontoforese de acetilcolina e nitroprussiato de sódio, respectivamente). No período pré-natal, as respostas vasodilatadoras, tanto à acetilcolina como ao nitroprussiato, foram significativamente menores nas mulheres diabéticas, embora essa diferença tenha sido eliminada após ajuste para a hemoglobina glicada. Resultado semelhante foi observado no período pós-parto. Considerando cada grupo separadamente, as mulheres não diabéticas obtiveram resposta vasodilatadora significativamente maior no período gestacional, tanto dependente como não dependente do endotélio. Essa mesma resposta alcançou resultado significativamente maior nas mulheres diabéticas somente em relação à acetilcolina (dependente do endotélio). Os dados sugerem que a gravidez constitui um estado de melhora da função vascular. Entretanto, essa resposta parece estar diminuída na vigência do DM; sugere-se que elevações da glicemia, mesmo que modestas, possam ser determinantes desse processo. A disfunção endotelial parece relacionar-se, entre outros fatores, a aumento da degradação de óxido nítrico. Em um estágio mais tardio, pode levar a alterações arquiteturais da musculatura lisa dos vasos, resultado do processo inflamatório crônico em nível endotelial.[14]

HISTÓRIA NATURAL DA NEFROPATIA DIABÉTICA

As alterações estruturais e da hemodinâmica da unidade glomerular surgem muito antes de a doença tornar-se clinicamente evidente. A primeira manifestação clínica da ND consiste na constatação laboratorial de microalbuminúria, ou seja, uma excreção urinária de albumina (EUA) de 30 a 300mg/24 horas, o que caracteriza o estágio de *nefropatia incipiente*. Sem intervenção específica, 80% dos pacientes com diabetes tipo 1 e 20% a 40% dos diabéticos tipo 2 com microalbuminúria persistente evoluirão para macroalbuminúria (EUA > 300mg/24h ou 200μg/min), em um período de 10 a 15 anos. Uma vez estabelecida a *nefropatia diabética clínica* (presença de macroalbuminúria), na ausência de medidas terapêuticas adequadas, ocorrerá uma redução progressiva da TFG e do *clearance* de creatinina (10 a 14mL/min/ano), com insuficiência renal crônica terminal desenvolvendo-se em 50% dos diabéticos tipo 1 dentro de 10 anos e em mais de 75% após 20 anos.[2,9-13] Os estágios da ND e suas características encontram-se resumidos na Tabela 23.1.

O surgimento da ND em indivíduos com DM2 pode ocorrer precocemente após o diagnóstico de diabetes, uma vez que não é raro passarem-se vários anos até que ele seja estabelecido. A albuminúria também é menos específica para a ND em diabéticos tipo 2. Entretanto, quando se inicia o declínio da TFG, a evolução pare-

Tabela 23.1 Estágios da nefropatia diabética

Estágio	Anormalidades funcionais	Anormalidades estruturais
I – Fase inicial	Hipertrofia renal Hiperfiltração glomerular	↑ tamanho renal ↑ área de filtração glomerular
II – Fase silenciosa	Microalbuminúria apenas após os exercícios Ausência de sinais clínicos	Espessamento da membrana basal e mesangial
III – Fase de nefropatia incipiente	Microalbuminúria persistente EUA = 30 a 300mg/24h TFG normal ou diminuída	↑esclerose glomerular
IV – Fase de nefropatia clínica	Proteinúria no exame sumário de urina (albuminúria) EUA >300mg/24h Hipertensão arterial TFG em declínio	Glomerulosclerose difusa ou nodular
V – Fase de doença renal em estágio terminal	Proteinúria + hipertensão arterial TFG < 10mL/min Cr ≥ 10mg/dL	Glomerulosclerose disseminada

↑: aumento; EUA: excreção urinária de albumina; TFG: taxa de filtração glomerular; Cr: creatinina sérica.
Adaptada da Ref. 2.

ce seguir curso semelhante ao dos indivíduos com DM1. No DM2, a coexistência de outras doenças crônicas altamente prevalentes, como hipertensão arterial e doença arterial coronariana, pode contribuir para a piora da ND e a consequente progressão para insuficiência renal terminal.[2,4]

Em mulheres não grávidas, a ND clínica é diagnosticada quando da observação de proteinúria maior do que 500mg/24h (proteínas totais) ou microalbuminúria maior do que 300mg/24h, na ausência de infecções ou outras doenças do trato urinário.[2,11]

NEFROPATIA DIABÉTICA NA GRAVIDEZ

A gravidez normal é caracterizada por aumento de aproximadamente 50% na TFG, havendo aumento do *clearance* de creatinina (ClCr), acompanhado de modesto declínio da creatinina sérica. Entretanto, a maioria das mulheres com nefropatia diabética não apresenta aumento desse parâmetro durante a gestação,[29,30] embora alguns estudos mostrem resultados controversos. Alguns autores observaram redução,[29] enquanto outros relataram elevação do ClCr em um terço das pacientes.[30,31]

Em relação à nefropatia diabética já manifesta, tanto a excreção de proteínas totais como a albuminúria podem aumentar significativamente durante a gestação. Um aumento na excreção de proteínas totais para níveis superiores a 300mg/24h pode também ser observado em mulheres com ou sem microalbuminúria no início da gravidez. Daí a importância de se obter coleta basal de urina de 24 horas com dosagem de proteínas totais em todas as mulheres diabéticas. Pode ser difícil distinguir entre pré-eclâmpsia e a história natural da progressão da ND (proteinúria progressiva durante a gravidez). A proteinúria costuma cair após o parto para níveis do início da gravidez ou pré-concepção, na maioria dos casos.[3]

Existem várias teorias que tentam explicar o mecanismo de lesão renal deflagrado ou exacerbado pela gestação. Um aumento da filtração glomerular parece ser causado pela lesão renal microvascular, levando a alterações glomerulares características da nefropatia diabética. A elevação da TFG que acompanharia a gravidez poderia ter efeitos semelhantes. O aumento da excreção de proteínas pode também levar a dano renal. A descontinuação dos inibidores da ECA parece acelerar a progressão da nefropatia em alguns indivíduos. Como estudos randomizados não são factíveis em gestantes, têm sido empregados estudos retrospectivos, comparando a progressão do distúrbio renal com dados existentes em relação à taxa esperada de declínio da função renal na população diabética geral.[29-33]

Idealmente, a função renal deve ser avaliada antes da concepção. Os valores basais devem ser usados para determinar qualquer efeito a longo prazo da gestação na doença renal. Entretanto, a maioria dos estudos não dispõe desses dados e acaba adotando como basal as dosagens do primeiro trimestre, superestimando o ClCr.[29-31] Vários estudos não conseguiram demonstrar piora permanente da função renal atribuída à gestação em mulheres com ND.[32-34] Em estudo de caso-controle de longa duração constatou-se que mulheres com DM1 com função renal normal ou próximo do normal no início da gravidez não apresentaram impacto desfavorável da gestação na sobrevida ou na progressão da ND.[32] Por outro lado, alguns estudos com mulheres que já apresentavam função renal prejudicada (creatinina [Cr] acima do limite superior da normalidade) previamente à gravidez encontraram risco aumentado de deterioração da função renal, evoluindo para doença renal terminal poucos anos após o parto, independentemente da etiologia da nefropatia (diabética ou não diabética).[5,35]

As mudanças no ClCr são variáveis durante a gravidez nesse grupo de pacientes. A maioria delas irá exibir elevação normal do ClCr. A excreção de proteínas frequentemente aumentará durante a gestação, podendo chegar a níveis da faixa nefrótica.[2,5]

Tratamento

Controle glicêmico

O controle adequado da glicemia na prevenção da ND já foi bem estabelecido por grandes estudos prospectivos. No DCCT (*Diabetes Control and Complications Trial*), o tratamento com insulinoterapia de maneira intensiva em pacientes com DM1 (três a quatro aplicações diárias de insulina ou insulinoterapia em bomba) reduziu o desenvolvimento de microalbuminúria em 35% e de macroalbuminúria em 50%, em relação ao grupo que recebeu tratamento convencional (duas aplicações diárias de insulina). Os benefícios observados puderam ser constatados até 7 a 8 anos após o término do estudo.[15] Nos estudos UKPDS (*United Kingdom Prospective Diabetes Study*) e Steno-2, o controle glicêmico adequado mostrou-se capaz de reduzir o risco de ND em pacientes com DM2.[16,17]

Tratamento da hipertensão arterial

Os IECA têm sido considerados a opção de escolha para o tratamento de diabéticos hipertensos com ND. O uso do captopril foi associado a redução de 50% do risco de morte, evolução para terapia dialítica e transplante, que foi independente do grau de controle da pressão arterial.[18] O efeito renoprotetor dos IECA é atribuído a alterações hemodinâmicas em nível glomerular, principalmente mediante a vasodilatação da arteríola eferente, reduzindo a pressão intraglomerular.[19,20] Os BRA também têm se mostrado eficazes na prevenção e no tratamento da ND,[21-23] sendo recomendados por entidades como a Associação Americana de Diabetes (ADA) como opção de escolha para diabéticos tipo 2 com hipertensão arterial, macroalbuminúria e insuficiência renal (Cr > 1,5mg/dL), ou nos pacientes que apresentam efeitos colaterais aos IECA (p. ex., tosse persistente).

Entretanto, tanto os IECA como os BRA têm sido associados a efeitos teratogênicos graves. No segundo e terceiro trimestres, os IECA foram relacionados a inúmeros distúrbios, incluindo oligoidrâmnio, retardo do crescimento intrauterino, hipoplasia do calvário, displasia renal, anúria, insuficiência renal e morte.[24,25] Os receptores de angiotensina II são largamente expressos nos tecidos fetais ainda no início da gravidez, sendo importantes no desenvolvimento do coração, dos rins e do cérebro.[26,27] Em estudo epidemiológico de mulheres no primeiro trimestre da gestação, o risco de malformações congênitas graves cardiovasculares e do sistema nervoso central (SNC) foi significativamente maior nas gestantes expostas aos IECA em relação àquelas que não o foram ou que receberam tratamento anti-hipertensivo com outras classes de medicamentos.[28] Portanto, os agentes considerados de escolha no tratamento da ND são contraindicados na gestação, tornando necessária a adoção de outras estratégias no sentido de prevenir ou retardar a evolução da doença.

Especificidades da abordagem na gestação

No período pré-concepcional, todas as mulheres em idade fértil devem ser alertadas quanto à necessidade de alcançar um controle glicêmico adequado antes da concepção, a fim de evitar complicações fetais graves, como o surgimento de malformações cardíacas e do SNC.[5]

A abordagem de gestantes com DM preexistente deve incluir coleta de urina de 24 horas para dosagem da proteinúria e ClCr (este também pode ser estimado por meio da creatinina sérica). Felizmente, a maioria das mulheres com nefropatia de base apresenta baixo risco de progressão da doença e de complicações na gravidez.[2,5] O prognóstico favorável da gravidez deve-se também ao fato de que azotemia marcante (Cr ≥ 1,5mg/dL) é relativamente incomum na idade reprodutiva.[3] A maioria das mulheres diabéticas com nefropatia clínica apresentam proteinúria sem redução do ClCr.[5]

O controle adequado da pressão arterial é essencial na preservação da função renal em diabéticas gestantes. Carr e cols.[35] estudaram os efeitos do controle pressórico inadequado do início da gravidez na função renal de 43 mulheres diabéticas insulinodependentes com nefropatia. Aquelas com pressão arterial média superior a 100mmHg tiveram maiores níveis de creatinina sérica, quando comparadas àquelas que obtiveram bom controle pressórico (1,23mg/dL vs. 0,85mg/dL).[35] Em outro estudo com oito mulheres com alteração do ClCr previamente à gravidez, o controle glicêmico rigoroso e o tratamento agressivo da pressão arterial associaram-se com aumento normal do ClCr durante a gestação.[36]

Condições específicas associadas à hipertensão arterial materna têm sido associadas ao surgimento de ND no pós-parto. Um estudo prospectivo, de seguimento de aproximadamente 11 anos, teve como objetivo avaliar se a pré-eclâmpsia e a hipertensão induzida pela gravidez são preditores do desenvolvimento de ND em mulheres com DM1.[37] Aquelas com história prévia de pré-eclâmpsia tiveram maior frequência de ND no seguimento do que mulheres com pressão arterial normal durante a gestação, além de maior probabilidade de desenvolverem doença arterial coronariana. As gestantes diabéticas que manifestaram hipertensão induzida pela gravidez não apresentaram risco aumentado de desenvolverem ND em relação às pacientes normotensas.[37]

A hipertensão arterial materna está associada não só à piora da função renal em gestantes com ND, mas também tem relação com desfechos desfavoráveis da gravidez.[5,19] Um estudo prospectivo recente descreveu os desfechos da gravidez de 117 mulheres com DM1,[38] subdivididas de acordo com a EUA: normoalbuminúria, microalbuminúria e nefropatia clínica. Um controle intensivo da pressão arterial foi buscado nos três grupos, tendo-se como meta medidas de PA menores do que 135/85mmHg e EUA menores do que 300mg/24h. Nenhuma das mulheres com microalbuminúria desenvolveu pré-eclâmpsia. A frequência de parto pré-termo foi semelhante entre as mulheres com microalbuminúria e normoalbuminúria. As pacientes com nefropatia clínica tiveram incidência significativamente maior de pré-eclâmpsia, parto prematuro, recém-nascidos pequenos para a idade gestacional (PIG) e com baixo peso ao nascer. Mesmo no subgrupo das pacientes com nefropatia clínica, aquelas cujas metas de PA foram alcançadas tiveram partos prematuros em idade gestacional maior do que aquelas em que o controle da PA foi menos intensivo.[38] Estudos prévios relataram a associação entre microalbuminúria e alta prevalência de parto prematuro e pré-eclâmpsia.[39,40] Entretanto, com a intensificação da terapia anti-hipertensiva, as mulheres com microalbuminúria passaram a apresentar desfechos da gravidez semelhantes aos daquelas com normoalbuminúria.[39,40] Outros estudos têm enfatizado a importância do controle pressórico adequado na redução de complicações perinatais, bem como na prevenção ou retardo da progressão da ND.[5,41,42]

As mulheres com ND clínica necessitam, com frequência, da utilização de até quatro fármacos anti-hipertensivos e, mesmo assim, não obtêm controle satisfatório da PA, sugerindo haver alterações hemodinâmicas crônicas, com maior necessidade de intensificação do tratamento anti-hipertensivo.[4,5]

Como os inibidores da ECA têm sido relacionados à teratogenicidade, a escolha de um anti-hipertensivo alternativo deve ser realizada durante o planejamento da gestação, ainda no período pré-concepção. Os bloqueadores dos canais de cálcio são agentes renoprotetores efetivos e não foram relacionados à teratogenicidade. Portanto, essa classe de medicamentos, juntamente com a metildopa, tem sido a primeira opção no tratamento da hipertensão arterial nessa condição.[2,5,19]

A diferenciação entre pré-eclâmpsia e piora da nefropatia e da hipertensão arterial associada com o diabetes materno nem sempre é tão óbvia. Exames laboratoriais basais obtidos no início da gestação podem ser realizados para avaliar a ocorrência de trombocitopenia ou alterações nas enzimas hepáticas, tornando possível o direcionamento do diagnóstico. Em mulheres sem hipertensão arterial de base, a constatação de elevação sustentada da pressão arterial torna mais provável o diagnóstico de pré-eclâmpsia. Naquelas com hipertensão arterial prévia, picos pressóricos episódicos também sugerem o diagnóstico. Em caso de dúvida, fatores como idade gestacional, sintomas maternos, incluindo resposta à terapia anti-hipertensiva e fatores relacionados ao bem-estar fetal, poderão guiar a decisão quanto à necessidade de resolução da gestação.[2,5]

A avaliação da retina também deve ser efetuada, dada a associação comum entre nefropatia e retinopatia diabética e a piora potencial desta durante a gestação.[5]

PROGNÓSTICO DA GESTAÇÃO NA NEFROPATIA DIABÉTICA

Em geral, as gestações de mulheres com ND apresentam bom prognóstico. Entretanto, observa-se aumento da morbidade em comparação a gestações sem sinais clínicos de vasculopatia. É descrita incidência elevada de prematuridade e pré-eclâmpsia relacionada à ND. Apesar disso, a sobrevida perinatal é excelente, excedendo 95%.[5] O desfecho da gravidez está claramente relacionado à função renal prévia. Mulheres com creatinina inicial maior do que 1,5mg/dL ou proteinúria maior do que 3g/24h apresentam risco aumentado de parto prematuro, baixo peso ao nascer, pré-eclâmpsia e parto cesariano.[29] Em uma série de 50 mulheres insulino-dependentes com nefropatia, Khoury e cols.[39] observaram elevadas taxas de parto pré-termo e restrição do crescimento fetal quando a creatinina inicial era superior a 1,5mg/dL.

Portanto, mulheres com risco aumentado de desfechos perinatais desfavoráveis podem ser identificadas antes de 20 semanas de gestação, de maneira semelhante ao que tem sido descrito em não diabéticas com doença renal. A proteinúria de base parece ser o melhor preditor de prognóstico perinatal até que o ClCr esteja marcadamente reduzido. Gestantes com proteinúria inferior a 1g/24h apresentam menores taxas de pré-eclâmpsia e parto prematuro.[29]

CONSIDERAÇÕES FINAIS

A ND constitui problema de saúde pública mundial, sendo responsável por grande parte dos indivíduos em insuficiência renal crônica terminal em diversos países. Na gravidez, essa condição exige especial atenção, em virtude dos aspectos anteriormente discutidos. Portanto, é fundamental que os profissionais envolvidos no acompanhamento de diabéticas na menacme esclareçam a importância de gravidez planejada e discutam essas questões relacionadas à ND, que fazem grande diferença quanto à evolução de uma gestação sem complicações.

REFERÊNCIAS

1. Quinn M, Angelico MC, Warram JH et al. Familial factors determine the development of diabetic nephropathy in patients with IDDM. Diabetologia 1996; 39:940-5.
2. Lyra R, Mesquita PN, Miranda P. Diagnóstico e tratamento da nefropatia diabética. In: Vilar L et al. (eds.) Endocrinologia clínica. 4 ed. Rio de Janeiro: Guanabara Koogan, 2009:708-19.
3. Gross JL, de Azevedo MJ, Silveiro SP et al. Diabetic nephropathy: diagnosis, prevention, and treatment. Diabetes Care 2005; 28:164-76.
4. Defronzo RA. Diabetic nephropathy: etiologic and therapeutic considerations. Diabetes Rev 1995; 3:510-64.
5. Landon MB. Diabetic nephropathy and pregnancy. Clin Obstet Gynecol 2007; 50:998-1006.
6. Farias LJB, Bittencourt ZZLC, Alves RMA-VF. Prevalência de nefropatia diabética em pacientes adultos com insuficiência renal crônica terminal. Rev Assoc Med Bras 1995; 41:353-6
7. Brownlee M, Aiello LP, Cooper ME et al. Complications of diabetes mellitus. In: Kronemberg HM et al. (eds.) Williams textbook of endocrinology. 11 ed. Philadelphia: WB Saunders, 2008:1417-501.
8. Bloomgarden ZT. Diabetic nephropathy. Diabetes Care 2008; 31:823-7.
9. Dronavalli S, Duka I, Bakris GL. The pathogenesis of diabetic nephropathy. Nat Clin Prat Endocrinol Metab 2008; 4:444-52.
10. Wolf G. New insights into the pathophysiology of diabetic nephropathy: from haemodynamics to molecular pathology. Eur J Clin Invest 2004; 34:785-96.
11. American Diabetes Association. Diabetic nephropathy (Position Statement). Diabetes Care 2004; 27:S79-S83.
12. Murussi M, Coester A, Gross JL et al. Diabetic nephropathy in type 2 diabetes mellitus: risk factors and prevention. Arq Bras Endocrinol Metab 2003; 47:207-19.
13. Forsblom CM, Groop PH, Ekstrand A et al. Predictors of progression from normoalbuminuria to microalbuminuria in NIDDM. Diabetes Care 1998; 21:1932-8.
14. Ramsay JE, Simms RJ, Ferrell WR et al. Enhancement of endothelial function by pregnancy. Inadequade response in women with type 1 diabetes. Diabetes Care 2003; 26:475-9.
15. The DCCT research group. The effect of intensive treatment of diabetes on development and progression of long terms complications in insulin-dependent diabetes. N Engl J Med 1993; 329:977-86.
16. Straton IM, Adler AI, Neil HA et al. Association of glycaemia with macrovascular and microvascular complications of type 2 diabetes (UKPDS 35): prospective observational study. BMJ 2000; 321:405-12.
17. Gaede P, Vedel P, Larsen N et al. Multifactorial intervention and cardiovascular disease in patients with type 2 diabetes. N Engl J Med 2003; 348:383-93.
18. Björck S, Mulec H, Johnsen SA et al. The effect of angiotensin-converting-enzyme in-

hibition on diabetic nephropathy. N Engl J Med 1993; 329:1456-62.
19. Arauz-Pacheco C, Parrot MA, Raskin P. The treatment of hypertension in adult patients with diabetes. Diabetes Care 2002; 25:134-47.
20. Deferrari G, Ravera M, Berruti V et al. Optimizing therapy in the diabetic patient with renal disease: antihytpertensive treatment. J Am Soc Nephrol 2004; 15 (suppl 1): S6-S11.
21. Lewis EJ, Hunsicker LG, Clarke WR et al. Renoprotective effect of the angiotensin-receptor antagonist irbesartan in patients with nephropathy due to type 2 diabetes. N Engl J Med 2001; 345:851-60.
22. Lewis EJ, Lewis JB, Treatment of diabetic nephropathy with angiotensin II receptor antagonist. Clin Exp Nephrol 2003; 7:1-8.
23. Brenner BM, Cooper ME, de Zeeuw D et al. Effects of losartan on renal and cardiovascular outcomes in patients with type 2 diabetes and nephropathy. N Engl J Med 2001; 345:861-9.
24. Briggs GG. Drug effects on the fetus and breast-fed infant. Clin Obstet Gynecol 2002; 45:6-21.
25. Tabacova S, Little R, Tsong Y et al. Adverse pregnancy outcomes associated with maternal enalapril antihypertensive treatment. Pharmacoepidemiol Drug Saf 2003; 12:633-46.
26. Hu F, Morrissey P, Yao J, Xu Z. Development of AT(1) and AT(2) receptors in the ovine fetal brain. Brain Res Dev Brain Res 2004; 150:51-61.
27. Burrell JH, Hegarty BD, McMullen JR, Lumbers ER. Effects of gestation on ovine fetal and maternal angiotensin receptor subtypes in the heart and major blood vessels. Exp Physiol 2001; 86:71-82.
28. Cooper WO, Hernandez-Diaz S, Arbogast PG et al. Major congenital malformations after first-trimester exposure to ACE inhibitors. N Engl J Med 2006; 354:2443-51.
29. Gordon M, Landon MB, Samuels P et al. Perinatal outcome and long-term follow-up associated with modern management of diabetic nephropathy (Class F). Obstet Gynecol 1996; 87:401-9.
30. Reece EA, Coustan DR, Hayslett JP et al. Diabetic nephropathy: pregnancy performance and fetomaternal outcome. Am J Obstet Gynecol 1988; 159:56-66.
31. Kitzmiller JL, Brown ER, Phillippee M. Diabetic nephropathy and perinatal outcome. Am J Obstet Gynecol 1981; 141:741-51.
32. Miodovnik M, Rosenn BM, Khoury JC, et al. Does pregnancy increase the risk for development and progression of diabetic nephropathy? Am J Obstet Gynecol 1996; 174:1180-9; discussion 1189-91.
33. Jovanovic R, Jovanovic L. Obstetric management when normoglycemia is maintained in diabetic pregnant women with vascular compromise. Am J Obstet Gynecol 1984; 149:617-23.
34. Rossing K, Jacobsen P, Hommel E et al. Pregnancy and progression of diabetic nephropathy. Diabetologia 2002; 45:36-41.
35. Carr DB, Koontz GL, Gardella A et al. Diabetic nephropathy in pregnancy: suboptimal hypertensive control associated with preterm delivery. Am J Hypertens. 2006; 19:513-9.
36. Prudy L, Hantsch C, Molitch M et al. Effect of pregnancy on renal function in patients with moderate-to-serve diabetic renal insufficiency. Diabetes Care 1996; 19:1067-74.
37. Gordin D, Hiilesmaa V, Fagerudd J et al. Preeclampsia but not pregnancy-induced hypertension is a risk factor for diabetic nephropathy in type 1 diabetic women. Diabetologia 2007; 50:516-22.
38. Nielsen LR, Muller C, Damm P, Mathiesen ER. Reduced prevalence of early preterm delivery in women with type 1 diabetes and microalbuminuria: possible effect of early antihypertensive treatment during pregnancy. Diabet Med 2006; 23:426-31.
39. Khoury JC, Miodovnik M, LeMasters G et al. Pregnancy outcome and progression of

diabetic nephropathy. What's next? J Matern Fetal Neonat Med. 2002; 11:238-44.
40. Ringholm LN, Damm P, Mathiesen ER. Improved pregnancy outcome in type 1 diabetic women with microalbuminuria or diabetic nephropathy. Effect of intensified antihypertensive therapy? Diabetes Care 2009; 32:38-44.
41. Carr DB, Koontz GL, Gardella C et al. Diabetic nephropathy in pregnancy: suboptimal hypertensive control associated with preterm delivery. Am J Hypertens 2006; 19:513-9.
42. Ekbom P, Damm P, Feldt-Rasmussen B et al. Pregnancy outcome in type 1 diabetic women with microalbuminuria. Diabetes Care 2001; 24:1739-44.

Parte IV

MISCELÂNEA

CAPÍTULO 24

Josivan Gomes de Lima
Lúcia Helena Coelho Nóbrega
Liana Simone Araújo de Andrade V. Oliveira

Manuseio da Dislipidemia Durante a Gravidez

INTRODUÇÃO

A gestação consiste em um período de intensas variações hormonais que acabam repercutindo nos lipídios e nas apolipoproteínas. As mudanças nos níveis de estrogênio, progesterona e lactogênio placentário são responsáveis por aumentos no colesterol, nos fosfolípides, nos triglicerídeos, na lipoproteína de baixa densidade (LDL) e na lipoproteína de alta densidade (HDL) e ocorrem principalmente no último trimestre da gestação.[1] Os mecanismos propostos que justificariam essas mudanças são: (1) síntese hepática de lipoproteína de muito baixa densidade (VLDL) induzida por estrogênios; e (2) remoção prejudicada de triglicerídeos de lipoproteínas pela lipase lipoproteica ou lipase hepática.[2]

O significado fisiológico da hipercolesterolemia e da elevação de triglicerídeos pode estar relacionado, além da produção de esteroides sexuais, à manutenção de suplementação adequada de nutrientes à mulher e ao feto.[3] Não está claro se a hiperlipidemia observada na gestação normal é aterogênica, porque estudos clínicos apresentam resultados conflitantes, sem associação com aumento do risco cardiovascular.[4] Entretanto, o estudo de Framingham reportou que mulheres com história de seis ou mais gestações apresentavam risco significativamente elevado de desenvolver doenças cardiovasculares, quando comparadas com mulheres nulíparas, com risco relativo de 1,6 (95% de intervalo de confiança de 1,1 a 2,2).[5]

Elevações esperadas para colesterol total e triglicerídeos durante o período gestacional normal geralmente não excedem 337 e 332mg/dL, respectivamente (correspondendo aos valores de percentil 95).[6] Entretanto, elevações acima desse percentil e extremas hiperlipoproteinemias (definidas por valores de triglicerídeos superiores a 1.000mg/dL) podem ser observadas durante a gestação, implicando aumento do risco de hiperlipoproteinemia na mãe no futuro e até aterosclerose fetal.[7]

Napoli e cols.[8] encontraram, em aortas fetais de mães hipercolesterolêmicas (colesterol total de 292mg/dL antes da gestação e de 385mg/dL durante gestação), número significativamente alto de estrias gordurosas, as quais eram maiores do que as presentes nas aortas fetais de mães com níveis normais de colesterol. Essa diferença também foi encontrada em mães que eram hipercolesterolêmicas apenas durante a gestação. Além disso, os autores descobriram que as lesões se tornaram significativamente maiores com o avançar da idade e que a taxa de progressão foi mais rápida em crianças de mães hipercolesterolêmicas.[8] A diferença na taxa não poderia ser atribuída aos níveis de colesterol das crianças, uma vez que eram normais. Os achados desse estudo já haviam sido confirmados em modelos animais.[9,10]

Intervenções para reduzir o colesterol e a oxidação lipídica, incluindo colestiramina e vitamina E, diminuem significativamente as lesões ao nascimento em estudos em animais.[10,11] Esses achados sugerem a importância dos níveis de colesterol maternos na patogênese de aterosclerose na infância, mas sua importância clínica permanece obscura.

METABOLISMO LIPÍDICO DURANTE A GESTAÇÃO NORMAL

Durante a gestação normal, as mulheres experimentam um aumento progressivo dos níveis lipídicos. No primeiro trimestre, os níveis são semelhantes aos de mulheres não grávidas, ocorrendo então aumento significativo no segundo e terceiro trimestres (Figura 24.1).[12-14]

Os triglicerídeos plasmáticos aumentam marcadamente durante a gestação, enquanto incrementos em fosfolípides e colesterol são moderados. Nas gestações normais, sem comorbidades, os níveis de colesterol aumentam 50%, enquanto os triglicerídeos aumentam entre duas e quatro vezes.[1] Embora níveis elevados de triglicerídeos sejam encontrados em todas as frações lipoproteicas no fim da gestação, a razão triglicerídeos/colesterol permanece estável na VLDL, havendo mudanças significativas tanto na LDL como na HDL com o avançar da gestação.[2] Durante o segundo e terceiro trimestres, apoproteína (Apo) A-1, ApoB100, lipoproteína (a) e a atividade da CETP (proteína transferidora de ésteres de colesterol) aumentam, enquanto as atividades da lipase lipoproteica e da lipase hepática diminuem.[2]

Com o avançar da gestação, a atividade da lipase hormônio-sensível no tecido adiposo

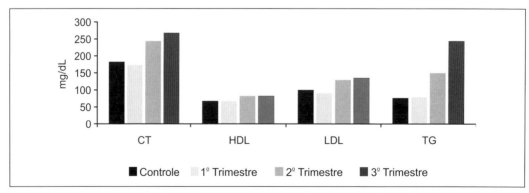

Figura 24.1 Concentrações lipídicas em gestação não complicada. (CT: colesterol total; TG: triglicerídeos.)

aumenta, elevando a produção de VLDL no fígado.[7] As frações de VLDL1 e VLDL2 ascendem juntas durante a gestação e sua razão permanece constante.[13] Uma vez que a CETP estimula fisiologicamente a transferência de ésteres de colesterol em troca de triglicerídeos na VLDL, o aumento nos níveis de triglicerídeos do VLDL, na presença de atividade aumentada de CETP durante a gestação, facilita o enriquecimento proporcional de triglicerídeos na LDL e na HDL.[2] Consequentemente, há aumento na LDL pequena e densa que é mais aterogênica.[13]

Avaliando o perfil lipídico durante a gestação normal, Brizzi e cols.[6] mostraram aumento significativo na apoproteína A (Apo A) durante os três trimestres da gestação somente em mulheres com isoformas grandes (S3 e S4), enquanto nas mulheres com isoformas pequenas (F, S1 e S2) a Apo A não mudou significativamente. Esses autores também demonstraram que mulheres com maiores aumentos de triglicerídeos apresentavam mais LDL-III pequenas e densas.[6] Sattar e cols.,[13] além de mostrarem resultados semelhantes, ainda sugeriram limiares críticos de triglicerídeos com os quais poderiam ocorrer mudanças significativas nas subclasses de LDL. Esses limiares eram variáveis de gestante para gestante e de acordo com a idade gestacional.[13] As alterações no perfil para LDL-III pequenas e densas seriam precoces em indivíduos com maiores concentrações de triglicerídeos nas 10 semanas iniciais. Essas LDL-III pequenas e densas têm sido associadas com aumento da atividade da lipase hepática.

A síntese ou difusão do colesterol não ocorre na placenta. Entretanto, estudos em animais demonstraram que a captação e a degradação de LDL pela placenta aumentam com o avançar da idade gestacional.[15] Apesar desses aumentos, não há mudanças significativas na LDL nesse período. Os triglicerídeos maternos são praticamente inacessíveis ao feto por causa da impermeabilidade placentária, porém podem beneficiar o concepto na medida em que servem de fonte de ácidos graxos e cetonas que cruzam a barreira placentária e são usados como fonte de energia e substrato lipogênico.[16] A atividade da lipase hepática aumenta o consumo de triglicerídeos para substrato cetogênico.[6] Acredita-se que este seja o mecanismo pelo qual a gestante pode usar os depósitos de gordura acumulados no estágio gestacional prévio para a síntese de corpos cetônicos durante privação dietética, possibilitando a preservação de metabólitos essenciais, como aminoácidos e glicose.[6] Então, a condição anabólica da mãe no início da gestação muda para um estado catabólico nos estágios mais avançados e determina um papel importante no desenvolvimento fetal e na preparação materna para a lactação.[6]

CLASSIFICAÇÃO DAS DISLIPIDEMIAS DURANTE A GESTAÇÃO

A dislipidemia pode já ser preexistente, agravando-se durante a gestação, ou pode aparecer durante a gravidez (Tabela 24.1). O estudo de fetos de gestantes normocolesterolêmicas, gestantes hipercolesterolêmicas e gestantes hipercolesterolêmicas somente durante a gestação leva a conclusões interessantes. Uma análise morfomé-

Tabela 24.1 Dislipidemias durante a gestação

1. Dislipidemia preexistente
2. Dislipidemia desenvolvida durante a gestação:
a) Secundária a comorbidades desenvolvidas durante a gestação (diabetes, hipotireoidismo, obesidade)
b) Hiperlipoproteinemia suprafisiológica
c) Hiperlipoproteinemia extrema limitada à gestação
Disbetalipoproteinemia
Deficiência parcial da lipase lipoproteica
Apoproteína E3/3

Adaptada da Ref. 7.

trica de cortes da aorta de fetos humanos prematuros (6,2 ± 1,3 meses) demonstrou a formação de estrias de gordura precursoras de lesões ateroscleróticas mais avançadas em todas as aortas fetais. O número e o tamanho dessas estrias são marcadamente aumentados nos fetos de mães hipercolesterolêmicas durante a gestação.[8] As lesões fetais apresentam elementos típicos de lesões ateroscleróticas precoces, como LDL nativa e oxidada e macrófagos, e atingem uma razão íntima/média de aproximadamente 1.[8] A distribuição das lesões na aorta fetal refletiu o padrão de aterosclerose no adulto, sendo mais extensa na aorta abdominal, seguida pelo arco da aorta e a aorta torácica, onde só um acúmulo mínimo da íntima foi visto.[8] Embora a área absoluta da lesão tenha sido maior em fetos de mães que foram permanentemente hipercolesterolêmicas (ou seja, antes, durante e após a gestação), fetos de mães que foram hipercolesterolêmicas somente durante a gestação também mostraram aumentos, comparados com os fetos de mães normocolesterolêmicas, indicando que a hipercolesterolemia materna e/ou fetal contribui para o aumento da formação da lesão. Os níveis de colesterol fetal mostraram correlação inversa com a idade fetal e correlacionaram-se com os níveis de colesterol materno até os 6 meses de idade fetal, não havendo correlação além dessa idade. Isso sugere que, durante os estágios mais precoces da gravidez, a hipercolesterolemia materna leva à hipercolesterolemia fetal, que, por sua vez, pode levar ao aumento da oxidação de LDL e à formação de lesão.[8]

Hiperlipoproteinemia suprafisiológica

As gestantes que falham na tentativa de se adaptar às mudanças no metabolismo lipídico do período gestacional evoluem com estados dislipidêmicos característicos. Pode-se fazer uma analogia da hiperlipoproteinemia suprafisiológica com o diabetes gestacional. Neste, a gestante que não se adapta ao maior requerimento metabólico da gestação evolui com hiperglicemia; após o parto, a glicemia geralmente volta ao normal, porém um percentual não pequeno das pacientes evoluirá para diabetes no futuro. O mesmo pode acontecer com os lipídios na hiperlipoproteinemia suprafisiológica, retornando aos valores pré-gestacionais após o parto. A real porcentagem que evoluirá com dislipidemia futuramente não é conhecida. No entanto, tem sido descrito seu potencial aterogênico fetal. Há exacerbação no aumento fisiológico dos níveis lipídicos, ultrapassando o percentil 95 para a idade gestacional e caracterizando a hiperlipoproteinemia suprafisiológica. Cerca de 13% das gestantes apresentaram-na,[17] demorando mais a normalizar os níveis de triglicerídeos e colesterol VLDL, e cursaram com menores valores de colesterol HDL pré e pós-parto e com mais mudanças no colesterol LDL.[17] O valor da trigliceridemia pré-gestação influencia a evolução durante a gestação. Pacientes com níveis baixos de triglicerídeos apresentam menores incrementos, enquanto as que já iniciam a gestação com níveis mais elevados têm maiores incrementos.[13] Essa diferença independe do grau de elevação nos níveis de estrogênio, sendo mais relacionada ao aumento da suscetibilidade à hiperlipoproteinemia induzida pelo estrogênio.[13]

Hiperlipoproteinemia extrema limitada à gestação

Na hiperlipoproteinemia extrema, os níveis de triglicerídeos, que aumentam fisiologicamente na segunda metade da gravidez, elevam-se mais do que o esperado, ultrapassando 1.000mg/dL. Trata-se de complicação rara da gestação.[7] As pacientes geralmente apresentam alguma desordem de base, que pode ser disbetalipoproteinemia, deficiência parcial de lipase lipoproteica (DPLPL) ou genótipo ApoE3/3 (a Apo E é essencial para o catabolismo das lipoproteínas ricas em triglicerídeos, estando presente, principalmente, nos quilomícrons e na lipoproteína de densidade intermediária [IDL]). Essas desordens genéticas têm a gravidez como fator metabólico secundário desencadeante da hiperlipoproteinemia, que, geralmente, retorna ao normal após o parto. Em relato de cinco pacientes com hiperlipoproteinemia grave durante a gestação, quatro apresentavam DPLPL e uma tinha genótipo ApoE3/3.[18] Os níveis de triglicerídeos nessas pacientes variaram entre 2.314 e 14.596mg/dL, durante a gestação, e 80 e 623mg/dL após o parto, enquanto o colesterol total estava entre 251 e 970mg/dL no terceiro trimestre e 132 a 320mg/dL antes da gestação.[18]

Na disbetalipoproteinemia, ao contrário, o colesterol e os triglicerídeos aumentam para valores semelhantes, ficando entre 300 e 400mg/dL.[19] A Apo E está deficiente ou defeituosa, não se ligando aos receptores das lipoproteínas, e mais de 90% dos indivíduos com disbetalipoproteinemia são homozigóticos para Apo E2 (tipo clássico), sendo o restante heterozigoto para Apo E2 ou portadores de mutantes Apo E raros (tipo não clássico).[20] Somente 5% dos homozigotos Apo E2 serão completamente hiperlipêmicos.[21] O diagnóstico de disbetalipoproteinemia é suspeitado quando tanto o colesterol total como os triglicerídeos estão aumentados, porém não há testes diagnósticos simples, podendo-se utilizar eletroforese de amostra sanguínea, que demonstrará uma banda β larga. Pacientes podem ser testados para homozigoto ApoE2 por métodos baseados em PCR.[21]

TRATAMENTO DA HIPERLIPOPROTEINEMIA NA GESTAÇÃO

Os tratamentos preconizados para diminuição dos níveis lipídicos durante a gravidez, em mulheres portadoras de hiperlipidemia suprafisiológica e extrema, têm como objetivo prevenir complicações, como a pancreatite aguda.[22] A utilização de dieta com baixo conteúdo de gordura (10%) reduz a produção intestinal de quilomícrons, porém tem o inconveniente de não ser agradável e ter pouca aceitação pelas pacientes.

Nos casos de hipercolesterolemia, os únicos medicamentos liberados para uso na gestação são as resinas de troca.[23] Os representantes principais desse grupo são a *colestiramina* (Questran Light®), o *colestipol* (Colestid®) e, mais recentemente, o *colesevelam* (Welchol®). Atualmente, apenas a *colestiramina* é comercializada no Brasil. A *colestiramina* é apresentada em envelopes com 4g na forma de pó, a ser diluído em 60 a 90mL de líquido. A posologia inicial é de 4g pela manhã e à noite, podendo ser aumentada a intervalos semanais ou quinzenais. A dose máxima é de 24g/dia, porém doses maiores do que 16g/dia são dificilmente toleradas em virtude da maior frequência de efeitos gastrointestinais. O *colestipol* é comercializado na forma de comprimidos de 1g. A dose recomendada é de 2 a 16g/dia, em uma a duas tomadas. Deve-se iniciar com 2g, uma a duas vezes ao dia. Incrementos de 2g podem ser feitos a intervalos mensais ou bimensais. O *colesevelam* está disponível como comprimidos de 625mg. A posologia inicial é de 6 comprimidos/dia, em uma ou duas tomadas diárias. Raramente, 7 comprimidos/dia se fazem necessários (Tabela 24.2).[24]

As resinas não são absorvidas no trato gastrointestinal. Atuam reduzindo a absorção intestinal de sais biliares e, consequentemente, do colesterol. Isso resulta em expressão aumentada de receptores de alta afinidade para LDL nas membranas dos hepatócitos, propiciando redução nos níveis séricos do colesterol LDL.[24-26]

Os principais efeitos colaterais relacionam-se ao aparelho digestório, por interferir na motilidade intestinal: obstipação, plenitude gástrica, náuseas e meteorismo, além de exacerbação de hemorroidas preexistentes. Colestiramina e colestipol ligam-se a outros medicamentos, como digitálicos, tiroxina, tiazídicos, betabloqueadores e varfarina, reduzindo sua absorção intestinal. O mesmo acontece em relação ao ácido fólico, ao ferro, às vitaminas lipossolúveis (A, D, E e K) e, em menor intensidade, às estatinas, ao ezetimibe e aos fibratos. Esses fármacos devem ser administrados pelo menos 1 hora antes ou 4 a 6 horas após a colestiramina/colestipol, de modo a minimizar a interferência com sua absorção. Suplementação de vitaminas lipossolúveis e ácido fólico pode ser necessária para crianças e, ocasionalmente, adultos.[24-27] Em contrapartida, parece ser

Tabela 24.2 Resinas de troca: doses habituais

Colestiramina (*Questran Light*®)	8g duas vezes ao dia
Colestipol (*Colestid*®)	2 a 16g/dia, em duas tomadas
Colesevelam (*Welchol*®)	6 comprimidos (625mg)/dia, em uma ou duas tomadas

Adaptada da Ref. 24.

mínima a interação do colesevelam com as referidas substâncias.[28,29] Entre os efeitos bioquímicos, pode haver aumento dos triglicerídeos secundário ao estímulo da síntese hepática de VLDL. Como consequência, seu uso deve ser evitado na hipertrigliceridemia, particularmente se houver níveis superiores a 400mg/dL.[24,25]

Entre as resinas, a opção de escolha é o *colesevelan*, uma vez que ele é mais bem tolerado e interfere menos na absorção de outras substâncias, como mencionado. Ademais, ele pode, por um mecanismo ainda não bem definido, melhorar o controle glicêmico em indivíduos diabéticos.[28,29]

As *estatinas* são contraindicadas na gestação, uma vez que os dados em humanos são limitados e os resultados de estudos em animais indicam que estão associadas a efeitos adversos fetais.[24,27,30]

Na hipertrigliceridemia, quando a dieta falha e em casos de hipertrigliceridemia muito grave (> 1.000 mg/dL), os fibratos (Tabela 24.3) podem ser considerados como parte de análise de risco/benefício para as gestantes.[23] De fato, existem alguns relatos do uso de gemfibrozil[31-33] ou bezafibrato[34] em gestantes com hipertrigliceridemia grave, associada ou não à pancreatite aguda, sem aparentes efeitos deletérios sobre o feto.

Alguns autores utilizam jejum prolongado por 6 dias, associado à hidratação com dextrose a 5% em solução de cloreto de sódio a 0,45%, quando os níveis de triglicerídeos ultrapassam 2.400mg/dL.[22] Em casos mais graves, podem ser utilizadas nutrição parenteral total, aférese de lipoproteínas (precipitação extracorpórea de LDL induzida por heparina; plasmaférese de dupla filtração; adsorção direta de lipoproteína, adsorção de dextran sulfato e imunoadsorção de LDL) ou troca de plasma.[35] A utilização de métodos de aférese de lipoproteínas em pacientes com dislipidemia familiar mostrou redução de 60% na LDL e entre 20% e 50% nos triglicerídeos.[35] Além disso, podem ser adotadas restrições dietéticas associadas a ácido ômega-3, com intuito de prevenir episódios de pancreatite aguda em gestantes hipertrigliceridêmicas.[36]

Enfim, a dislipidemia na gestação não é acontecimento raro, podendo ser uma resposta fisiológica às alterações hormonais próprias desse período, mas também pode ser patológica em virtude da exacerbação

Tabela 24.3 Fibratos: doses habituais

Fenofibrato (*Lipanon®* etc.)	250mg em dose única (à refeição principal)
Fenofibrato micronizado (*Lipidil®*)	200mg em dose única (à refeição principal)
Ciprofibrato (*Lipless®*, *Oroxadin®*)	100mg em dose única (à refeição principal)
Bezafibrato (*Cedur retard®*)	400mg em dose única (à refeição principal)
Gemfibrozil (*Lopid® 600mg*)	1.200mg, divididos em duas tomadas diárias
Gemfibrozil (*Lopid® 900mg*)	900mg, em dose única (antes do jantar)

Adaptada da Ref. 24.

de um defeito metabólico de base prévio à gestação. Em todos os casos, deve ser monitorada, tomando-se a melhor conduta para a mãe e o feto. Após o parto, vigilância adicional é necessária com intuito de avaliar se os valores lipídicos retornarão ao normal ou persistirão alterados, exigindo terapêutica específica. Inclusive mulheres que têm seu perfil lipídico normalizado no período pós-parto devem ser monitoradas posteriormente, pois podem desenvolver novas alterações lipídicas, mesmo na ausência de futura gestação.

REFERÊNCIAS

1. Desoye G, Schweditsch MO, Pfeiffer KP et al. Correlation of hormones with lipid and lipoprotein levels during normal pregnancy and postpartum. J Clin Endocrinol Metab 1987; 64:704-12.
2. Alvarez JJ, Montelongo A, Iglesias A et al. Longitudinal study on lipoprotein profile, high density lipoprotein subclass, and postheparin lipases during gestation in women. J Lipid Res 1996; 37:299-308.
3. Saarelainen H, Laitinen T, Raitakari OT et al. Pregnancy-related hyperlipidemia and endothelial function in healthy women. Circ J 2006; 70:768-2.
4. de Kleijn MJJ, van der Schouw YT, van der Graaf Y. Reproductive history and cardiovascular disease risk in postmenopausal women: a review of the literature. Maturitas 1999; 33:7-36.
5. Ness RB, Harris T, Cobb J et al. Number of pregnancies and the subsequent risk of cardiovascular disease. N Engl J Med 1993; 328:1528-33.
6. Brizzi P, Tonolo G, Esposito F et al. Lipoprotein metabolism during normal pregnancy. Am J Obstet Gynecol 1999; 181:430-4.
7. Basaran A. Pregnancy-induced hyperlipoproteinemia: Rev Lit Repr Sci 2009; 16:431-7.
8. Napoli C, D'Armiento FP, Mancini FP et al. Fatty streak formation occurs in human fetal aortas and is greatly enhanced by maternal hypercholesterolemia. Intimal accumulation of low density lipoprotein and its oxidation precede monocyte recruitment into early atherosclerotic lesions. J Clin Invest 1997; 100:2680-90.
9. Napoli C, Witztum JL, Calara F et al. Maternal hypercholesterolemia enhances atherogenesis in normocholesterolemic rabbits, which is inhibited by antioxidant or lipid-lowering intervention during pregnancy: an experimental model of atherogenic mechanisms in human fetuses. Circ Res 2000; 87:946-52.
10. Palinski W, D'Armiento FP, Witztum JL et al. Maternal hypercholesterolemia and treatment during pregnancy influence the long-term progression of atherosclerosis in offspring of rabbits. Circ Res 2001; 89:991-6.
11. Dostal LA, Schardein JL, Anderson JA. Developmental toxicity of the HMG-CoA reductase inhibitor, atorvastatin, in rats and rabbits. Teratology 1994; 50:387-94.
12. Lippi G, Albiero A, Montagnana M et al. Lipid and lipoprotein profile in physiological pregnancy. Clin Lab 2007; 53:173-7.
13. Sattar N, Greer IA, Louden J et al. Lipoprotein subfraction changes in normal pregnancy: threshold effect of plasma triglyceride on appearance of small, dense low density lipoprotein. J Clin Endocrinol Metab 1997; 82:2483-91.
14. Tomsu M, Li TC, Preston F, Forrest AR. Severe hyperlipidaemia in pregnancy related to the use of low-molecular-weight heparinenoxaparin sodium (clexane). J Obstet Gynaecol 1998; 18:83-4.
15. Henson MC, Pepe GJ, Albrecht ED. Developmental increase in placental low density lipoprotein uptake during baboon pregnancy. Endocrinology 1992; 130:1698-706.
16. Shambaug GE, Morosak SC, Freinkel N. Fetal fuels. I. Utilisation of ketones by isolated tissues at various stages of maturation

and maternal nutrition during late gestation. Metabolism 1977; 26:623-35.
17. Montes A, Walden CE, Knopp RH et al. Physiologic and supraphysiologic increases in lipoprotein lipids and apoproteins in late pregnancy and postpartum. Possible markers for the diagnosis of "prelipemia". Arteriosclerosis 1984; 4:407-17.
18. Ma Y, Ooi TC, Liu MS et al. High frequency of mutations in the human lipoprotein lipase gene in pregnancy-induced chylomicronemia: possible association with apolipoprotein E2 isoform. J Lipid Res 1994; 35:1066-75.
19. Mahley RW, Huang Y, Rall SC Jr. Pathogenesis of type III hyperlipoproteinemia (dysbetalipoproteinemia). Questions, quandaries, and paradoxes. J Lipid Res 1999; 40:1933-49.
20. Feussner G, Piesch S, Dobmeyer J, Fischer C. Genetics of type III hyperlipoproteinemia. Genetic Epidemiol 1997; 14:283-97.
21. Blom DJ, O'Neill FH, Marais AD. Screening for dysbetalipoproteinemia by plasma cholesterol and apolipoprotein B concentrations. Clin Chem 2005; 51:904-7.
22. Sanderson SL, Iverius PH, Wilson DE. Successful hyperlipemic pregnancy. JAMA 1991; 265:1858-60.
23. Executive summary of The Third Report of The National Cholesterol Education Program (NCEP) expert panel on detection, evaluation, and treatment of high blood cholesterol in adults (Adult Treatment Panel III). JAMA 2001; 285:2486-97.
24. Lyra R, Vilar L, Mesquita MF, Cavalcanti N. Tratamento da hipercolesterolemia. In: Vilar L et al. (eds.) Endocrinologia clínica. 4 ed. Rio de Janeiro: Guanabara Koogan, 2009:816-37.
25. Illingworth DR. Management of hypercholesterolemia. Med Clin North Am 2000; 84:23-42.
26. Knopp RH. Drug treatment of lipid disorder. N Engl J Med 1999; 341:498-511.
27. Sposito AC, Caramelli B, Fonseca FA et al. IV Brazilian Guideline for Dyslipidemia and Atherosclerosis prevention: Department of Atherosclerosis of Brazilian Society of Cardiology. Arq Brasil Cardiol 2007; 88 Suppl 1:2-19.
28. Robinson DM, Keating GM. Colesevelam: a review of its use in hypercholesterolemia. Am J Cardiovasc Drugs 2007; 7:453-65.
29. Florentin M, Liberopoulos EN, Mikhailidis DP, Elisaf MS. Colesevelam hydrochloride in clinical practice: a new approach in the treatment of hypercholesterolaemia. Curr Med Res Opin 2008; 24:995-1009.
30. Petersen EE, Mitchell AA, Carey JC et al. Maternal exposure to statins and risk for birth defects: a case-series approach. Am J Med Genet A 2008; 146A:2701-5.
31. Saadi HF, Kurlander DJ, Erkins JM, Hoogwerf BJ. Severe hypertriglyceridemia and acute pancreatitis during pregnancy: treatment with gemfibrozil. Endocr Pract 1999; 5:33-6.
32. Al-Shali K, Wang J, Fellows F et al. Successful pregnancy outcome in a patient with severe chylomicronemia due to compound heterozygosity for mutant lipoprotein lipase. Clin Biochem 2002; 35:125-30.
33. Perrone G, Critelli C. Severe hypertriglyceridemia in pregnancy. A clinical case report. Minerva Ginecol 1996; 48:573-6.
34. Bar-David J, Mazor M, Leiberman JR, Ielig I, Maislos M. Gestational diabetes complicated by severe hypertriglyceridemia and acute pancreatitis. Arch Gynecol Obstet 1996; 258:101-4.
35. Klingel R, Gohlen B, Schwarting A, Himmelsbach F, Straube R. Differential indication of lipoprotein apheresis during pregnancy. Ther Apher Dial 2003; 7:359-64.
36. Takaishi K, Miyoshi J, Matsumura T et al. Hypertriglyceridemic acute pancreatitis during pregnancy: prevention with diet therapy and omega-3 fatty acids in the following pregnancy. Nutrition 2009; 25:1098-9.

CAPÍTULO 25

Osteoporose Associada à Gravidez

Renata de Oliveira Campos
Lisete Pontes
Larissa Montenegro
Soraya Pontes
Lucia Helena Corrêa Lima
Vera Maria Santos Ferreira

INTRODUÇÃO

A osteoporose associada à gravidez (AOG) é condição rara, havendo poucos casos descritos na literatura. Sua prevalência, etiologia e patogênese são ainda desconhecidas. Ao contrário da osteoporose pós-menopáusica, a AOG tem evolução rápida; 70% dos casos acontecem na primeira gravidez e, geralmente, não há tendência à recorrência em gravidezes subsequentes.[1-3]

Em geral, a OAG manifesta-se por dor lombar, de aparecimento súbito e refratária aos analgésicos comuns. Costuma surgir nas últimas semanas da gestação ou após o parto. Causa fraturas em uma ou mais vértebras, associadas a dor nas costas intensa e prolongada, bem como, em alguns casos, à perda estatural. Dores no quadril, na coluna torácica ou no tornozelo são formas menos comuns de apresentação da OAG.[1-6] Entre 24 pacientes com OAG, o quadro manifestou-se inicialmente com dor lombar em 75%, dor no quadril em 21% e dor no tornozelo em 4%.[5] Ocasionalmente, a OAG pode se expressar por fratura uni ou bilateral do colo do fêmur[7,8] ou sacro.[9]

ALTERAÇÕES LABORATORIAIS

Ao exame radiológico, é possível evidenciar osteopenia ou fraturas no quadril, porém, mais habitualmente, encontram-se fraturas múltiplas em vértebras lombares e/ou torácicas. Essas fraturas surgem espontaneamente ou aos mínimos traumatismos.[1,5,6,10]

Hipercalcemia transitória, relacionada à lactação[11] ou acompanhada de elevação do peptídeo relacionado ao paratormônio (PTH-rp),[12] pode, raramente, ser detectada na OAG. À densitometria óssea observa-se que a redução da DMO é mais comum na coluna lombar, uma vez que a perda do osso trabecular é maior do que a do osso cortical. Os níveis de marcadores de reabsorção óssea, como o telopeptídeo C (CTX), tendem a estar elevados, refletindo aumento no *turnover* ósseo.[1,4-6,10]

DIAGNÓSTICO DIFERENCIAL

Antes de ser estabelecido o diagnóstico de OAG, devem ser consideradas outras condições que possam causar osteoporose cujo início ocorra durante a gestação: síndrome de Cushing, hiperparatireoidismo primário, anemia hemolítica, artrite reumatoide e uso de fármacos (glicocorticoides, heparina, lítio etc.), entre outras.[4,5,10,13,14]

TRATAMENTO

Os medicamentos usados para manuseio da osteoporose atuam inibindo a reabsorção óssea, estimulando a formação óssea, ou por ambos os mecanismos (Tabela 25.1).[15]

A melhor forma de tratamento da OAG ainda não está definida. O tratamento durante a gestação costuma ser feito com cálcio (p. ex., 600mg/dia de carbonato de cálcio) e vitamina D (400 a 800UI/dia), embora não haja dados concretos sobre a eficácia na redução da perda óssea com essas medicações.[3] Tampouco encontram-se disponíveis dados sobre a eficácia da terapia de reposição hormonal (TRH) ou raloxifeno. Correção cirúrgica das fraturas do colo do fêmur pode ser necessária.[3] As pacientes devem ser estimuladas a aumentar o consumo de alimentos ricos em cálcio (leite e derivados, iogurtes, nozes, vegetais de folhas verdes – espinafre, brócolis etc.) (Tabela 25.2).[1-3] Em alguns serviços, a amamentação não é recomendada para mulheres com OAG. Entretanto, outros autores discordam dessa conduta.[3,4] A seguir, serão feitas considerações sobre o uso de bisfosfonatos e outras medicações no manuseio da OAG.

Tabela 25.1 Tratamento farmacológico da osteoporose

Agentes antirreabsortivos
Estrogênio
Cálcio/vitamina D
Calcitriol
Bisfosfonatos
Calcitonina
Ipriflavona
Tibolona
Moduladores seletivos do receptor do estrogênio (SERM)
Denosumab
Agentes estimuladores da formação óssea
Teriparatida
Fluoreto
Esteroides anabolizantes
Hormônio do crescimento
Outros
Agentes estimuladores da formação e reabsorção ósseas
Ranelato de estrôncio

Adaptada da Ref. 15.

Tabela 25.2 Fontes nutricionais de cálcio

Fonte	Quantidade	Cálcio (mg)
Leite integral	1 copo	291
Leite desnatado	1 copo	302
Queijo	30g	150 a 340
Sorvete	1/2 xícara	88
Iogurte	1 xícara	35 a 400
Sardinhas (com ossos)	1 copo	372
Salmão (com ossos)	1 copo	167
Brócolis	1 talo	100
Couve	1/2 xícara	150

BISFOSFONATOS

Bisfosfonatos (BFN) são considerados agentes "antirreabsortivos", porque inibem a reabsorção óssea. Os compostos desprovidos de nitrogênio (p. ex., etidronato e clodronato) produzem análogos tóxicos do adenosina-trifosfato que levam à morte celular. Compostos contendo nitrogênio (p. ex., alendronato, risedronato, ibandronato e zoledronato) parecem ter diferentes mecanismos de ação. Eles atuam interferindo com enzimas da via 3-hidroxi-3-metilglutaril-CoA-redutase, causando (1) inibição do recrutamento dos osteoclastos para a superfície óssea, (2) inibição da atividade osteoclástica e (3) encurtamento do ciclo de vida dos osteoclastos (induziriam a apoptose ou morte celular).[15-17]

Os BFN são considerados a opção de escolha para prevenção e tratamento da osteoporose pós-menopausa[17,18] e osteoporose induzida por glicocorticoides.[19,20] Estudos em animais revelaram efeitos desfavoráveis do tratamento com bisfosfonatos no feto, principalmente sobre o esqueleto. O medicamento impede a reabsorção óssea e, assim, nega a barragem de uma importante fonte de cálcio em um momento em que a demanda fetal para esse mineral está no auge.[18] Por isso, o uso de BFN é classicamente considerado contraindicado durante a gravidez ou no período da amamentação por poder ser prejudicial ao feto ou recém-nascido, principalmente no que se refere ao bloqueio do crescimento ósseo.[18] Uma vez que os BFN são retidos por longo tempo no esqueleto humano, foram levantadas dúvidas que mesmo a administração pré-gestacional de BFN poderia resultar em exposição embriofetal e alterar a remodelação óssea fetal. Entretanto, em dois estudos recentes não foram evidenciados efeitos deletérios dos BFN sobre o feto humano.[21,22] Além disso, uma sistemática pesquisa nos bancos de dados do Medline e Embase, no período de 1950 a 2008, encontrou 51 casos de exposição aos BFN antes ou durante a gravidez. Em nenhum deles foram descritas anormalidades esqueléticas ou outras malformações congênitas nos bebês. Os BFN usados foram alendronato (32 casos), pamidronato (11), etidronato (5), risedronato (2) e zoledronato (1).[23] Existem também relatos de casos de OAG em que se observou aumento significativo da densidade mineral óssea (DMO) com a terapia com BFN, oral ou endovenosa.[24,25]

Na Tabela 25.3 estão especificados os principais BFN e suas respectivas doses habituais para o tratamento da osteoporose. Atualmente o alendronato é o composto mais empregado, em dose única semanal de 70mg por via oral. Como os demais BFN orais (risedronato e ibandronato), deve ser administrado em jejum, devendo a paciente permanecer sem se alimentar e sem se deitar durante os 30 minutos que sucedem a ingestão da medicação.[17,26] O ácido zoledrônico ou zoledronato é o BFN mais potente e tem a grande vantagem de poder ser administrado em uma única infusão endovenosa anual. Seu principal inconveniente é o custo muito elevado.[17,18]

Tabela 25.3 Principais bisfosfonatos e suas doses habituais para o tratamento da osteoporose

Fármaco	Nome comercial	Dose usual	Via de administração	Custo
Alendronato	Alendil 70® Osteoform 70® Fosamax 70® etc.	70mg, 1× por semana	Oral	Mediano
Risedronato	Actonel 35®	35 mg, 1× por semana	Oral	Mediano
Ibandronato	Bonviva 35® Bonviva®	150 mg, 1 × ao mês 2 a 3mg, a cada 3 meses	Oral Endovenosa	Elevado (+) Elevado (2+)
Pamidronato	Aredia®	30mg, a cada 3 meses	Endovenosa	Elevado (2+)
Zoledronato	Aclasta®	5mg, 1× ao ano	Endovenosa	Elevado (3+)

Calcitonina

Existem relatos isolados do uso da calcitonina, outro agente antirreabsortivo, em gestantes com osteoporose transitória do quadril, tendo tal tratamento resultado em alívio importante da sintomatologia dolorosa.[26,27]

Fluoreto

O fluoreto atua estimulando a formação óssea, e seu uso resulta em aumento progressivo na DMO (sobretudo no osso trabecular axial).[15] No entanto, a administração de 75mg/dia de fluoreto de sódio por 4 anos produziu redução insignificante no risco de fraturas vertebrais, em comparação ao cálcio, a despeito do aumento de 35% na densidade da coluna. Observou-se, também, acréscimo na ocorrência de fraturas não vertebrais.[28] Esses dados sugerem que a qualidade do osso formado com o fluoreto não seria boa. Em contrapartida, a administração de doses baixas de uma preparação de liberação lenta de fluoreto de sódio (25mg/dia, 12 meses sim, 2 meses não), associada a citrato de cálcio, aumentou a DMO na coluna e no colo do fêmur e diminuiu a frequência de fraturas vertebrais, sem efeitos adversos.[29] A terapia com fluoreto e cálcio revelou-se eficaz em três casos de OAG citados na literatura. Em dois, a DMO aumentou e, no terceiro, estabilizou-se.[30]

Ranelato de estrôncio

O estrôncio é um cátion divalente quimicamente semelhante ao cálcio e que parece participar da mineralização óssea. O ranelato de estrôncio (RE) representa uma nova classe de agentes para o tratamento da osteoporose, uma vez que aumenta a DMO tanto por inibição da reabsorção como por estímulo da formação óssea.[31,32] Desde 2006, é comercializado no Brasil (Protos®, na forma de sachês com 2g do medicamento).

Farmacocinética

A biodisponibilidade absoluta do estrôncio é de, aproximadamente, 25% após dose oral de 2g de RE. A meia-vida efetiva é de cerca de 60 horas, e sua eliminação acontece por vias renal e gastrointestinal. Em virtude da absorção relativamente baixa, RE deve ser ingerido em jejum. A absorção do RE é também reduzida por antiácidos e cálcio que, assim, devem ser tomados 2 horas depois.[32]

Eficácia clínica

A eficácia antifratura do RE, na dose de 2g/dia, foi avaliada em dois grandes estudos randomizados, duplo-cegos e controlados por placebo que envolveram mais de 6.700 mulheres pós-menopausadas: o SOTI (*Spinal Osteoporosis Therapeutic Intervention*) e o TROPOS (*TReatment Of Peripheral Osteoporosis Study*).[33,34] Uma análise de 3 anos do estudo SOTI,[33] que envolveu 1.649 mulheres na pós-menopausa com osteoporose vertebral estabelecida, mostrou que a redução no risco de novas fraturas vertebrais, em comparação ao placebo, foi de 49% no primeiro ano de tratamento e 41% durante os 3 anos. Após 36 meses, o aumento da DMO foi de 14,4% na coluna lombar e 8,3% no colo femoral.[33] RE mostrou-se também capaz de reduzir em 36% (p = 0,046) o risco de fraturas do fêmur em pacientes de alto risco.[33] No TROPOS[34] ficou ratificada a clara superioridade do RE sobre o placebo na redução do risco de fraturas vertebrais e não vertebrais.

Recentemente foi relatado[35] o uso do RE em uma paciente com gravidez gemelar que desenvolveu grave OAG, tendo sido observados aumento dramático na DMO e redução da dor nas costas.[35]

Efeitos colaterais

RE causa poucos efeitos adversos e tem perfil de tolerabilidade comparável ao do placebo. No entanto, em alguns estudos observou-se risco aumentado para tromboembolismo venoso (TEV).[31]

Contraindicações

RE está contraindicado diante de hipersensibilidade à substância ativa ou a qualquer um dos excipientes. Não é recomendado em pacientes com doença renal grave, ou seja, *clearance* de creatinina menor do que 30mL/min, em razão da falta de dados. Aconselha-se precaução em pacientes com risco aumentado para TEV, bem como naquelas com fenilcetonúria, uma vez que o estrôncio contém fenilalanina. Ainda não existem dados sobre a segurança do RE durante a gravidez, motivo pelo qual é recomendado evitar seu uso nessa situação.[15,31]

Teriparatida

Teriparatida (Forteo®) é o nome da porção N-terminal (aminoácidos 1-34) do paratormônio (PTH) obtida por meio de DNA recombinante. Essa molécula tem a mesma afinidade para o receptor que a molécula intacta do PTH. Após a administração subcutânea (SC) de 20μg/dia, cerca de 95% da dose encontra-se biodisponível, atingindo um pico após 30 minutos. A meia-vida do PTH endógeno é de apenas 2 a 4 minutos; entretanto, a administração SC aumenta a meia-vida da teriparatida para 60 minutos. Sua concentração sérica máxima excede o limite superior normal apenas durante alguns minutos, e sua metabolização e eliminação pelo fígado e pelos rins são tão rápidas quanto a absorção. Desse modo, o PTH 1-34 não é mais detectável 3 horas após sua administração e não há acúmulo. Pacientes com disfunção hepática ou renal podem usar o PTH 1-34 sem necessidade de correção da dose. As aplicações na coxa ou no abdome não apresentam diferenças significativas nas concentrações séricas.[15,17,36]

Eficácia clínica

A dose recomendada para uso clínico é de 20μg/dia SC, durante um período máximo de 24 meses. A eficácia clínica da teriparatida é demonstrada não apenas pelo aumento significativo da DMO, mas também pela diminuição significativa de novas fraturas vertebrais e não vertebrais.[36] Em estudo com duração média de 21 meses, foi demonstrado que uma injeção diária de 20 ou 40μg SC da medicação proporcionou, em mulheres com fraturas osteoporóticas prévias, redução significativa no risco de novas fraturas vertebrais (65% a 69%) e não vertebrais (53%), em relação ao placebo.[37] Existem benefícios comprovados também nos casos de osteoporose em homens e aquela induzida pela corticoterapia crônica.[38] A redução no risco de fraturas vertebrais persistiria por, pelo menos, 18 meses após a suspensão da teriparatida.[39]

Indicações

A administração injetável e o custo elevado são limitações para o uso mais amplo da teriparatida. Atualmente, ela tem sido indicada sobretudo para os casos mais graves de osteoporose, particularmente quando há fraturas múltiplas. Outras potenciais indicações são: (1) T-escores muito baixos (< –3,0), mesmo sem fraturas; (2) pacientes muito idosas; (3) pacientes intolerantes aos BFN; e (4) pacientes que apresentem fraturas durante a terapia com antirreabsortivo.[15,17,40]

Recentemente foi relatado o sucesso da teriparatida (20μg/dia) em uma paciente com OAG grave, manifestada como dor dorsal aguda logo após o parto, em função de quatro fraturas vertebrais. A terapia por 18 meses resultou em aumento significativo da DMO tanto na coluna lombar (36%) como no colo do fêmur (13,8%).[41]

Efeitos colaterais

A teriparatida é bem tolerada porém alguns pacientes podem apresentar tonturas e câimbras nas pernas (3%), além de náuseas (com doses de 40μg/dia). Hipercalcemia transitória é outro possível efeito colateral (em 3%). Hiperuricemia pode também ser observada. Hipotensão ortástica foi descrita, quase exclusivamente, com doses maiores do que 20μg/dia.[15,17,39,40]

Contraindicações

São consideradas *contraindicações* para a teriparatida: *gestação*, lactação, hipersensibilidade ao medicamento, crianças e adultos jovens com epífises ósseas ainda abertas, radioterapia óssea prévia, hipercalcemia, hiperparatireoidismo, doença de Paget, elevações inexplicáveis da fosfatase alcalina e tumores ósseos.[15,17]

Duração do tratamento

Na maioria dos países, a teriparatida foi aprovada para uso por tempo limitado (18 a 24 meses).[25,39,40] Tal recomendação baseia-se no fato de que a administração de teriparatida a ratos, por toda a vida, em doses 12 a 28 vezes maiores do que as usadas em homens, resultou no surgimento de osteossarcoma. Essa complicação não tem sido observada em humanos e primatas.[15,17,39]

Terapia combinada

Existem evidências de que a associação de medicamentos (p. ex., alendronato ou risedronato + TRH, raloxifeno + fluoreto, TRH + fluoreto, fluoreto + alendronato, teriparatida + TRH etc.) tem um efeito benéfico em propiciar aumento mais expressivo da DMO do que o obtido pelo uso isolado dessas substâncias em mulheres com osteoporose pós-menopausa. Teoricamente, o uso da terapia combinada estaria indicado para os casos mais graves, não responsivos à monoterapia. No entanto, ainda existe preocupação com o estado de hipermineralização ou a obtenção de um osso hipermaduro, resultante da inibição mais acentuada da reabsorção óssea. Além disso, os efeitos sobre a redução no risco de fraturas ainda são desconhecidos. Tampouco existem dados sobre a eficácia da terapia combinada para a OAG.[3,15,17,28,42]

NOVAS PERSPECTIVAS TERAPÊUTICAS PARA A OSTEOPOROSE

Denosumab

O receptor ativador do fator-kB nuclear (RANK), seu ligante (RANKL) e a osteoprotegrina desempenham, juntos, papel fundamental na osteoclastogênese. *Denosumab* (Prolia®), um anticorpo monoclonal humano com altas afinidade e especificidade para RANKL, demonstrou ser capaz de induzir rápida, profunda e duradoura inibição da reabsorção óssea, de modo dose-dependente, que dura meses após uma única injeção subcutânea, em mulheres pós-menopausadas saudáveis, homens e pacientes com mieloma múltiplo ou câncer da mama metastático. Os dados de um estudo fase II em mulheres pós-menopausadas com baixa DMO demonstram que a inibição da reabsorção óssea induzida pela administração SC trimestral ou semestral de denosumab resulta em aumento significativo da DMO por até 2 anos de tratamento. Sua eficácia antifratura e a segurança a longo prazo estão sendo avaliadas em ensaios clínicos de fase III. O potencial do denosumab para prevenir a perda óssea induzida por tumores malignos também está sendo avaliado.[15,43,44]

Em estudo recente, duplo-cego e com 2 anos de duração, a administração SC de denosumab (60mg a cada 6 meses) mostrou-se significativamente mais eficaz do que o placebo em induzir aumento da DMO na coluna lombar, no colo do fêmur e no terço distal do rádio, bem como em reduzir os níveis séricos de marcadores da remodelação óssea.[45]

Ainda não há dados sobre o uso do denosumab em casos de OAG.

Outras

Outras potenciais terapias futuras para prevenir ou reverter a osteoporose incluem novos moduladores específicos do receptor estrogênico (SERM) e BFN, fatores de crescimento (IGF, TGF-β, fator de crescimento dos fibroblastos, fator de crescimento derivado das plaquetas, proteínas morfogenéticas do osso), agentes que suprimam ou antagonizem os efeitos reabsortivos das citocinas, análogos da vitamina D, prostaglandina E_2, agentes que interfiram com a ligação dos osteoclastos aos ossos (antagonistas da integrina), inibidores da catepsina, antagonistas do receptor da vitronectina, calcilíticos, inibidores da esclerostina etc.[15,43,44]

PROGNÓSTICO

A maioria dos casos de OAG resolve espontaneamente, e apenas em poucas pacientes observa-se incapacidade que dura meses a anos.[3] Após o período da lactação, costuma ocorrer acréscimo progressivo da massa óssea, mas a normalização da DMO nem sempre acontece.[46] Mulheres que tiveram OAG podem ser mais propensas a desenvolver osteoporose pós-menopausa.[3]

REFERÊNCIAS

1. Kara G, Ozçakar L, Malas FU et al. Pregnancy-associated osteoporosis revisited. Arch Gynecol Obstet 2010; 281:777-8.
2. Bhalla AK. Management of osteoporosis in a pre-menopausal woman. Best Pract Res Clin Rheumatol 2010; 24:313-27.
3. Smith R, Phillips A. Osteoporosis during pregnancy and its management. Scand J Rheumatol 1998; Suppl. 107:66-7.
4. Topping J, Black AJ, Farquharson RG, Fraser WD. Osteoporosis in pregnancy: more than postural backache. Prof Care Mother Child 1998; 8:147-50.
5. Stumpf UC, Kurth AA, Windolf J, Fassbender WJ. Pregnancy-associated osteoporosis: an underestimated and underdiagnosed severe disease. A review of two cases in short- and long-term follow-up. Adv Med Sci 2007; 52:94-7.
6. Ofluoglu O, Ofluoglu D. A case report: pregnancy-induced severe osteoporosis with eight vertebral fractures. Rheumatol Int 2008; 29:197-201.
7. Wattanawong T, Wajanavisit W, Laohacharoensombat W. Transient osteoporosis with bilateral fracture of the neck of the femur during pregnancy: a case report. Med Assoc Thai 2001; 84(Suppl. 2):S516-9.
8. Wood ML, Larson CM, Dahners LE. Late presentation of a displaced subcapital fracture of the hip in transient osteoporosis of pregnancy. J Orthop Trauma 2003; 17:582-4.
9. Schmid L, Pfirrmann C, Hess T, Schlumpf U. Bilateral fracture of the sacrum associated with pregnancy: a case report. Osteoporos Int 1999; 10:91-3.
10. Sarikaya S, Ozdolap S, Acikgoz G, Erdem CZ. Pregnancy-associated osteoporosis. Joint Bone Spine 2004; 71:84-5.
11. Tran HA, Petrovsky N. Pregnancy-associated osteoporosis with hypercalcaemia. Intern Med J 2002; 32:481-5.
12. Anai T, Tomiyasu T, Arima K, Miyakawa I. Pregnancy-associated osteoporosis with elevated levels of circulating parathyroid hormone-related protein: a report of two cases. J Obstet Gynaecol Res 1999; 25:63-7.

13. Tajika T, Shinozaki T, Watanabe H et al. Case report of a Cushing's syndrome patient with multiple pathologic fractures during pregnancy. J Orthop Sci 2002; 7:498-500.
14. Negishi H, Kobayashi M, Nishida R et al. Primary hyperparathyroidism and simultaneous bilateral fracture of the femoral neck during pregnancy. J Trauma 2002; 52:367-9.
15. Lima JG, Nóbrega LH, Nóbrega MLC, Griz L. Manuseio da osteoporose – Uma visão geral. In: Vilar L et al. (eds.) Endocrinologia Clínica. 4 ed. Rio de Janeiro: Guanabara Koogan, 2000:905-29.
16. Russell RG, Watts NB, Ebetino FH, Rogers MJ. Mechanisms of action of bisphosphonates: similarities and differences and their potential influence on clinical efficacy. Osteoporos Int 2008; 19:733-59.
17. Silverman SL, Cummings SR, Watts NB; Consensus Panel of the ASBMR, ISCD, and NOF. Recommendations for the clinical evaluation of agents for treatment of osteoporosis: consensus of an expert panel representing the American Society for Bone and Mineral Research (ASBMR), the International Society for Clinical Densitometry (ISCD), and the National Osteoporosis Foundation (NOF). J Bone Miner Res 2008; 23:159-65.
18. Reid DM, Devogelaer JP, Saag K et al.; HORIZON investigators. Zoledronic acid and risedronate in the prevention and treatment of glucocorticoid-induced osteoporosis (HORIZON): a multicentre, double-blind, double-dummy, randomised controlled trial. Lancet 2009; 373:1253-63.
19. De Nijs RN. Glucocorticoid-induced osteoporosis: a review on pathophysiology and treatment options. Minerva Med 2008; 99:23-43.
20. Cole Z, Dennison E, Cooper C. Update on the treatment of post-menopausal osteoporosis. Br Med Bull 2008; 86:129-43.
21. Rutgers-Verhage AR, deVries TW, Torringa MJ. No effects of bisphosphonates on the human fetus. Birth Defects Res Part A Clin Mol Teratol 2003; 67:203-4.
22. Levy S, Fayez I, Taguchi N et al. Pregnancy outcome following in utero exposure to bisphosphonates. Bone 2009; 44:428-30.
23. Djokanovic N, Klieger-Grossmann C, Koren G. Does treatment with bisphosphonates endanger the human pregnancy? J Obstet Gynaecol Can 2008; 30:1146-8.
24. O'Sullivan SM, Grey AB, Singh R, Reid IR. Bisphosphonates in pregnancy and lactation-associated osteoporosis. Osteoporos Int 2006; 17:1008-12.
25. Hellmeyer L, Kühnert M, Ziller V et al. The use of i. v. bisphosphonate in pregnancy-associated osteoporosis – case study. Exp Clin Endocrinol Diabetes 2007; 115:139-42.
26. Laktasic-Zerjavic N, Curkovic B, Babic-Naglic D et al. Transient osteoporosis of the hip in pregnancy. Successful treatment with calcitonin: a case report. Z Rheumatol 2007; 66:510-3.
27. Arayssi TK, Tawbi HA, Usta IM, Hourani MH. Calcitonin in the treatment of transient osteoporosis of the hip. Semin Arthritis Rheum 2003; 32:388-97.
28. Wei GS, Jackson JL, Hatzigeorgiou C, Tofferi JK. Osteoporosis management in the new millennium. Prim Care 2003; 30:711-41.
29. Pak CYC, Sakhae K, Piziak V et al. Slow-release sodium fluoride in the management of postmenopausal osteoporosis: a randomized controlled trial. Ann Intern Med 1995; 123:401-8.
30. Moya F, Peris P, Guanabens N et al. Osteoporosis associated with pregnancy. Description of 3 cases. Med Clin (Barc) 1993; 100:743-5.
31. Bonnelye E, Chabadel A, Saltel F, Jurdic P. Dual effect of strontium ranelate: stimulation of osteoblast differentiation and inhibition of osteoclast formation and resorption in vitro. Bone 2008; 42:129-38.
32. Delmas PD. Clinical effects of strontium ranelate in women with postmenopausal os-

teoporosis. Osteoporos Int 2005; 16 Suppl 1:S16-9.
33. Meunier PJ, Roux C, Seeman E. The effects of strontium ranelate on the risk of vertebral fracture in women with postmenopausal osteoporosis. N Engl J Med 2004; 350:459-68.
34. Reginster JY, Seeman E, De Vernejoul MC et al. Strontium ranelate reduces the risk of nonvertebral fractures in postmenopausal women with osteoporosis: Treatment of Peripheral Osteoporosis (TROPOS) study. J Clin Endocrinol Metab 2005; 90: 2816-22.
35. Tanriover MD, Oz SG, Sozen T, Kilicarslan A, Guven GS. Pregnancy- and lactation-associated osteoporosis with severe vertebral deformities: can strontium ranelate be a new alternative for the treatment? Spine J 2009; 9:e20-4.
36. Quattrocchi E, Kourlas H. Teriparatide: a review. Clin Ther 2004; 26:841-54.
37. Neer RM, Arnaud CD, Zanchetta JR et al. Effect of parathyroid hormone (1-34) on fractures and bone mineral density in postmenopausal women with osteoporosis. N Engl J Med 2001; 344:1434-41.
38. Eriksen EF, Robins DA. Teriparatide: a bone formation treatment for osteoporosis. Drugs Today (Barc) 2004; 40:935-48.
39. Deal C. The use of intermittent human parathyroid hormone as a treatment for osteoporosis. Curr Rheumatol Rep 2004; 6:49-58.
40. Lindsay R, Scheele WH, Neer R et al. Sustained vertebral fracture risk reduction after withdrawal of teriparatide in postmenopausal women with osteoporosis. Arch Intern Med 2004; 164:2024-30.
41. Hellmeyer L, Boekhoff J, Hadji P. Treatment with teriparatide in a patient with pregnancy-associated osteoporosis. Gynecol Endocrinol 2010 Mar 16. [Epub ahead of print]
42. Brown SA, Rosen CJ. Osteoporosis. Med Clin North Am 2003; 87:1039-63.
43. Maricic M. New and emerging treatments for osteoporosis. Curr Opin Rheumatol 2007; 19:364-9.
44. Hamdy NA. Denosumab: RANKL inhibition in the management of bone loss. Drugs Today (Barc) 2008; 44:7-21.
45. Bone HG, Bolognese MA, Yuen CK et al. Effects of denosumab on bone mineral density and bone turnover in postmenopausal women. J Endocrinol Metab 2008; 93:2149-57.
46. Phillips AJ, Ostlere SJ, Smith R. Pregnancy-associated osteoporosis: does the skeleton recover? Osteoporos Int 2000; 11:449-54.

CAPÍTULO 26

Alberto Ramos

Androgênios e Gestação

INTRODUÇÃO

A gravidez provoca mudanças importantes no padrão hormonal da mulher. Mais de 40 hormônios, peptídeos e fatores de crescimento são produzidos pela placenta.[1] Todas essas substâncias, além das ações a elas inerentes, vão interferir com o meio interno feminino, influenciando praticamente todo o sistema endócrino.

Desse modo, é ainda impossível separar de maneira reducionista um determinado grupo de hormônios e discutir a ação deles, abstraindo-se do todo. No entanto, para efeitos didáticos, vamos tentar explicar as ações dos androgênios em fetos de mães hiperandrogenizadas.

A diferenciação da genitália externa masculina ocorre nas primeiras 12 semanas do desenvolvimento fetal e depende da exposição à testosterona e à di-hidrotestosterona. Fetos do sexo feminino expostos a androgênios podem apresentar variáveis graus de masculinização da genitália. Obviamente, o grau de virilização depende nos níveis de hormônios circulantes e da idade fetal.[2]

Entre os mecanismos de defesa contra níveis anormalmente altos de androgênios, o mais importante deles é a aromatização da testosterona e androstenediona para estradiol e estrona, respectivamente (Figura 26.1). Até o final da gestação acontece na placenta humana um aumento maior de 15 vezes na concentração de aromatase (CYP19, P450arom) e na atividade total de aromatase. Isso confere grande proteção ao feto, principalmente no último trimestre, quando os níveis de aromatase são maiores e a ação dos androgênios sobre o feto é de magnitude menor.

A atividade da aromatase placentária também protege a gestante e o concepto do efeito virilizante dos androgênios de origem fetal ao converter os precursores em estrogênios. Por exemplo, o sulfato de deidroepiandrosterona (SDHEA) produzido pela adrenal fetal é convertido inicialmente em 16-OH-SDHEA e, subsequentemente, em 16-OH-androstenediona, que é aromatizada para estriol (Figura 26.1).

A ação da aromatase explica por que a maioria dos fetos de mães hiperandro-

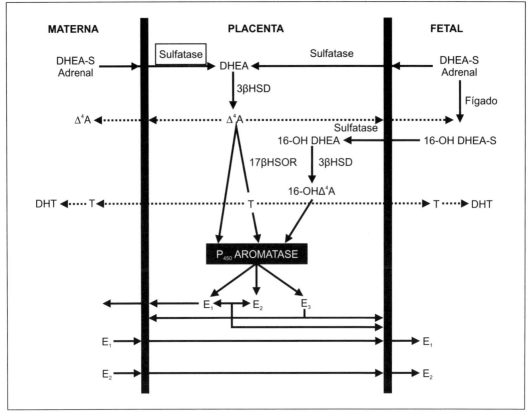

Figura 26.1 Síntese de estrogênios placentários a partir dos precursores C19-androgênios pela unidade fetal. Na deficiência de P450 aromatase existe pequena conversão de estrogênios a partir de precursores androgênios, levando ao acúmulo de testosterona e androstenediona e à transferência desses androgênios para as circulações fetal e materna.

genizadas não apresenta estigmas importantes. No entanto, em algumas situações em que os níveis de androgênios são muito altos como, por exemplo, na presença de tumores virilizantes adrenais ou ovarianos e em alguns casos de luteomas da gravidez, a masculinização fetal ocorre, sugerindo que a atividade da aromatase, ainda que intensa, não foi capaz de metabolizar todo o excesso de androgênios.[2]

Em outros casos ocorre algum grau de virilização, mesmo com níveis androgênicos maternos ou fetais não muito elevados. Aparentemente, situações como a resistência à insulina são capazes de inibir a atividade da aromatase em trofoblastos e estimular a atividade da 3β-hidroxiesteroide-desidrogenase.[3,4]

Quanto ao desenvolvimento psicossexual, é possível que haja alguma interferência dos androgênios, a despeito de existirem inúmeras lacunas no nosso conhecimento. Estudos iniciais em cobaias mostraram que fêmeas expostas a altos níveis de androgênios *in utero* apresentavam comportamento masculino. Desde então, inúmeras teorias têm tentado, sem sucesso, explicar o comportamento psicossexual com base em aspectos ligados aos cromossomos, hormônios, estruturas cerebrais e influências familiar e social, entre outros.[5,6]

A virilização materna durante a gestação é situação rara e, na maioria das vezes, a elevada produção de androgênios origina-se dos ovários. As principais situações que podem levar ao excesso de androgênios durante a gestação são: síndrome dos ovários policísticos (SOP), hiperplasia adrenal congênita (HAC), luteoma gravídico, grandes cistos teca-luteínicos (*hyperreactio luteinalis*), tumores ovarianos ou adrenais virilizantes, deficiência placentária de aromatase e administração exógena de androgênios.[7,8] Já foram descritos casos de hiperandrogenismo gestacional recorrente sem causa aparente.[9] Essas situações, apesar de terem em comum o excesso androgênico, guardam características próprias. Neste capítulo serão abordadas, principalmente, a HAC e a SOP, tendo em vista suas frequências na prática clínica, as repercussões individuais e o possível impacto na saúde pública. Também serão comentadas o luteoma gravídico e *hyperreactio luteinalis*, causas mais comuns de virilização materna associada à gravidez.[7]

HIPERPLASIA ADRENAL CONGÊNITA (HAC)

Durante a gestação, os níveis de androstenediona e testosterona totais oriundos da adrenal estão aumentados por conta da produção aumentada da SHBG pelo fígado em resposta aos altos níveis estrogênicos. No entanto, os níveis de androgênios livres permanecem normais ou baixos. A produção adrenal de deidroepiandrosterona e sulfato de deidroepiandrosterona está aumentada em cerca de duas vezes. Apesar disso, o nível de DHEAS está reduzido em um terço a um meio em relação a não grávidas, em virtude do aumento da 16-hidroxilação e da utilização placentária do sulfato de 16-hidroxideidroepiandrosterona para a formação de estrogênios.[10]

Pacientes com HAC apresentam diminuição da fertilidade. Um estudo prospectivo de 80 pacientes com HAC, 50% das quais eram perdedoras de sal, evidenciou que 40% tinham ciclos irregulares ou amenorreia. Metade das pacientes reportou adequado introito e atividade heterossexual sem proteção contraceptiva. Destas, 15 de 25 (60%) pacientes com forma não perdedora engravidaram, o que ocorreu em apenas 3 (20%) entre as perdedoras de sal.[11]

Alguns fatores têm sido arrolados para explicar a diminuição da fertilidade. Entre eles, os mais citados são o grau de masculinização apresentado pelas pacientes, tanto nos traços faciais como na constituição corporal, principalmente a masculinização da genitália externa, em especial quando ocorre introito inadequado, mesmo após cirurgias reparadoras.[12,13] Além disso, mulheres com HAC apresentam, frequentemente, ciclos anovulatórios por conta do aumento de androgênios adrenais ou dos esteroides progestacionais e, em alguns casos, em razão do hiperandrogenismo ovariano secundário.[11,14] Finalmente, existem evidências de menor número de uniões estáveis heterossexuais, o que tem sido atribuído ao aspecto androgenizado de algumas pacientes ou a outros fatores, como alterações no comportamento sexual, hipótese essa extremamente controvertida. Alguns estudos têm encontrado aumento das taxas de homossexualismo, particularmente nos casos de HAC perdedora de sal, levando alguns autores a sugerirem efeitos psicossexuais do excesso de androgênios sexuais no desenvolvimento do cérebro fetal.[15]

Com o aumento dos conhecimentos em relação à HAC, os diagnósticos estão sendo mais precoces com tratamentos clínicos e cirúrgicos mais adequados, ocasionando melhora do prognóstico em relação à fertilidade de mulheres com HAC, mesmo naquelas perdedoras de sal.[16,17] Em consequência, é importante a difusão dos conhecimentos adequados entre os endocrinologistas, tocoginecologistas e pediatras acerca do manuseio adequado da HAC durante a gestação (ver Capítulo 10, *Manuseio da hiperplasia adrenal congênita durante a gravidez*).

Em estudo de revisão,[2] os autores computaram 105 gestações de 73 mulheres com HAC virilizadas, 49 com virilização simples e 20 com HAC perdedoras de sal de etiologia não especificada. Ocorreram 11 (10%) abortos espontâneos, 11 abortos terapêuticos, 74 nascidas vivas (uma com pseudo-hermafroditismo feminino) e oito gestações sem registro dos resultados.[2]

Os cuidados pré-concepcionais detalhados fogem ao objetivo deste capítulo, embora as principais recomendações sejam o aconselhamento genético e os cuidados para que a concepção ocorra em vigência de ótimo controle hormonal.

Durante a gestação, no caso de mães com HAC e fetos normais, recomenda-se o uso de corticoides que são metabolizados pela 11β-hidroxiesteroide-desidrogenase tipo II placentária. A hidrocortisona, o acetato de cortisona, a prednisona, a prednisolona e a metilprednisolona são metabolizados pela placenta, diferentemente da dexametasona e da betametasona, que podem provocar a supressão da adrenal fetal.[2] Quando os fetos são portadores ou têm alto risco de HAC (p. ex., mãe homozigótica para HAC e pai heterozigótico), a situação se inverte. Nesses casos, a supressão da adrenal fetal é desejada.[18]

Os eletrólitos e os androgênios adrenais maternos devem ser mensurados regularmente durante a gestação, enquanto a dose do corticoide e, eventualmente, do mineralocorticoide deve ser titulada. No terceiro trimestre é frequente a diminuição das necessidades de mineralocorticoides.[2]

O parto deve ser cuidadosamente monitorado, observando-se principalmente os parâmetros pressóricos e de eletrólitos maternos, a escolha conscienciosa da via do parto e os cuidados com o recém-nascido (Tabela 26.1).

SÍNDROME DOS OVÁRIOS POLICÍSTICOS (SOP)

Apesar de a SOP representar uma endocrinopatia bastante comum (prevalência de 5% a 10% nas mulheres na idade reprodutiva) e ser responsável por 70% a 80%

Tabela 26.1 Diretrizes sugeridas para manuseio de mulheres com hiperplasia congênita da adrenal na forma clássica, em virtude da deficiência de 21-hidroxilase na gestação e no parto

Manejo do parto
Reposição de esteroides da adrenal e supressão de androgênios adrenais
Usar um glicocorticoide que seja metabolizado pela 11β-hidroxiesteroide-desidrogenase II (p. ex., hidrocortisona, acetato de cortisona, prednisona, prednisolona, metilprednisolona) Avaliar estado clínico, eletrólitos, níveis plasmáticos de androgênios regularmente para determinar a necessidade de aumento da dose terapêutica de glicocorticoides e/ou mineralocorticoides. Náusea excessiva, desejo de comer sal e pouco ganho de peso sugerem insuficiência de esteroides adrenais. Em alguns casos, a medida de renina plasmática pode ser útil Níveis de testosterona e testosterona livre devem ser medidos a cada 6 semanas no terceiro trimestre e a cada 6 a 8 semanas depois disso. A meta dos níveis de testosterona livre devem ser o limite normal superior para gravidez; entretanto, a conduta deve ser individualizada para cada paciente. Evitar induzir efeitos cushingoides por utilizar uma dose muito alta de glicocorticoides A determinação do sexo do feto por ultrassonografia pode ser útil para guiar as metas terapêuticas; excesso de androgênios maternos terá efeitos mínimos no feto de sexo masculino.
Trabalho de parto e parto
Dose de estresse de glicocorticoide
Um éster solúvel de hidrocortisona (até 50 a 100mg EV a cada 8 horas) deve ser ministrado quando da iniciação do trabalho de parto ativo e continuado até o parto, seguido de diminuição rápida para doses de manutenção anteriores
Parto cesariano *versus* vaginal
Características pélvicas androides podem aumentar o risco de desproporção cefalopélvica Cirurgia cesariana deve ser considerada, especialmente para aquelas pacientes que já sofreram cirurgia de reconstrução vaginal
Avaliação do recém-nascido
Avaliar o recém-nascido quanto a sinais clínicos de insuficiência adrenal (p. ex., hipotensão, hipoglicemia) Examinar o recém-nascido para genitália ambígua. Pseudo-hermafroditismo feminino pode tanto ser uma consequência do hiperandrogenismo materno como, se o pai for portador, de deficiência fetal de 21-hidroxilase*. Recém-nascidos do sexo masculino podem ter genitália externa aumentada Se a genitália externa for ambígua, estudos laboratoriais devem ser executados para excluir deficiência de 21-hidroxilase no infante.

*Em uma mãe afetada com deficiência de 21-hidroxilase, o risco de ter um filho com hiperplasia congênita da adrenal é de aproximadamente 1 em 240, com base em uma incidência estimada de 1 em 60 indivíduos heterozigotos.
Adaptada da Ref. 2.

dos casos de hiperandrogenismo,[19] ainda existem muitas lacunas no conhecimento acerca das fontes de produção dos androgênios, das suas vias metabólicas e da ação sobre o feto, tanto do sexo masculino como do feminino.

Existem evidências experimentais e clínicas de que fatores pré-natais, como a hiperandrogenemia *in utero* e aumento da glicemia materna, levando a intolerância à glicose ou diabetes gestacional, podem contribuir para o desenvolvimento de alterações metabólicas futuras no concepto, alterações hormonais compatíveis com o fenótipo SOP e, ocasionalmente, até mesmo desregulação da biossíntese esteroide.[19]

Adicionalmente, apesar de algumas controvérsias existentes a respeito da magnitude do risco cardiovascular, tem sido demonstrado que mulheres com SOP têm aumento da espessura da íntima das carótidas, dislipidemia, obesidade, síndrome metabólica e aumento da presença de fatores pró-inflamatórios.[19]

Durante a gestação, os androgênios são metabolizados pela aromatase placentária, como forma de proteger o feto do excesso desses hormônios (ver anteriormente). É importante lembrar que a aromatase não é expressa igualmente em todas as mulheres. Além disso, níveis excessivamente elevados podem eventualmente exceder a capacidade de metabolização. Na gestante com SOP, esse aumento da ação da aromatase também ocorre. No entanto, quando existe resistência à insulina, e na dependência do grau dessa resistência, esse mecanismo pode estar comprometido porque o excesso de insulina atua em vários locais, impedindo a plena inativação dos androgênios:

1. **Inibição da aromatase:** normalmente, os androgênios maternos ou fetais são rapidamente convertidos em estrogênios pela atividade da aromatase placentária. No entanto, quando a atividade da enzima é inibida (p. ex., pelo excesso de insulina), a disponibilidade dos androgênios aumenta. Tem sido demonstrado que a insulina inibe a atividade da aromatase em citotrofoblastos e estimula a 3β-hidroxiesteroide-desidrogenase.[20-22]

2. **Diminuição dos níveis da SHBG (*Sex hormone binding globulin* – globulina transportadora dos hormônios sexuais):** níveis aumentados de androgênios e de insulina podem diminuir a produção de SHBG, disponibilizando maiores níveis das frações livres dos androgênios.[23,24] Além disso, tem sido demonstrado que a produção de SHBG pode ser geneticamente determinada e epigeneticamente transmitida.[25]

3. **Excesso de androgênios adrenais:** entre 20% e 36% das pacientes com SOP apresentam aumento da massa da zona reticular da adrenal e aumento da atividade da P450c17, com consequentes incrementos do metabolismo do cortisol e diminuição do *feedback* negativo do ACTH.[26-28] O ambiente fetal hiperandrogênico pode levar a *up regulation* dos androgênios adrenais mediante a elevação da atividade da 17,20-liase.[29,30] Além disso, a testosterona circulante fetal relaciona-se positivamente com a concentração de cortisol.[31] As implicações desse achado podem ser importantes, uma vez que sugerem que o ovário fetal, em vez de ser completamente inativo, pode apresentar algum grau de ação das enzimas expressas pela CYP17, principalmente após a primeira metade da gestação.[32]

Outro ponto fascinante pelas implicações na futura saúde do concepto, e por conta das repercussões sobre a saúde pública, é a ligação entre o hiperandrogenismo e distúrbios no metabolismo dos carboidratos e lipídios.[19,26]

Como descrito anteriormente, parece não haver dúvidas quanto ao papel da resistência à insulina no aumento dos androgênios, sejam eles de origem ovariana ou adrenal, na diminuição da SHBG e na redução da ação da aromatase placentária. No entanto, o que estudos mais recentes têm demonstrado é que o excesso de androgênios pode ter um papel metabólico deletério. Em mulheres jovens hiperandrogenizadas, aumento da gordura visceral tem sido registrado.[33] O aumento de peso em estados de hiperandrogenismo predispõe à deposição da gordura no compartimento visceral, induzindo uma distribuição androide da gordura, com resultante hiperinsulinemia que, por sua vez, vai agravar o processo de hiperandrogenização.[34]

Em mulheres com SOP, a lipólise induzida pelas catecolaminas está aumentada na gordura visceral, semelhante ao padrão masculino, e diminuída na gordura subcutânea, diferentemente do padrão feminino. A longo prazo, esse efeito paradoxal promove aumento dos níveis de ácidos graxos livres no sistema porta, ocasionando disfunção hepática, resistência insulínica e hiperinsulinemia, a qual, por sua vez, leva à piora da obesidade e do hiperandrogenismo, fechando o círculo vicioso.[35]

No feto submetido a altos níveis de androgênios, alguns mecanismos deletérios têm sido propostos. Um deles seria que a exposição dos fetos femininos a elevadas concentrações de androgênios no período de diferenciação inicial do sistema endócrino reprodutivo e metabólico poderia influenciar o desenvolvimento ontogênico e a expressão fenotípica.[36,37] O hiperandrogenismo *in utero* poderia não somente desregular a biossíntese dos esteroides ovarianos e adrenais, como também levar a intolerância à glicose ou diabetes gestacional, com consequências nocivas ao concepto, principalmente na idade adulta.[37]

Tem sido demonstrado que fetos de mães com SOP tendem a ser menores para a idade gestacional do que aqueles nascidos de mães do grupo-controle.[38] Adolescentes de mães com SOP que nasceram com peso baixo tendem a apresentar obesidade, pubarca prematura, resistência à insulina, dislipidemia e hiperandrogenismo.[39,40]

As células da teca, quando expostas a níveis aumentados de androgênios durante a diferenciação, mostram fenótipo alterado, apesar de o mecanismo molecular ainda não ser suficientemente conhecido em humanos. Fêmeas de cobaias *knockout* para aromatase apresentam as células da teca morfologicamente semelhantes às células de Leydig.[41] Outra anomalia hormonal é a hipersecreção do hormônio liteinizante (LH), aparentemente causada por aumento da responsividade hipofisária ao hormônio liberador das gonadotrofinas (GnRH), provavelmente ocasionada pela diminuição da regulação ovariana pelo *feedback* negativo.[42]

Um segundo mecanismo seria a desnutrição fetal que envolve a adaptação homeostática, conhecida como *fenótipo poupador*. Parece haver uma ligação com o fenótipo SOP, mediante alterações já documentadas no alelo curto AR(CAG) *Androgen Receptor*, no alelo longo SHBG (TAAAA) e na fração SNP50 do gene da aromatase, o qual está ligado ao acúmulo androgênico da gordura visceral.[34]

Em sociedades desenvolvidas, esse mecanismo seria desvantajoso. No entanto, na última década, a oferta maior de alimentos tem ocasionado mudança de padrões alimentares no Brasil. Esta oferta, apesar da maior densidade energética, com consequente aumento da prevalência de obesidade, não contém os nutrientes necessários para o crescimento e desenvolvimento normais de crianças, principalmente na fase pré-natal e no primeiro ano de vida. Por conta disso, é possível encontrar mães obesas com crianças subnutridas.[43] Já é possível observar empiricamente aumento do fenótipo SOP com síndrome metabólica em nossa população que, mantidos os erros alimentares atuais, poderá atingir proporções dramáticas nas próximas décadas.

Finalmente, um terceiro mecanismo seria que a programação fetal por excesso de androgênios poderia provocar mudanças epigenéticas na expressão gênica.[34] Um possível caminho seria a hiperexpressão do TGF-β (fator de crescimento transformador beta – *transforming growth factor beta*) que regula a produção da matriz proteica extracelular, a qual, por sua vez, pode provocar a disrupção da diferenciação ovariana, ocasionando o fenótipo policístico.[44] Têm sido também implicados outros membros da família TGF-β, incluindo o hormônio antimülleriano e a regulação da expressão da CYP17.[45]

A transmissão epigenética tem sido demonstrada em estudos acerca do papel da desnutrição *in utero* no perfil metabólico futuro do concepto. Uma pesquisa realizada na década de 1990 encontrou frequência aumentada de doença cardiovascular (DCV) e diabetes tipo 2 (DM2) em pessoas gestadas durante a fome enfrentada pelos holandeses no inverno de 1944 a 1945, em função do racionamento imposto pelos nazistas.[46] Essas crianças, de acordo com os registros, eram pequenas para a idade gestacional (PIG), quando comparadas às não expostas à fome no início da gestação e tiveram aumento da frequência de DM2 e DCV na idade adulta.[46]

Estudando o DNA desses expostos, Heijmans[47] encontrou menor metilação no DNA na expressão do gene IGF-2, responsável, entre outras ações, pelo crescimento, em comparação ao DNA de pessoas não expostas durante a gestação, pareadas em relação ao sexo. Essa associação foi específica para a exposição periconcepcional, reforçando a hipótese de que a nutrição adequada é crucial nas primeiras semanas após a concepção. As alterações encontradas no DNA apontam para a transmissão desses caracteres adquiridos *in utero*.[47]

Uma importante limitação ao que até aqui foi exposto é a falta de estudos controlados em humanos para que essas hipóteses levantadas possam ser confirmadas ou não, e para que as enormes lacunas de nosso conhecimento possam ser completadas. Recentemente, um estudo prospectivo avaliou 232 adolescentes filhas de mães australianas que participam do *West Australian Pregnancy Cohort (Raine) Study*. Na comparação dos níveis de androgênios coletados em mães na 18ª semana e entre a 34ª e 36ª semana e no cordão umbilical com o diagnóstico de SOP em adolescentes com média de idade de 15,2 anos, não foi encontrada relação significativa.[48]

Esse estudo provocou um editorial[49] um tanto empolgado, que cita inclusive uma frase do filósofo Thomas Huxley (1894): *"The great tragedy of Science – the slaying of a beautiful hypothesis by an ugly fact"* (a grande tragédia da ciência: o assassinato de uma bela hipótese por um fato feio).

Ao se observar cuidadosamente esse artigo é possível detectar alguns problemas metodológicos que confundem os resultados e que diminuem a beleza do estudo. Entre esses problemas está a idade gestacional da primeira coleta (18ª semana), uma vez que é sabido que a maior influência ocorre nas primeiras 14 semanas. Outro problema é que o critério diagnóstico da SOP está longe de ser tão bom que possa ser a variável determinante da resposta. Inclusive, os autores fazem simulações com os critérios de Roterdã[50] e do National Institutes of Health,[51] com mudança importante do perfil da amostra. De fato, o número de pacientes com SOP variou de 66 com o primeiro critério para 36 com o segundo.[48] O tamanho da amostra foi outro fator passível de erro, uma vez que 206 (91,6%) pacientes eram caucasianas e tinham idade média de 15,2 anos, dois fatores que diminuem a prevalência da SOP e que mereceriam o recálculo do "n" da amostra.

Assim, citando Carl Sagan, que defende que "a ausência de evidências não significa evidência da ausência", consideramos que ainda temos um longo caminho a percorrer e que a plausibilidade biológica até então demonstrada nos inúmeros estudos realizados e na fração deles aqui citada, nos permite conduta agressiva em relação ao estilo de vida e, eventualmente, o uso de metformina em pacientes com SOP quando grávidas, principalmente se a alteração no metabolismo dos carboidratos for diagnosticada.

Na Figura 26.2 é mostrado um possível modelo de interação entre as alterações fenotípicas que afetam o sistema reprodutivo e os tecidos metabólicos. Em se confirmando essa hipótese, teremos também de prevenir e promover políticas de diagnóstico precoce para homens filhos de mães com SOP, o que seria a terapêutica mais eficiente.

Finalmente, convém comentar que virilização materna durante a gravidez associada à SOP é situação rara, e até 1995 havia apenas cerca de 10 casos relatados na literatura.[52]

LUTEOMAS DA GRAVIDEZ

Os luteomas da gravidez (LG) são pseudotumores ovarianos, inicialmente descritos por Sternberg em 1963.[53] Parecem resultar de resposta exagerada, por razões ainda desconhecidas, do estroma ovariano aos hormônios da gravidez.[54-57] Predominam em mulheres na faixa etária entre 30 e 40 anos, negras e multíparas.[54] Representam condição pouco frequente e até recentemente havia um pouco mais de 100 casos relatados na literatura.[2,57]

A maior parte das pacientes é assintomática, sendo a lesão ovariana diagnosticada à ultrassonografia ou por ocasião de cirurgias como cesariana ou laqueadura pós-parto. LG ocorrem bilateralmente em 30% dos casos e em 25% das vezes, principalmente na segunda metade da gravidez, as pacientes apresentam sinais de virilização, repre-

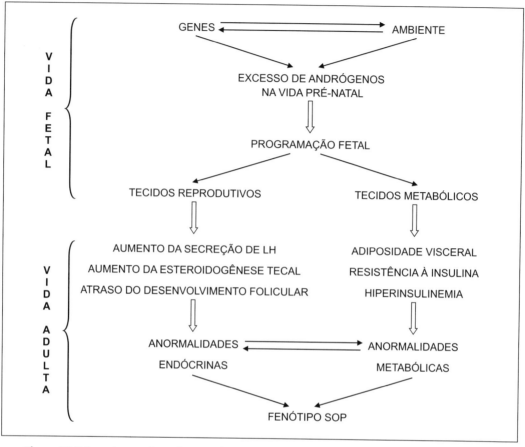

Figura 26.2 Exposição pré-natal aos androgênios e reprogramação fetal. (Adaptada da Ref. 32.)

sentada por acne, sobretudo no rosto, na face anterior do tórax e na região dorsal, assim como crescimento exagerado de pelos com distribuição androide, clitorimegalia e tonalidade vocal mais grave. Sinais de virilização, representados por hipertrofia clitoridiana ou fusão labial, são encontrados em 50% a 60% dos fetos femininos nascidos de mães virilizadas com LG.[54-57]

Os luteomas gravídicos podem ser microscópicos ou, em raros casos, atingir até 20cm em seu maior diâmetro, mas apresentam diâmetro médio de 6,6cm.[7,58] Portanto, suas características à ultrassonografia ou à ressonância magnética podem mimetizar aquelas de uma neoplasia ovariana maligna.[59]

LG regridem após o parto, com normalização dos níveis androgênios dentro de poucas semanas. Recorrência pode ocorrer em gravidezes subsequentes, mas isso é bastante raro.[54,57]

HYPERREACTIO LUTEINALIS

O *hyperreactio luteinalis* (HL) é condição benigna, caracterizada por moderado a intenso aumento dos ovários em função de vários cistos benignos teca-luteínicos, e está mais frequentemente associado com mola hidatiforme ou coriocarcinoma. Pode mimetizar neoplasias malignas ovarianas ou trofoblásticas. A causa dessa condição é desconhecida, mas acredita-se estar relacionada com níveis elevados de gonadotrofina coriônica humana e gonadotrofinas ou resposta anormal do ovário a esses hormônios. Até 1989, havia apenas 50 casos de HL não relacionados à doença trofoblástica relatados na literatura de língua inglesa.[60-62]

HL é, na maioria das vezes, bilateral e encontrado por acaso no momento da cesariana. No entanto, pode se manifestar durante qualquer trimestre da gestação como uma massa abdominal ou abdome agudo. O curso natural é de regressão após o parto.[60-62]

O reconhecimento do HL é importante, pois a interpretação equivocada à laparotomia ou diagnósticos histológicos errôneos podem resultar em cirurgias desnecessárias, muitas vezes com esterilização. A abordagem é conservadora, e ooforectomia só se faz necessária para remoção do tecido infartado ou para controle da hemorragia.[60]

REFERÊNCIAS

1. Braustein GD. Endocrine changes in pregnancy. In: Kronenberg HM, Melmed S, Polonsky KS, Larsen PR (eds) Williams textbook of endocrinology. Philadelphia: Saunders, 2008:741-54.
2. Lo JC, Grumbach MM. Pregnancy outcomes in women with congenital virilizing adrenal hyperplasia. Endocrinol Metab Clin N Am 2001; 30:207-29.
3. Nestler JE. Insulin and insulin-like growth factor-I stimulate the 3β-hydroxysteroid dehydrogenase activity of human placental cytotrophoblasts. Endocrinology 1989; 125:2127-33.
4. Nestler JE. Insulin-like growth factor II is a potent inhibitor of the aromatase activity of human placental cytotrophoblasts. Endocrinology 1990; 127:2064-70.
5. Berenbaum SA. Effects of early androgens on sex-typed activities and interests in adolescents with congenital adrenal hyperplasia. Horm Behav 1999; 35:102-10.
6. Berenbaum SA, Duck SC, Bryk K. Behavioral effects of prenatal versus postnatal androgen excess in children with 21-hydroxylase-deficient congenital adrenal hyperplasia. J Clin Endocrinol Metab 2000; 85:727-33.
7. Thorin-Savouré A, Kuhn JM. Hyperandrogenism and pregnancy. Ann Endocrinol (Paris) 2002; 63:443-51.
8. Castro M, Elias LL. Rare forms of female pseudohermaphroditism: when to investigate? Arq Brasil Endocrinol Metab 2005; 49:126-37.
9. Holt HB, Medbak S, Kirk D et al. Recurrent severe hyperandrogenism during pregnancy: a case report. J Clin Pathol 200; 58:439-42.
10. Rayney WE, Rehman KS, Carr BR. Fetal and maternal adrenals in human pregnancy. Obstet Gynecol Clin North Am 2004; 31:817-35.
11. Mulaikal RM, Migeon CJ, Rock JA. Fertility rates in female patients with congenital adrenal hyperplasia due to 21-hydroxylase deficiency. N Engl J Med 1987; 316:178-82.
12. Azziz R, Mulaikal RM, Migeon CJ et al. Congenital adrenal hyperplasia: Long-term results following vaginal reconstruction. Fertil Steril 1986; 46:1011-4.
13. Krege S, Walz KH, Hauffa BP et al. Long-term follow-up of female patients with congenital adrenal hyperplasia from 21-hydroxylase deficiency, with special emphasis on the results of vaginoplasty. Br J Urol Int 2000; 86:253-9.

14. Barnes RB, Rosenfield RL, Ehrmann DA et al. Ovarian hyperandrogynism as a result of congenital adrenal virilizing disorders: Evidence for perinatal masculinization of neuroendocrine function in women. J Clin Endocrinol Metab 1994; 79:1328-33.
15. Berenbaum SA, Duck SC, Bryk K. Behavioral effects of prenatal versus postnatal androgen excess in children with 21-hydroxylase-deficient congenital adrenal hyperplasia. J Clin Endocrinol Metab 2000; 85:727-33.
16. Jaaskelainen I, Hippelainen M, Kiekara O. Child rate, pregnancy outcome and ovarian function in females with classical 21-hydroxylase deficiency. Acta Obstet Gynecol Scand 2000; 79:687-92.
17. Lo JC, Schwitzgebel VM, Tyrrell JB et al. Normal female infants born of mothers with classic congenital adrenal hyperplasia due to 21-hydroxylase deficiency. J Clin Endocrinol Metab 1999; 84:930-6.
18. Miller WL. Congenital adrenal hyperplasia in the adult patient. Adv Intern Med 1999; 44:155-73.
19. Nisenblat V, Norman RJ. Androgens and polycystic ovary syndrome. Curr Opin Endocrinol Diabetes Obes 2009; 16:224-31.
20. Nestler JE. Modulation of aromatase and P450 cholesterol side-chain cleavage enzyme activities of human placental cytotrophoblasts by insulin and insulin-like growth factor I. Endocrinology 1987; 121:1845-52.
21. Nestler JE. Insulin and insulin-like growth factor-I stimulate the 3β-hydroxysteroid dehydrogenase activity of human placental cytotrophoblasts. Endocrinology 1989; 125:2127-33.
22. Nestler JE. Insulin-like growth factor II is a potent inhibitor of the aromatase activity of human placental cytotrophoblasts. Endocrinology 1990; 127:2064-70.
23. Nestler JE, Powers LP, Matt DW et al. A direct effect of hyperinsulinaemia on serum sex-hormone-binding globulin levels in obese women with the polycystic ovary syndrome. J Clin Endocrinol Metab 1991; 72:83-9.
24. Toscano V, Balducci R, Bianchi P et al. Steroidal and non-steroidal factors in plasma sex hormone-binding globulin regulation. J Steroid Biochem Mol Biol 1992; 43:431-7.
25. Xita N, Tsatsoulis A, Chatzikyriakidou A, Georgiou I. Association of the (TAAAA)n repeat polymorphism in the sex hormone-binding globulin (SHBG) gene with polycystic ovary syndrome and relation to SHBG levels. J Clin Endocrinol Metab 2003; 88:5976-80.
26. Yildiz BO, Azziz R. The adrenal and polycystic ovary syndrome. Rev Endocr Metab Disord 2007; 8:331-42.
27. Brennan K, Huang A, Azziz R. Dehydroepiandrosterone sulfate and insulin resistance in patients with polycystic ovary syndrome. Fertil Steril 2009; 91:1848-52.
28. Carmina E, Lobo RA. Prevalence and metabolic characteristics of adrenal androgen excess in hyperandrogenic women with different phenotypes. J Endocrinol Invest 2007; 30:111-6.
29. Abbott DH, Zhou R, Bird IM et al. Fetal programming of adrenal androgen excess: lessons from a nonhuman primate model of polycystic ovary syndrome. Endocr Dev 2008; 13:145-58.
30. Abbot DH, Bird IM. Nonhuman primates as models for human adrenal androgen production: function and dysfunction. Rev Endocr Metab Disord 2009; 10:33-42.
31. Gitau R, Adams D, Fisk NM, Glover V. Fetal plasma testosterone correlates positively with cortisol. Arch Dis Child Fetal Neonatal Ed 2005; 90:F166-F169.
32. Cole B, Hensinger K. Human fetal ovary development involves the spatiotemporal expression of p450c17 protein. J Clin Endocrinol Metab 2006; 91:3654-61.
33. Elbers JMH, Asscherman H, Seidel JC et al. Longterm testosterone administration increases visceral fat in female to male trans-

sexuals. J Clin Endocrinol Metab 1997; 82:2044-7.
34. Xita N, Tsatsoulis A. Fetal programming of polycystic ovary syndrome by androgen excess: evidence from experimental, clinical, and genetic association studies. J Clin Endocrinol Metab 2006; 91:1660-6.
35. Arner P. Effects of testosterone on fat lipolysis. Species differences and possible role in polycystic ovarian syndrome. Biochimie (Paris) 2005; 39:39-43.
36. Kent SC, Gnatuk CL, Kunselman AR et al. Hyperandrogenism and hyperinsulinism in children of women with polycystic ovary syndrome: a controlled study. J Clin Endocrinol Metab 2008; 93:1662-9.
37. Witchel SF. Ontogeny of polycystic ovary syndrome: a creative approach. J Clin Endocrinol Metab 2008; 93:1676-8.
38. Sir-Petermann T, Maliqueo M, Angel B et al. Maternal serum androgens in pregnant women with polycystic ovarian syndrome: possible implications in prenatal androgenization. Hum Reprod 2002; 17:2573-9.
39. Ibanez L, Hall JE, Potau N et al. Ovarian 17-hydroxyprogesterone hyperresponsiveness to gonadotropin-releasing hormone (GnRH) agonist challenge in women with polycystic ovary syndrome is not mediated by luteinizing hormone hypersecretion — evidence from GnRH agonist and human chorionic gonadotropin stimulation testing. J Clin Endocrinol Metab 1996; 81:4103-7.
40. Ibanez L, Potau N, Francois I, DeZegher F. Precocious pubarche, hyperinsulinism, and ovarian hyperandrogenism in girls: relation to reduced fetal growth. J Clin Endocrinol Metab 1998; 83:3558-62.
41. Britt KL, Findlay JK. Estrogen actions in the ovary revisited. J Endocrinol 2002; 175:269-76.
42. Homburg R. Androgen circle of polycystic ovary syndrome. Hum Reprod 2009; 24:1548-55.
43. Caballero B. Global health. A nutrition paradox — underweight and obesity in developing countries N Engl J Med 2005; 352:1514-6.
44. Abbott DH, Barnett DK, Bruns CM, Dumesic DA. Androgen excess fetal programming of female reproduction: a developmental aetiology for polycystic ovary syndrome? Hum Reprod Update 2005; 11:357-74.
45. Laurich VM, Trbovich AM, O'Neil FH et al. Mullerian inhibiting substance blocks the protein kinase A-induced expression of cytochrome p450 17 alpha hydroxylase/c(17–20) lyase in RNA in a mouse Leydig cell line independent of camp responsive element binding protein phosphorylation. Endocrinology 2002; 143:3351-60.
46. Rooij SR, Painter RC, Phillips DIW et al. Impaired insulin secretion after prenatal exposure to the Dutch Famine. Diabetes Care 2006; 29:1897-90.
47. Heijmans BT, Tobi EW, Stein AD et al. Persistent epigenetic differences associated with prenatal exposure to famine in humans. PNAS 2008; 105:17046-9.
48. Hickey M, Sloboda DM, Atkinson HC et al. The relationship between maternal and umbilical cord androgen levels and polycystic ovary syndrome in adolescence: A prospective cohort study. J Clin Endocrinol Metabol 2009; 94:3714-20.
49. Zegher F, Ibanez L. Early origins of polycystic ovary syndrome: hypotheses may change without notice. J Clin Endocrinol Metabol 2009; 94:3782-85.
50. Rotterdam ESHRE/ASRM-Sponsored PCOS Consensus Workshop Group. Revised 2003 consensus on diagnostic criteria and long-term health risks related to polycystic ovary syndrome. Fertil Steril 2004; 81:19-25.
51. Zawadzki JK, Dunaif A. Diagnostic criteria for polycystic ovary syndrome: towards a rational approach. Oxford, UK; Blackwell, 1992.
52. Ben-Chetrit A, Greenblatt EM. Recurrent maternal virilization during pregnancy associated with polycystic ovarian syndrome:

a case report and review of the literature. Hum Reprod 1995; 10:3057-60.
53. Sternberg WH. Nonfunctioning ovarian neoplasms. In: Grady HG, Smith DE (eds.) The ovary. 1 ed. Baltimore: Williams & Wilkins, 1963:209–54.
54. Manganiello PD, Adams LV, Harris RD, Ornvold K. Virilization during pregnancy with spontaneous resolution postpartum: a case report and review of the English literature. Obstet Gynecol Surv 1995; 50:404-10.
55. Garcia-Bunuel R, Berek JS, Woodruff JD. Luteomas of pregnancy. Obstet Gynecol 1975; 45:407-14.
56. Sternberg WH, Barclay DL. Luteoma of pregnancy. Am J Obstet Gynecol 1966; 95:165-84.
57. Silva Filho AR, Silva RTB. Luteoma recorrente da gravidez com virilização materna e fetal. Rev Brasil Ginecol Obstet 2001; 23:535-9.
58. Clement PB. Tumor-like lesions of the ovary associated with pregnancy. Int J Gynecol Pathol 1993; 12:108-15.
59. Tannus JF, Hertzberg BS, Haystead CM, Paulson EK. Unilateral luteoma of pregnancy mimicking a malignant ovarian mass on magnetic resonance and ultrasound. J Magn Reson Imaging 2009; 29:713-7.
60. Wajda KJ, Lucas JG, Marsh WL Jr. Hyperreactio luteinalis. Benign disorder masquerading as an ovarian neoplasm. Arch Pathol Lab Med 1989; 113:921-5.
61. Lambers DS, Rosen B. Hyperreactio luteinalis complicating a normal singleton pregnancy. Am J Perinatol 1996; 13:491-4.
62. Angioni S, Portoghese E, Milano F et al. Hirsutism and hyperandrogenism associated with hyperreactio luteinalis in a singleton pregnancy: a case report. Gynecol Endocrinol 2007; 23:248-51.

CAPÍTULO 27

Paulo Ferrez Collett-Solberg
Cláudia Braga Monteiro A. Cardoso

Triagem Neonatal de Endocrinopatias

INTRODUÇÃO

Inicialmente, a triagem neonatal tinha como objetivo diagnosticar o mais cedo possível distúrbios congênitos, nos quais o melhor resultado de longo prazo era diretamente relacionado à precocidade do diagnóstico. Com o aprimoramento das técnicas científicas, um número maior de condições foi sendo incluído nos exames de triagem neonatal.

O foco dos testes de triagem neonatal está em selecionar, dentro de uma população de recém-nascidos aparentemente saudáveis, aqueles que apresentam maior risco de serem portadores das doenças pesquisadas, e não em fazer o diagnóstico final. Os valores de referência são estabelecidos por meio de pontos de corte, ou seja, são valores suspeitos, não diagnósticos, havendo a necessidade de confirmação por exames adicionais. Apesar de as técnicas laboratoriais utilizadas apresentarem alta sensibilidade, existe a possibilidade de resultados falso-positivos, assim como de falso-negativos. O julgamento do médico quanto à necessidade de novas análises com base em dados clínicos deve ser soberana.[1]

Os princípios gerais que regem a triagem neonatal foram propostos pela Organização Mundial de Saúde e expostos em um documento *(Proposed International Guidelines on Ethical Issues in Medical Genetics and Genetic Services)*[2] e são endossados pelas principais instituições acadêmicas e sociedades científicas. As principais recomendações para a inclusão de doenças a serem triadas no recém-nascido são:

- I. Deve existir um benefício direto ao neonato pelo diagnóstico precoce.
- II. Os testes aplicados devem ser suficientemente sensíveis para a pesquisa por triagem neonatal.
- III. A relação custo-benefício deve ser favorável.
- IV. A pesquisa das doenças deve ser acompanhada por um sistema que contemple testes diagnósticos, aconselhamento genético, tratamento e seguimento dos casos detectados.

HISTÓRICO

A *fenilcetonúria*, descrita em 1934 pelo médico e químico norueguês Asbjorn Folling, foi a primeira doença metabólica para a qual se descobriu tratamento específico (Dr. Horst Bickel, Alemanha, em 1954). A triagem neonatal teve início em 1963, a partir das pesquisas do pediatra e microbiologista Robert Guthrie, que introduziu a tecnologia da coleta de sangue em papel-filtro e a dosagem da fenilalanina, possibilitando, dessa maneira, a triagem em larga escala de recém-nascidos em virtude da facilidade na coleta e no transporte das amostras biológicas. A ideia da triagem neonatal dessa doença difundiu-se pelo mundo, tornando-se rotina em saúde pública em muitos países.

Em 1973, Dussault e Laberge empregaram um método de radioimunoensaio capaz de dosar a tiroxina (T_4) em 40µL de sangue total em papel-filtro, possibilitando o diagnóstico precoce do *hipotireoidismo congênito* (HC), utilizando-se o mesmo sangue em papel-filtro coletado para pesquisa da fenilcetonúria.

A triagem do HC a partir da dosagem do TSH foi realizada inicialmente por Klein, Augustin e Foley, em 1974, com material obtido de sangue do cordão umbilical, em função da disponibilidade e facilidade de coleta ao nascimento. O TSH foi escolhido por ser o teste mais sensível para diagnosticar o HC primário nas formas leves, já que, nesses casos, o T_4 pode ser normal.

TRIAGEM NEONATAL NO BRASIL

A triagem neonatal foi introduzida no Brasil na década de 1970, com a pesquisa da fenilcetonúria e do HC, tendo o processo sido implantado em vários estados brasileiros a partir de então.[3]

Em 6 de junho de 2001, o Ministério da Saúde criou o Programa Nacional de Triagem Neonatal (PNTN), por meio da Portaria Ministerial GM/MS 822, com o objetivo de regulamentar as ações de saúde pública em triagem neonatal, visando à ampliação da cobertura populacional da triagem para 100% dos nascidos vivos em todo o território nacional, à confirmação do diagnóstico, à busca ativa e ao tratamento adequado dos casos identificados. Foram criadas Redes Estaduais de Triagem Neonatal, que têm como unidade central os Serviços de Referência em Triagem Neonatal (SRTN), responsáveis pela operacionalização de todas as etapas do processo de triagem. O PNTN vem sendo implantado em fases em cada estado, como descrito a seguir:

- **Fase I:** triagem, confirmação diagnóstica, acompanhamento e tratamento da fenilcetonúria e do HC.
- **Fase II:** triagem, confirmação diagnóstica, acompanhamento e tratamento da fenilcetonúria, do HC, de doenças falciformes e de outras hemoglobinopatias.
- **Fase III:** triagem, confirmação diagnóstica, acompanhamento e tratamento da fenilcetonúria, do HC, de doenças falciformes e de outras hemoglobinopatias e da fibrose cística.

Atualmente, 100% das Unidades Federadas estão habilitadas em uma das fases do PNTN, sendo 14 estados na fase I, 10 estados na fase II e 3 estados na fase III (Minas Gerais, Santa Catarina e Paraná). A cobertura populacional nacional encontra-se acima de 83%, o que corresponde à triagem de mais de 2 milhões de nascidos vivos/ano.[4]

RECOMENDAÇÕES GERAIS

1. O momento ideal para realização dos testes de triagem neonatal vai do terceiro ao quinto dia de vida. Coletas precoces (antes de 48 horas de vida) aumentam as chances de resultados falso-positivos ou negativos, enquanto coletas tardias atrasam o início do tratamento. Apesar de não ideais, as coletas tardias (mais de 30 dias de vida) também são válidas para análise. Contudo, esforços devem ser feitos para garantir que todos os recém-nascidos sejam testados na primeira semana de vida.[1-3]

2. O sangue deve ser coletado das regiões laterais do calcanhar com lanceta própria e impregnado em papel-filtro próprio para triagem neonatal, seguindo as orientações do Ministério da Saúde.[4] O sangue coletado por punção venosa também pode ser utilizado, desde que não contenha anticoagulante e seja disposto no papel-filtro sem formar crostas. Todos os dados solicitados no envelope devem ser informados para garantir o acesso rápido aos dados de identificação e o encaminhamento dos casos suspeitos para exames confirmatórios e tratamento precoce.

3. Não há necessidade de aguardar ganho de peso ou melhora da icterícia para coleta do sangue.

4. No caso de transfusão de sangue, coletar imediatamente antes ou, pelo menos, 5 dias após o procedimento. Para avaliação das hemoglobinopatias, entretanto, nova amostra somente será válida 90 dias após transfusão.

5. Para os prematuros, deve-se coletar uma amostra na primeira semana de vida, como nos recém-nascidos (RN) a termo. Além disso, devem ser informados o uso de medicamentos e a idade gestacional. A pesquisa do HC e da hiperplasia adrenal congênita (HAC) em prematuros tem particularidades as quais serão descritas a seguir.

HIPOTIREOIDISMO CONGÊNITO (HC)

A deficiência de hormônios da tireoide ao nascimento é uma das principais causas tratáveis de retardo mental, com prevalência mundial de 1:3.000 a 1:4.000 RN. Parece ocorrer mais comumente em hispânicos e nos descendentes de índios norte-americanos e dos nativos do Alasca (1 em 700 para 1 em cada 2.000 RN) e menos comum em pessoas negras (1 em 3.200 a 1 em 17.000 RN). Os RN com síndrome de Down têm risco aumentado de HC (aproximadamente 1 em cada 140). A prevalência de HC secundário e terciário é de 1:100.000 e 1:250.000, respectivamente.[5-7]

Embriologia

O epitélio folicular tireoidiano se desenvolve a partir do ducto tireoglosso. Durante a gestação, a glândula tireoide migra da base da língua para sua posição habitual no pescoço, anteriormente à traqueia e logo abaixo da cartilagem cricoide. O forame *cecum*, na base da língua, é um resquício da invaginação do ducto tireoglosso. Uma das causas frequentes de HC é a ectopia da glândula, decorrente, na grande maioria dos casos, de falha nessa migração, fazendo com que a tireoide fique localizada ao longo desse trajeto.[8]

Fisiologia

A secreção dos hormônios tireoidianos é regulada pelo TSH, secretado pela hipófise anterior. O TSH tem pico cedo, pela manhã, e o nível mais baixo ocorre durante a noite. Após o parto (30 minutos), o nível médio de TSH passa de 10 para 70µU/mL e retorna aos níveis de normalidade após 24 horas. O pico após o parto aumenta com a idade gestacional e, consequentemente, prematuros têm pico menor do que os nascidos a termo.[8]

O principal hormônio tireoidiano é o T_3, que é produzido em pequena quantidade pela tireoide, sendo sua produção dependente, principalmente, da conversão de T_4 em T_3. A conversão ocorre, em sua maior parte, em tecidos periféricos (fígado, rins, córtex cerebral e hipófise). A síntese de T_4 e T_3 depende de um processo multienzimático no qual o iodeto é transportado para dentro das células e é oxidado a iodo. O iodo é organificado (iodinação) e incorporado à tirosina, formando iodotirosinas, as quais serão acopladas, formando as iodotironinas. Algumas formas de hipotireoidismo congênito, disormonogêneses, são decorrentes de erros inatos na síntese dos hormônios tireoidianos. Essas formas de hipotireoidismo são transmitidas geneticamente.[8]

Os hormônios tireoidianos têm diversas funções metabólicas, a maioria delas estimulando o metabolismo do organismo. Durante o período fetal e os 2 primeiros anos de vida, os hormônios da tireoide são essenciais para o crescimento dendrítico e axonal, em virtude da formação das sinapses, migração neuronal e mielinização. No início da gravidez, antes do desenvolvimento da glândula tireoide fetal, o feto depende dos hormônios tireoidianos maternos.[9-11] Caso a tireoide fetal não consiga produzir de maneira adequada hormônios tireoidianos, essa dependência se prolonga durante toda a gestação. Modelos experimentais causando deficiência materna de iodo e tiroxina, em períodos que correspondem ao final de primeiro trimestre da gestação humana e ao início do segundo trimestre (período da neurogênese ativa com a migração neuronal no córtex e hipocampo em desenvolvimento), apresentaram alterações na área do córtex somatossensorial e hipocampo e desorganização em suas citoarquiteturas. A administração de levotiroxina às mães manteve níveis séricos adequados de hormônios da tireoide e impediu o desenvolvimento de tais mudanças. Isso se deve, principalmente, ao fato de o cérebro fetal possuir alto conteúdo da enzima deiodinase tipo II, responsável pela conversão do T_4 em T_3, mecanismo com expressão aumentada em pacientes com hipotireoidismo.[8]

Assim, mesmo os pacientes com hipotireoidismo fetal grave, como aqueles com agenesia da tireoide, têm seu potencial intelectual preservado durante a vida fetal.

Como em caso de hipotireoidismo fetal essa preservação do potencial de desenvolvimento neurológico é dependente da passagem transplacentária dos hormônios tireoidianos maternos, é fundamental que a gestante apresente níveis normais desses hormônios. Os resultados neurológicos menos favoráveis ocorrem naqueles fetos com hipotireoidismo nos quais as mães também estavam hipotireóideas durante a gestação.[8]

Triagem neonatal

Existe uma relação inversa entre a idade de início do tratamento dos pacientes com HC e o desenvolvimento neurológico: quanto mais cedo o tratamento é iniciado, menor o risco de um dano neurológico permanente. Com isso, a triagem neonatal para HC é fundamental, pois nas primeiras semanas de vida esses RN não apresentam sintomatologia rica. Das crianças diagnosticadas pela triagem neonatal, menos de 5% eram suspeitas de apresentar a doença com base em achados clínicos, já que estes são sutis e inespecíficos, principalmente nos casos mais leves. O diagnóstico clínico do hipotireoidismo central, que tem baixa prevalência, pode ser feito com frequência, pois geralmente está associado a anomalias craniofaciais e deficiência de outras trofinas hipofisárias.[5,6,12]

Desde a introdução dos programas mundiais de triagem para HC, as estratégias para triagem sofreram várias modificações. Novas tecnologias e ensaios laboratoriais mais sensíveis, associados à experiência adquirida ao longo dos anos, resultaram em abordagens diversas entre os programas mundiais. Com isso, ainda não há consenso quanto ao melhor nível de corte para o TSH, e os programas de triagem utilizam os valores obtidos a partir da experiência adquirida.[5,6,12]

A dosagem do TSH por método ultrassensível isoladamente é, na atualidade, a abordagem mais utilizada. Quando associada à dosagem de T_4, aumenta a sensibilidade e a probabilidade de diagnóstico do hipotireoidismo central. A sensibilidade do método de dosagem de TSH para diagnóstico de HC é de 97,5%, e a especificidade é de 99%.[13]

Alguns programas utilizam a dosagem de T_4 isoladamente com medida do TSH em todas as crianças com níveis "baixos" de T_4 (< percentil 10 da amostra do dia). Com a utilização dessa estratégia, há a possibilidade de não se detectarem os casos de HC primário compensado (20% da população com HC) que apresentam valores de T_4 na faixa normal e concentrações elevadas de TSH.[5-7]

Ponto de corte para o TSH

O ponto de corte para o TSH na maioria dos programas de triagem é entre 15 e 25μU/mL. Entretanto, a partir da experiência adquirida pelos serviços de referência, recomenda-se um valor de corte de 10μU/mL para o TSH como estratégia inicial.[6,14]

Caso o TSH esteja maior do que o ponto de corte, deve-se reconvocar a criança imediatamente para coleta de amostras para confirmação do diagnóstico. Considerando que o sucesso terapêutico está diretamente relacionado à precocidade do início do tratamento, um teste de triagem suspeito exige abordagem rápida. Para confirmação ou afastamento do diagnóstico de HC são necessárias dosagens séricas de T_4 total, T_4 livre e TSH. É importante que os valores de referência sejam interpretados de acordo não só com o método utilizado, mas com a idade, pois as concentrações de hormônios tireoidianos são significativamente diferentes nas primeiras semanas de vida, quando comparadas às de crianças maiores e adultos. Crianças com valores séricos de T_4 menores do que 6,5μg/dL e TSH maiores do que 9μU/mL, no período neonatal, são provavelmente portadoras de HC. Aquelas que apresentam T_4 normal com TSH elevado (hipertireotropinemia) devem ser acompanhadas clinicamente e com análise seriada de hormônios tireoidianos.[15] Métodos de imagem podem ser solicitados para ajudar na conclusão do diagnóstico. Os pacientes com disgenesia da tireoide (ectopia ou hipoplasia) devem ser tratados, considerando que a produção hormonal nesses casos decresce com o tempo, levando ao hipotireoidismo clínico.[8]

Situações especiais

A deficiência da globulina transportadora dos hormônios tireoidianos (TBG) é uma condição genética (herança ligada ao X) que acomete sobretudo o sexo masculino (90% dos casos) e tem prevalência de 1:2.500 nascidos vivos. Caracteriza-se por diminuição dos níveis de T_4 total, com T_4 livre e TSH normais. Deve entrar no diagnóstico diferencial em pacientes que apresentem T_4 baixo com TSH normal.[16,17]

Prematuros extremos (<27 semanas de gestação) e de muito baixo peso podem apresentar elevação somente tardia do TSH na vigência de HC primário em função da imaturidade do eixo hipotálamo-hipófise-tireoide, determinando risco de resultado falso-negativo se somente uma amostra for coletada entre o terceiro e o quinto dia de vida.[18] Consequentemente, em prematuros e RN enfermos com hospitalização prolongada, deve-se coletar uma amostra inicial do terceiro ao quinto dia de vida e nova amostra após 2 semanas.[18]

Tratamento

O tratamento deve ser iniciado o mais rápido possível, idealmente antes dos 14 dias de vida, com dose elevada de levotiroxina (10 a 15μg/kg/dia) para que as concentrações de T_4 se elevem rapidamente.[19,20] O controle clínico laboratorial deve ser feito mensalmente no primeiro ano de vida, devendo-se manter os níveis de T_4 no limite superior da normalidade (10 a 16μg/dL) nesse período. Os níveis de TSH isoladamente não são o melhor parâmetro de acompanhamento, visto que podem se manter ligeiramente elevados em alguns pacientes mesmo com o tratamento adequado, principalmente no primeiro ano de vida.[6,7,19-21]

Estudos clínicos têm demonstrado critérios que apontam para prognóstico pior no desenvolvimento neurológico e QI das crianças com HC: concentração muito baixa de T_4 ao diagnóstico, atraso na maturação esquelética no RN, idade tardia para o início do tratamento (> 30 dias de vida), dose inicial baixa de levotiroxina (< 10µg/kg/dia) e mau controle da doença durante o primeiro ano de vida.[19,21]

HIPERPLASIA ADRENAL CONGÊNITA (HAC)

A hiperplasia adrenal congênita (HAC) refere-se a um grupo de distúrbios genéticos com transmissão autossômica recessiva que acarretam defeitos na síntese de cortisol. A síntese de outros esteroides, como os mineralocorticoides e esteroides sexuais, também pode estar afetada. Os baixos níveis de cortisol estimulam a hipófise a secretar corticotrofina (ACTH). Essa elevação crônica de ACTH causa hiperplasia do córtex suprarrenal e, consequentemente, o aumento característico da glândula. As apresentações clínicas das diversas formas de HAC dependem de dois fatores iniciais: a enzima afetada e a atividade enzimática residual. Esses dois fatores irão influenciar diretamente a produção dos diferentes produtos finais (cortisol, aldosterona e esteroides sexuais) e a concentração sérica de precursores. Assim, serão a falta e o excesso de cada um desses hormônios e precursores que causarão a apresentação clínica. A produção de cortisol tem variação diurna e é crucial durante momentos de estresse. A deficiência de cortisol pode causar crise adrenal com hipotensão, hipoglicemia e, se não tratada adequadamente, pode levar à morte. A falta de efeito mineralocorticoide resulta em perda de sódio e retenção de potássio, enquanto a produção de quantidade excessiva induz hipertensão arterial e hipocalemia. A superprodução de androgênios pela suprarrenal pode causar virilização em meninas antes ou depois do nascimento; em contrapartida, defeitos na síntese de androgênios pelas suprarrenais e gônadas geram virilização insuficiente em fetos do sexo masculino.[22,23]

Regulação da esteroidogênese

A síntese de glicocorticoides é regulada pelo hormônio liberador de corticotrofina (CRF), que estimula a síntese e liberação do ACTH. A arginina-vasopressina age sinergisticamente com CRF, estimulando também a liberação de ACTH. O ACTH, por sua vez, é sintetizado pelas células corticotróficas da hipófise e facilita o transporte de colesterol e estimula a transcrição dos genes de todas as enzimas envolvidas na esteroidogênese. A síntese e a liberação de cortisol na circulação são reguladas por *feedback* negativo, mediante a inibição da produção de CRF, de arginina-vasopressina e de ACTH.[24]

A síntese e a liberação de aldosterona podem ser estimuladas pelo potássio, mas são reguladas, principalmente, pelo sistema renina-angiotensina. A renina é sintetizada, principalmente, pelas células justaglomerulares renais. Ela quebra o angiotensinogênio circulante para formar angiotensina I, que é então convertida em angiotensina II pela enzima conversora de angiotensina (ECA). A angiotensina II estimula diretamente a vasoconstrição arteriolar e a síntese e liberação de aldosterona.[24]

Formas de HAC

A principal causa de HAC é uma diminuição da atividade da 21-hidroxilase da enzima P450c21. Com base na apresentação clínica, há quatro formas de HAC: clássica com perda de sal, clássica sem perda de sal (forma virilizante simples), não clássica e oculta. As formas mais graves são chamadas formas clássicas e podem ser divididas em perdedoras de sal e virilizante simples. Setenta e cinco por cento dos pacientes com a forma clássica são perdedores de sal. Além da deficiência de cortisol e do excesso de androgênios, existe redução significativa na atividade mineralocorticoide e, por conseguinte, perda de sódio e retenção de potássio. RN do sexo feminino são sempre virilizados ao nascimento (*sinus* urogenital, aspecto escrotal dos grandes lábios, fusão labial e/ou clitoromegalia), e os de ambos os sexos apresentam crise suprarrenal nas primeiras 2 a 3 semanas de vida, caso não sejam tratados. Nas formas virilizantes simples, os pacientes afetados se apresentam ao nascimento ou durante a infância com sinais de virilização, mas sem sinais de deficiência de mineralocorticoide. As crianças afetadas do sexo masculino apresentam sinais precoces de virilização. A terceira forma de deficiência da 21-hidroxilase é a forma não clássica. Crianças de ambos os sexos podem manifestar sinais de hiperandrogenismo depois da infância (acne, hirsutismo, menstruações irregulares etc.), enquanto outros podem não ter nenhuma anormalidade clínica.[23-25]

Triagem neonatal

O objetivo da triagem neonatal para HAC é a pesquisa da forma clássica da deficiência da 21-hidroxilase (HAC-21OH). Sua prevalência mundial foi estimada em torno de 1:14.199 nascidos vivos, ocorrendo variações regionais (1:282 no Alaska e 1:23.344 na Nova Zelândia). As formas mais leves podem ser encontradas com maior incidência em judeus de origem Ashkenazi (1:27), hispânicos (1:40), eslavos (1:50) e italianos (1:300).[26-31] Em aproximadamente 70% dos casos de HAC-21OH detectados pela triagem neonatal não havia suspeita clínica, incluindo 20% das meninas e 99% dos meninos. Isso demonstra a importância do diagnóstico por meio da triagem. Em todos os locais onde foram realizados estudos comparativos, demonstrou-se incidência superior da doença por meio da triagem. Atualmente, existem programas de rastreamento na Alemanha, na Arábia Saudita, no Brasil, no Canadá, na Escócia, na Espanha, nos EUA (incluindo Alaska), na França, em Israel, na Itália, no Japão, na Nova Zelândia, em Portugal, na Suécia e na Suíça. No Brasil, os estados de Santa Catarina e Goiás já incluíram esse teste no programa público de triagem.

A triagem é realizada pela dosagem da 17α-hidroxiprogesterona (17OHP) por método imunofluorimétrico. A 17OHP é um dos precursores da síntese de cortisol e um dos substratos para a enzima P450c21. A técnica de dosagem da 17OHP em papel-filtro foi inicialmente aplicada no Alaska e utilizou o radioimunoensaio, desenvolvido por Pang e cols., método muito sujeito a reações cruzadas.[32,33]

Ponto de corte para a 17OHP

Deve ser feita uma abordagem diferenciada para os RN a termo e os prematuros. Prematuros e crianças com baixo peso apresentam concentrações mais elevadas de 17OHP em razão de reações cruzadas com esteroides sulfatados e do estresse causado pelas doenças intercorrentes. Os níveis de 17OHP podem ser tão elevados quanto os encontrados em pacientes com a forma clássica da HAC, propiciando um número elevado de resultados falso-positivos. Esses níveis de 17OH declinam progressivamente. Para aumentar a sensibilidade do teste, alguns serviços utilizam pontos de corte baseados na idade gestacional ou no peso ao nascer.[33,34]

A seguinte recomendação do *Working Group on Neonatal Screening of the European Society for Paediatric Endocrinology*[35] pode ser utilizada:

- **RN a termo ou com peso do nascimento maior do que 2.500g:** nível de corte em sangue total de 30nmol/L (10ng/mL); valores de 17OHP entre 30 e 90nmol/L (10 e 30ng/mL) exigem acompanhamento, e os valores que excedem 90nmol/L são fortemente indicativos de HAC, devendo o RN ser avaliado clínica e laboratorialmente com urgência.
- **RN pré-termo (27 a 36 semanas de gestação) ou com peso de 1.400 a 2.500g:** o nível de corte é 60nmol/L (20ng/mL). RN com muito baixo peso (abaixo de 1.400g) poderão apresentar valores mais elevados.

O ideal é que cada laboratório defina seus próprios valores de corte com base em um percentil ou em um intervalo normal estabelecido por meio de teste-piloto. A unidade mais utilizada é ng/mL em sangue total.

Na presença de sinais clínicos sugestivos de HAC deve-se encaminhar para avaliação laboratorial imediatamente com dosagem de cortisol, precursores da esteroidogênese, androgênios e eletrólitos.

Alguns serviços têm utilizado a genotipagem do gene da P450c21 (CYP21) como complemento à triagem neonatal, que fornece dados mais objetivos entre a relação dos valores de 17OHP, as formas clínicas e o genótipo apresentado. A maior utilidade da análise molecular, entretanto, refere-se à elucidação dos casos duvidosos, evitando, assim, o tratamento desnecessário.[35]

A maioria dos RN da forma perdedora de sal desenvolvem sintomas de crise adrenal depois de 7 dias de vida até 6 a 8 semanas, com pico em 3 semanas, e por isso é essencial que os programas tenham os resultados antes desse período, possibilitando o tratamento precoce. Para que a triagem neonatal seja efetiva e eficiente é necessário que a primeira coleta seja precoce, preferencialmente entre 48 e 72 horas após o nascimento e no máximo até o final da primeira semana de vida.[36]

HAC é uma urgência médica. Assim, todas as crianças com triagem alterada para HAC devem ser acompanhadas clinicamente, sendo a avaliação laboratorial realizada de acordo com a necessidade individual, evitando-se, assim, o tratamento desnecessário ou o diagnóstico tardio. O tratamento é feito com hidrocortisona na dose de 12 a 18mg/m^2/dia, divididos em três tomadas. Nos casos perdedores de sal, associa-se a 9-α-fluoridrocortisona, um mineralocorticoide.

REFERÊNCIAS

1. Kwon C, Farell PM. The magnitude and challenge of false-positive newborn screening test results. Arch Pediatr Adolesc Med 2000; 154:714-8.
2. Wilson JMG, Junger F. Principles and practice of screening for disease. Geneva, Switzerland: World Health Organization 1968; Public health paper 34.
3. Borrajo GJC. Newborn screening in Latin America at the beginning of the 21st century. J Inherit Metab Dis 2007; 30:466-1.
4. Fonte: Ministério da Saúde – www.saude.gov.br – triagem neonatal.
5. American Academy of Pediatrics, Section on Endocrinology and Committee on Genetics, and American Thyroid Association Committee on Public Health. Newborn screening for congenital hypothyroidism: recommended guidelines. Pediatrics 1993; 91:1203-9.
6. American Academy of Pediatrics, Susan R. Rose, and the Section on Endocrinology and Committee on Genetics, American Thyroid Association, Rosalind S. Brown, and the Public Health Committee and Lawson Wilkins Pediatric Endocrine Society: Update of newborn screening and therapy for congenital hypothyroidism. Pediatrics 2006; 117:2290-303.
7. Grüters A, Krude H. Update on the management of congenital hypothyroidism. Horm Res 2007; 68 (suppl 5):107-11.
8. Larsen PR, Davies TF, Schlumberger MJ, Hay ID. Thyroid physiology and diagnostic evaluation of patients with thyroid disorders. In: Larsen PR et al. (eds.) Williams textbook of endocrinology. 11 ed. Philadelphia: W.B. Saunders Co., 2008:299-332.
9. Escobar GM, Obregón MJ, del Rey FE. Is neuropsychological development related to maternal hypothyroidism or to maternal hypothyroxinemia? J Clin Endocrinol Metabol 2000; 85:3975-87.
10. Escobar GM, Obregon MJ, del Rey FE. Role of thyroid hormone during early brain development. Eur J Endocrinol 2004; 151 Suppl 3:U25-37.
11. de Escobar GM, Obregón MJ, del Rey FE. Maternal thyroid hormones early in pregnancy and fetal brain development. Best Pract Res Clin Endocrinol Metab 2004; 18:225-48.
12. Pass KA, Carmago Neto E. Update: newborn screening for endocrinopathies. Endocrinol Metab Clin N Am 2009; 38:827-7.
13. Toublanc JE. Guidelines for neonatal screening programs for congenital hypothyroidism. Acta Paediatr 1999; 88 Suppl 432:13-4.
14. Delange F. Screening for congenital hypothyroidism used as an indicator of degree of iodine deficiency and of its control. Thyroid 1998; 8:1185-92.
15. La Franchi S. Congenital hypothyroidism: etiologies, diagnosis and management. Thyroid 1999; 9:735-40.
16. Jenkins MB, Steffes MW. Congenital thyroxine binding globulin deficiency: incidence and inheritance. Hum Genet 1987; 77:80-4.
17. Graf H, Carvalho GA. Fatores interferentes na interpretação de dosagens laboratoriais no diagnóstico do hiper- e hipotiroidismo. Arq Bras Endocrinol Metab 2002; 46:51-64.
18. Larson C, Hermos S, Delaney A et al. Risk factors associated with delayed thyrotropin elevations in congenital hypothyroidism. J Pediatr 2003; 143:587-91.
19. Fisher DA. The importance of early management in optimizing IQ in infants with congenital hypothyroidism. J Pediatr 2000; 136:273-4.
20. Dubuis JM, Glorieux J, Richer F et al. Outcome of severe congenital hypothyroidism: closing the developmental gap with early high dose levothyroxine treatment. J Clin Endocrinol Metab 1996; 81:222-7.
21. Bongers-Schokking JJ, Koot HM, Wiersma D et al. Influence of timing and dose of thyroid hormone replacement on development

in infants with congenital hypothyroidism. J Pediatr 2000; 136:292-7.
22. New MI, White PC. Genetic disorders of steroid hormone synthesis and metabolism. Baillieres Clin Endocrinol Metab 1995; 9:525-54.
23. Collett-Solberg PF. Congenital adrenal hyperplasia: from genetics and biochemistry to clinical practice, Part 1. Clin Pediatr 2001; 40:1-16.
24. Stewart PM. The adrenal cortex. In: Kronenberg HM et al. (eds.) Williams textbook of endocrinology. 11 ed. Philadelphia: W.B. Saunders, 2008:445-504.
25. Clayton PE, Miller WL, Oberfield SE et al. Consensus Statement on 21-Hydroxylase Deficiency from The Lawson Wilkins Pediatric Endocrine Society and The European Society for Paediatric Endocrinology. J Clin Endocrinol Metab 2002; 87:4048-53.
26. Speiser PW, Dupont B, Rubinstein P et al. High frequency of nonclassical steroid 21-hydroxylase deficiency. Am J Hum Genet 1985; 37:650-67.
27. Sherman SL, Aston CE, Morton NE et al. A segregation and linkage study of classical and nonclassical 21-hydroxylase deficiency. Am J Hum Genet 1988; 42:830-8.
28. Pang SY, Wallace MA, Hofman L et al. Worldwide experience in newborn screening for classical congenital adrenal hyperplasia due to 21-hydroxylase deficiency. Pediatrics 1988; 81:866-74.
29. Terrell Jr BL, Berenbaum SA, Manter-Kapanke V et al. Results of screening 1,9 million Texas newborns for 21-hydroxylase-deficient congenital adrenal hyperplasia. Pediatrics 1998; 101:583-90.
30. Terrell BL. Newborn screening for congenital adrenal hyperplasia. Endocrinol Metabol Clin N Am 2001; 30:15-30.
31. Cardoso CBMA, Fonseca AA, Oliveira MFS et al. Triagem neonatal para hiperplasia adrenal congênita: experiência do Estado do Rio de Janeiro. Arq Bras Endocrinol Metab 2005; 1:112-9.
32. Pang S, Shook MK. Current status of neonatal screening for congenital adrenal hyperplasia. Curr Opin Pediatr 1997; 9: 419-23.
33. Van Vliet G, Czernichow P. Screening for neonatal endocrinopathies: rationale, methods and results. Seminars in Neonatology 2004; 9:75-85.
34. Working Group on Neonatal Screening of the European Society for Paediatric Endocrinology. Procedure for neonatal screening of the European Society for Pediatric Endocrinology. Horm Res 2001; 55:201-5.
35. Honour JW, Torresani T. Evaluation of neonatal screening for congenital adrenal hyperplasia. Horm Res 2001; 55:206-11.
36. Hindmarsh PC. Management of the child with congenital adrenal hyperplasia. Best Pract Res Clin Endocrinol Metab 2009; 23:193-208.

Índice Remissivo

A

Acarbose, 234
- segurança e eficácia, 235
Acetaminofeno, amamentação, 221
Aceto-hexamida, 229
Ácidos
- mefenâmico, amamentação, 221
- tióctico, 262
- - eficácia, 265
- - segurança, 265
- - tolerabilidade, 265
Acromegalia na gravidez, 25-34
ACTH, 62
- estímulo da secreção pelo CRH e pela vasopressina, 69
- secreção de cortisol, estímulo, 68
Adeno-hipófise, gravidez, 3
Adoçantes dietéticos, 254
Adrenais, 112
Adrenalectomia, 87
Adrenalite autoimune, 99
Agenesia renal, 204
Agonistas dopaminérgicos na acromegalia, 32
Álcool, 254
Aldosterona, regulação, 68
Alendronato, 309
Amamentação, 20
- acarbose, 219, 220
- acetaminofeno, 221
- ácido mefenâmico, 221
- adoçantes artificiais, 221
- amitriptilina, 221
- analgésicos, 221
- anti-hiperglicemiantes, 220
- antidiabéticos, 219
- atenolol, 221
- candesartan, 221
- captopril, 220
- cetoprofeno, 221
- clomipramina, 221
- diclofenaco, 221
- enalapril, 220
- estatinas, 220
- exenatida, 219, 220
- fibratos, 220
- glibenclamida, 219, 220
- gliclazida, 219, 220
- glimepirida, 219, 220
- glipizina, 219, 220
- hidroclorotiazida, 221
- ibuprofeno, 221
- inibidores dos canais de cálcio, 221
- insulinas, 220
- labetalol, 221
- lisinopril, 221
- losartana, 221
- meloxican, 221
- metformina, 219, 220
- metildopa, 221
- metoprolol, 221
- nimesulida, 221
- nortriptilina, 221
- paroxetina, 221
- pioglitazona, 219, 220
- propranolol, 221
- quinolonas, 221
- rosiglitazona, 219, 220
- sitagliptina, 219, 220
- sulfonilureiais, 219
- tiazolidinedionas, 219
- vidagliptina, 219, 220
Ambiguidade genital, 113
Amitriptilina, amamentação, 221
Analgésicos, amamentação, 221
Análogos somatostatínicos, acromegalia, 32
Androgênios na gestação, 97, 317-327
- adrenais, excesso, 322
- hiperplasia adrenal congênita (HAC), 319
- hiperreactio luteinalis, 327
- luteomas, 325
- síndrome dos ovários policísticos, 320
Anegesia sacral, 204
Anencefalia, 204
Angiotensinogênio, 68
Anlodipino, feocromocitoma, 132
Antagonistas do receptor do GH, acromegalia, 33
Anti-hiperlipemiantes, 219
- amamentação, 220
Anti-hipertensivos, 218
- amamentação, 220

Anticorpos
- anti-TPO, 180
- antitireoidianos, 170
Antidepressivos tricíclicos, 267
- segurança, 268
Antidiabéticos orais, diabetes melito gestacional, 227-238
- biguanidas, 231
- glibenclamida, 233
- incretinomiméticos, 236
- inibidores
- - alfa-glicosidase, 234
- - DPP-4, 235
- metformina, 233
- sulfonilureias, 228
- tiazolidinedionas, 233
Antitireoidianos (ATT), 165
Apolipoproteínas, 297
Aquaporina-2, diabetes insípido, 48
Arcabose, amamentação, 219
Arginina-vasopressina (AVP), diabetes insípido, 47
Aromatase, inibição, 322
Aspartame, amamentação, 220
Atenolol, amamentação, 221
Atresia
- duodeno, 204
- retal/anal, 204

B

Beta-bloqueadores, hipertireoidismo, 167
11beta-hidroxilase, 116
Bevacizumab, 280
Bezafibrato, 303
Biguanidas, 231
- eficácia e sagurança, 232
- mecanismo de ação, 232
Bisfosfonatos, 308, 309

C

Cabergolina e gravidez, 19
Cafeína, 254
Cálcio, 308
Calcitonina, 308, 310
Calcitriol, 308

Calorias, 251
Câncer, tireoide, 147, 155-160
Candesartan, amamentação, 221
Capsina, 269
Captopril
- amamntação, 220
- hipertensão arterial nefropatia diabética, 288
Caquexia diabética, 259
Carbimazol, 165
Carboidratos, 251
- influência da gestação sobre o metabolismo, 205
Carcinoma, tireoide
- diferenciado, 158
- medular, 158
Catecolaminas, feocromocitomas, 129
Cetoprofeno, amamentação, 221
Ciprofibrato, 303
Ciprofloxacina, amamentação, 221
Cirurgia
- hipertireoidismo, 167
- transesfenoidal (TSA), acromegalia, 29
Cistos renais, 204
Clormipramina, amamentação, 221
Clorpropamida, 229
Colesevelam, 302
Colesterol, 297
Colestipol, 302
Colestiramina, 302
Contracepção, diabetes, 218
Corticosterona, 68
Cortisol
- estímulo da secreção pelo ACTH, 68
- potência diabetogênica, 206
Cortisona, 68
CRH, 62
- estímulo da secreção de ACTH, 69
- ovariano, 65
- placentário, 65
- uterino, 65
CRH-BP, 63
Crise
- adrenal, tratamento, 106
- tireotóxica, 144

D

Defeitos
- infundíbulo ventricular, 204
- septo ventricular, 204
Deficiência
- 21-hidroxilase, 111, 115
Denosumab, 308, 313
Desoxicorticosterona, 68
Desoxicortisol, 68, 115
Desmopressina (DDAVP)
- diabetes insípido, 49
- intranasal, 55
- oral, 55
- síndrome de Sheehan, 44
Detemir, amamentação, 220
Dextrocardia, 204
Diabetes gestacional, 203-233
- assistência pré-natal, 215
- contracepção, 218
- diagnóstico, 212
- efeitos sobre a mãe e o feto, 203
- emergências e complicações, 211
- insípido, 47-55
- - ajustes fisiológicos osmóticos, 48
- - avaliação, 53
- - central, 50, 51
- - nefrogênico, 51, 52
- - subtipos, 50
- - transitório, 51, 52
- - tratamento, 54
- - vasopressina e controle da homestase hídrica, 47
- malformações congênitas, 204
- melito, antidiabéticos, 227-238
- - biguanidas, 231
- - glibenclamida, 233
- - incretinomiméticos, 236
- - inibidores
- - - alfa-glicosidase, 234
- - - DPP-4, 235
- - metformina, 233
- - sulfonilureias, 228
- - tiazolidinedionas, 233
- - metabolismo dos carboidratos, 205
- parto, 216
- - cuidados
- - - pós-natais, 217
- - - recém-nascido, 216

- pré-gestacional, 206
- - controle glicêmico, 208
- - exercícios físicos, 209
- - orientações pré-concepcionais, 206
- - suplementação de vitaminas e minerais, 209
- - terapia nutricional, 208
- - tratamento, 210
- rastreamento, 212
- recomendações diabéticas, 249-255
- - adoçantes dietéticos, 254
- - álcool, 254
- - avaliação nutricional e ganho de peso, 250
- - cafeína, 254
- - calorias, 251
- - carboidratos, 251
- - controle metabólico, 249
- - fibras, 253
- - gorduras, 253
- - minerais, 253
- - proteínas, 253
- - vitaminas, 253
- - recomendações, 211
- trabalho de parto pré-termo, 216
- tratamento, 213
Diclofenaco, amamentação, 221
Dieta, gestantes diabéticas, 249
- adoçantes dietéticos, 254
- álcool, 254
- avaliação nutricional e ganho de peso, 250
- cafeína, 254
- calorias, 251
- carboidratos, 251
- controle metabólico, 249
- fibras, 253
- gorduras, 253
- minerais, 253
- proteínas, 253
- vitaminas, 253
Disbetalipoproteinemia, 301
Disfunção endotelial, 285
Dislipidemia, manuseio, 297-304
- classificação, 299
- hiperlipoproteinemia
- - extrema limitada à gestação, 301
- - suprafisiológica, 300
- - tratamento, 302
- metabolismo lipídico, 298

Doença
- Addison, 98
- Graves, 142
- - pós-parto, 151
- - tratamento, 165
- - - antitireoidianos (ATT), 165
- - - beta-bloqueadores, 167
- - - cirurgia, 167
- - - iodo, 167
Dopamina, feocromocitoma, 129
Doxazosina, feocromocitoma, 132
Duloxetina, 268
- eficácia, 268
- segurança, 269
- tolerabilidade, 268
Duodeno, atresia, 204
Duplicidade ureteral, 204

E

Eixo
- hipotálamo-hipófise-adrenal, 59-71
- - ACTH plasmático, 62
- - alterações hormonais, 78
- - CRH plasmático e proteína de ligação do CRH (CRH-BP), 62
- - glicocorticoides circulantes e urinários e CBG, 59
- - insuficiência adrenal, 95
- - mineralocorticoides, 66
- - parturição e pós-parto, 71
- - regulação, 68
- - síndrome de Cushing, 77
- - supressão pelos glicocorticoides, 69
- tireotrófico, 191
Enalapril, amamentação, 220
Endométrio, urocortinas, 65
Espinha bífida, 204
Espironolactona, hiperaldosteronismo, 123
Esplerenona, hiperaldosteronismo, 123
Estatinas, amamentação, 220
Esteroides anabolizantes, 308
Esteroidogênese adrenocortical, 111
Estradiol, potência diabetogênica, 206
Estresse, resposta, 69

Estrogênio, 297, 308
Etidronato, 309
Exenatida, 236
- amamentação, 219

F

Fator insulina-símile tipo I (IGF-I), 4
Fenilcetonúria, 332
Fenofibrato, 303
Fenoxibenzamina, feocromocitoma, 132
Feocromocitomas, 127-134
- caso ilustrativo, 132
- considerações finais, 134
- diagnóstico
- - diferencial, 130
- - laboratorial, 128
- localização, 130
- quadro clínico, 128
- rastreamento, 128
- tratamento, 131
Fibras, 254
Fibratos, 303
- amamentação, 220
Fluoreto, 308, 310
Fosfolípides, 297
Fotocoagulação a laser, 279

G

Gabapentina, 265
- eficácia, 266
- segurança, 266
- tolerabilidade, 266
Gastroparesia, 261
- tratamento, 270
Gemfibrozil, 303
GH placentário, 26
Glargina, amamentação, 220
Glibenclamida, 229, 233
- amamentação, 219
- eficácia e segurança, 229
Gliburida, 229
Glicemia, controle, 287
Gliclazida, 229
- amamentação, 219
Glicocorticoides, 59
- supressão do eixo HHA, 69

Glimepirida, 229
- amamentação, 219
Glipizida, 229
- amamentação, 219
Globulina
- ligadora da tiroxina (TBG), 141, 190
- transportadora dos hormônios sexuais, 322
Gonadotrofina coriônica humana (hCG), 6, 140
Gorduras, dieta, 253
Gravidez
- acromegalia, 25-34
- - diagnóstico, 29
- - fisiologia do GH, 26
- - prognóstico, 34
- - tratamento, 29
- androgênios, 317-327
- dislipidemia, 297-304
- efeitos sobre a secreção dos hormônios hipofisários, 3-11
- - adeno-hipófise, 3
- - - dimensões glandulares, 3
- - - hormônios hipofisários, 3
- - neuro-hipófise, 11
- - - hormônio antidiurético, 11
- - - ocitocina, 11
- eixo hipotálamo-hipófise-adrenal, 59-71
- hiperaldosteronimso primário, 119-125
- hiperplasia adrenal congênita, 111-117
- hipertireoidismo, 142, 161
- hipotireoidismo, 145, 161
- metabolismo lipídico, 298
- nefropatia diabética, 283
- neuropatia diabética, 257-272
- osteoporose, 307-314
- prolactinomas, 15-22
- - cabergolina, 19
- - macroprolactinomas, 17
- - microprolactinomas, 16
- - quinagolida, 20
- retinopatia diabética, 275-280
- síndrome de Cushing, 77-89
- tireoide, alterações, 139

H

HCS, potência diabetogênica, 206
Hidroclorotiazida, amamentação, 221
21-hidroxilase, 111
Hiperaldosteronismo
- idiopático, 121
- primário, 119-125
- - caso ilustrativo, 124
- - desenvolvimento, 120
- - diagnóstico, 121
- - etiologia, 120
- - prognóstico, 125
- - sistema renina-angiotensina-aldosterona, 119
- - subtipos, 121
- - tratamento, 123
- supressível por dexametasona (HASD), 121
Hipercolesterolemia, medicamentos, 302
Hiperestrogenemia da gravidez, 161
Hiperglicemia crônica, 276
Hiperlipoproteinemia
- extrema limitada à gestação, 301
- suprafisiológica, 300
- tratamento, 302
Hiperpigmentação cutaneomucosa, 103
Hiperplasia adrenal congênita, 111-117, 319, 337
- bilateral, 121
- deficiência de 21-hidroxilase, 115
- diagnóstico pré-natal, 113
- evolução pré-natal, 112
- formas, 338
- ponto de corte para a 170, 338
- primária, 121
- regulação da esteroidogênese, 337
- seguimento, 113
- tratamento, 113
- triagem neonatal, 338
Hiperreactio luteinalis, 326
Hipertireoidismo, 142, 161
- aspectos fetais, 164
- aspectos materno-placentários, 163

- clínica, 162
- comentários e recomendações, 168
- diagnóstico, 163
- epidemiologia, 162
- etiologia, 162
- fetal, 164
- transitório da hiperêmese gravídica (HTHG), 162
- tratamento, 184
Hipofisite linfocítica, 44
Hipoplasia renal, 204
Hipotireoidismo, 145, 161
- aspectos
- - fetais, 171
- - maternos, 171
- comentários e recomendações, 174
- complicações, 171
- congênito, 189-200, 333
- - abordagem etiológica, 196
- - central (HCC), 165
- - embriologia, 333
- - fisiologia tireoidiana, 189
- - fisiologia, 334
- - ponto de corte para o TSH, 335
- - prognóstico, 199
- - quadro clínico, 195
- - situações especiais, 336
- - tratamento, 197
- - tratamento, 336
- - triagem neonatal, 193
- - triagem neonatal, 335
- - unidade fetoplacentária, 193
- diagnóstico, 169
- epidemiologia, 169
- etiologia, 169
- franco, 146
- parâmetros bioquímicos, 170
- subclínico, 146
- tratamento, 173, 185
Hipotiroxinemia isolada materna (HIM), 147
Hormônios
- crescimento, 308
- hipofisários e gravidez, 3-11
- - adrenocorticotrófico (ACTH), 6
- - antidiurético (ADH), 11
- - crescimento (GH), 4, 26

- - estimulador de melanócitos (MSH), 8
- - gonadotrofinas, 6
- - prolactina, 3
- - somatostatina, 8
- - tireotrofina (TSH), 6
- tireoidianos, 141
- - sistema nervoso central, 192

I

Ibuprofeno, amamentação, 221
Incretinomiméticos, 236
- efeitos colaterais, 236
- segurança e eficácia, 236
Inibidores
- DDP-4, 235
- - amamentação, 219
- glicosidase, 234
- - mecanismo de ação, 235
Insuficiência(s)
- adrenal, 95-108
- - andrógenios, 97
- - avaliação radiológica, 103
- - diagnóstico, 100
- - eixo hipotálamo-hipófise-adrenal, 95
- - etiologia, 98
- - primária, 103
- - regulação do eixo hipotálamo-hipófise-adrenal, 98
- - secundária, 103
- - sistema renina-angiotensina-aldosterona, 97
- - tratamento, 104
- renal crônica terminal, 283
Insulinoterapia, 210, 241-247
- características farmacocinéticas das insulinas, 244
- escolha, 243
- esquemas, 244
- indicações, 242
- manejo
- - periparto, 246
- - pós-parto, 246
Iodo, 140
- hipertireoidismo, 167
Ipriflavona, 308

K

Kimmelstiel-Wilson, lesão, 284

L

Labetalol, 167
Lactogênio placentário, 297
Lesão renal no diabetes melito, 283
Lipídios, 297
Lipoproteína
- alta densidade, 297
- baixa densidade, 297
- muito baixa densidade, 297
Liraglutida, 236
Lisinopril, amamentação, 221
Lispro, amamentação, 220
Losartan, amamentação, 221
Luteomas da gravidez, 325

M

Macroprolactinomas, 17
Macrossomia fetal, 204
Meloxican, amamentação, 221
Metabolismo
- carboidratos, influência da gestação, 205
- lipídico durante a gestação normal, 298
Metanefrinas, feocromocitomas, 129
Metformina, 231, 233
- amamentação, 219
Metildopa, amamentação, 221
Metimazol, 165
Microprolactinomas, 16
Mielocele, 204
Miglitol, 234
Minerais, 253
Mineralocorticoides, 66
Miométrio, urocortinas, 65
Moduladores seletivos do receptor do estrogênio (SERM), 308
Morbidade, síndrome de Cushing, 77
Mortalidade, síndrome de Cushing, 80

Moxifloxacina, amamentação, 221
MTZ, doença de Graves, 143

N

Nefropatia diabética, 283-291
- estágios, 286
- gravidez, 287
- história natural, 285
- patogênese, 284
- prognóstico, 290
- tratamento
- - controle glicêmico, 287
- - hipertensão arterial, 288
Neuro-hipófise, gravidez, 11
- hormônio antidiurético, 11
- ocitocina, 11
Neuropatia diabética, 257-272
- autonômica cardíaca, 260
- classificação, 258
- quadro clínico, 258
- tratamento, 262
- - ácido tióctico, 262
- - acupuntura, 270
- - antidepressivos tricíclicos, 267
- - capsaicina, 269
- - domperidona, 270
- - duloxetina, 268
- - eritromicina, 270
- - gabapentina, 265
- - metoclopramida, 270
- - opioides, 269
- - pregabalina, 266
- - tramadol, 269
Nifedipino, feocromocitoma, 132
Nimesulida, amamentação, 221
Nódulos, tireoide, 147, 155-160
Norfloxacina, amamentação, 221
Nortriptilina, amamentação, 221

O

Ocitocina, 11
Octretide LAR, 33
Opioides, 269
Osteoporose, 307-314
- alterações laboratoriais, 307
- diagnóstico diferencial, 308
- tratamento, 308

- - bisfosfonatos, 309
- - calcitonina, 310
- - combinado, 313
- - denosumab, 313
- - fluoreto, 310
- - ranelato de estrôncio, 310
- - terapias futuras, 314
- - teriparatida, 311
Ovário, urocortinas, 65

P

PAAF, 156
Pamidronato, 309
Paraganglioma, 127, 130
Paroxetina, amamentação, 221
Parto
- diabetes
- - controle glicêmico, 216
- - momento e tipo, 216
- - trabalho de parto pré-termo, 216
- eixo hipotálamo-hipófise-adrenal, 71, 98
- - insuficiência adrenal, 98
Pegvisomant (PEG), 33
Pioglitazona, amamentação, 219
Placenta, urocortinas, 65
Polineuropatia simétrica, 258
- autonômica, 259
- sensitivo-motora crônica, 259
Pós-parto, eixo hipotálamo-hipófise-adrenal, 71, 107
Pré-eclâmpsia, 130
Pregabalina, 266
- eficácia, 266
- eficácia, 267
- segurança, 267
- tolerabilidade, 266
- tolerabilidade, 267
Pressão intraocular, 276
Progesterona, 297
- potência diabetogênica, 206
Prolactina, 3
- potência diabetogênica, 206
Prolactinomas e gravidez, 15-22
- cabergolina, 19
- macroprolactinomas, 17
- microprolactinomas, 16
- quinagolida, 20

Propiltiouracil (PTU), 165
Próstata, urocortinas, 65
Proteínas, 253

Q

Quinagolida e gravidez, 20
Quinolonas, amamentação, 221

R

Ranelato de estrôncio, 308, 310
- contraindicações, 311
- efeitos colaterais, 311
- eficácia clínica, 311
- farmacocinética, 311
Ranibizumab, 280
Recém-nascidos
- mães diabéticas, 216
- prematuro, função tireoidiana, 192
Renina, 67
Retinopatia diabética, 275-280
- alterações oculares, 276
- classificação, 277
- fisiopatologia, 276
- gestação, influência, 278
- monitoração, 279
- tratamento, 279
Risedronato, 309
Rosiglitazona, 234
- amamentação, 219

S

Saxagliptina, 235
Síndrome
- cólon curto, 204
- Cushing, 77-89
- - características clínicas, 81
- - complicações, 81
- - diagnóstico, 81
- - eixo hipotálamo-hipófise-adrenal, 78
- - etiologia, 79
- - exames de rastreamento, 81
- - frequência, 79
- - morbidade, 80
- - mortalidade, 80
- - tratamento, 87
- HELLP, 80

- ovários policísticos, 320
- Pendred, 190
- regressão caudal, 204
- Sheehan, 39-44
- - apresentação clínica, 40
- - aspectos clínicos, 43
- - diagnóstico, 42
- - - diferencial, 43
- - hiponatremia, 42
- - insuficiência adrenocortical, 42
- - patogênese, 39
- - tratamento, 44
Sistema
- nervoso central
- - hormônio tireoidiano, 192
- - tireoide, 191
- renina-angiotensina, 67
- - aldosterona, 97, 119
Sitagliptina, 235
- amamentação, 219
Situs inversus, 204
Somatostatina, 8
Sulfonilureias, 228
- mecanismo de ação, 228

T

Terazosina, feocromocitoma, 132
Teriparatida, 308, 311
- contraindicações, 313
- duração do tratamento, 313
- efeitos colaterais, 312
- eficácia clínica, 312
- indicações, 312
Tiazolidinedionas, 233
- amamentação, 219
- eficácia e segurança, 234
- mecanismo de ação, 233
Tibolona, 308
Tireoide
- gravidez, 139-151
- - disfunção pós-parto, 149
- - doença de Graves, 142
- - globulina ligadora da tiroxina (TBG), 141
- - gonadotrofina coriônica humana (hCG), 140
- - hipertireoidismo subclínico, 145
- - hipertireoidismo, 142

- - hipotireoidismo, 145
- - hormônios tireoidianos, 141
- - iodo, 140
- - nódulos e câncer, 147
- - tireotoxicose transitória da gestação (TTG), 145
- - triagem para disfunção, 148
- recém-nascido prematuro, 192
- sistema nervoso central, 191
Tireoidite pós-parto, 149, 179-186
- diagnóstico, 183
- epidemiologia, 181
- patogênese, 179
- prognóstico, 186
- quadro clínico, 182
- rastreamento, 186
- tratamento, 184
Tireotoxicose transitória da gestação (TTG), 145
- tratamento, 168
Tireotrofina (TSH), 6
- hipotireoidismo, 170

Tolazamida, 229
Tolbutamida, 229
Trabalho de parto
- insuficiência adrenal, 106
- pré-termo, 216
Tramadol, 269
Transtirretina, 190
Triagem neonatal de endocrinopatias, 331-339
- hiperplasia adrenal congênita, 337
- hipotireoidismo congênito, 193, 333
- histórico, 332
- recomendações gerais, 333
Triglicerídeos, 297
Troglitazona, 234
Tumores
- adrenocorticais produtores de aldosterona, 121
- hipofisários, 15

U

Unidade fetoplacentária, 193
Urocortinas, 65

V

Vasopressina, estímulo da secreção de ACTH, 69
Vildagliptina, 235
- amamentação, 219
Virilização da genitália, 112
Vitaminas, 253
- D, 308
Voglibose, 234

Z

Zoledronato, 309